Le microcosme hospitalier à Grenoble et à Meaux au XIXe siècle

Vie quotidienne, place de l'hôpital dans la cité, pratiques médicales, révolution pastorienne, laïcité

Acteurs de la Science

Fondée par Richard Moreau,
professeur honoraire à l'Université de Paris XII
Dirigée par Claude Brezinski,
professeur émérite à l'Université de Lille

La collection Acteurs de la Science est consacrée à des études sur les acteurs de l'épopée scientifique moderne ; à des inédits et à des réimpressions de mémoires scientifiques anciens ; à des textes consacrés en leur temps à de grands savants par leurs pairs ; à des évaluations sur les découvertes les plus marquantes et la pratique de la Science.

Dernières parutions

François TRON, *Maladies auto-immunes. Quand notre système de défense nous trahit,* 2015
Roger TEYSSOU, *Orfila. Le doyen magnifique et les grands procès criminels au XIXè siècle. El decano magnifico,* 2015
Gilles GROS, *Histoire et épistémologie de l'anatomie et de la physiologie en art dentaire, de l'Antiquité à la fin du XXe siècle,* 2015
Simon BERENHOLC, *L'Homme social, à son corps dépendant. Analogies comportementales entre les cellules biologiques et les sociétés humaines,* 2015. Robert LOCQUENEUX, *Baromètres, machines pneumatiques & thermomètres, Chez & autour de Pascal, d'Amontons & de Réaumur,* 2015.
Pierre de FELICE, *Mille ans d'astronomie et de géophysique. D'Aristote au Haut Moyen Age,* 2014.
Charles BLONDEL, *La psychanalyse,* 2014.
Philippe LHERMINIER, *La valeur de l'espèce. La biodiversité en questions,* 2014.
Roger TEYSSOU, *Freud, le médecin imaginaire… d'un malade imaginé,* 2014.
Robert LOCQUENEUX, *Sur la nature du feu aux siècles classiques. Réflexions des physiciens & des chimistes,* 2014.
Roger TEYSSOU, *Une histoire de la circulation du sang, Harvey, Riolan et les autres, Des hommes de cœur, presque tous…,* 2014
Karl Landsteiner. *L'homme des groupes sanguins, édition revue et augmentée,* 2013.
Jean-Pierre Aymard, Karl Landsteiner. *L'homme des groupes sanguins, édition revue et augmentée*

François Joffres

Le microcosme hospitalier à Grenoble et à Meaux au XIXe siècle

Vie quotidienne, place de l'hôpital dans la cité, pratiques médicales, révolution pastorienne, laïcité

L'Harmattan

À la mémoire de Jules et Mado

Photographies de la page de couverture
de gauche à droite et de haut en bas :

- Une salle de l'ancien hôpital militaire de Grenoble (avant 1910)
©Collection Musée Dauphinois, photo. Michel, fonds Tomitch, cliché F72.43. (Recadré).

- Chambre individuelle à la *Clinique des Alpes* de l'hôpital de Grenoble pour les malades payant leur hospitalisation (1913) ©Collection Musée Dauphinois, photo Auguste Michel, cliché R.1.12.

- Salle de bain de l'ancien hôpital-hospice de Grenoble
©Collection Musée Dauphinois, photo. A. Michel, fonds Tomitch, cliché F72.55.

- Salle pour les typhiques du nouvel hôpital militaire avec baignoire au pied des lits (1910).
©Collection Musée Dauphinois, photo. A. Michel, cliché A96.139.

- Salle de dissection de l'école de médecine de Grenoble
©Collection Musée Dauphinois des sciences médicales, fonds Muller, cliché 14562 (1909). (Recadré).

- Salle d'opérations chirurgicales pourvue de larges baies vitrées à l'hôpital civil de Grenoble (1913) ;
©Collection Musée Dauphinois, Photo. A. Michel, début XXe siècle, cliché R96.1.16. (Recadré).

- Entrée de l'hôpital militaire de Grenoble ; au centre du cliché, la chapelle de cet hôpital.
©Collection Musée Dauphinois, Carte postale non datée, photo. Paul Gaude, début 20ème siècle, cliché A96.138. (Recadré).

- Cuisine édifiée au centre de l'hôpital civil de Grenoble inauguré en 1913.
©Collection Musée grenoblois des Sciences médicales, photo. A. Michel, cliché R96.110.

5-7, rue de l'Ecole-Polytechnique, 75005 Paris

http://www.librairieharmattan.com
diffusion.harmattan@wanadoo.fr
harmattan1@wanadoo.fr

ISBN : 978-2-343-07442-9

Sommaire

Sommaire

Avant-propos

Cette contribution à une histoire de l'hospitalisation au XIXème siècle concerne essentiellement les établissements hospitaliers de Grenoble et de Meaux, même si quelques exemples concernent d'autres villes (Bordeaux, Paris...). Lorsque j'ai commencé ce travail de recherche je souhaitais effectuer une étude de l'évolution des soins réalisés par le personnel infirmier employé dans les services d'un établissement hospitalier de province à la fin du XIXème siècle. Il m'est rapidement apparu difficile d'effectuer cette étude en l'isolant du contexte plus global de l'hospitalisation dans un hôpital et un hospice de province dans lequel travaillait ce personnel. Le débat autour du déplacement d'un établissement hospitalier du centre d'une ville vers sa périphérie fait également partie de ce contexte global et montre, comme les discussions au sujet de la laïcisation et de l'évolution du rôle du personnel employé dans les salles, l'incidence d'éléments liés à l'évolution de la société dans son ensemble sur une question concernant l'hospitalisation. Il m'est également apparu souhaitable de mettre en perspective au moins deux établissements hospitaliers pour tenter de repérer quelques éléments significatifs du travail du personnel employé dans les salles d'hospitalisation au XIXème siècle. Les établissements hospitaliers de Grenoble et de Meaux ont été choisis à cause de leur éloignement géographique (plus de 650 km séparent ces deux villes) et de leurs laïcisations qui ne sont pas intervenues au cours de la même période de l'histoire de la Troisième République mais qui suscitèrent localement des discussions sur le rôle du personnel *infirmier* et de son encadrement.

Même si cette étude est volontairement plus globale que celle prévue initialement, elle ne prétend pas pour autant traiter de l'ensemble de l'organisation de ces structures hospitalières car seuls y ont été intégrés des éléments concernant les conditions d'existence des personnes hospitalisées, la pratique médicale, la place de l'hôpital dans la cité et qui participent à l'analyse du statut du personnel employé dans les salles d'hospitalisation. (Il n'est pas indispensable de lire les chapitres dans l'ordre proposé, de nombreux renvois permettant de retrouver divers éléments du texte).

Les documents étudiés ne couvrent pas des périodes strictement identiques (1820 - 1882 pour Meaux et 1842 - 1914 pour Grenoble). Il n'a pas semblé pertinent de réaliser une analyse très précise des différences car il est apparu difficile de discerner si les éléments retrouvés dans un seul de ces deux établissements hospitaliers permettent réellement d'identifier des particularismes locaux. Certaines ressemblances, également confrontées à ce qu'indiquent d'autres ouvrages de l'historiographie hospitalière, permettent par contre de repérer des éléments caractéristiques de l'hospitalisation en province, dans la France du XIXème siècle.

Les sources documentaires sont succinctement présentées à la fin de cet ouvrage, pages 327 à 331. Pour Grenoble, ces sources ont essentiellement été consultées à la Bibliothèque et aux Archives municipales. Étant alors étudiant en histoire et en soins infirmiers dans cette ville, j'ai eu la chance de pouvoir retrouver les registres des délibérations de la Commission administrative de l'hôpital hospice de Grenoble dans l'une des caves de l' *hôpital civil*. Les illustrations sont, pour la plupart, conservées à la Bibliothèque Municipale de Grenoble, au Musée Dauphinois et au Musée Grenoblois des Sciences médicales. Quelques-unes sont extraites de la presse locale. Les documents concernant l'établissement hospitalier de Meaux ont été consultés aux Archives départementales de la Seine et Marne. Quelques registres ont été consultés aux Archives Nationales (essentiellement dans la série F15).

Je souhaite remercier pour leur aide et leur soutien M. Gérard Cholvy, professeur honoraire à l'Université Paul Valéry Montpellier III, M. Jean-Pierre Goubert (École des Hautes Études en Sciences Sociales), M. Pierre Bolle (Université Pierre-Mendes-France Grenoble II), Mme Michèle Perrot qui m'a encouragé à poursuivre ce travail de recherche et Mme Sylvie Bretagnon (Musée Grenoblois des Sciences Médicales).

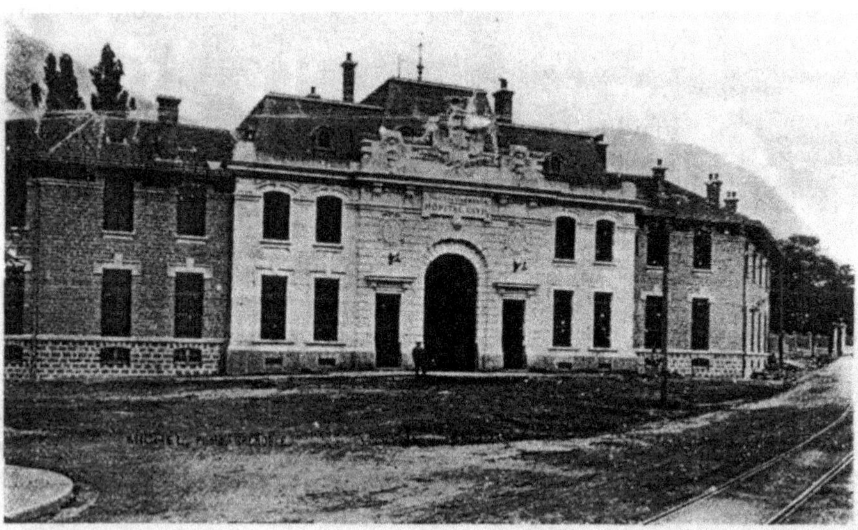

(Photo Michel)
FAÇADE PRINCIPALE DU NOUVEL HOPITAL CIVIL DE GRENOBLE. — SOBRE DÉCORATION
Un peu plus loin, à gauche, l'Hôpital Militaire. — Un peu plus bas, à droite, l'Asile des Vieillards.

Bâtiment de l' *hôpital civil* de Grenoble

inauguré sur la commune de La Tronche en 1913, dans les caves duquel j'ai trouvé, en 1982, une partie des documents utilisés pour cet ouvrage.

Cliché Michel, revue Les Alpes Pittoresques, oct 1913

Introduction

Au XIXe siècle, les hôpitaux parisiens et des grandes villes de province deviennent le lieu privilégié de la pratique médicale et de son enseignement. Ils continuent cependant à remplir une indéniable fonction sociale par l'hébergement temporaire ou définitif d'une partie de la population la moins riche et en limitant la mendicité, comme avaient tenté de le faire les *hôpitaux-généraux* au cours des deux siècles précédents, car il est interdit aux personnes hospitalisés de mendier en ville.

Le terme d'*indigent*, bien qu'il ne soit pas exactement synonyme de celui de *pauvre* est souvent retrouvé dans les documents d'archive qui ont été consultés. Il désigne ici des personnes sans richesse personnelle qui ne vivaient auparavant que des revenus de leur travail. Lorsqu'elles ne peuvent travailler, ces personnes deviennent des indigents dans une situation de dépendance pour leur subsistance et le financement d'éventuels traitements médicaux.

La loi du 7 août 1851 relative à l'organisation des secours hospitaliers demande de différencier les hospices, destinés à recevoir des personnes non malades, vieillards indigents pour la plupart d'entre eux et enfants abandonnés, des hôpitaux où sont reçus les malades qui appartiennent, eux aussi, aux catégories les plus pauvres de la population qui ne peuvent financer des soins médicaux à domicile. À Grenoble comme à Meaux, les salles d'hospice sont distinctes des salles d'hôpital, mais ces termes d'hospice et d'hôpital sont très souvent employés indifféremment pour désigner les deux structures qui cohabitent sous une même administration et, à Grenoble jusqu'en 1894, dans un même groupe de bâtiments. Pour désigner l'établissement hospitalier dans son ensemble, les administrateurs ou les élus du Conseil municipal évoquent aussi très souvent *les hospices* de la ville. Le terme d' *hôpital-hospice* utilisé à Grenoble traduit bien la réalité d'un établissement qui accueille dans des salles distinctes ces deux catégories différentes d'hospitalisés.

Mais ces établissements qui restent rattachés au ministère de l'Intérieur, garant de l'ordre social[1] sont-ils, comme indiquait Michel Foucault, *des lieux essentiels du pouvoir où l'on apprend tout à la fois à confier son corps au médecin mais aussi à se régenter et à se conformer aux disciplines exigées par la société ?*

L'**hospice** apparaît de façon évidente comme un lieu où il est exigé des vieillards et des enfants indigents l'obéissance à un règlement intérieur dont

[1] La Direction de la Prévoyance sociale fut rattachée au ministère du Travail lorsqu'il fut créé en 1906, alors que l'Hygiène Publique restait rattachée à celui de l'Intérieur. Le ministère de l'Hygiène, de l'Assistance et de la Prévoyance fut créé en 1920, et transformé en Ministère de la Santé Publique en 1930.

certaines obligations font écho aux valeurs morales de la société, l'hospice et l'hôpital étant des microcosmes qui reproduisent, en l'amplifiant, son fonctionnement et son système de valeurs. Mais, du cœur de la contrainte, comme par exemple lors du travail imposé aux indigents hospitalisés, surgissent parfois des éléments de liberté que peuvent procurer des aménagements dans l'application du règlement intérieur, une petite rémunération ou pour les plus jeunes, la constitution d'un livret d'épargne. Dans les salles d'**hôpital** les hospitalisés ne sont pas plus libres de leurs décisions qu'à l'hospice. La présence auprès des malades d'un personnel composé de servants sans instruction et de congréganistes soupçonnées par leurs détracteurs d'être plus préoccupées des soins de l'âme que de ceux du corps ne constitue pas un obstacle à l'application du règlement intérieur. L'hôpital devient un lieu où le médecin se sent chez lui, alors qu'il y venait précédemment en visite examiner les malades hébergés par les congréganistes et par l'administration hospitalière. S. Borsa et C.-R. Michel remarquent qu' *« à l'orée du XXe siècle, le chef de service, propriétaire de 'son' service, de 'son' personnel, de 'son' matériel, de 'ses' internes, est le maître absolu d'une organisation de type napoléonien »*[2]. Les corps des indigents décédés dans les hôpitaux urbains sont l'objet d'autopsies et de dissections en grand nombre car ces établissements deviennent des lieux privilégiés d'enseignement et de recherche pour la médecine anatomo-clinique, dominante au cours de la première moitié du XIXe siècle. Ils conservent ces fonctions d'enseignement et de recherche malgré les mutations de la pensée médicale à la fin du XIXe siècle qui s'intéresse davantage au microscopique qu'au macroscopique en cohérence avec la révolution pastorienne.

Les nouvelles pratiques de l'antisepsie et de l'asepsie qui accompagnent la révolution pastorienne et permettent de réduire la mortalité induite par les interventions chirurgicales et les accouchements renforcent la crédibilité de l'ensemble du corps médical. La pratique de l'anesthésie en chirurgie à partir du milieu du XIXe siècle lui enlève en partie son aspect effrayant. Les critères médicaux d'hospitalisation semblent peu à peu se distinguer de ceux des soins à domicile. Les actes chirurgicaux qui seraient apparus comme pouvant sans dommage être pratiqués à domicile nécessitent, avec la révolution pastorienne, une asepsie rigoureuse qu'il est plus facile d'obtenir à l'hôpital. Il devient plus aisé pour les médecins de surveiller l'évolution d'une maladie et de diriger la mise en œuvre et le suivi du traitement médical à l'hôpital qu'au domicile du patient.

Bien qu'ils hébergent encore très majoritairement des indigents dont l'étude nourrit l'enseignement et la recherche médicale, des hôpitaux qui disposent de

---

[2]Borsa (S.) et Michel (C.-R.) *La vie quotidienne des hôpitaux en France au XIXe siècle,* Paris, Hachette, 1985 ; p. 136.

chambres individuelles n'en parviennent pas moins à attirer quelques membres des catégories aisées de la population : À Grenoble, à l'intérieur de l'hôpital, *la Clinique médico-chirurgicale pour malades payants* dispose de douze chambres, constamment remplies à partir de 1894. En 1913, au sein du nouvel hôpital civil, *la clinique des Alpes* propose également ses chambres individuelles à la population aisée.

La vie quotidienne des personnes hospitalisées dans les salles communes est influencée par l'exercice de la médecine au sein de l'établissement, de façon directe, lorsque l'un d'entre eux reçoit un traitement médical, ou de façon indirecte, par le spectacle donné à tous de tout ce qui se passe pour chacun des autres dans les salles communes de l'établissement hospitalier. L'hôpital n'en reste pas moins le lieu où les plus pauvres peuvent bénéficier d'un logement, d'une nourriture abondante et recevoir un traitement médical, moyennant quelques concessions. Pour ces hospitalisés, un certain nombre d'aspects de l'organisation de la vie au sein de l'institution ne sont pas directement liés à l'exercice de la médecine. Il s'agit, par exemple, du travail obligatoire au sein de l'établissement pour les vieillards et les enfants de l'hospice, de la réglementation très stricte des visites et des sorties ou de la répartition dans les services en fonction de critères de bienséance et de moralité.

L'accession en 1891 de l'ancien chirurgien en Chef de l'hôpital-hospice de Grenoble à la vice-présidence de la Commission administrative et son maintien à ce poste jusqu'en 1919 permettent, à Grenoble, vingt-huit longues années d'union et de renforcement réciproques des fonctions administratives et médicales. L'évolution politique, culturelle et économique de la cité et de la société dans son ensemble exerce une influence sur l'hospitalisation et il existe à la fin du XIXe siècle une entente entre le pouvoir politique et les médecins. Les demandes formulées par le corps médical sont de plus en plus prises en compte par le pouvoir politique, tant au niveau national que local, d'autant plus qu'un nombre non négligeable de ministres, députés et élus locaux sont eux-mêmes, dès le milieu du XIXe siècle, membres de ce même corps médical[3]. Les liens qui existent entre l'hôpital et la vie de la cité apparaissent de façon très claire, à Grenoble, à l'occasion de deux grands débats qui concernent successivement le déplacement des bâtiments hospitaliers vers la périphérie de la ville et la laïcisation de l'hôpital-hospice. L'évolution de l'aménagement des locaux d'hospitalisation apparaît ici tout à la fois liée à l'évolution du concept d'hygiène hospitalière et de la pratique médicale, à l'augmentation des demandes d'hospitalisations due à l'énorme accroissement de la population de la ville en

---

[3] Cf. Léonard (Jacques) *La médecine entre les pouvoirs et les savoirs*, Paris, Aubier, 1981, pages 221 et 279.

ces temps de révolution industrielle, et à des choix en matière d'urbanisme effectués par le Conseil municipal. Même si les laïcisations sont un exemple d'enjeux qui concernent la société dans son ensemble, elles s'opèrent à Grenoble et à Meaux à des époques et pour des raisons différentes et d'une façon également distincte de celles qui concernent les hôpitaux parisiens et le département de la Seine. On ne retrouve pas dans les hôpitaux un conflit idéologique d'une ampleur comparable à celui qui accompagne la laïcisation de l'école élémentaire mais *« une poussière de disputes locales »*[4]. À la fin du XIXe siècle et au cours des premières années du XXe siècle, dans un climat politique favorable à leur départ, les congréganistes qui dirigeaient les servant(e)s et les infirmier(e)s employés(e)s dans les salles furent remplacées par un personnel *laïque*[5] féminin dans certains établissements parisiens[6] et dans quelques villes de provinces telles Grenoble, Meaux, Le Havre, Béziers, Châteauroux... (mais pas, loin s'en faut, dans tous les hôpitaux).

La création d'écoles d'infirmières, préconisée en 1899 et 1902 par le Ministère de l'Intérieur, permit aux médecins hospitaliers de former un personnel plus apte ou mieux disposé à appliquer leurs prescriptions que les *servants* non diplômés et que les *congréganistes* qui, loin d'être trop soumises au corps médical comme le pensent souvent aujourd'hui les infirmier(e)s, étaient au contraire parfois, jugées trop indépendantes[7]. La modification du statut du personnel employé dans les salles est influencée par les laïcisations et dans une mesure plus grande encore par l'évolution de la pratique médicale qui provoque en 1903 à Grenoble, en application des directives ministérielles, la création d'une *école d'infirmières* dans laquelle les médecins donnent une formation à ce personnel encore composé, à cette date, de religieuses congréganistes, et de servants *laïques*, hommes et femmes sans pour autant reproduire l'expérience antérieure de la création d'officiers de santé[8] : ce

---

[4] Expression utilisée à propos de l'hygiène publique. Cf. Murard (Léon) et Zylberman (Patrick) *L'hygiène sous la République*, éd. Fayard, Paris 1996.

[5] Dans cet ouvrage, ce terme de *« laïque »* signifie toujours *« qui est indépendant d'une religion »* ; le contraire étant *religieux, confessionnel*, ou pour le personnel hospitalier *« congréganiste »*.

[6] Cf. Leroux-Hugon (Véronique), *Infirmières des hôpitaux parisiens, 1871 - 1914, ébauche d'une profession*, Thèse de doctorat de 3ème cycle, Paris VII, 1981 ; et, du même auteur : *Des saintes laïques. Les infirmières à l'aube de la Troisième République*, Science en situation, Paris, 1992.

[7] Cf. *De Bourneville à la Sclérose Tubéreuse*, sous la direction de Poirier (J.) et Signoret (J.-L.), médecine - sciences Flammarion, Paris 1991, *contribution de Véronique Leroux-Hugon*, page 74.

[8] L'officiat de santé avait été créé au siècle précédent, à une époque où les guerres révolutionnaires puis napoléoniennes exigeaient la présence d'un nombre plus important de médecins. Institué en 1793 et réorganisé en 1803, moins socialement élitiste que le doctorat en médecine, l'*Officiat de santé*, avait en effet ouvert l'exercice de la médecine à des personnes n'ayant pas le baccalauréat. L'état d'urgence sanitaire ayant diminué, l'Officiat de santé fut

personnel fut instruit suffisamment pour apporter aux médecins une aide efficace, mais pas assez pour être doté d'un statut médical[9]. Le choix fut fait, également, de féminiser ce personnel diplômé à une époque où la médecine était très majoritairement exercée par des hommes et de lui réserver le titre d'*infirmière* (qui était jusqu'alors très souvent synonyme de celui de *servante*).

Les photographies reproduites sur la couverture illustrent une partie des transformations de l'institution hospitalière au cours de cette période : de la salle commune qui perdurera, pour les moins riches, pendant une bonne partie du XXe siècle, à la chambre individuelle proposée aux plus riches pour les attirer dans un nouvel hôpital ouvert en 1913 mais à laquelle ils préfèrent encore, lorsque c'est médicalement possible, les soins à domicile ; de la vaste salle de bain collective aux bains non moins collectifs au pied de chaque lit dans une salle pour typhiques du nouvel hôpital militaire (car l'histoire de la santé ne suit pas toujours une ligne rectiligne en direction du *progrès*) ; les dissections en tenues de ville à peine cachées par des blouses et la salle d'opération bénéficiant d'un éclairage et de conditions d'hygiène optimaux ; de l'hôpital militaire édifiée à Grenoble au début de la 3e République où la religion apparait bien présente, la chapelle occupant une position centrale, à l'hôpital d'après 1905 où, sans modifier fondamentalement l'aspect architectural, la chapelle est remplacée au centre du nouvel *hôpital civil* de Grenoble, non pas par un monument à la gloire de la science ou de la médecine comme on aurait pu s'y attendre, mais par une *cuisine centrale* dotée d'un clocheton.

---

aboli en 1892. Bien que les docteurs exerçassent plus volontiers dans les villes auprès d'une clientèle aisée, alors que les officiers de santé, qui ne pouvaient pratiquer la médecine que dans le département où ils avaient reçu ce grade d'officier de santé, exerçaient souvent dans les campagnes et visitaient à domicile des individus secourus par la nation (enfants, vieillards et indigents). À la fin du XIXe siècle, une formation identique de quatre ans était donnée dans les écoles préparatoires à tous les futurs médecins, officiers de santé ou docteurs en médecine. Les premiers devaient, préalablement à leurs études, effectuer un stage de trois ans dans un hôpital alors que le double baccalauréat (lettres et sciences) permettait aux seconds d'accéder à ces études et de les poursuivre jusqu'à l'obtention du doctorat en médecine. Cf. Vidal, François, *Les 'petites écoles' de médecine au XIXe siècle,* Actes de la Société Française d'histoire de l'art dentaire, 1995 ; p.24 et Hoern, Bernard, la loi du 30 novembre 1892, in *Histoire des sciences médicales,* Tome XXXII, N°1, 1998.

[9] Comme le sont les *Sages-Femmes.*

1. Les établissements hospitaliers de Meaux et de Grenoble

Aux XVIIe et XVIIIe siècle, le plus ancien établissement hospitalier de Meaux est l'hôtel-Dieu. Son existence est attestée par un acte de donation datant de 1171 mais la date de sa fondation, non connue, est plus ancienne. Un hôpital-général a été créé dans cette ville dès 1667.

L'administration de ces deux établissements est gérée par une Commission administrative unique instituée par la loi du 16 vendémiaire an V (7 octobre 1796). En 1845, « *les biens et les administrations de l'hôtel-Dieu et de l'hôpital-général sont réunis à la demande de la commission des hospices de Meaux* ». Ce sont les Sœurs de Saint-Vincent-de-Paul, qui exerçaient à l'hôpital général, qui sont chargées de « *la gestion du nouvel hospice* » malgré les revendications des Augustines qui étaient les plus anciennes à l'hôtel-Dieu[10]. Mais, notent François Martin et François Perrot, ces dernières n'étaient pas assez nombreuses pour le nouvel hôpital et leurs statuts ne prévoyaient pas l'instruction des jeunes enfants. Ces auteurs reprennent ici la version officielle de cet événement qui reste contesté par ces religieuses. Les Augustines notent en effet dans un ouvrage qu'elles publient en 1922 qu'elles avaient alors fait état à l'administration de l'hôpital, sans être écoutées, de leur volonté « *bien arrêtée de se charger des orphelines et de confier leur direction à deux jeunes professes, toutes deux instruites et aptes à l'instruction* », et de leur volonté de recruter de nouvelles sœurs « *car les demandes d'admission ne manquent pas* », pour peu que la Commission administrative les autorise à augmenter leur nombre. Mais, notent-elles plus de soixante-dix ans après ces faits, avec semble-t-il encore beaucoup de regrets, « *le temps approchait où devait s'accomplir pour cette famille religieuse ce que le Seigneur avait résolu dans ses desseins impénétrables. Le calice de l'agonie était prêt et elles ne savaient pas encore jusqu'à quel point il serait amer !* »[11]. Les Augustines qui quittèrent l'hôtel-Dieu le 30 août 1845 formèrent une *communauté pour le soin des malades et l'instruction des jeunes filles* et rachetèrent, grâce à une souscription, les bâtiments de l'ancien hôpital général dans le faubourg Saint-Nicolas où elles installèrent une maison d'accueil pour les malades. À Grenoble, l'hôpital fondé en 1627 et achevé en 1670 remplaçait un hôpital plus ancien né de la réunion en 1545 d'un hôpital créé par saint-Hugues, évêque de Grenoble de 1080 à 1132, appelé l'hôpital de la Madeleine et de l'hôpital-Saint-Antoine dont ne connait pas la date de la

[10] Il est également possible que le caractère plus aléatoire du recrutement au sein d'une communauté locale ait pesé dans le choix d'une *Congrégation à Supérieure Générale*.
[11] *Les Sœurs Augustines de Meaux*, Meaux, 1922 ; p. 47.

fondation, avec deux autres petits hôpitaux respectivement fondés en 1329 et 1424. L'établissement hospitalier fondé en 1627 avait été construit à l'extérieur de la ville alors limitée par l'enceinte du duc de Lesdiguières. L'hôpital fut inclus dans la ville par l'agrandissement des fortifications achevé en 1670 sous la direction du duc de Créqui.

Les édits de 1662 et de 1681 prescrivant la création d'hôpitaux généraux dans tout le royaume pour l'internement des pauvres ne provoquèrent pas comme à Meaux la création d'un nouvel établissement car l'hôpital de Grenoble fut transformé en hôpital-général. Deux petits hôpitaux furent créés à cette occasion par les religieux et les religieuses qui exerçaient à l'hôpital de Grenoble. Les religieux de l'ordre de Saint-Jean-de-Dieu furent en effet délogés des salles de l'hôpital dont on avait besoin pour procéder à l'internement général des pauvres et l'on retira aux religieuses la surveillance des pauvres non malades pour la confier, note Auguste Prudhomme, *« à une sainte fille, nommée Marie Bergerand, que l'on fit venir de Tullins, où elle avait formé une association de femmes dévouées comme elle à l'éducation et à l'instruction des filles pauvres et abandonnées »*. Les religieuses se regroupèrent dans un petit établissement, l'hôpital Sainte-Marthe. On céda aux religieux un terrain situé à proximité de l'hôpital général *pour qu'ils puissent y faire bâtir un couvent et un hôpital de quarante lits, dont vingt et un devaient être réservés aux malades de la ville.* (...). Dès le 10 décembre 1664, l'évêque Étienne Le Camus venait consacrer leur église et leur couvent, entièrement achevés. Un rapport fourni à l'intendant du Dauphiné précise en 1764, que *« cet hôpital est chargé de vingt-quatre lits fondés pour y recevoir autant de pauvres malades* (de sexe masculin) *que l'on traite et médicamente jusqu'à parfaite guérison »*. Ces religieux conclurent, le premier mai 1694, une convention pour le traitement des malades militaires. (Jusqu'à la fin du XIXème siècle les anciens bâtiments de l'hôpital de la Charité accueillaient encore à Grenoble l'hôpital militaire). L'internement des mendiants préconisé par Louis XIV fut, à Grenoble, réalisé en 1712 par le Père jésuite André Guévarre[12] précédemment chargé par le Roi de l'organisation des hôpitaux-généraux. Les bâtiments de l'hôpital-général créé quelques années plus tôt furent vite insuffisants : À la suite de la déclaration royale du le 18 juillet 1724 qui rappelait la prescription de « *renfermer dans les hôpitaux tous les mendiants valides de l'un et l'autre sexe* », les

---

[12] Jésuite provençal, André Guévarre (1646-1724) *« multiplie les publications pour inciter les donateurs à financer ces nouveaux établissements au lieu de distribuer des aumônes. Il devient un spécialiste de l'organisation de ces Maisons de Charité aussi bien dans le sud de la France qu'en Italie du Nord »*. B.N.F., Sélection trimestrielle de documents patrimoniaux, du 17 septembre au 17 décembre 2006, abécédaire des collections, R comme Repaires, présentation de l'ouvrage d'André Guévarre *La mendicité abolie dans la ville d'Aix, par l'Hospital-Général ou maison de charité. Avec la réponse aux principales objections que l'on peut faire contre cet établissement* ; à Aix, chez Guillaume Le Grand, entre 1693 et 1700.

administrateurs de l'hôpital de Grenoble firent observer qu'ils donnaient asile à plus de trois cents pauvres et qu'il leur était impossible d'en recevoir un plus grand nombre. L'argument avancé alors n'est pas le manque de place, mais le déficit du budget de l'hôpital où les dépenses « *excédaient, chaque année leurs revenus de plus de trois cents livres* ». L'admission systématique des mendiants ne fut pas poursuivie au-delà de 1734, « *à raison de la suppression de la subvention royale et de la disette d'argent, de blé et d'autres denrées que subissait l'hôpital* ».

Un Mémoire faisant état des revenus et dépenses de l'hôpital-général de Grenoble en 1764 indique qu'il accueille :

« *Des enfants venant de naître des pauvres artisans, dont les mères ne peuvent les allaiter et qui sont hors d'état de payer leur nourrissage, ainsi que tous les enfants abandonnés ;*

« *Des habitants des deux sexes de Grenoble qui ont le mal'heur d'être dans l'indigence et qui par infirmité ou vieillesse sont hors d'état de pouvoir à leur subsistance et entretien ;*

« *Des pauvres de toute la province et des pays étrangers qui passent à Grenoble étant malades et hors d'état de continuer leur route ;*

« *Des habitants de Grenoble, qui sont atteints de maladies vénériennes même de bien de personnes de la campagne, et entr'autre des femmes qui ont pris ce mal en allaitant des enfants de l'hôpital ;*

« *Des habitants des communautés qui sont à proximité de Grenoble, auxquels il faut faire des amputations ou qui ont des playes sérieuses ;*

« *Outre ce, l'hôpital fait remplir vingt-un lits aux pères de la charité et pareil nombre chez les dames hospitalières chaque jour par les artisans, compagnons, ouvriers et domestiques de la ville ;*

« *Fait distribuer les samedy et dimanche de chaque semaine une quantité considérable de pain aux pauvres de la ville qui sont dans le cas d'être assistés par cette œuvre ;*

« *Fait apprendre des métiers aux garçons et dote les filles de l'hôpital et souvent celles de la ville qui sont dans le cas ;*

« *Fournit les remèdes de sa pharmacie qui sont nécessaires aux habitants de la ville, à ceux de la campagne, lorsqu'ils ne sont pas en état d'en acheter ;*

« *Et enfin cette maison fournit à toutes les œuvres de charité qui se présentent pour le soulagement, nourriture, entretien, établissement et éducation des pauvres des deux sexes* »[13].

En vertu de la déclaration royale du 20 juin 1761 autorisant l'exercice de la chirurgie dans les maisons de l'ordre de la Charité, les religieux ouvrirent dans leur l'hôpital un cours de chirurgie pour leurs novices. En 1771 « *ils offrirent à l'intendant du Dauphiné de le rendre public et d'y admettre les jeunes gens. Celui-ci prit*

---

[13] *Mémoire rédigé en application de la déclaration royale du 11-02-1714*, A.D.I. B 156.

la nouvelle école sous sa protection, la réglementa et y installa aux frais de la province, un pensionnat où huit jeunes gens étaient instruits gratuitement, moyennant l'engagement de s'établir dans une ville où une campagne de la province ». L'école de chirurgie dirigée par les religieux *ne survécut pas à la Révolution* et fut remplacée en 1806 *par une école secondaire de médecine* qui devint *une école préparatoire* en 1840. La réunion à l'hospice civil de Grenoble des *biens meubles et immeubles de l'hôpital de la Charité* fut réalisée à la suite du vote de la loi du 2 septembre 1792. En 1790, la suppression des Congrégations d'hommes avait entraîné le départ des religieux et en 1794 les religieuses durent à leur tour quitter l'hôpital parce qu'elles avaient refusé de prêter le serment imposé par la Convention. Patrice Cugnetti indique que si l'aumônier retrouve son poste dès 1802, on peut penser, malgré l'imprécision des sources, que les sœurs hospitalières ne revinrent qu'en 1812[14], c'est à dire beaucoup plus tard que la date annoncée par Jean Imbert qui note que dès l'An 10 (c'est-à-dire entre le premier septembre 1802 et le 31 août 1803) Chaptal, ministre de l'Intérieur ayant préconisé le retour des hospitalières, tous les administrateurs se débarrassent des servantes laïques. Jean Imbert signale à ce propos que des erreurs sur la date du retour des congrégations religieuses sont présentes dans de nombreuses monographies hospitalières dont les auteurs *« trop rapides dans l'examen des archives, rapportent la date de l'arrêté gouvernemental qui sanctionne les statuts et règlements des sœurs de l'hôpital dont ils étudient l'histoire, la confondant involontairement avec le retour effectif des religieuses hospitalières qui eût lieu quelques années avant »*. Pour Jean Imbert, (ce qui plaiderait pour un retour des religieuses avant la date indiquée pour Grenoble par Patrice Cugnetti) le retour de l'aumônier suit, le plus souvent, celui des sœurs qui réclament le rétablissement du culte catholique dans la chapelle de l'établissement hospitalier[15].

La reconstruction partielle de l'hôpital sous le Second Empire n'est pas un agrandissement, sa capacité d'accueil étant alors suffisante. Les conditions d'hospitalisation se dégradèrent cependant lorsque les théories de Pasteur modifièrent les normes de l'hygiène hospitalière.

---

[14] Cugnetti, Patrice, *L'hôpital de Grenoble des origines à la fin du Second Empire (XIème siècle - 1870), Grenoble 1978* ; pp. 509, 604 et 605.

[15] Cf. Imbert, Jean, *Le droit hospitalier de la Révolution et de l'Empire* ; Paris, 1954, pp. 194 et 200.

2. Les différentes catégories de personnes hospitalisées à Grenoble et à Meaux au XIXe siècle

L'hospitalisation s'adresse de façon prioritaire à des personnes économiquement pauvres ou indigentes, dans l'incapacité de pourvoir elles-mêmes au financement d'un traitement médical ou à leur subsistance, à cause d'une maladie ou de leur âge qui les empêche de travailler. Il n'est plus question, comme au temps de l'hôpital-général, d'enfermer les mendiants volontairement oisifs.

Les malades

Le règlement de 1827[16] de l'hôpital de Meaux ne parle pas des personnes malades mais des *maladies* admises ou refusées à l'hôpital, appelé *Hôtel-Dieu*, et à l'*hospice général*. Comme c'était également le cas à l'hôtel-Dieu de Paris au siècle précédent, seules « *les maladies curables* » sont admises. Par contre les « *maladies contagieuses, la teigne, la gale, la scrofule, l'épilepsie, les maladies vénériennes, la folie et même la démence, et généralement toutes les maladies qui peuvent se communiquer* » sont refusées dans ces deux établissements. L'hospitalisation a alors pour objet de permettre « *une parfaite guérison* ». Une personne atteinte d'une maladie quelconque, mais n'entrant pas dans la liste des maladies refusées par l'établissement peut être admise à l'hôtel-Dieu de Meaux « *à toute heure du jour ou de la nuit* ». Les « *personnes atteintes d'hydrophobie ou présumées telles* » c'est à dire atteintes par la rage, ne sont acceptées dans l'établissement qu'à partir de 1846, pour « *assurer la sûreté publique* » et pour « *secourir les malades* ». Vingt ans plus tard, il n'est plus fait mention de maladies refusées. L'*hospice général* de Meaux reçoit gratuitement les « *indigents malades ou blessés* », des « *femmes enceintes sur le point d'accoucher* », des « *femmes atteintes de maladies secrètes* », des « *filles publiques* », les « *pauvres voyageurs passants, fatigués* » et des « *aliénés* » admis à titre provisoire dans l'attente d'un retour dans leur famille ou d'un placement dans l'établissement départemental. Les femmes enceintes ne sont reçues dans cet *hospice général* que lorsqu'elles ont atteint le terme de leur grossesse, ou qu'elles donnent des signes d'un « *accouchement prochain et prématuré* ». Leur séjour

---

[16] *Règlement de 1827 de l'hôpital de Meaux*, A.D. Seine et Marne, 1x305.

comme celui des malades, ne doit pas se prolonger « *au-delà du temps jugé nécessaire à la réalisation des soins* » et elles sont tenues de sortir avec leurs enfants aussitôt leur rétablissement. Les médecins ne peuvent pas être soupçonnés d'un quelconque acharnement thérapeutique : le règlement de 1847 précise que « *ne peuvent être conservés dans l'hospice les malades dont la guérison n'aura fait aucun progrès après trois mois de traitement non interrompu* » et charge l'administrateur de service de parcourir de temps en temps les salles afin de s'assurer que le séjour des malades ou des blessés ne se prolonge pas inutilement. Ces mesures sont vraisemblablement prises pour éviter de laisser les salles d'hôpital s'emplir d'indigents ne demandant plus que l'hébergement.

Des malades civils qui ne sont pas indigents et des militaires, « *officiers et soldats malades ou blessés, psoriques ou syphilitiques* » sont également reçus dans l'établissement. Le paiement d'une pension n'est exigé que pour ces deux dernières catégories de malades. Les admissions des malades civils, de l'arrondissement ou de passage, peuvent avoir lieu le jour ou la nuit. Pendant la journée, elles peuvent être acceptées par les médecins attachés à l'établissement, par l'Interne, ou par la Supérieure des religieuses. Les malades se présentant la nuit sont admis avec une permission provisoire de l'Interne, ou de la Supérieure, ou de « *la sœur faisant la veille* ». Lors de leur admission, les malades de l'arrondissement, étrangers à la ville, doivent être munis d'un certificat attestant de leur indigence. Dans le cas où un « *admis* » est reconnu, au cours de son séjour, avoir une aisance suffisante pour se faire traiter dans son domicile, il lui est notifié l'ordre de sortir ou de payer le prix de séjour fixé pour les diverses classes de pensionnaires d'un montant de deux francs par jour pour un malade et de trois francs pour une femme en couches. Toutefois, cette notification ne lui est faite qu'après l'avis préalable du médecin ou du chirurgien, ce qui peut laisser supposer qu'indépendamment de toute considération financière, des soins donnés à l'hôpital peuvent être jugés par un médecin préférables à un traitement à domicile.

Les services qui accueillent les « *malades* » à Meaux ou « *fiévreux* » à Grenoble, correspondent grossièrement aux actuels services de médecine, et ceux qui accueillent les « *blessés* » correspondent, dans les deux établissements, aux actuels services de chirurgie. Des petites différences de terminologie existent cependant entre ces deux hôpitaux : À Meaux les « *blessés* » ne sont pas appelés « *malades* » alors qu'à Grenoble ce terme englobe à la fois les « *blessés* » et les « *fiévreux* ». Les prostituées hospitalisées appelées « *filles publiques* » à Meaux sont, à l'hôpital de Grenoble, des « *filles syphilitiques* » désignées par le nom de la maladie qu'on leur reproche de répandre dans la ville. La division, à Grenoble, de la maternité en deux salles distinctes, une pour les « *femmes-mères* » et l'autre pour les « *filles-mères* » montre également que certains critères d'hospitalisation sont davantage déterminés par des valeurs communément admises au sein de la société que par une indication strictement médicale. Les administrateurs de l'hôpital-hospice de Grenoble appellent *enfants assistés* les jeunes garçons et les jeunes filles dont ils sont les tuteurs et c'est le mariage ou, à 21 ans, la majorité, qui signe le passage de ces *enfants* à l'état d'adulte (et, sauf exception, leur départ de l'hospice). Ce sont par contre les transformations physiques de l'adolescence qui déterminent l'hospitalisation, dès l'âge de 15 ans, des jeunes malades dans les salles d'adultes de l'hôpital.

Les habitants de la ville de Meaux peuvent venir librement à la consultation gratuite du service des entrées qui a lieu *« à l'heure où les ouvriers quittent leur travail pour aller manger chez eux »*[17]. Les malades qui se présentent à cette consultation ne sont pas tous hospitalisés, car elle fonctionne aussi comme un véritable dispensaire où sont prodigués des soins qui permettent d'éviter une hospitalisation.

En 1886, dans le compte rendu qu'il fait de son inspection de l'hôpital-hospice de Grenoble, l'Inspecteur général du Ministère de l'Intérieur qui note que *« l'hôpital ne reçoit généralement que des malades gravement atteints, des chroniques ou des blessés »*, se réjouit que l'hôpital soit déchargé d'un grand nombre de malades qui sont soignés à domicile grâce aux sociétés de secours mutuel. Les administrateurs partagent cet avis lorsqu'ils indiquent en 1888 que l'hôpital ne reçoit qu'exceptionnellement des malades qui pourraient être convenablement soignés chez eux, *« étant donnée les facilités qu'ils trouvent à Grenoble pour leur traitement à domicile »* [18]. Les quelques hospitalisés qui payent leur séjour ne sont pas reçus dans les salles réservées aux indigents mais bénéficient de chambres particulières ou ne comprenant qu'un petit nombre de lits. En 1886, l'existence de ces chambres déplaît, à Grenoble, à l'inspecteur général, car elles font perdre de la place dans un hôpital devenu trop petit, mais elles ne sont plus critiquées lorsque la place devient à nouveau disponible. À partir de 1894, les douze chambres individuelles, organisées en *« clinique médico-chirurgicale pour malades payants »*[19] sont, au dire des administrateurs, *« constamment remplies »*. Elles sont toutes situées sur la façade principale de l'hôpital et *« complètement isolées des autres services hospitaliers »* [20].

---

[17] *Réponse des administrateurs des hospices de Meaux au rapport de l'Inspecteur Général du Ministère de l'Intérieur, inspection de 1850*, A.D. Seine et Marne, 1X310.

[18] *Questionnaire du Ministère de l'Intérieur du 31 juillet 1888 au sujet des « éventuelles réunions des Commissions administratives des hospices et des Bureaux de bienfaisance »*, A.M.G., Q3,1. Sur l'assistance à domicile, voir également, supra, page 167 à 176.

[19] En 1894 le prix à payer pour une journée d'hospitalisation varie entre 4 et 8 francs par jour à la Clinique Médico-Chirurgicale payante de l'hôpital de Grenoble.

[20] *Exposé de la gestion des hospices de fin 1890 à fin 1900* ; B.M.G. V 6427.

Les indigents et les pensionnaires non malades

Les enfants et des vieillards en bonne santé sont reçus en 1827 à *« l'hospice des indigents »*, et en 1847 dans la *« section des indigents »* de l'hospice général de Meaux qui accueille également quelques *« pensionnaires »* qui payent leur séjour. Pour être admis, les *« vieillards »* doivent en principe être âgés d'au moins soixante-dix ans mais la Commission administrative peut déroger à cette condition d'âge en cas d'infirmités graves. À Grenoble, parmi les vieillards accueillis par la section *« hospice »* de l'établissement hospitalier, les indigents, très majoritaires, sont désignés par le terme de *« reçus »*[21]. Aucune indication n'est donnée sur leur âge, mais il est dit des femmes qu'elles sont, en moyenne, plus âgées que les hommes. Les administrateurs notent à ce sujet que *« les femmes, pouvant se rendre utiles dans leurs ménages jusqu'à un âge fort avancé, ne sollicitent qu'à la dernière extrémité leur entrée dans l'établissement »*, alors que *« l'homme au contraire, est heureux d'y trouver un refuge dès que ses forces physiques ne lui permettent plus d'exercer sa profession »* (afin, peut-être, de ne pas être une charge pour ses proches, ou parce qu'il mène une existence solitaire). En 1891, les membres de la Commission d'enquête chargés de l'étude préalable au déplacement d'une partie des bâtiments définissent l'hospice comme étant *« destiné surtout aux vieillards sans famille qu'il n'est pas possible de secourir à domicile »*.

Les indigents sont hospitalisés dans des salles communes dont les lits individuels sont entourés de rideaux. Ces rideaux protègent le soir la personne hospitalisée des regards et de la lumière, mais sont ouverts le matin afin de permettre une *bonne aération*. Le nombre de place dans chaque salle varie selon le lieu et l'époque. Dans les salles des vieillards indigents, il est nettement plus élevé au milieu du siècle (une cinquantaine de vieillards par salle) que dans les pavillons construits à Grenoble à la fin du siècle (où chaque salle du nouvel hospice ne contient que 16 lits). L'hospice de Grenoble dispose de six chambres particulières réservées à des *« pensionnaires »* plus aisés qui payent leur séjour. Une chambre particulière leur coûte normalement 760 francs par an et un lit dans une chambre commune 600 francs, mais une négociation de gré à gré a lieu en cas d'abandon à l'hospice d'une propriété foncière ou d'un capital. Les pensionnaires en chambres particulières ont la possibilité, à Meaux, de les meubler à leurs frais, mais ces meubles deviennent propriété de l'établissement sans que cela n'entraîne une diminution de la pension versée à

[21] Le *rapport* que l'inspecteur général du Ministère de l'Intérieur rédige en 1886 indique que ce terme de *reçus* est d'un usage strictement local. *Rapport de l'Inspecteur général Pellat*, A.M.G., Q3,1.

l'administration[22]. Il s'agit ici de la seule possibilité d'apporter une touche personnelle à l'environnement et il est par contre *« expressément défendu aux admis à l'hospice de clouer ou coller sur les murs intérieurs des dortoirs aucun tableau ou gravure, quel que puisse être le sujet ou la représentation »*[23]. Les hommes qui payent leur séjour peuvent, à Meaux, être reçus à partir de 60 ans et les femmes à partir de 50 ans. Ils peuvent quitter définitivement l'établissement à tout moment, à la seule condition de régler intégralement la pension d'un mois commencé. La Commission administrative se donne la possibilité, dans le règlement de 1847, de congédier ces pensionnaires, *« quand elle le juge à propos »*, moyennant un préavis de 15 jours. Cette disposition, théorique, n'est pas appliquée et, comme le précise également un autre article de ce même règlement, les pensionnaires sont *« nourris, blanchis, éclairés, chauffés et soignés pendant leur vie durant »*. Ce même règlement prévoit qu'en cas de maladie ils peuvent être transférés dans des chambres réservées à cet usage précis si le médecin juge qu'ils ne peuvent pas être soignés dans leurs chambres[24]. Les servants employés par l'établissement peuvent, à Meaux, être mis à la disposition, à titre particulier, des pensionnaires qui payent leur séjour, mais seulement en cas de maladie ou d'infirmité, moyennant un supplément de cinquante centimes par jour. Cette prestation supplémentaire ne majore que d'environ 20 % le prix de leur séjour dans l'établissement qui se situe alors entre 600 et 750 francs par an.

Des enfants abandonnés sont reçus *« en dépôt »* à l'hospice dans l'attente d'un placement à la campagne. Leur séjour est financé par le département[25]. Des enfants sont également hospitalisés à l'hospice pendant la maladie de leurs parents. Les frais occasionnés par leur séjour sont pris en charge par le Bureau de bienfaisance. En 1827 et en 1847 l'hospice de Meaux accueille également des enfants d'indigents, moyennant un certificat de moralité, un certificat d'indigence des parents et, *« autant que possible »*, la présentation d'un acte de naissance constatant qu'ils sont nés dans cette ville. Une enquête préalable à l'admission peut être faite par un administrateur. Ces enfants sont renvoyés de l'hospice si l'indigence de leurs parents vient à cesser. Pour être admis à l'hospice, ils doivent être âgés d'au moins six ans en 1827, et de cinq ans en 1847 comme le précisent plusieurs articles du règlement intérieur de l'établissement. Ils peuvent rester à l'hospice jusqu'à leur mise en apprentissage. Cette obligation d'un âge minimum n'est pas mentionnée à Grenoble. Patrice Cugnetti signale que *« de nombreux parents dans la misère abandonnent leurs enfants*

---

[22] *Règlement de 1847* de l'hôpital de Meaux, A.D. Seine et Marne, 1x305.
[23] *Ibid.*
[24] *Ibid., articles 258, 259, 260, 269, 270, 275 et 277.*
[25] L'hôpital-hospice de Grenoble est le seul *« hospice dépositaire »* du département de l'Isère.

mais en suivent la trace afin de les reprendre lorsqu'ils sont élevés »[26]. Il met en rapport avec cela l'instruction ministérielle du 20 juillet 1828 qui impose de déplacer fréquemment l'enfant pour rompre *« par la même occasion les liens d'affection qui avaient pu se nouer »* et l'obligation ministérielle d'imposer aux enfants le port d'un collier[27]. *« Cette obligation barbare, source de maux, attentatoire à la dignité de l'enfant »* qui suscite, note Patrice Cugnetti, une farouche opposition du Conseil Général de l'Isère et des administrateurs de l'établissement hospitalier est rapidement supprimée[28].

À Meaux en 1827[29] les vieillards et les enfants admis à l'hospice, en cas de maladie exigeant un traitement et des soins suivis sont transférés dans les salles de malades pour y être traités comme les autres malades reçus dans l'établissement. Par la suite, à Meaux comme à Grenoble, les vieillards indigents qui deviennent malades ne sont pas transférés dans une salle d'hôpital, mais dans une infirmerie attenante au dortoir, afin, précisent les textes, de ne pas faire varier le nombre des lits affectés à chaque section, c'est à dire sur un critère qui semble exclusivement administratif. Il existe cependant dans certains cas exceptionnels, des transferts entre les salles d'hôpital et les salles d'hospice : quelques vieillards admis dans les salles de l'hôpital de Grenoble furent par exemple, au mois de décembre 1887, transférés à l'hospice car *« en raison de l'encombrement des services de l'hôpital à cette période de l'année, l'on a immédiatement évacué sur le service hospice tous ceux qui se sont trouvés sur la liste arrêtée par la Commission administrative pour être admis dans le courant de l'année 1888 »*[30].

Les demandes d'admission des vieillards indigents sont faites par le maire d'une commune où ils sont domiciliés depuis au moins dix ans par application (restrictive) de la loi du 24 vendémiaire An II. Ils ne sont admis qu'après l'enquête préalable d'un administrateur et sont renvoyés de l'hospice si leur

---

[26] S. Borsa et C.-R. Michel notent que le tour, posé *« dans l'épaisseur d'un mur à l'entrée des hospices d'enfants qu'on voulait y introduire sans être vu »* est *« d'une façon à peine paradoxale destiné à réduire les admissions en ne permettant plus à la mère de retrouver son enfant »*. Ce système qui s'inspire *« de la 'roue' que le pape Innocent II fit construire à ses frais en 1168 à l'hôpital San Spirito de Rome »* coexiste pourtant souvent *« avec le système classique du bureau des admissions »*. *En recevant les enfants abandonnés, l'hôpital donne « à la société une garantie morale contre l'infanticide »*. Borsa (S.) et Michel (C.-R.) *La vie quotidienne des hôpitaux de province au XIXème siècle*, Hachette, Paris 1985, pages 62 et 63. L'existence d'un tour n'est signalée ni à Grenoble ni à Meaux.

[27] Sur ce sujet, on peut également consulter aux A.N. F^{15} 151 et F^{15} 2528.

[28] Cugnetti, Patrice, *L'hôpital de Grenoble des origines à la fin du Second Empire (XIème siècle - 1870)*, p. 667.

[29] *Règlement de 1827 de l'hôpital de Meaux*, A.D. Seine et Marne, 1x305.

[30] *Rapport sur le compte moral et administratif de 1886*, B.M.G., V 5351 (1886). Le docteur Bertholet responsable du service des entrées signale en 1887 que les mois les plus *« chargés »* sont décembre et janvier.

indigence vient à cesser. À Grenoble, les admissions des vieillards à l'hospice sont « *prononcées tous les ans, au commencement de novembre, en séance de la Commission administrative, après une enquête spéciale sur chacune des demandes* ». Pour les administrateurs de l'hôpital-hospice de Grenoble, « *cette manière de procéder permet de comparer le degré d'intérêt que méritent, soit à raison de leur conduite, soit à raison de leur âge, soit à raison de leurs infirmités, les malheureux qui ont recours à sa charité* ». Mais là aussi, rien n'est complètement figé : Les administrateurs indiquent en 1880 qu'une admission peut toutefois être prononcée en dehors de la séance annuelle, à titre exceptionnel, et quand des « *circonstances particulières* » motivent une dérogation à cette règle[31].

L'évolution du nombre de personnes hospitalisées

Jusqu'au milieu du XIXème siècle, les entrées, les sorties et les décès des personnes hospitalisées ne sont pas, à Meaux, enregistrés avec une grande précision. En 1837[32], l'inspecteur général du Ministère de l'Intérieur regrette qu'aucun registre ne soit tenu pour constater le mouvement de la population. Les administrateurs expliquent cette absence par la récente installation d'un nouvel économe. Treize ans plus tard, en 1850[33], répondant à l'inspecteur général qui note qu'aucun mouvement de la population hospitalisée n'a été enregistré depuis plus de deux mois avant son inspection, les administrateurs indiquent que des mesures viennent d'être prises « *pour que le mouvement de la population soit mieux établi pour les registres d'entrée et de sortie* » et signalent qu'ils ont « *dernièrement donné des ordres qui préviendront toute erreur dans les constatations de décès et les déclarations relatives à l'état civil des décédés* »[34].

La capacité d'accueil de la section des malades passe, à Meaux, de 58 lits en 1827 à 148 lits[35] en 1847. L'hospice dispose d'un nombre stationnaire de cent places pour les enfants (50 garçons et 50 filles) et de cent places pour les vieillards indigents (50 hommes et 50 femmes). Vingt places supplémentaires

---

31 *Rapport sur le compte moral et administratif de 1880*, B.M.G., V 5351 (1881), et *Registres des délibérations de la Commission administrative, séance du 26 mars 1886* ; R.D.CHR. 1885 - 1888.

32 *Rapport de l'Inspecteur Général du Ministère de l'Intérieur* et *Réponse des Administrateurs des Hospices de Meaux, inspection de 1837*, A.D. Seine et Marne, 1X310.

33 *Rapport de l'Inspecteur Général du Ministère de l'Intérieur* et *Réponse des Administrateurs des Hospices de Meaux, inspection de 1850*, A.D. Seine et Marne, 1X310.

34 Ces déclarations ne sont donc pas, à Meaux, exemptes d'erreurs pour le milieu du XIXe siècle.

35 Le nombre de lits est, à ces deux dates, équivalent au nombre de personnes pouvant être hospitalisés simultanément.

sont réservées à des *« pensionnaires »* payant leur séjour (10 hommes et 10 femmes). Cette capacité d'accueil de l'établissement peut, en 1850, être augmentée d'une trentaine de places grâce à l'installation temporaire de lits supplémentaires[36]. Vingt-quatre malades civils payant leur séjour peuvent également être reçus à l'hôpital de Meaux en 1847. Le nombre de places offertes à l'hospice reste plus important qu'à l'hôpital, mais on assiste ici au début d'un processus d'inversion des parts relatives de l'hôpital et de l'hospice qui se produit également à Grenoble.

La population de la ville de Grenoble s'accroît fortement, passant progressivement de 31340 à 77438 habitants entre 1851 et 1911.

En 1867, les administrateurs de l'hôpital-hospice notent que pendant les quatre cinquièmes de l'année on compte tous les jours 10 à 12 lits vacants dans les salles de malades civils. *« Le reste du temps, ajoutent-ils, les salles sont pleines. Quelquefois même, mais c'est rare, on doit ajouter quelques lits supplémentaires »*. Le nombre des malades civils hospitalisés ne varie pas dans des proportions significatives entre 1879 et 1890. Entre 1890 et 1912, l'augmentation du nombre d'hospitalisation est régulière, de 3 à 3,5% par an (2 335 malades hospitalisés en 1890, 3 171 en 1900 et 4385 en 1912)˙. Le nombre moyen des journées d'hospitalisation est fluctuant à l'hôpital militaire ; il est, globalement, trois fois moins élevé qu'à l'hôpital civil.

À partir de 1900, le nombre de journées d'hospitalisation à l'hôpital civil, en forte augmentation, devient plus élevé que le nombre de journées d'hospitalisation des vieillards (Cf. le tableau de l'évolution du nombre moyen des personnes hospitalisées de 1879 à 1900, page 29).

La durée moyenne du séjour augmente à l'hôpital civil entre 1879 et 1890. L'augmentation de la durée moyenne du séjour et du nombre de malades hospitalisés est rendue possible par le départ en 1894 des indigents de l'hospice vers un nouvel établissement : (77 691 journées d'hospitalisation de malades civils en 1890, 84 959 journées en 1900 dans les bâtiments situés sur la commune de Grenoble) et par la création de nouveaux pavillons réservés aux malades, sur la commune de La Tronche[37] dans la propriété Couturier, à côté des pavillons de l'hospice. Ces nouveaux bâtiments, le *pavillon Chatin* qui après avoir hébergé des vieillards accueille également des tuberculeux[38] et le *pavillon*

---

[36] *Réponse des administrateurs des hospices de Meaux au rapport de l'Inspecteur Général du Ministère de l'Intérieur, inspection de 1850*, A.D. Seine et Marne, 1X310.

[37] La Commune de La Tronche a été créée en 1793 pour remplacer la paroisse de Saint-Ferjus. *« La Tronche »* signifie *la clairière* créée dans une forêt. (C'est-à-dire l'endroit où le bois a été *tranché*).

[38] Il n'est entièrement réservé aux tuberculeux qu'à partir du mois d'octobre 1913.

des épidémies comptabilisent 31 703 journées d'hospitalisation en 1900. Pour les administrateurs délégués du Conseil municipal, MM. Faym et Saunier, l'augmentation du nombre des hospitalisations s'explique à cette date à la fois par l'augmentation de la population ouvrière de la ville et par l'application de la loi de 1893 « *qui a substitué à l'assistance médicale facultative l'obligation absolue, pour les communes, de venir en aide aux personnes dépourvues de ressources* »[39].

Pour les administrateurs, la légère diminution du nombre des journées d'hospitalisation des malades en 1880, « *trouve sans doute son explication dans le bon état sanitaire de la ville pendant la dernière année et la cessation du chômage dans l'industrie gantière* ». Les bâtiments apparaissent, jusqu'à cette date, adaptés à la demande d'hospitalisation, mais en 1883 le surpeuplement de l'hôpital-hospice est dénoncé par l'inspecteur général. Les administrateurs confirment l'inadaptation de l'établissement à la demande d'hospitalisation en écrivant, l'année suivante, « *qu'il faut trop souvent s'armer de courage contre la misère quand on est pour ainsi dire chaque jour réduit à refuser ou à marchander l'admission des malheureux dans un établissement qui manque de places et de ressources* ». Ils ne cherchent pas, en écrivant cela à argumenter en faveur du départ des vieillards puisqu'ils s'opposent alors au déplacement de l'hospice. Leur témoignage n'en a que plus de valeur et confirme qu'un nombre important de demandes d'admissions restent insatisfaites. La stagnation du nombre des malades civils entre 1879 et 1889 pourrait laisser supposer que cette dénonciation de la surpopulation des bâtiments trouve son origine moins dans l'augmentation du nombre des pensionnaires de l'Hôpital-hospice que dans une modification du regard porté sur les conditions d'hospitalisation au début de la Troisième République. La capacité maximale d'accueil de l'établissement hospitalier ne semble pas avoir encore été atteinte car l'occupation des lits augmente légèrement en 1890 à cause des effets cumulés d'une petite augmentation du nombre des pensionnaires de l'hospice, d'une augmentation du nombre des malades civils, et de la forte (mais temporaire) hausse du nombre des malades militaires. L'augmentation du nombre des demandes d'hospitalisation dans les salles d'hôpital est toutefois bien réelle, puisque l'accroissement du nombre de places disponibles à l'hôpital civil après le déplacement de l'hospice se traduit par une augmentation immédiate du nombre des malades hospitalisés.

Les administrateurs délégués du Conseil municipal qui notent en juin 1900 que l'administration des hospices a pu provisoirement faire face à l'accroissement du nombre des malades grâce au départ des vieillards rendant disponible en 1894 les salles qui leur étaient réservées, signalent que la capacité

---

[39] *Conseil municipal de Grenoble, séance du 27 juin 1900*, Archives Municipales de Grenoble.

d'accueil de l'hôpital est à cette date à nouveau dépassée et jugent nécessaire d'ouvrir un nouveau pavillon pouvant accueillir soixante malades[40].

Dans les salles d'hospice, les enfants assistés représentent 11 % du total de la population de l'hospice de Grenoble en 1879 et 8 % en 1887. Les enfants hospitalisés pendant la maladie de leurs parents sont très peu nombreux, et n'occupent qu'un peu plus de 1 % des lits de l'hospice en 1879 comme en 1887. Les vieillards représentent à peu près les neuf dixièmes de la population de l'hospice (87 % en 1879 et 91 % en 1887) et sont un peu plus nombreux que les malades hospitalisés à l'hôpital civil. Le nombre des vieillards hospitalisés à l'hospice diminue légèrement entre 1879 et 1887. Les femmes sont plus nombreuses que les hommes en 1879, mais en 1880, 1886 et 1887, la proportion respective des hommes et des femmes reste stable, les hommes étant alors un peu plus nombreux que les femmes. Le taux de mortalité des femmes, en moyenne plus âgées que les hommes, est plus important que celui des hommes en 1880, 1886 et 1887. La population des femmes de cet hospice semble globalement plus stable que celle des hommes. La durée moyenne du séjour de ces derniers est moins importante que celle des femmes et ils sont plus nombreux qu'elles à être admis, ou à quitter l'hospice, en 1879, 1880 et 1886. En 1886 et en 1887, le nombre des départs est plus faible et la durée moyenne du séjour est plus longue, pour les hommes et pour les femmes, qu'en 1879 et 1880. Il est vraisemblable que la sélection des demandes d'admission est de plus en plus rigoureuse à cause du manque croissant de place décrit par les rapports des inspecteurs généraux du Ministère de l'Intérieur. En ce qui concerne les enfants, en 1879, 1880, 1886 et 1887 les filles sont plus nombreuses que les garçons, car pour un nombre d'admissions comparable, elles restent en moyenne, sauf en 1887, trois fois plus longtemps qu'eux à l'hospice. Jusqu'en 1912, ces enfants séjournent à *la crèche* de l'hospice en attendant une place, selon leur âge, soit chez *« un nourricier »*, soit à la campagne pour les travaux agricoles.

En décembre 1881, les administrateurs déclarent que les malades admis reçoivent à l'hôpital-hospice *« des soins tels que la mortalité y est moindre que dans la plupart des hôpitaux similaires »*. Cette affirmation qui leur permet d'argumenter en faveur du maintien sur place de l'établissement hospitalier apparaît légèrement trop optimiste car, en 1879, le taux de mortalité des malades hospitalisés à Grenoble se situe dans la moyenne des taux de mortalité des hôpitaux de provinces mentionnés sur un tableau comparatif annexé au compte moral de 1880.

---

[40] *Registres des délibérations du Conseil municipal, séance du 27 juin 1900*, Archives Municipales de Grenoble.

Durée moyenne du séjour dans les différents services civils de l'hôpital-hospice de Grenoble en 1886

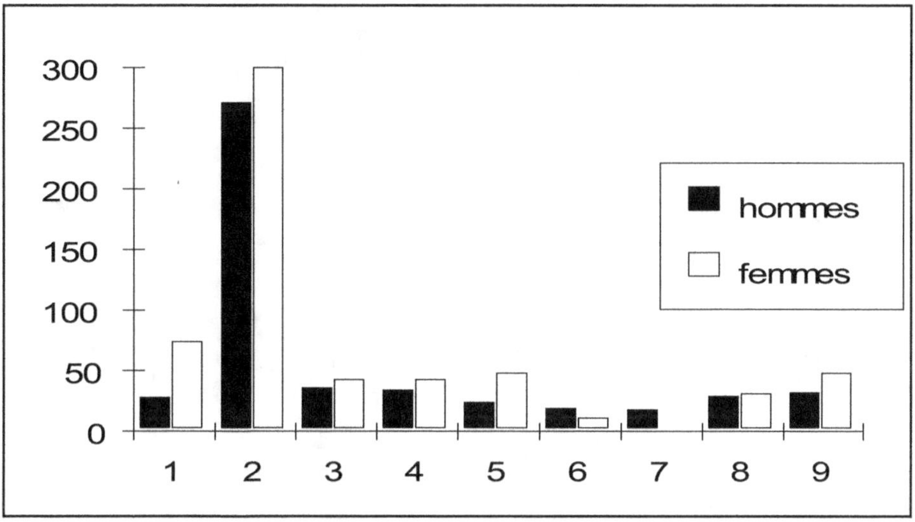

1 = Enfants assistés, 2 = Vieillards, 3 = Fiévreux, 4 = Blessés, 5 = Vénériens et Syphilitiques, 6 = Aliénés, 7 = Voyageurs indigents, 8 = Maternité (femmes et filles), 9 = Enfants malades.

Évolution du nombre moyen des personnes hospitalisées à l'hôpital-hospice de Grenoble de 1879 à 1900

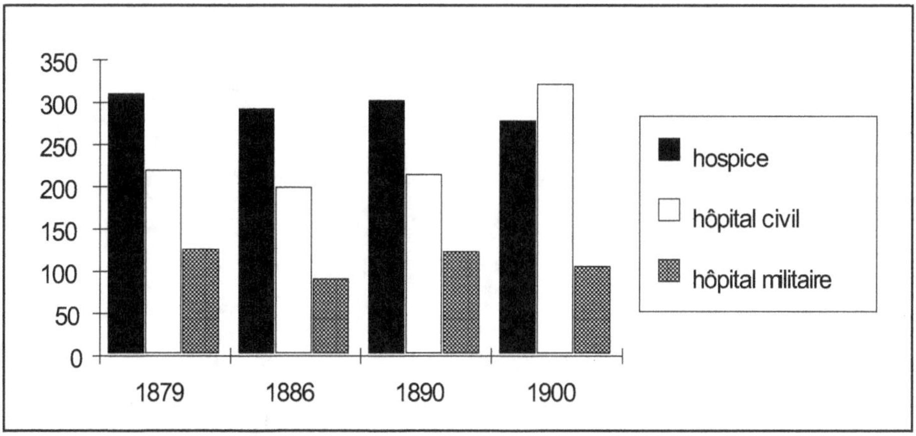

3. L'organisation de la vie sociale des indigents au sein du microcosme hospitalier

Le travail exigé des enfants et des vieillards indigents en bonne santé, hospitalisés à l'hospice

Le travail des vieillards

La justification du travail demandé aux vieillards

Pour les aspects de la vie quotidienne qui ne sont pas liés à l'exercice de la médecine, l'organisation de la vie à l'intérieur de l'établissement hospitalier fait implicitement référence à des éléments du système de valeurs de la société notamment en ce qui concerne l'oisiveté. Mal acceptée au-dehors, l'oisiveté des indigents est « *bannie* » à l'intérieur de l'établissement hospitalier qui, entre autres fonctions, procure un travail obligatoire à un grand nombre d'indigents reçus à l'hospice.

Un travail était déjà demandé aux indigents lors de la mise en place des hôpitaux généraux. Après la création de l'hôpital-général parisien en 1656 où devaient être hébergés et nourris les *bon pauvres* et enfermés, de gré ou de force, les pauvres mendiants, Louis XIV crut nécessaire de préciser dans sa déclaration « *Pour l'établissement d'un hôpital général, dans les villes et les gros bourgs de ce royaume* » du 21 avril 1662[41], que sa politique d'assistance[42] avait pour but de « *pourvoir aux nécessités des mendiants, leur procurer le salut par les instructions chrétiennes et abolir la mendicité en enseignant aux enfants et aux mendiants un métier qu'ils seront capables d'exercer* ». François Martin remarque que les deux premiers objectifs de cette déclaration reprennent la conception chrétienne et médiévale

---

[41] *Déclaration de Louis XIV pour l'établissement d'un hôpital général dans les villes et les gros bourgs de ce royaume du 21 avril 1662*, citée par Martin (F.) in *L'Hôtel-Dieu et l'hôpital Général de Meaux aux XVIIe et XVIIIe siècles : étude des institutions et des populations reçues*, Thèse de 3ème Cycle, Paris I, année scolaire 1983-1984.

[42] Un an après le décès de Mazarin (en mars 1661) le roi exerçant alors pleinement ses fonctions.

de l'assistance[43] alors que le troisième est caractéristique d'une approche nouvelle[44]. Outre ses bénéfices attendus pour le maintien ou le rétablissement de l'ordre public, l'enfermement, le plus souvent temporaire, des mendiants, avait aussi une visée moralisatrice et éducative[45]. Un siècle plus tard, dans l'idéal révolutionnaire, le travail, offert à tous, devait supprimer à la fois l'indigence et les établissements hospitaliers. Le travail à l'intérieur de l'hospice tel qu'il fût pratiqué dans les *hôpitaux-généraux* tout au long du XVIIIe siècle apparaît, à ce moment-là, paradoxal. À l'hôpital-hospice de Grenoble, en l'An 9, un seul atelier fonctionne encore pour le dévidage et le tressage du chanvre[46]. Passée la tourmente révolutionnaire, tous les indigents hospitalisés qui en sont physiquement capables doivent, de la même façon que dans les hôpitaux-généraux des XVIe et XVIIe siècles, donner *« leur temps et leur travail à l'hospice »*[47]. Fait nouveau par rapport au siècle précédent, ils sont obligatoirement rémunérés grâce à la loi du 16 messidor An 7 qui impose une rétribution du travail des indigents.

En 1827 le règlement de l'hospice des pauvres de Meaux donne à la Commission administrative les moyens de contraindre les indigents au travail obligatoire en sanctionnant par une expulsion de l'établissement les vieillards[48] qui refusent d'effectuer les travaux demandés par la Supérieure qui a le devoir d' *« occuper »* les vieillards *« dans l'intérieur de la maison aux divers travaux auxquels ils peuvent se livrer à raison de leurs facultés physiques ou morales »*. Vingt ans plus tard, le règlement de ce même hospice[49] apparaît toutefois un peu plus nuancé car il précise que les vieillards et les enfants doivent *« autant que possible »* un travail à l'établissement dont la nature et les horaires sont décidés par la supérieure chargée d'appliquer cette décision de principe *« en tenant compte du fonctionnement des services et des aptitudes de chacun »*.

---

[43] La définition par Louis XIV, rappelée dans les lignes qui précèdent, du rôle de l'hôpital général s'inscrit de toute évidence dans une tradition très ancienne car si Gilbert Dragon note que la christianisation de certaines régions de l'empire romain d'orient, au VIIe siècle, est marquée par *« la création d'hospices, hôpitaux et asiles en tout genre »* il signale qu'elle est accompagnée de *« punitions à l'encontre de ceux qui mendieraient dans les rues ou dans les églises »*. Cf. *Histoire du christianisme des origines à nos jours*, tome IV *Évêques, moines et empereurs (610-1054)* éd. Desclée, Paris 1993, page 37 et note 142.

[44] Cf. Martin (F.) et Perrot (F.) : *Les pauvres malades de l'Hôtel-Dieu de Provins*. Mémoire de maîtrise sous la direction de Pierre Goubert. Paris I, 1974.

[45] Sur ce thème cf. également le chapitre de Michel Foucault sur *Le grand renfermement* dans *Histoire de la folie à l'âge classique*, Paris, coll. Tel, Gallimard, 1972, pp. 59 à 91.

[46] Cugnetti, Patrice, *L'hôpital de Grenoble des origines à la fin du Second Empire...*, page 658.

[47] *Règlement de 1827 de l'hôpital de Meaux*, A.D. Seine et Marne, 1x305.

[48] Le terme de *vieillards* désigne les indigents non malades qui ne sont pas classés dans la catégorie des *enfants*.

[49] *Règlement de 1847* de l'hôpital de Meaux, article 158, A.D. Seine et Marne, 1x305.

Ce travail est présenté à Grenoble en 1866 comme pouvant être à la fois profitable aux vieillards et à l'hospice. Les administrateurs notent que le travail demandé aux indigents est conforme aux instructions ministérielles du 31 janvier 1840, et dans son rapport, l'Inspecteur départemental demande « *qu'on ne laissât pas dans une oisiveté absolue la plupart des vieillards. Assurément, poursuit ce rapport, un grand nombre d'entre eux sont incapables de toute occupation ; mais beaucoup pourraient être utilisés à quelques menus travaux* ». Pour cet inspecteur, le travail qui serait ainsi confié aux indigents hospitalisés pourrait même être trouvé en ville. Dans leur réponse à ce rapport, les administrateurs démentent formellement l'oisiveté des vieillards. Il n'est pas possible de savoir si ce démenti, suivi de l'énumération d'un grand nombre de travaux réalisés par les vieillards au sein de l'établissement, cache ou non une crainte non explicitée par les administrateurs d'être contraints d'obliger les indigents à aller travailler à l'extérieur de l'établissement et, peut-être, prendre le risque qu'ils ne reviennent plus à l'hospice. Les administrateurs précisent en 1880 que *le travail est obligatoire à l'intérieur de l'hospice de Grenoble mais qu'il est formellement interdit à l'extérieur de l'établissement*. Les administrateurs de l'établissement hospitalier de Grenoble justifient en 1880 le travail des indigents en indiquant que l'hospice, s'il « *soulage beaucoup de malheurs immérités* » abrite aussi « *bon nombre d'individus que l'oisiveté, l'intempérance ou la débauche a conduit à la misère* ». Ces indigents peuvent être « *moralisés* » par un travail « *en rapport avec leurs aptitudes et leurs forces physiques* ». Ce travail permet d'améliorer la « *sobriété* » et « *la tenue générale des vieillards* ». L'Administration, notent-ils, se propose « *de persévérer dans cette voie, d'augmenter et d'étendre, dans la mesure du possible, la création des ateliers, cherchant ainsi – tout en procurant à l'établissement un bénéfice légitime – à donner aux vieillards des occupations qui ne peuvent être que profitables à leur santé et à leur moralité* »[50]. Les administrateurs précisent en 1880 que le produit du travail ainsi réalisé appartient à l'établissement hospitalier, mais qu'une rémunération proportionnelle au travail accompli est accordée à chaque « *travailleur* »[51]. Les administrateurs estiment la valeur totale des « *objets travaillés dans la maison* » à environ 14 000 francs en 1880, 1886 et 1887 mais cette somme représente principalement le produit du travail effectué à la boulangerie par des employés venant de l'extérieur de l'établissement. La valeur estimée par les administrateurs du travail réalisé par les indigents n'atteint pas trois mille francs. Si cette valeur marchande n'est pas, volontairement ou non, sous-estimée par les administrateurs[52], le bénéfice financier[53] qu'en retire l'établissement hospitalier

---

[50] *Rapport sur le compte moral et administratif de 1880*, B.M.G., V 5351 (1881).

[51] *Ibid.*

[52] Ce qui est assez difficile à vérifier, car même si les administrateurs donnent, dans les *comptes moraux et administratifs de 1880 et 1886*, la liste à peu près complète des objets fabriqués, le coût

est proportionnellement beaucoup plus faible que ce que ces travaux obligatoires rapportaient aux deux siècles précédents à des hôpitaux-généraux qui, tel l'hôpital-général de Paris, ne disposait pas de ressources suffisantes et y trouvaient un apport notable de revenus. La fabrication des cercueils à laquelle participe les indigents employés à l'atelier de menuiserie permet cependant à l'hôpital-hospice de tirer profit du monopole des pompes funèbres qui lui rapportent, tout frais déduits, la somme non négligeable de 24 498 francs en 1886 et de 32 676 francs en 1887 représentant respectivement 4,87 % et 6,55 % du total des recettes ordinaires[54]. Les veilles effectuées par des vieillards dans les salles de malades permettent de réaliser, jusqu'en 1900, une économie financière : l'emploi à leur place d'hommes et de femmes *« jeunes et valides »* occasionnera, à cette date, *« une dépense supplémentaire de près de 5000 francs »*[55].

Si elle ne semble pas totalement inutile à l'hôpital-hospice d'un point de vue financier, l'exigence de ce travail apparaît également en parfaite harmonie avec le discours dominant concernant le travail et l'indigence.

La nature du travail effectué par les vieillards

À Meaux, les vieillards ne peuvent pas être *« employés dans la section des malades »*[56]. Ils doivent être employés, dans la mesure du possible, *« dans l'état ou le métier qu'ils exerçaient avant leur admission »*. Certains d'entre eux peuvent travailler dans les ateliers qui se trouvent à l'intérieur de l'établissement. Le règlement précise qu'ils doivent remettre chaque soir la clef de leurs ateliers à une sœur hospitalière ce qui peut laisser supposer qu'ils ne sont pas constamment surveillés dans ces ateliers au cours de la journée. D'autres vieillards travaillent au jardin[57].

---

de la matière première est déduit des prix unitaires mentionnés dans ces listes et il ne peut pas être retrouvé car ce procédé d'écriture ne le fait pas apparaître dans les listes des dépenses.

[53] Sans entrer davantage dans le détail du budget de l'hôpital qui n'est pas ici étudié, il convient de signaler que l'établissement hospitalier continue en partie à assurer par ses propres ressources le financement de ses dépenses et trouve encore une partie très importante de ces revenus financiers dans les locations et les fermages des biens immobiliers légués par ses bienfaiteurs. Les six recettes les plus importantes, sur un total d'environ 500 000 francs en 1886 et 1887 sont par ordre décroissant : les *rentes sur l'État* (16,19 % des recettes), les *fermages en argent* (15,41 %), les *hospitalisations financées par l'administration militaire* (11,72 %), la *subvention communale* (10 %), les *loyers des maisons et terrains* (7,29 %), le *produit net des pompes funèbres* (5,72 %) -ces chiffres donnent une moyenne sur les deux années-. Cf. *Rapport sur le compte moral et administratif de 1880*, B.M.G., V 5351 (1881).

[54] *Compte moral et administratif de 1887*, B.M.G., V 5351 (1887).

[55] *Supra*, p. 268.

[56] *Règlement de 1847* de l'hôpital de Meaux, A.D. Seine et Marne, 1x305.

[57] *Ibid., articles 122, 169, 170, 171, 184*, A.D. Seine et Marne, 1x305.

À Grenoble, les vieillards qui ne travaillent pas au jardin potager de l'hospice, travaillent exclusivement à l'intérieur de l'établissement. Ils sont employés comme servants et comme veilleurs dans les salles de l'hôpital ou de l'hospice ; deux d'entre eux s'occupent également, en 1880, « *de quelques idiots* ». (Il n'est pas précisé si ces « *idiots* » sont les « *aliénés* » qui attendent un placement à l'asile départemental *Saint-Robert*). Les administrateurs indiquent en 1879 qu'ils emploient dans les salles « *les vieillards qui ont une aptitude professionnelle, les femmes surtout* », mais en 1880, ils notent que les femmes « *généralement beaucoup plus impotentes que les hommes, travaillent peu à l'hospice. À peine*, précisent-ils, *en trouve-t-on quelques-unes pour balayer les salles, monter l'eau et tricoter. Aucune n'a voulu accepter de veiller les malades ou de soigner les enfants à la Crèche* »[58]. Elles sont donc souvent remplacées par « *d'anciennes enfants assistées* », qui rencontrent peut-être des difficultés pour vivre au-dehors. Ces *anciennes enfants* passent alors leur vie entière à l'intérieur de l'hôpital-hospice en occupant la fonction de veilleuse jusqu'à ce que leur âge leur permette d'être admises en tant que vieillard indigent. Les administrateurs trouvent par contre « *dans les hommes reçus de l'hospice, un nombre de vieillards suffisant pour satisfaire aux services des veilles chez les hommes malades sans prendre de servants spéciaux* ». Dans les comptes moraux publiés chaque année, les indigents de l'hospice qui travaillent dans les salles d'hospitalisation ne sont pas comptabilisés avec le « *personnel servant* », mais sont parfois, comme ce personnel, désignés par le terme de « *sous-employés* ».

En 1867, au dire des administrateurs « *tout le monde travaille à l'hospice de Grenoble, plus ou moins. L'oisiveté est bannie* ». Outre des veilles dans les salles, « *les principales occupations auxquelles sont utilisés les vieillards septuagénaires* » sont celles de « *tisserands, porteurs aux enterrements, porteurs de malades en ville, porteurs de malades au bain, porteurs d'eau, cireurs de salles, balayeurs, passe charbon, hommes de cave, cordonniers, tailleurs, jardiniers, chauffeurs de calorifère* »[59] ; il est également demandé à un vieillard « *d'aider ou de suppléer le concierge* ». En 1880 à Grenoble, la lingerie et la buanderie sont considérées par les administrateurs comme faisant partie des services de femmes de l'hospice. Les administrateurs ne mentionnent pas de personnel servant dans ces deux « *services généraux* » où sont par contre répertoriés un certain nombre de « *lits* » vraisemblablement affectés aux femmes indigentes qui travaillent dans ces services.

Un nombre assez considérable de biens de consommation utilisés à l'intérieur de l'établissement hospitalier est produit au sein de cet établissement. Les indigents affectés dans les ateliers de tailleurs, de lingerie et de *matelasserie*

---

[58] *Rapport sur le compte moral et administratif de 1880*, B.M.G., V 5351 (1881).

[59] *Rapport de l'Inspecteur départemental* et *Réponse des administrateurs au rapport d'inspection de 1866* ; A.M.G. Q3, 1.

fabriquent, à Grenoble, pantalons, robes, chemises, caleçons, chaussettes, rideaux, toiles pour matelas... à la cordonnerie, ils fabriquent et réparent les souliers, à la ferblanterie, des bidons, urinoirs, crachoirs, ou bouillottes... et à la menuiserie des caisses, tables, bancs, chaises ainsi que les cercueils. Des indigents travaillent également dans le jardin potager, mais ce sont des *« ouvriers du dehors »* qui travaillent dans les terres agricoles et les bois en fermage, ainsi qu'à la boulangerie et à la charcuterie. Les biens de consommation ainsi produits sont utilisés sur place.

Le patrimoine foncier et la production interne ne permettent pourtant absolument pas à l'établissement de vivre en autarcie. En 1886 et en 1887, les trois plus gros postes de dépenses ordinaires concernent l'achat de produits alimentaires : achat de viande (qui arrive en première position avec 77 675 francs, soit 16,58 % du total des dépenses ordinaires en 1886), de vin, de bière et de cidre (40 720 francs et second poste de dépense en 1886) et des fournitures d'épicerie (39 114 francs et troisième poste de dépenses en 1886). L'établissement hospitalier vend par contre chaque année une dizaine d'hectolitres d'eau-de-vie de marc de raisin. Les achats de blé et de farine représentent le cinquième poste de dépenses (juste après celui des inhumations en ville, dépenses d'ailleurs très largement compensées par les revenus qu'occasionnent ces mêmes inhumations). Les saisies de l'Octroi sur des marchandises non déclarées reviennent à l'établissement hospitalier, mais ne lui procurent qu'une très faible quantité de vivres. (Les deux faisans, les sept grives et les trois lièvres saisis au cours des journées des 5 et 6 janvier 1910 semblent être une saisie quantitativement exceptionnelle si l'on en croit l'article que le journal *la Dépêche Dauphinoise* consacre à ce sujet dans son numéro du 7 janvier 1910). Le total des dépenses pour la nourriture représente plus du tiers des dépenses ordinaires (39,92 % en 1886 et 36,61 % en 1887). À titre de comparaison, on peut signaler que la dépense faite pour l'achat des médicaments et des appareillages (23 237 francs) vient loin derrière et ne représente que 4,80 % des dépenses ordinaires faites en 1886. Cette dernière dépense est comparable aux frais de chauffage (22 486 francs), et légèrement inférieure au montant des gages aux préposés des services administratifs et aux servants des salles d'hospitalisation (27 856 francs en 1886). Si on rajoute à ces *« gages »* le *« vestiaire »* des sœurs (6 162 francs), le salaire versé aux médecins (9 627 francs), à l'aumônier (1 801 francs), et au personnel administratif (1 201 francs), le total des salaires (46 647 francs) représente à peu près 10 % des dépenses ordinaires. (Un siècle plus tard, les charges salariales représentaient en moyenne 70 % des dépenses dans les budgets de fonctionnement des établissements hospitaliers).

Jusqu'en 1894, le jardin cultivé par les vieillards de l'hospice de Grenoble est situé dans le quartier non encore urbanisé de *l'Ile verte*. Lorsqu'un terrain fut choisi sur la commune de La Tronche pour construire le nouvel hospice, les administrateurs se réjouirent de sa grande superficie car elle permettait d'y installer un vaste jardin maraîcher d'une superficie *« d'au moins trois hectares »* cultivable sur place par les indigents. La dimension respectable de ce jardin apparaît en rapport avec l'importance du travail demandé encore aux indigents de l'hospice à la fin du XIXe siècle. Ces indigents sont également chargés de l'entretien des dortoirs qui leur sont attribués. Ils doivent également entretenir les allées et les gazons des cours intérieures[60], balayer leurs dortoirs et les aérer au moins deux fois par jour, faire leur lit, nettoyer eux-mêmes leurs chaussures et leurs vêtements et les enfermer dans des casiers afin d'éviter tout désordre dans les salles[61].

Les pensionnaires qui paient leur séjour ne sont pas tenus à un travail obligatoire. Aucun travail ne semble être proposé aux hommes. À Meaux, les *« dames pensionnaires »* peuvent, si elles en font la demande avoir des activités dont la nature qui relève de leur initiative n'est pas précisée par les administrateurs. Sur le rapport de la Supérieure, il peut *« leur être alloué une indemnité proportionnée au travail »* effectué[62].

Le travail et la scolarisation des enfants

Le travail manuel effectué par les enfants hospitalisés

En 1837, à Meaux, l'inspecteur général trouve que l' *« occupation des enfants est mal choisie, 40 à 50 garçons étant occupés à tricoter des bas »*. Le sous-préfet de Meaux, autre agent de l'État, défend un point de vue comparable dans le commentaire qu'il fait de ce rapport d'inspection en notant qu'il convient d'employer *« plus utilement, non seulement pour l'hôpital mais pour eux-mêmes le temps que les enfants peuvent consacrer au travail en les occupant à autre chose »* et qu'il *« serait convenable d'employer les enfants selon leur âge, leur force, leur constitution et leur degré d'intelligence à des occupations diverses et en rapport avec les professions qu'ils*

---

[60] Les cours intérieures non couvertes sont appelées *préaux*, comme les cours intérieures des prisons, des monastères et des hôpitaux

[61] *Règlement de 1847 de l'établissement hospitalier de Meaux, articles 172, 174, 175, 176, 188, 246* ; A.D. Seine et Marne, 1x305.

[62] *Règlement de 1847 de l'établissement hospitalier de Meaux, article 281* ; A.D. Seine et Marne, 1x305

pourraient être à même d'exercer plus tard »[63]. Dans leur réponse, les administrateurs de l'hospice de Meaux se montrent par contre préoccupés par la nécessité de faire réaliser aux enfants des travaux en rapport avec leurs capacités physiques. Ils expliquent la nature de ces travaux par le fait qu' *« il est impossible de consacrer à des travaux manuels un peu forts ces petits enfants qui habituellement sortent de l'hospice à 13 ou 14 ans pour être placés en apprentissage »*. Ils signalent qu'une nouvelle *« occupation à leur portée »* vient d'être introduite à l'hospice : *« l'épluchage du coton pour la filature établie dans la ville »*. En 1867 les enfants effectuent des tâches assez comparables à l'hôpital-hospice de Grenoble où *« l'on utilise autant qu'on le peut la population de l'hospice, les orphelins surtout que l'on occupe à la couture »*[64]. Vers 1880, les administrateurs indiquent qu'ils demandent aux enfants des travaux censés leur procurer quelques revenus et préparer leur insertion sociale à l'issue de leur séjour à l'hospice. Les filles sont alors, *« suivant leur âge et leur aptitude formées aux travaux de couture, de blanchissage, de repassage et ravaudage des bas »*. Elles sont aussi *« attachées et autant que possible alternativement, à la cuisine et à tous les détails de ménage qui en dépendent »* et une orpheline est spécialement chargée à Grenoble *« des raccommodages et des commissions »* chez les hommes de l'hospice[65]. En 1912 les filles travaillent à la lingerie centrale et les garçons dans le jardin attenant à l'hospice[66].

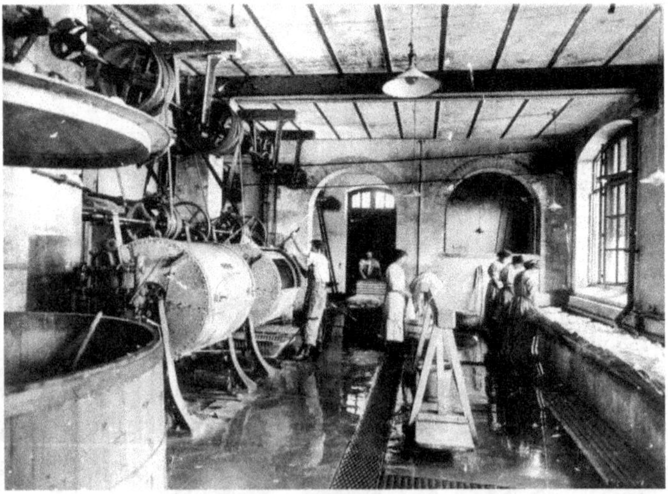

Buanderie de l'Asile des vieillards

©Collection Musée Dauphinois, cliché R96.1.30. *Non daté, Fonds C.H.U.*

---

[63] *Rapport de l'Inspecteur Général du Ministère de l'Intérieur* et *Réponse des Administrateurs des Hospices de Meaux, inspection de 1837*, A.D. Seine et Marne, 1X310.

[64] *Correspondance avec la municipalité de Brest*, A.M.G., Q3,1.

[65] *Rapport sur le compte moral et administratif de 1880*, B.M.G., V 5351 (1881).

[66] *Commission administrative, séance du 27-07-1912* ; R.D.CHR., 1911 - 1912.

Les administrateurs de l'hôpital de Meaux notent en 1847 que, grâce au travail qu'elles ont effectué à l'hospice, les filles arrivées à l'âge de 18 ans peuvent *« être placées utilement »*[67]. Dès l'âge de treize ans les garçons peuvent être placés en apprentissage avec des conditions définies par un *traité* rédigé par les administrateurs. Ces derniers en contrôlent la bonne exécution car ils restent les tuteurs des enfants[68]. Le secrétaire général de l'établissement hospitalier est tenu d'écrire tous les ans aux maires des communes du domicile des maîtres pour avoir des renseignements *« tant sur le maître que sur l'apprenti »*[69]. Le *« traité »* d'apprentissage peut être annulé soit à la demande du maître soit à la demande de l'apprenti, si les plaintes formulées par l'un ou l'autre sont jugées sérieuses et fondées par les administrateurs après audition du maître et de son apprenti. Si le maître est responsable de la rupture du traité, l'enfant est placé ailleurs, mais si c'est l'apprenti, les administrateurs prennent à son encontre des *« mesures disciplinaires »* dont le détail n'est pas précisé. Cet apprentissage prépare, lui aussi, leur insertion après leur séjour à l'hospice. Le départ de l'hospice est également préparé par la constitution d'un pécule sur le livret de caisse d'épargne possédé par chaque enfant assisté et alimenté par la rémunération de leur travail. À Meaux, en 1847, des ouvrages délicats de broderie, linge fin ou ornement d'église, sont confectionnés par les jeunes filles dans un *« ouvroir »* qui peut être assimilé à un véritable atelier spécialisé et rémunérateur tant pour l'établissement hospitalier que pour ces jeunes filles. La supérieure achète en effet, au comptant, ces ouvrages dont le prix est fixé par la Commission administrative. La moitié du montant de cette vente revient à l'établissement hospitalier et l'autre moitié est répartie entre toutes les jeunes filles, *« tant à celles travaillant à l'ouvroir qu'à celles travaillant d'une manière utile dans d'autres services »* et versé au nom de chacune d'elle à la caisse d'épargne de Meaux[70].

Les administrateurs tuteurs des enfants assistés gèrent pour eux ces *« comptes de tutelle »*. La Commission administrative qui tient lieu de *« conseil de famille »* et qui à ce titre doit statuer sur les demandes d'engagement militaire des garçons âgés de 18 ans et sur les demandes en mariage, après avoir examiné les certificats de *« bonne vie et mœurs »* demandés aux futurs époux, restitue à ses pupilles à leur mariage ou à leur majorité l'argent placé sur les comptes de tutelle. Ainsi, en 1887, une somme de 35 francs est donnée à Grenoble à une jeune fille née en 1868 à l'occasion de son mariage avec un ouvrier sabotier, et en 1888, une autre jeune fille reçoit à sa majorité la somme de 150 francs. En 1887, une somme

---

[67] *Règlement de 1847* de l'hôpital de Meaux, *article 252*, A.D. Seine et Marne, 1x305.

[68] La *loi du 15 pluviôse an XIII* indique que les enfants admis dans les hospices sont placés sous la tutelle des Commissions administratives.

[69] *Règlement de 1847 de l'hôpital de Meaux*, articles 230 à 233, A.D. S. et M., 1x305.

[70] *Ibid., articles 253 à 255*, A.D. Seine et Marne, 1x305.

totale de 6 501,92 francs a été versée à 19 assistés devenus majeurs ou émancipés par leur mariage, ce qui représente, en moyenne, 342 francs pour chacun d'eux.

Des débuts de la Troisième République au début du XXe siècle, le travail des enfants semble mieux favoriser leur insertion sociale et leur émancipation en leur donnant une expérience de travail ou une formation professionnelle et, comme par le passé, en leur permettant d'épargner une petite somme d'argent qui leur est restituée à l'occasion de leur mariage ou à leur majorité.

La scolarisation des enfants hospitalisés

Les enfants sont scolarisés à l'intérieur de l'hospice de Meaux dans deux classes distinctes qui accueillent respectivement les enfants âgés de cinq à dix ans et les enfants plus âgés. Ces enfants se rendent en classe deux fois par jour, du lundi au vendredi. Une centaine de *« filles pauvres »* des différents quartiers de la ville, âgées de cinq à quinze ans sont reçues en externes, en vertu d'une ancienne fondation, dans deux autres classes dirigées par des sœurs hospitalières. Le règlement de 1847 interdit toute communication entre les filles externes et les enfants élevés à l'hospice. Des récréations pendant lesquelles les différentes sections ne sont pas mélangées ont lieu, sous la surveillance d'une sœur, dans une cour intérieure réservée aux enfants ou, en cas de mauvais temps, dans le réfectoire. Au cours de leur scolarité, il doit être *« montré »* à ces enfants *« la lecture, l'écriture, les quatre règles de l'arithmétique et les éléments du dessin linéaire »*. Ils ont la possibilité d'écrire et de calculer à la craie sur le tableau des salles de classes et utilisent des livres agréés par la Commission administrative. Les administrateurs réalisent un réel suivi scolaire des enfants et supervisent l'enseignement donné par une sœur en venant les interroger, dans la classe, une fois par trimestre. Les membres de la Commission administrative assistent également, le dernier dimanche d'août, à une distribution des prix *« aux plus méritants »*, présidée par le maire de la ville.

Une exposition publique des objets réalisés à l'ouvroir a lieu tous les ans, lors de la distribution des prix[71]. Le travail scolaire et le travail manuel ne sont pas dissociés et s'intègrent dans une éducation globale donnée aux enfants.

En 1881, au moment où sous le ministère de Jules Ferry, l'école devient laïque, obligatoire et gratuite pour tous les enfants, les sœurs de Saint-Vincent-de-Paul qui desservent l'établissement hospitalier depuis 1845, reçoivent de la Commission administrative l'interdiction de poursuivre cet enseignement. L'auteur d'un court texte favorable aux congréganistes note avec amertume que le maire, qui impulse cette décision, s'était quelques semaines auparavant, à

---

[71] *Règlement de 1847 de l'hôpital de Meaux, article 257*, A.D. Seine et Marne, 1x305.

l'occasion de la dernière distribution des prix, « *confondu en éloges sur le progrès des enfants et l'instruction que les religieuses leur avaient donnée* ». Cette interdiction faite aux sœurs de s'occuper de l'éducation des enfants provoqua, nous le verrons plus loin, le départ de l'ensemble des congréganistes et la laïcisation de l'établissement hospitalier en 1882[72].

Il n'existe pas à l'hôpital-hospice de Grenoble une prise en charge semblable de l'enseignement par les sœurs de la congrégation de Saint-Thomas-de-Villeneuve. En 1880, un vieillard ancien instituteur est « *chargé de la surveillance des petits garçons* » et l'une des veilleuses est « *préposée à la garde des jeunes filles* ».

Les gratifications pour les travaux réalisés

Les modes de calculs des gratifications financières allouées aux vieillards et aux enfants indigents de l'hospice peuvent comme à Meaux, être le produit de la répartition entre ces personnes d'une somme globale ou comme à Grenoble, correspondre à un pourcentage de la valeur estimée de leur propre travail. Dans ces deux établissements, les sommes allouées aux indigents ont toutefois en commun leur très faible montant. Une somme globale de 1050 francs est ainsi répartie « *à titre de gratifications* » entre tous les vieillards et enfants qui ont travaillé à l'intérieur de l'hospice de Meaux en 1837. À la même date toutes les jeunes filles perçoivent, en plus, la moitié du produit de la vente des objets confectionnés à l'ouvroir[73]. Cette gratification est donnée aux vieillards à la fin de l'année ou placée, comme à Grenoble, sur le livret de caisse d'épargne des enfants.

À Grenoble vers 1880, les indigents, nous l'avons vu[74], reçoivent un peu moins de la moitié de la valeur marchande estimée par les administrateurs du travail qu'ils accomplissent à l'intérieur de l'établissement hospitalier. Le pourcentage alloué aux indigents hospitalisés à Grenoble augmente progressivement et devient supérieur à ce qu'indiquent S. Borsa et C.-R. Michel qui, en se référant à la loi du 16 messidor an VII et à la circulaire du 31 janvier 1840, notent que les deux tiers du produit du travail sont versés dans la caisse des hospices, le tiers restant devant être remis en entier aux indigents[75]. À l'hôpital-hospice de Grenoble le pourcentage remis aux indigents représente le

---

[72] Cf. *supra*, page 309.

[73] *Rapport de l'Inspecteur Général du Ministère de l'Intérieur et Réponse des Administrateurs des Hospices de Meaux, inspection de 1837*, A.D. Seine et Marne, 1X310.

[74] Cf. *infra*, page 33.

[75] Borsa (S.) et Michel (C.-R.) *La vie quotidienne des hôpitaux en France au XIXe siècle*, Paris, Hachette, 1985 ; p. 89.

tiers de la valeur estimée de leur travail en 1824[76] et il est proche de la moitié en 1887. Les *« anciennes enfants assistées »*, dont le statut à l'intérieur de l'établissement est proche de celui des indigents hospitalisés, reçoivent un salaire fixe de 30 centimes par veille.

Mais les gratifications ne sont pas que financières : dans leur réponse à l'inspecteur général qui juge superflue la dépense de 600 francs occasionnée par la distribution de tabac aux indigents, les administrateurs de l'hôpital de Meaux indiquent *que « le tabac devient un objet de première nécessité pour le vieillard qui en a contracté l'habitude »*, et signalent que *« cette faveur accordée aux indigents est considérée comme un supplément aux gratifications qu'on leur donne pour les travaux auxquels ils sont assujettis dans l'intérieur de la maison »*. La suppression du tabac est par contre une sanction. Les administrateurs de l'hôpital-hospice de Grenoble notent, en 1880, que les vieillards *« que leurs occupations retiennent dans l'établissement »*, c'est-à-dire, sans doute, qui occupent un emploi à l'Hôpital-hospice, *« reçoivent à titre de faveur l'autorisation de sortir tous les soirs, comme les sous-employés, depuis le dîner jusqu'à la fermeture des portes »*[77] et semblent donc jouir d'un statut très proche de celui du personnel employé par l'établissement hospitalier.

Le travail exigé des indigents hospitalisés à l'hospice apparaît paradoxalement comme étant de nature à améliorer leurs conditions d'existence en leur procurant quelques revenus et de plus larges autorisations de sorties. L'interdiction qui leur est faite à Grenoble de travailler au dehors témoigne peut-être du choix fait par les administrateurs de ne pas prendre le risque de donner aux indigents la possibilité d'échapper en partie au contrôle de l'établissement ou d'acquérir une trop grande autonomie qui pourrait les éloigner de l'hospice. Dans ce contexte, le travail à l'intérieur de l'établissement permettrait au contraire à l'institution hospitalière de répondre à la totalité de leurs besoins.

Un important travail est également demandé aux enfants. Le travail tend peu à peu, si l'on en croit les inspecteurs et les administrateurs, à donner aux enfants une formation ou une expérience susceptible de les aider à s'insérer dans la société après leur sortie de l'établissement. L'enseignement scolaire qui leur est donné à Meaux s'inscrit dans une éducation globale : en 1881, si les congréganistes semblent prêtes à abandonner à des instituteurs laïques l'*instruction* des enfants, elles n'acceptent pas d'être dessaisies du reste d'une *éducation* qu'ils ne peuvent recevoir dans leur famille d'origine[78].

---

[76] *Rapport des administrateurs (1824)*, A.D. Isère, série 2 X 32.

[77] *Rapport sur le compte moral et administratif de 1880*, B.M.G., V 5351 (1881).

[78] Cf. *supra*, page 309.

La réglementation de la communication des hospitalisés entre eux et avec l'extérieur

À Meaux comme à Grenoble, les hommes et les femmes sont strictement séparés et occupent des salles et des cours distinctes. Les malades et les vieillards indigents non malades d'un même sexe peuvent par contre, à Grenoble plus qu'à Meaux, se rencontrer au sein de l'établissement hospitalier et la règlementation des sorties ne leur permet pas toujours de se rencontrer à l'extérieur. Les enfants et les vieillards indigents qui travaillent font l'objet d'une réglementation particulière mais seuls les quelques pensionnaires qui payent leur séjour peuvent librement sortir de l'établissement. Les malades indigents n'échappent pas à la rigueur de la réglementation des relations avec l'extérieur qui concernent, ici, les visites de leurs proches au sein de l'hôpital.

La répartition dans les services de certaines catégories d'hospitalisés est faite en fonction de valeurs morales jugées bénéfiques au bon fonctionnement de la microsociété constituée au sein de l'établissement hospitalier où les quelques hospitalisés qui payent leur séjour bénéficient de conditions d'existence beaucoup plus favorables. Comme le travail obligatoire, les obstacles aux éventuelles rencontres entre certaines catégories de personnes hospitalisées montrent avec un effet grossissant un type d'organisation sociale voulu ou entériné par le pouvoir politique relayé par la bourgeoisie locale (magistrats, médecins, industriels et commerçants) de laquelle sont issus les administrateurs de l'établissement hospitalier.

Les personnes hospitalisées n'entretiennent cependant avec le reste de la société que des relations très limitées car, bien qu'ils soient perméables à l'idéologie dominante, l'hôpital et l'hospice sont pour elles des espaces clos. L'organisation de la vie quotidienne y est plus contraignante, mais peut-être aussi moins aléatoire et plus rassurante qu'à l'extérieur de l'établissement *hospitalier* qui leur procure chaque jour un lit et un couvert.

La répartition des hospitalisés en diverses catégories qui ne se rencontrent pas

La séparation des civils et des militaires n'est pas encore réalisée à Meaux en 1827. À cette date la Commission administrative souhaite vivement cette séparation. À Grenoble, le passage permettant la communication entre les bâtiments de l'hôpital-hospice et l'hôpital militaire est surveillé par un portier. Ces deux établissements ont un personnel distinct ; les hospitalisés civils et militaires ne se rencontrent pas. À Meaux comme à Grenoble, les voyageurs indigents, les filles syphilitiques, les aliénés sont isolés des autres hospitalisés[79]. Les femmes-mères et les filles-mères sont hospitalisées, à Grenoble, dans deux maternités distinctes. Le règlement de 1847 de l'hôpital de Meaux indique, sans en préciser la raison, que les malades doivent être isolés de la population de l'hospice ; aucun vieillard de l'hospice ne peut se rendre dans les salles où ils sont hospitalisés ; un préau leur est réservé où ils peuvent se promener pendant leur convalescence[80]. À Grenoble, les veilleurs des salles de malades sont par contre recrutés parmi les indigents de l'hospice[81] et, avant le transfert de l'établissement sur la commune de La Tronche, les malades et les indigents bien portant du même sexe utilisent la même cour[82]. Un pavillon est réservé, à Grenoble, aux malades porteurs de maladies épidémiques, mais il est peu utilisé au cours des deux premiers tiers du XIXe siècle[83].

Les hommes et les femmes

Les rencontres entre les hommes et les femmes sont rigoureusement interdites à Grenoble à la fin du XIXe siècle. L'article 17 du *« règlement relatif aux portiers aux visites et aux sorties »* de 1873 interdit la rencontre des hommes et des femmes dans les cours de l'hôpital-hospice et précise que les hommes *« reçus ou malades ne doivent pas stationner dans la première cour d'entrée réservée aux femmes reçues ou malades de même que les femmes ne doivent jamais rester dans la cour de la boulangerie réservée aux hommes »*[84]. Les hommes et les femmes ne sortent pas les mêmes jours et ne se rencontrent donc pas davantage à l'extérieur qu'à l'intérieur de l'hôpital-hospice. À Meaux, les hommes et les femmes ont par contre le même jour de sortie et peuvent par conséquent se rencontrer en ville. Comme dans les églises de la ville, les hommes et les femmes n'occupent pas le même côté de la chapelle où les indigents sont également séparés des pensionnaires qui paient leur séjour. À Meaux ces derniers ont des places

---

[79] La *circulaire ministérielle du 15 mars 1890* recommande que les cellules soient éloignées des salles des malades et des vieillards ; Borsa (S.) et Michel (C.-R.) *La vie quotidienne des hôpitaux en France au XIXe siècle*, Paris, Hachette, 1985 ; p. 21.

[80] *Règlement de 1847 de l'établissement hospitalier de Meaux, articles 106 et 182*, A.D. Seine et Marne, 1x305.

[81] Cf. *infra*, page 34.

[82] *Règlement relatif aux portiers aux visites et aux sorties, approuvé par la Commission administrative le 17 janvier 1873* ; B.M.G., V 5354.

[83] En 1880, les administrateurs de l'hôpital-hospice de Grenoble indiquent qu'un vieillard a toujours suffi à soigner convenablement les rares malades hospitalisés dans le service des maladies contagieuses ; cf. *supra*, page 274.

[84] *Règlement relatif aux portiers aux visites et aux sorties*, approuvé par la Commission administrative le 17 janvier 1873 ; B.M.G., V 5354.

réservées à la tribune, également séparées pour les hommes et les femmes. Les pensionnaires de sexes différents ne sont pas mélangés à l'intérieur de l'établissement, où comme les indigents, ils occupent des « *quartiers* » bien distincts. Cette séparation des hommes et des femmes s'inscrit dans la longue durée des établissements hospitaliers : les statuts médiévaux de la léproserie d'Amiens indiquent par exemple déjà qu'une femme doit éviter de se rendre seule dans la partie des bâtiments réservée aux hommes ; il ne s'agit pas alors d'un interdit total, « *deux femmes ou trois y poeuvent entrer, telles dont on ne puist avoir nulle maivaise souppechon* » (Art. XIII). De la même façon, un homme doit être accompagné d'un « *bon tesmoing* » s'il se rend dans des bâtiments réservés aux femmes (Art. VI des statuts de la léproserie de Meaux)[85].

Au milieu du XIXe siècle, à l'hôpital Lariboisière la disposition symétrique des bâtiments de part et d'autre d'un axe central permettait de séparer les pavillons des femmes, donnant sur la galerie nommée *Elisa Roy*[86], de ceux des hommes desservis par la galerie *Pierre Gauthier*[87].

La mixité dans les unités de soins, souvent encore appelées *salles d'hospitalisation*, sera rendue possible après la seconde guerre mondiale par leur cloisonnement en chambres individuelles ou à plusieurs lits pour personnes du même sexe (sauf dans le cas d'un couple hétérosexuel préexistant à l'hospitalisation).

Les enfants

Les garçons et les filles sont strictement séparés à l'hospice. Ils sont également séparés des vieillards : à Meaux comme à Grenoble les hommes de l'hospice ne peuvent entrer dans les salles destinées aux jeunes enfants ou aux femmes[88]. La séparation des enfants et des adultes est moins systématique à l'hôpital où les enfants porteurs de maladies éruptives sont hospitalisés dans les salles d'adultes fiévreux. Les jeunes malades sont hospitalisés chez les adultes à partir de 15 ans. (C'est encore le cas un siècle plus tard, sauf dans des services de pédiatrie où des malades chroniques sont parfois suivis un peu plus longtemps).

---

[85] Cité par Lallemand, Léon, *Histoire de la Charité*, t. 3, Paris, 1906, p. 289.

[86] Nom de jeune fille de l'épouse d' Honoré-Charles Baston, comte de La Riboisière. Le legs qu'elle fit à la ville de Paris pour la fondation d'un hôpital fut utilisé pour créer l'hôpital Lariboisière.

[87] Du nom de l'architecte de cet hôpital : Martin-Pierre Gauthier (qui mourut en prison en 1855 du fait de dettes résultant de la construction de l'hospice saint Nicolas de la ville de Troyes dont il était originaire).

[88] *Règlement de 1847 de l'établissement hospitalier de Meaux, article 182,* A.D. Seine et Marne, 1x305.

Les voyageurs indigents

La très ancienne tradition de recevoir à l'hôpital des voyageurs de passage existe toujours au XIXe siècle. Ces *« voyageurs passants fatigués »*, très peu nombreux, ne partagent sans doute pas les mêmes valeurs que les indigents sédentaires[89] hospitalisés pour le restant de leur vie et représentent une population très différente des malades qui résident dans la région grenobloise. En 1850 l'Inspecteur général note que *« l'isolement des voyageurs indigents est assurément bien désirable »*[90]. Cet avis reflète sans doute un point de vue énoncé dans d'autres hôpitaux du territoire et vraisemblablement partagé par le Ministère de l'Intérieur. Il est approuvé par les administrateurs, mais ne représente pas pour eux une priorité à mettre immédiatement en œuvre. En 1854, aucune salle particulière n'a encore été prévue pour les voyageurs indigents et les administrateurs signalent à nouveau leur intention d'aménager *« tout de suite deux locaux particuliers pour recevoir les voyageurs indigents de l'un et l'autre sexe, de façon qu'ils n'aient plus de contact avec les pauvres et les malades admis dans la maison »*[91]. Leur manque d'empressement, malgré un accord théorique avec l'inspecteur montre que ces voyageurs, en nombre très faible et hospitalisés non pas à l'hospice mais à l'hôpital, ne risquent pas de déstabiliser la structure hospitalière.

Les « filles publiques »

Au XIXe siècle, les prostituées ou filles publiques pour lesquelles a été diagnostiquée ou suspectée une maladie vénérienne peuvent rester à la charge de la police ou de l'administration pénitentiaire, comme à Paris ou Bordeaux, ou bien de l'administration des hôpitaux, comme à Grenoble ou à Meaux. Leur hospitalisation, quelle qu'en soit les modalités, vise tout autant à les soigner qu'à les empêcher de transmettre une maladie vénérienne. Le règlement de 1847 de l'hospice général de Meaux indique que les filles publiques sont *« placées dans une chambre particulière de manière qu'elles n'aient aucune communication avec les autres malades »*[92]. Il ne s'agit pas d'une initiative locale mais de l'application d'une mesure qui s'impose dans tous les hôpitaux du territoire national car, en 1850, un *« fait grave »* est signalé dans la salle des femmes malades par l'inspecteur général du ministère de l'intérieur : une

---

[89] Cf. *La production des exclus*, Hélène Thomas, PUF, Paris 1996.

[90] *Réponse des administrateurs des hospices de Meaux au rapport de l'Inspecteur Général du Ministère de l'Intérieur, inspection de 1850*, A.D. Seine et Marne, 1X310.

[91] *Réponse des administrateurs des hospices de Meaux au rapport de l'Inspecteur Général du Ministère de l'Intérieur, inspection de 1854*, A.D. Seine et Marne, 1X310.

[92] *Règlement de 1847 de l'hôpital de Meaux, article 129*, A.D. Seine et Marne, 1x305.

« *fille publique* »[93] se trouvait placée à côté de jeunes filles et l'inspecteur note qu'il « *ne comprend pas un tel mélange contraire à la morale et à toute convenance* ». Dans leur réponse à ce rapport d'inspection, les administrateurs indiquent qu'il s'agit là d'un fait qui n'a pu être qu'exceptionnel et le résultat d'un malentendu regrettable qui ne se renouvellera plus et qui aurait dû être prévenu par « *la disposition du local où sont enfermées ces filles* », toutes les précautions étant d'ordinaire prises dans l'établissement « *pour éviter le mélange des filles publiques aux autres femmes malades* »[94]. Ce local existe-t-il vraiment ? Il est permis d'en douter car quatre ans plus tard, en 1854, dans leur réponse au rapport de l'inspecteur général qui signale à nouveau que « *les filles publiques ne sont point assez isolées du reste de la population* » les administrateurs répondent qu'ils vont « *s'occuper d'approprier une pièce pour isoler les filles publiques du reste de la population* »[95]. En 1867 à Grenoble, les *filles syphilitiques* disposent d'un bâtiment en bon état, l'un des seuls jugés convenables par les inspecteurs généraux, ce qui montre que leurs conditions de vie matérielle ne sont pas aggravées par leur mise à l'écart des autres hospitalisés. Elles sont par contre « *entièrement fermées* (sic) *et ne sortent de l'établissement, après guérison, que sous la conduite d'un agent de police* »[96].

Les « femmes-mères » et les « filles-mères »

Les « *femmes-mères* » et les « *filles-mères* » sont hospitalisées dans des salles distinctes à l'hôpital-hospice de Grenoble. Leurs relations avec les autres hospitalisés ne sont pas dictées par des règles d'hygiène intra hospitalière mais par celles de la convenance sociale et de la moralité idéologiquement dominantes qui s'appliquent également et qui peuvent être facilement contrôlées au sein du microcosme hospitalier : Les femmes mariées, hospitalisées à la maternité peuvent se promener dans la cour de l'établissement réservée aux femmes malades ou indigentes de l'Hôpital-hospice. Les « *filles mères* » ne doivent, par contre, pas côtoyer les autres malades. Un préau où promener leur est affecté. Ces règles sociales de moralité n'interdisent pas la présence des congréganistes dans les salles de « *filles-mères* » : en 1867, une *infirmière* est plus particulièrement chargée à Grenoble des soins à donner aux « *femmes-mères* », alors que les soins aux « *filles-mères* » sont assurés par des *congréganistes*. Leurs conditions d'hospitalisation n'apparaissent pas moins

---

93 Souligné dans le texte du rapport d'inspection.

94 *Réponse des administrateurs des hospices de Meaux au rapport de l'Inspecteur Général du Ministère de l'Intérieur, inspection de 1850*, A.D. Seine et Marne, 1X310.

95 *Ibid., inspection de 1854*, A.D. Seine et Marne, 1X310.

96 *Réponse des administrateurs au rapport d'inspection de 1866*, A.M.G. Q3,1.

bonnes que celles des femmes. La literie est par exemple plus récente et en meilleur état chez les *filles* que chez les *femmes* lors de l'inspection de 1866[97].

La réglementation des sorties en ville

Les sorties des vieillards

En 1837 l'Inspecteur général regrette que les indigents aient la possibilité de sortir trop souvent de l'hospice de Meaux (trois fois par semaine). Dans la réponse faite à son rapport, les administrateurs indiquent qu'il ne s'agit là que d'une situation temporaire dans l'attente de la réalisation d'une *« organisation nouvelle des hospices* (qui) *permettra de restreindre le nombre de ces sorties en offrant aux vieillards dans l'intérieur de l'établissement des promenoirs sains et bien aérés »*[98]. Le règlement de 1847 n'autorise plus les sorties hors de l'établissement qu'un seul jour par semaine, le dimanche, pendant quatre heures en été (de 13 heures à 17 heures), et pendant trois heures en hiver (de 13 heures à 16 heures).

Le *« règlement relatif aux portiers aux visites et aux sorties »* publié à Grenoble en janvier 1873 limite strictement les sorties des indigents. Les indigents reçus à l'hospice *« à titre gratuit »* ne sortent qu'une fois par semaine, et *« par moitié, les femmes le lundi et le mardi, et les hommes le mercredi et le jeudi »*. Ils doivent être revenus à l'hospice à sept heures du soir en été et à cinq heures du soir en hiver. La division des indigents *« par moitié »*, lors des sorties, permet peut-être d'éviter une trop grande affluence de vieillards de l'hospice dans les rues de la ville ou un trop sensible manque de main d'œuvre à l'intérieur de l'établissement hospitalier. Les sorties des indigents sont étroitement contrôlées. Les vieillards qui souhaitent bénéficier de cette possibilité de sortie doivent demander un bulletin de permission signé par la supérieure, remettre ce bulletin au concierge en quittant l'établissement et le récupérer à leur retour *« pour le présenter à la sœur surveillant la salle »*[99]. La réglementation des horaires de sorties n'est toutefois pas appliquée à la lettre. À Meaux la supérieure peut accorder des permissions en dehors des jours et des horaires fixés par le règlement. Elle peut permettre à un vieillard de passer la nuit à l'extérieur mais il est *« formellement interdit aux vieillards de découcher, sans la permission par écrit de la supérieure »*. À Grenoble, seul le secrétaire général est théoriquement habilité à accorder ces permissions, mais il semble bien que, dans les faits, des autorisations de sorties soient données par

---

[97] *Réponse des administrateurs au rapport d'inspection de 1866*, A.M.G., Q3,1.

[98] *Rapport de l'Inspecteur Général du Ministère de l'Intérieur et Réponse des Administrateurs des Hospices de Meaux, inspection de 1837*, A.D. Seine et Marne, 1X310.

[99] *Règlement de 1847 de l'établissement hospitalier de Meaux, articles 179, 180, 185 et 190*, A.D. Seine et Marne, 1x305.

les congréganistes. L'inspecteur municipal note en 1878 que les sœurs « *qui ont tout pouvoir, s'arrogent le droit d'accorder des sorties* ». Ce rapport polémique n'apporte pas toujours des informations très fiables, mais dans leur réponse à ce rapport d'inspection, les administrateurs indiquent que « *le portier à l'ordre de ne laisser sortir personne sans l'autorisation de M. le Secrétaire général* », ce qui ne constitue pas vraiment un démenti des propos de l'inspecteur, et ne fait que rappeler le contenu de l'article 11 du règlement de 1873[100]. La réglementation du contrôle des allées et venues des vieillards n'en est pas moins très stricte. La liste des hospitalisés autorisés à sortir de l'hôpital-hospice est affichée à la loge du portier et le règlement de 1873 stipule que « *tous les individus qui sortiront, soit en corps, soit par détachement, pour accompagner les convois funèbres, devront rentrer ensemble à l'hospice. Si certains rentraient isolément, ils seraient considérés comme sortis sans permission, sauf dans le cas où, par commodité, il leur serait permis, par la personne qui accompagne le convoi, de ralentir la marche* ».

Les quelques pensionnaires de l'hospice « *payant la pension entière* » jouissent de conditions tout à fait particulières puisqu'ils bénéficient d'un nombre illimité de sorties des établissements hospitaliers de Meaux et de Grenoble. Il leur est simplement demandé de ne pas exiger qu'on leur serve à manger lorsqu'ils rentrent à l'hospice après l'heure du repas[101].

Les sorties des malades

Les sorties des malades sont très limitées. Elles sont formellement interdites par le règlement intérieur de l'hôpital de Meaux en 1847 qui n'autorise, même pendant la convalescence, que des promenades dans un préau[102]. Elles sont possibles à Grenoble, mais seulement « *par exception, et pour des motifs légitimes* », sur l'autorisation de la Commission administrative ou du Secrétaire Général. Les raisons de cette restriction ne sont pas argumentées mais paraissent ce de fait plus administratives que médicales. Cette limitation de leur liberté de mouvement ne semble pas non plus avoir pour but de les protéger ou de protéger la population de la ville de leur contact car les contacts entre hospitalisés malades et bien-portants sont possibles au sein de l'institution hospitalière.

---

[100] *Délibération de l'Administration des Hospices de Grenoble du 4 février 1879*, B.M.G., V 5355.

[101] *Règlement de 1847 de l'établissement hospitalier de Meaux, articles 264*, A.D. Seine et Marne, 1x305.

[102] *Règlement de 1847 de l'établissement hospitalier de Meaux, articles 106 et 182*, A.D. Seine et Marne, 1x305.

Les sorties des enfants

Dans le règlement de 1827 les sorties des enfants et les *« moments de récréation »* sont, à Meaux, mentionnés sous une rubrique appelée *« règles de salubrité complémentaires pour l'hospice des pauvres »*.

En 1827 comme en 1847, les enfants sortent de l'établissement pendant deux heures, deux fois par semaine, le dimanche après l'office et le jeudi, en rang, deux par deux, sous la surveillance de deux religieuses et *« les filles sont conduites en promenade d'un côté opposé à celui où sont conduits les jeunes garçons »*. Ces promenades en rang sont à elles seules insuffisantes pour laisser les enfants prendre, avant de se coucher, *« autant d'exercice que peut le comporter leurs facultés physiques »*. Les *« récréations »* servent par contre à cela. Elles se déroulent aux heures fixées par la supérieure et sous la surveillance d'une religieuse, dans les préaux qui leur sont réservés et dont ils entretiennent, comme les vieillards, les allées plantées et les gazons, ou au réfectoire en cas de pluie[103]. Le terme de *récréation*, sans doute lié à l'activité scolaire développée à Meaux, n'est pas employé à Grenoble pour évoquer le temps passé par les enfants dans les cours de la crèche. Les promenades des enfants ne sont pas mentionnées à Grenoble avant 1881 et le docteur Bertholet indique à cette date qu'elles n'existaient pas avant sa nomination à la tête du service de la crèche de l'hôpital-hospice de Grenoble. *« Dieu sait, écrit-il, combien le besoin de ces promenades extérieures se faisait sentir, étant donné l'exiguïté des cours de la crèche »*

La tenue vestimentaire des personnes hospitalisées à l'hospice

Comme c'était déjà le cas avant la Révolution française dans les hôpitaux-généraux, les indigents de l'hospice reçoivent des vêtements d'une grande uniformité. À Meaux en 1847, les vieillards et les enfants sont chaussés, suivant la saison, de *« sabots avec de bons chaussons »* ou de souliers. Les hommes sont habillés l'hiver d'une capote, d'un gilet et d'un pantalon de drap et les femmes de vêtements de drap, d'un jupon de laine ou en molleton. En été, les hommes et les femmes reçoivent des vêtements plus légers, *« en toile et en cotonnade »*. Les jeunes garçons sont *« habillés l'hiver d'une veste ronde, d'un gilet à manche et d'un pantalon, le tout semblable quant à l'étoffe et à la couleur aux vêtements des vieillards »*. Les jeunes filles sont vêtues *« de vêtements et jupons dont la nature et l'étoffe sont décidées par la Commission et ce suivant les saisons »* et qui sont très semblables à ceux portés par les femmes plus âgées.

---

103 *Ibid., articles 228 et 250*, A.D. Seine et Marne, 1x305.

Les quelques pensionnaires qui payent leur séjour ne sont pas, par contre, habillés par l'établissement[104]. Ils échappent ainsi à l'uniformité et montrent ainsi de façon très visible leur bien moins grande dépendance à l'égard de l'établissement hospitalier.

Les malades, pour des raisons d'hygiène, ne sont pas autorisés à garder leurs vêtements personnels à l'entrée et doivent revêtir des chemises fournies par l'établissement. En cas de décès les vêtements personnels des malades appartiennent de droit à l'hospice, mais les *« bijoux, montres et autres objets de cette nature ne sont récupérés par l'établissement que dans le cas où ils ne sont pas réclamés par la famille »*[105].

Les personnes hospitalisées, qu'elles soient malades dans des services d'hôpital ou en relative bonne santé dans les services d'hospice, sont très majoritairement des indigents qui apparaissent, pour leur subsistance, très dépendants de l'institution hospitalière. Ces liens de dépendance sont renforcés par le mode de fonctionnement hiérarchisé de l'institution et favorisent le respect du règlement intérieur. L'introduction de nourriture à l'intérieur de l'établissement et la mendicité à l'extérieur qui pourraient réduire, pour sa subsistance, la dépendance d'une personne hospitalisée sont rigoureusement interdites. Ce contexte explique, nous l'avons vu, que le travail obligatoire puisse permettre paradoxalement d'améliorer les conditions d'existence des indigents qui bénéficient en échange d'une rémunération et de quelques aménagements du règlement intérieur, notamment pour les sorties à l'extérieur de l'établissement. Cette réglementation de la vie des hospitalisés n'est pas un fait nouveau. Elle s'inscrit au contraire dans une tradition très ancienne : les statuts de la léproserie de Meaux prévoyaient par exemple, à la fin du XIIe siècle, qu' *« un homme malade qui serait trouvé avec des femmes sans bon témoin, serait privé de vin et de viande l'espace de trois jours »*[106]. Au XIXe siècle, elle s'appuie sur les règlements types diffusés par le ministère de l'Intérieur. Elle apparaît assez semblable à Meaux et à Grenoble et relativement uniformisée[107].

Malgré une stricte réglementation de la communication au sein de l'établissement et avec l'extérieur, malgré l'apparence qu'en donne, à Grenoble, son portier, l'institution hospitalière n'est pas, pour la majorité des personnes hospitalisées, une *prison* où l'on est retenu contre son gré, même si

---

[104] *Règlement de 1847 de l'établissement hospitalier de Meaux, articles 241 à 245, 248, 251 et 271* ; A.D. Seine et Marne, 1x305.

[105] *Ibid.*

[106] *Statuts de la léproserie de Meaux*, cité par Du Plessis, *Histoire de l'Eglise de Meaux*, tome 2, page 67. (Cf. également, ci-dessus, page 32 note 43).

[107] Cf. Borsa (S.) et Michel (C.-R.) *La vie quotidienne des hôpitaux en France au XIXe siècle*, Paris, Hachette, 1985 ; p. 87.

l'établissement hospitalier est encore, à la fin du XIXe siècle, un lieu régulateur qui permet d'enfermer des indigents dont le comportement lors des sorties est jugé néfaste au bon ordre au sein de la cité. La mendicité, sanctionnée par la Commission administrative, représente toujours une *maladie sociale* pour la population dont il convient de protéger la tranquillité. (Dans les villes où il existe un établissement public chargé de recevoir les mendiants, la mendicité est un délit passible de trois à six mois d'emprisonnement en application de l'article 274 du Code pénal). Pour la majorité des indigents, l'hospice n'en est pas moins un refuge qu'on ne souhaite pas quitter et le meilleur moyen de pression sur ceux qui n'observeraient pas le règlement intérieur reste la menace d'un renvoi.

L'uniformisation des tenues vestimentaires paraît peu compatible avec une valorisation de l'identité individuelle des indigents hospitalisés et, dans les salles de l'hôpital, l'individu contraint d'abandonner ses effets personnels semble s'effacer pour laisser toute la place à la maladie à traiter.

La relative aisance ou la réelle pauvreté ont une incidence non négligeable sur les conditions d'existence des hospitalisés. Les conditions d'hospitalisation des quelques pensionnaires qui paient leur séjour apparaissent très différentes de celles des indigents, même s'ils partagent quelques lieux de vie avec eux tels que la bibliothèque et le réfectoire. Ils échappent au travail obligatoire, à l'uniformité vestimentaire, aux dortoirs. Leurs sorties en ville ne sont pas limitées. Ils apparaissent ainsi beaucoup plus libres que les indigents à l'égard de l'institution hospitalière.

Les *sanctions* infligées aux hospitalisés en cas de non-respect du règlement

Les sanctions applicables en cas de non-respect du règlement ont un caractère progressif en fonction de gravité attribuée à la faute commise et de son éventuelle répétition. Les sanctions prévues par les règlements sont prononcées sans intervention d'un magistrat extérieur à l'établissement, même si un décret du 18 février 1809 prévoit que toutes les plaintes doivent être renvoyées devant les juges ordinaires[108]. Le pouvoir de la supérieure et celui des administrateurs apparaît immense et absolu aux indigents qui ne disposent que d'une très rudimentaire possibilité de se défendre même s'ils sont entendus avant que ne soient prononcées les sanctions.

L'établissement hospitalier, au XIXe siècle, peut toujours être un lieu d'enfermement comme en témoignent certaines de ces sanctions, telles *« l'interdiction de sortie »* pour les vieillards ou *« l'internement »* d'enfants *« par mesure de correction paternelle »*, même si cette dernière mesure, prise en 1888 à Grenoble, à l'encontre d'une jeune fille, semble n'être que rarement appliquée.

Les pensionnaires payant leur séjour s'exposent beaucoup moins facilement à des sanctions que les indigents car ils sont assez fortunés pour ne pas se livrer à la mendicité et leur liberté de sorties hors de l'établissement n'est pas limitée.

Les sanctions infligées aux adultes

Le décret du 18 février 1809 confère aux maires et au Préfet l'exercice de la police à l'intérieur de l'établissement hospitalier[109]. Des *« peines »* ou des *« punitions »* sont infligées aux indigents qui ne respectent pas le règlement. Le renvoi d'un indigent de l'hospice n'est décidé que lors d'une réunion de la Commission administrative. Certains points du règlement sont vraisemblablement mal respectés par les indigents hospitalisés parce qu'ils vont à l'encontre d'aspirations individuelles. L'étude des différentes sanctions peut de ce fait permettre de connaître quelques-unes de ces aspirations.

Les sanctions sont définies par les règlements. Elles peuvent être classées en deux catégories : certaines limitent l'activité des indigents dans les domaines où ils ont transgressé le règlement mais d'autres sanctions cherchent à atteindre les personnes hospitalisées sur quelques libertés auxquelles ils sont très attachés en les privant de tabac, de vin ou de sortie. Les sanctions sont plus fortes ou

---

[108] Imbert, Jean, *Le droit hospitalier de la Révolution et de l'Empire,* Paris, 1954 ; page 199.
[109] *Ibid.*

changent de nature en cas de récidive. Le règlement de 1847 prévoit à Meaux l'audition préalable de l'hospitalisé avant toute sanction. S'il est reconnu coupable d'un écart de conduite qui n'implique pas son renvoi, il se voit infligé une sanction et reçoit un avertissement *« devant ses camarades »*. Ces sanctions ont un rôle dissuasif, et sont progressives, la *privation définitive de sorties* ou le *renvoi* n'intervenant que rarement en première intention. Les peines les plus légères sont prononcées par la supérieure et les plus lourdes par les administrateurs. Les sanctions prévues sont globalement plus fortes à Grenoble en 1873 qu'à Meaux en 1827 ou 1847, mais concernent des écarts de conduite très semblables.

La **privation du tabac** *« objet de première nécessité pour le vieillard qui en a contracté l'habitude »* (il est interdit de fumer dans les bâtiments, mais le tabac peut aussi se priser, se chiquer ou être fumé à l'extérieur) est une peine légère imposée à l'hôpital de Meaux en 1837[110] pour sanctionner de petites *« contraventions aux règlements »*. La **privation de vin**[111] n'est prévue que pour une période de *« deux ou quatre jours au plus »* pour ceux qui, ayant obtenu de la supérieure la permission de sortir, ne sont pas rentrés le soir avant l'heure fixée pour la fermeture des portes et pour ceux *« qui auraient découché sans permission »* (Meaux 1827) ; pour ceux qui quittent l'établissement, même un jour de sortie, sans une permission écrite de la supérieure et en cas de plainte sur la conduite d'un vieillard par une des sœurs, si le fait reproché ne nécessite pas le renvoi (Meaux 1847). La **privation temporaire de sorties** sanctionne à Meaux et à Grenoble la mendicité à l'extérieur de l'établissement hospitalier, dans la rue ou aux portes des églises. Sa durée augmente en cas de récidive : de quinze jours à

---

[110] *Rapport de l'Inspecteur Général du Ministère de l'Intérieur* et *Réponse des Administrateurs des Hospices de Meaux, inspection de 1837*, A.D. Seine et Marne, 1X310.

[111] Ce type de sanction n'est pas une invention du XIXe siècle : *la privation de vin* est une sanction déjà prévue dans des léproseries médiévales. Elle peut y punir des manquements aux règlements en matière d'hygiène où de moralité et sa durée varie selon la gravité de la faute commise : La règle de la maladrerie de Noyon, prévoir huit jours de privation de vin pour les lépreux qui auraient lavé du linge à une fontaine différente de celle qui leur est réservée (Article XXVI), dix jours pour être entré dans un local réservé au stockage de la nourriture au sein de la maladrerie (Art. XXI), *l'économe devant « toujours avoir sous sa direction un serviteur sain pour manipuler les denrées et les répartir dans la maison »* (Art. XXIX de la règle de la maladrerie de Brive) ; À Chartres, où lépreux et non lépreux se côtoient au sein d'un même établissement, une privation de vin pendant une journée est prévue pour sanctionner un non lépreux qui mangerait ou boirait en présence d'un lépreux et ce lépreux, considéré comme complice (Art. XIII). À Meaux, un lépreux de sexe masculin se trouvant illicitement dans un endroit réservé aux femmes (*« ès lieu des fames senz bon tesmoing »*) est privé de vin pendant trois jours, (Art. VI des statuts de la léproserie de Meaux) mais s'il est trouvé la nuit avec une femme, aucune limitation de durée (*« tan comme il plait au Maistre »*) n'est prévue pour cette sanction (Art. VII) ; cités par Lallemand, Léon, *Histoire de la Charité*, t. 3, pp. 288 et 289.

Meaux *« pour la première fois »*, et d'un mois *« pour la seconde »* en 1837[112]. Dix ans plus tard les sanctions sont plus importantes : privation de sortie pendant un mois la première fois et pendant deux mois la seconde fois à Meaux en 1847. À Grenoble la privation temporaire de sortie pour d'une durée variant de deux à six mois sanctionne en 1873 *« tout individu qui ayant obtenu la permission de sortir ne sera pas rentré à l'heure fixée »* ainsi que ceux *« qui rentreraient ivres, ou qui auraient causé du scandale soit dans la ville soit dans l'intérieur de la Maison »*. La **privation définitive de sortie** sanctionne une récidive de mendicité à l'extérieur de l'établissement à Meaux 1847, les tentatives de sortie de l'hôpital-hospice de Grenoble en se livrant *« des injures ou à des violences »*, et menace plus simplement, toujours à Grenoble, tous les indigents qui tenteraient de sortir sans permission, y compris les hospitalisés sortis de l'établissement pour accompagner les convois funèbres qui rentrent *« isolément »* sans y être préalablement autorisés[113]. Le **renvoi de l'établissement** est la peine maximale la plus généralement imposée en cas de transgressions répétées du règlement, l'institution ne cherchant alors plus à protéger la société mais à se protéger elle-même d'un risque de déstabilisation. Cette sanction est prévue à Meaux en 1827 à la troisième fois qu'un *« admis à l'hospice des pauvres est reconnu pour mendier à l'extérieur »*, ou en cas de récidive de retour à l'hospice après la fermeture des portes ou de non-retour le soir. Ce renvoi peut également sanctionner ceux qui *« se permettent d'injurier et d'invectiver les dames hospitalières »* ou *« de jurer »*. En 1847, il peut également sanctionner une *« ivrognerie habituelle »*. L'interdiction de mendier est toujours d'actualité, et l'hospice permet toujours de limiter la mendicité mais il n'a plus la vocation de l'hôpital-général de *renfermer les mendiants* puisque les mendiants les plus invétérés sont renvoyés de l'établissement.

Le règlement intérieur apparaît insuffisant à Grenoble pour permettre le maintien d'un ordre parfait au sein de l'hôpital-hospice. En 1880, les administrateurs signalent l'insuffisance de la surveillance intérieure après la fermeture des bureaux, et regrettent le retrait trop précoce des religieuses et l'absence d'autorité de la sœur *« chargée de faire quelques rondes pendant la nuit »*. Ils renouvellent le vœu de voir un représentant de l'Administration logé dans l'établissement et habilité à prendre toutes les mesures qui s'imposeraient en cas d'urgence[114].

---

112 *Règlement de 1827 de l'hôpital de Meaux*, A.D. Seine et Marne, 1x305.

113 Cf. *infra*, page 49.

114 *Rapport sur le compte moral et administratif de 1880*, B.M.G., V 5351 (1881).

Les sanctions infligées aux enfants

À Meaux en 1847 la supérieure ou la sœur tenant la classe peuvent infliger des *« peines légères »* aux enfants. Dans les cas les plus graves, l'administrateur de service peut leur infliger un maximum de *« trois jours de cellule »* mais les enfants ainsi punis passent cependant la nuit au dortoir. Comme chez les adultes, un enfant peut également être renvoyé de l'établissement, après enquête, et *« suivant les circonstances, remis à ses parents ou, s'il n'a point de famille, engagé au service de la marine ou de l'armée, d'après son âge »*[115]. En tant que tuteurs des enfants assistés et après accord du préfet, les administrateurs peuvent également *« interner par mesure de correction paternelle »* et jusqu'à leur majorité des enfants ayant une conduite répréhensible. Les textes étudiés n'ont pas permis de retrouver d'exemple de renvoi d'enfants, mais seulement l'application d'une mesure d'internement, à Grenoble en 1888, pour une jeune fille ayant *« un caractère très pénible et une tendance marquée par l'inconduite »*, successivement exclue de plusieurs établissements tenus par des religieuses, puis du domicile de son *aïeul « qui a renoncé à la surveiller et à la diriger »*[116]. Il s'agit là d'une fonction réelle d'enfermement qui, bien que peu pratiquée, est semblable à celle qu'on retrouve au siècle précédent dans des hôpitaux-généraux comme à la *correction*, à Bicêtre, où des punitions corporelles sanctionnaient, de plus, tous les écarts disciplinaires des enfants, *service* qui ne fut pas rattaché, jusqu'en 1793, à la prison d'État qui existait aussi dans cette *maison* de Bicêtre, mais placé sous l'administration directe de l'*hôpital-général* parisien.

La règlementation des visites à l'intérieur de l'établissement hospitalier

Les visites faites aux malades sont soumises à une réglementation proche de celle qui régit les sorties en ville des vieillards indigents.

En 1827, le règlement de Meaux donne le ton, qualifiant d' *« étrangers »* les personnes qui rendent visite à leurs proches.

Ce terme d'étrangers est également utilisé à Grenoble et désigne même, en 1910, les conseillers municipaux qui se rendent à l'hôpital sans faire partie de la Commission administrative. Les administrateurs de l'hôpital-hospice de Grenoble rejettent en 1910 la demande de l'un de ces conseillers qui souhaite

---

[115] *Règlement de 1847 de l'établissement hospitalier de Meaux, article 222 à 224,* A.D. Seine et Marne, 1x305.

[116] *Registres des délibérations de la Commission administrative, séance du 23 août 1887, du 30 octobre 1888, du 13 février 1888 et du 23 août 1888* ; R.D.CHR. 1885 - 1888.

obtenir une *« carte permanente d'entrée à l'hôpital »* pour *« porter des paroles de sollicitude et de bienveillance aux malades »*. Ce dernier s'insurgeait contre l'obligation faite aux conseillers municipaux d'être accompagnés dans leurs visites par le Secrétaire général ou, à son défaut, par un employé sous ses ordres ». La majorité du Conseil municipal indique à cette occasion qu'elle s'estime bien représentée à l'hôpital par les deux conseillers membres de la Commission administrative et s'oppose à la demande formulée par leur collègue[117]. (Peut-être les deux administrateurs désignés par le Conseil municipal étaient-ils suspects, aux regards de conseillers appartenant à des sensibilités politiques minoritaires, de ne pas bien les représenter auprès de la population hospitalisée ? Dans l'hypothèse où un droit de visite libre de tout contrôle existerait réellement, l'enjeu qu'il représenterait, non négligeable pour la vie politique locale, ne serait peut-être pas, non plus, clairement exprimable au sein du Conseil municipal. Quoi qu'il en soit, on peut, toutefois constater que leur statut d'élu ne leur permet pas de déroger aux règles définies pour l'ensemble de la population).

Les médecins sont dispensés de l'accompagnement imposé aux conseillers municipaux, mais ils sont, eux aussi, tenus de respecter les heures de visite. En 1886, l'un d'entre eux est ainsi réprimandé par la Commission administrative *« au sujet de sa persistance à ne pas se conformer aux heures de visite réglementaires »*[118]. Les médecins sont encore à cette date perçus comme des intrus dans la structure hospitalière qui est pourtant en train de devenir un lieu privilégié pour l'exercice de leur profession. À Grenoble, il est demandé au portier de faire sonner la cloche placée près de sa loge pour annoncer l'arrivée des médecins, des chirurgiens ou d'un malade *« pour en prévenir les religieuses chargées du service des salles »*. Les médecins n'apparaissent de ce fait pas encore chez eux à l'hôpital, mais *en visite* chez les congréganistes et les pauvres dont elles s'occupent. Le son de la cloche, qui n'est peut-être alors qu'une marque de respect et de déférence, semble aussi, du moins par le regard que nous portons sur cela un siècle et demi plus tard, permettre à chacun de se préparer à la venue des médecins qui, en acceptant la perpétuation de cette ancienne pratique[119], nous apparaissent également

---

117 *Conseil municipal de Grenoble*, séances des 14 mai, 17 juin et 25 juillet 1910.

118 *Registres des délibérations de la Commission administrative, séance du 22 janvier 1886* ; R.D.CHR. 1885 - 1888.

119 Un rapport adressé à Henri VIII au moment des guerres d'Italie au début du XVIe siècle montre que l'arrivée et la visite des *« six éminents médecins »* chargés, à Florence, de la visite des malades de l'hôpital, est ponctuée par le son d'une clochette : le gardien de service (custos vigilae) fait raisonner une clochette pour signaler l'arrivée des médecins qui se rendent chaque matin, à heure fixe, à l'hôpital : *« à cet appel l'un des aides pharmaciens, ou le pharmacien lui-même,*

accepter ou faire le choix de ne s'intéresser qu'au traitement des maladies sans se donner les moyens d'exercer un contrôle sur ce qui peut se passer dans les salles lorsqu'ils ne sont pas présents en y arrivant à l'improviste.

En 1827 les malades hospitalisés à l'hôtel-Dieu de Meaux peuvent recevoir dans les salles la visite de leurs parents et amis, en début d'après-midi, tous les jours, pendant un peu moins de deux heures. La supérieure des religieuses peut autoriser des visites à d'autres moments de la journée, *« dans des cas particuliers et pressants »*, mais il lui est demandé de n'user de ce droit qu'avec réserve[120]. En 1837, l'inspecteur général regrette que les visites des familles soient autorisées tous les jours l'hôtel-Dieu de Meaux. Pour lui, *« ce sera acquis dans l'intérêt même des malades que de restreindre cette faculté et de la limiter à un certain nombre de jours par semaine »*[121]. Cet avis est suivi par la Commission administrative qui à la suite de cette inspection n'autorise plus les visites que les dimanches et les jeudis de 13 heures à 14 heures 45, sans compenser la diminution de leur fréquence par une augmentation de leur durée. En 1838, les administrateurs indiquent que ce nouveau règlement est scrupuleusement observé. Le règlement de 1847 laisse, comme en 1827, la possibilité à la supérieure d'autoriser *« dans les cas urgents »* des visites dont la durée ne doit pas dépasser un quart d'heure. La recommandation de *« n'user de ce droit qu'avec réserve »* n'est plus mentionnée et cet *oubli*, peut-être volontaire, semble laisser à la supérieure une grande initiative dans l'application d'un règlement devenu plus contraignant.

On peut s'interroger sur les raisons de cette stricte limitation des jours et des heures des visites qui n'est demandée ni par les médecins ni par les congréganistes. La Commission administrative accepte de prendre une mesure concernant les malades qui apparaît tout à fait cohérente avec la réglementation des sorties des indigents et de limiter à deux jours par semaine les relations de la majorité des hospitalisés avec l'extérieur. Les administrateurs voient peut-être dans cette mesure une possibilité de limiter le danger potentiel d'un désordre provoqué par l'intrusion dans un espace clos d'individus venant de l'extérieur. Cette crainte, sans doute fondée sur

---

accourt. Il remet au médecin un linge blanc destiné à lui servir de tablier, et le suit lorsqu'il se dirige vers les salles » ; à l'arrivée du médecin visiteur dans la salle d'hospitalisation, *« un nouveau coup de clochette avise l'infirmier et le médecin résidant attaché à la salle ; ils entourent le médecin de la ville, lui exposent, comme il vient d'être dit, le genre d'affection dont souffre chaque malade, le caractère de la maladie, les accidents survenus »*. Lallemand, Léon, *Histoire de la charité*, tome III, *le moyen-âge*, Paris, 1906, pp. 222 et 223.

120 *Règlement de 1827 de l'établissement hospitalier de Meaux*, A.D. Seine et Marne, 1x305.

121 *Rapport de l'Inspecteur Général du Ministère de l'Intérieur* et *Réponse des Administrateurs des Hospices de Meaux, inspection de 1837*, A.D. Seine et Marne, 1X310.

l'expérience, est clairement exprimée par les administrateurs dans le règlement de 1847 qui précise qu'une congréganiste doit se trouver dans les salles au moment des visites « *pour maintenir le bon ordre* ». Elle est aidée par le portier autorisé à quitter sa loge et à « *se transporter dans les salles pour forcer les refusants à sortir* » après que le son d'une cloche ait annoncé la fin des visites. Le portier est également chargé d'interdire l'entrée aux visiteurs qui lui ont été signalés par la sœur supérieure parce qu'ils ne respectaient pas l'heure de la fin des visites.

Les administrateurs de l'hôpital-hospice de Grenoble notent en 1901 que les visites aux « *filles* » atteintes de maladies vénériennes sont « *rigoureusement interdites* » ; seuls « *les parents au 1er degré de ces malades* » peuvent venir les voir à titre exceptionnel, « *s'ils sont munis d'un permis spécial délivré par* M. *le Secrétaire Général* »[122]. Là encore, il s'agit vraisemblablement pour les administrateurs de protéger l'établissement du risque potentiel d'un désordre.

La réglementation des visites pour des raisons strictement médicales n'est que tardivement mentionnée. En 1911, les visites des membres de la famille d'un enfant hospitalisé dans le pavillon des épidémies sont soumises à l'approbation de la Commission administrative ou du médecin chef du service « *tant dans l'intérêt de la famille du malade que dans l'intérêt de la population tout entière* ».

À Grenoble, les visites aux malades sont admises, en 1873, « *le jeudi et le dimanche, de midi et demi à une heure et demie et pour les femmes le mercredi et le samedi de une heure à deux heures* ». Leur fréquence hebdomadaire est la même qu'à Meaux, et il est possible, comme à Meaux, de contourner cette réglementation contraignante car « *les personnes de la campagne ou toute autre ayant des motifs légitimes* » peuvent venir à l'hôpital « *hors des heures prescrites, avec une permission de l'un des Administrateurs, de Madame la Supérieure ou du Secrétaire Général* », la supérieure partageant ici cette capacité de décision. L'organisation des visites est, comme à Meaux, calquée sur celle des sorties des vieillards avec, à Grenoble, des jours de visites différents pour les hommes et pour les femmes. En 1880 les visites aux malades de l'hôpital-hospice de Grenoble sont officiellement autorisées tous les jours de une heure à deux heures de l'après-midi. La période de la journée pendant laquelle la porte de l'établissement hospitalier est ouverte varie suivant les saisons. À Meaux en 1847 la porte est ouverte pendant quatorze heures en été, du mois de mai au mois d'août (de 6 heures à 20 heures), pendant douze heures en automne et au printemps, en mars, avril, septembre et octobre (de 7 heures à 19 heures),

---

[122] *Exposé de la Gestion des Hospices de fin 1890 à fin 1900*, page 153, *séance de la Commission administrative du 18 octobre 1901* ; B.M.G.

et pendant dix heures en hiver, de novembre à février (de 8 heures à 18 heures)[123]. Ces horaires d'ouverture de la porte ne correspondent pas à ceux des sorties en ville ou des visites qui sont beaucoup plus limités[124].

En 1913, dans un discours au ton très humaniste, le docteur Girard[125], vice-président de la Commission administrative des hospices de Grenoble, se montre conscient des désagréments que la limitation des heures des visites contribue à créer. Citant un autre médecin, le professeur Axenfeld, il déclare : *« il faut donner aux malades des cours, des jardins, des corbeilles de fleurs, car gardons-nous de croire qu'il n'y ait pas de malade que la nostalgie, la tristesse, la terreur même, assiège dans ce séjour peuplé d'infortunes et où les affections de famille ne rentrent qu'à des intervalles réglés »*[126]. Il ne s'agit pas, pour ces médecins de contester ou de chercher à modifier la réglementation des visites mais de chercher, par d'autres moyens, de rendre moins difficile le séjour à l'hôpital en compensant tant que faire se peut, entre autres désagréments, un isolement affectif qui survient à un moment particulièrement difficile de l'existence.

L'interdiction de faire pénétrer de la nourriture et des boissons à l'intérieur de l'établissement est mentionnée dans les règlements des hôpitaux de Meaux et de Grenoble. Plusieurs articles du règlement de l'hôpital de Meaux publié en 1847[127] interdisent formellement l'introduction de nourriture ou de boissons à l'intérieur de l'établissement. Pendant toute la durée de la visite un infirmier « *se promène constamment* » dans la salle afin « *d'empêcher qu'un étranger donne quelque chose aux malades* »[128]. Le *portier* ou

---

123 *Règlement de 1847 de l'établissement hospitalier de Meaux, article 123*, A.D. Seine et Marne, 1x305

124 Cf. *infra*, pages 48 et 56.

125 Nous évoquerons à de multiples reprises dans la suite de ce texte l'action ou les propos tenus par Jules Girard (1847-1919), figure essentielle de l'hospitalisation à Grenoble à la fin du XIXe siècle, toujours appelé *docteur Girard* dans les sources étudiées. Nommé chirurgien en chef et titulaire de la chaire de Clinique en mars 1880 après six années d'exercice en qualité de chirurgien adjoint et d'enseignant de *pathologie chirurgicale*, il fait partie en 1881, avec quatre autres médecins hospitaliers de la *sous-commission médicale* d'une commission *extra-municipale* chargée d'étudier *la question de l'amélioration des services hospitaliers* dans laquelle il demande, avec les autres médecins, le déplacement de l'hôpital-hospice *en totalité ou en partie*. Il entre à la Commission administrative des hospices de Grenoble en 1886 en tant que délégué du Conseil municipal. Il en devient le vice-président en 1891 et occupe cette fonction jusqu'en 1919. Cf. également, *supra*, p. 217.

126 *Inauguration de l'hôpital civil, extrait du discours du docteur Girard*, cité par *la République de l'Isère* du 15 septembre 1913.

127 Ce règlement est composé de 312 courts articles regroupés par thèmes.

128 *Règlement de 1847 de l'établissement hospitalier de Meaux, articles 123 et 131 à 135*, A.D. Seine et Marne, 1x305.

concierge est chargé « *voir et de visiter les personnes qui entrent dans la Maison où qui en sortent* », et de veiller « *très sévèrement* » à ce qu'il ne soit introduit « *aucune espèce d'aliment ni de boisson* » à l'intérieur de l'établissement. À Meaux comme à Grenoble il doit pour cela se tenir constamment à l'entrée de l'établissement afin « *de voir et de visiter les personnes qui entreront dans la Maison où qui en sortiront* ». Il ne peut s'absenter qu'à condition de se faire remplacer, ses repas lui sont servis sur place et il dort dans un « *cabinet au-dessus de la loge* »[129]. À Grenoble, il se tient sous le porche pendant la belle saison, mais peut se retirer dans sa loge « *en hiver ou dans le mauvais temps* » à condition d'en laisser la porte ouverte. Il doit également, en toute logique, interdire aux marchandes de fruits ou de comestibles de se placer sous le porche d'entrée[130].

La vente de café à l'intérieur de l'établissement hospitalier est autorisée à Grenoble. Elle est faite « *depuis un temps immémorial* » par les veilleurs et les veilleuses de nuit, et la Commission administrative remarque qu'en interdire la vente serait imposer une privation aux malades de leur café matinal ou occasionner une dépense annuelle d'environ 25 000 francs. Malgré la demande d'un conseiller municipal qui craint que les malades qui n'achètent pas ce café soient traités avec moins d'égards par le personnel de veille, elle n'envisage pas que cette vente puisse être assurée par une personne « *étrangère* » au personnel de l'établissement[131].

L'interdiction d'introduire des boissons alcoolisées peut être expliquée par l'exigence de maintenir dans les salles un ordre qui pourrait être compromis par un état d'ébriété. Une interdiction aussi rigoureuse de l'introduction de nourriture est par contre plus surprenante. Elle permet sans aucun doute d'éviter un écart de régime alimentaire à une époque où les prescriptions de régimes occupent une grande place dans les prescriptions médicales. Elle limite fortement les risques d'activités illicites de vente ou de trafic d'aliments au sein de l'établissement. L'introduction de nourriture l'intérieur de l'établissement pourrait peut-être également rendre certains hospitalisés moins dépendants de l'institution hospitalière alors que cette dépendance pour la subsistance est un lien puissant qui relie l'indigent à l'établissement et favorise l'application du règlement et le respect de l'ordre établi par l'administration hospitalière. La réglementation très stricte des visites et les sanctions appliquées à l'encontre des « *étrangers* » qui ne s'y conformeraient pas

---

129 *Règlement relatif aux portiers aux visites et aux sorties, approuvé par la Commission administrative le 17 janvier 1873* ; B.M.G., V 5354.

130 *Ibid.*

131 *Conseil municipal de Grenoble*, séance du 25 juillet 1910. (Cette somme apparaît considérable dans un établissement qui accueille surtout des indigents).

permettent à l'institution de se protéger de ce risque de déstabilisation. Le terme d'*étranger* qui désigne ici le visiteur parent ou ami d'une personne hospitalisée qualifie d'habitude celui qui vient d'une autre contrée ou qui se réfère à une autre culture et son emploi par les administrateurs contribue à donner de l'institution hospitalière l'image d'un monde clos.

Les personnes hospitalisées n'apparaissent pas en situation d'égalité. Le fait de payer son séjour confère une réelle autonomie dont ne bénéficient pas les indigents. L'indigence provoque par contre une dépendance qui n'est pas sans donner à l'établissement hospitalier l'allure d'un hôpital général chargé, en 1662, sous le règne de Louis XIV, de retirer toute liberté de circulation aux mendiants.

Le risque d'une *contamination* intra-hospitalière est également perçu par les administrateurs mais, nous venons de le voir, il s'agit du risque d'une contamination « *morale* » qui n'en provoque pas moins, outre la stricte séparation des hommes et des femmes, l'isolement d'autres groupes d'indigents au premier rang desquels figurent les filles syphilitiques et, à Grenoble, les « *filles-mères* ». Ces séparations visent à l'évidence à préserver le respect de la bienséance et de la moralité. On pourrait s'étonner, dans ce contexte, que la demande d'isoler des adultes certaines catégories d'enfants malades, formulée par le docteur Girard alors chirurgien en chef, n'ait pas été prise en compte, mais ces adultes n'étant pas classés dans un groupe à isoler, la demande du chirurgien, qu'il ne renouvelle pas lorsqu'il devient administrateur, n'a de ce fait pas lieu d'être.

En ce qui concerne les entrées et sorties, une même réglementation est appliquée aux objets et aux personnes : À Grenoble en 1873, le portier responsable de la surveillance de la porte d'entrée de l'hôpital-hospice doit veiller à ce qu'aucune personne ni aucun objet n'entre ou ne sorte de l'établissement sans l'autorisation de la Supérieure ou de l'Économe. La liste des personnes admises à l'intérieur qui sont autorisées à sortir de l'établissement est « *affichée à la loge du portier* » *et les objets qui peuvent être transportés à l'extérieur sont mentionnés sur un « permis de sortir détaillé »*.

La complète fermeture de l'établissement pendant la nuit est contestée lors de l'inspection de 1886. On peut constater que les inspecteurs généraux, agents ministériels, exposent un point de vue en accord avec des idées progressistes prônées à la fin du XIXe siècle par le pouvoir politique. L'inspecteur constate, en 1886, que le portier « *n'aime pas à se déranger pendant la nuit et même de grand matin car des femmes arrivant de Bourg-d'Oisans et rapportant des enfants assistés ou venant en chercher, n'ont pu se faire ouvrir la porte et ont été renvoyées à la préfecture dont le concierge, plus humain, leur a offert pour quelques heures un abri* ». La dénonciation de l'attitude de cet employé permet à l'inspecteur d'affirmer ici son désaccord avec un mode de fonctionnement qui privilégie davantage la fermeture et une vie cloîtrée qu'une ouverture sur le monde extérieur. Pour l'inspecteur, « *un hôpital doit ouvrir sa porte à toute heure* », et le portier est critiqué parce que, désormais, il « *conviendrait mieux comme gardien de prison qu'il ne convient pour un établissement hospitalier* ».

Un évènement ponctuel : la « *fête de l'arbre de Noël* » organisée pour les enfants par les *dames patronnesses*

Ouverture légère et cadrée sur la société extérieure, et par sa nature limitée à la frange la plus jeune des hospitalisés, enfants abandonnés de l'hospice, enfants malades ou enfants hébergés à l'hôpital pendant la maladie de leurs parents, cet événement annuel est mentionné dans un article paru dans le quotidien *la Dépêche Dauphinoise* de l'année 1913. L'état d'esprit dans lequel est organisée cette fête de Noël sécularisée est perceptible à la lecture de cet article qui s'attache sans trop s'y attarder à décrire la *joie* des enfants, et même leur très compréhensible *joie extrême* au moment de la distribution des cadeaux de Noël. Ce bref article est reproduit ci-après dans son intégralité :

« *La fête de l'Arbre de Noël pour les enfants indigents en traitement ou en dépôt a eu lieu dans la salle de Conseil d'administration du nouvel Hôpital, jeudi dernier, jour de Noël, à 4 heures du soir.*

Cette salle, superbement illuminée pour la circonstance, contenait deux magnifiques sapins garnis de lampes électriques et pliants sous le poids de jouets et de bonbons. Entre chacun d'eux, avait été installé un Théâtre-Guignol, dont les scénettes ont provoqué l'hilarité et fait la joie des 70 enfants qui assistaient à la fête, tous accompagnés par les directrices et les infirmières de leurs services respectifs.

La veille, chacun de ces enfants avait reçu un lot de chauds vêtements des mains mêmes des demoiselles patronnesses, qui s'occupent avec tant d'abnégation et de dévouement de cette belle œuvre hospitalière.

À 4 heures, la salle était absolument comble. La fête était présidée par M. le docteur Girard, vice-président de la Commission administrative, assisté de M. Martinais, administrateur.

Toutes les dames et demoiselles patronnesses étaient présentes.

Après un morceau d'ouverture au piano, exécuté par une jeune fille de talent et de dévouement, M. le docteur Girard, dans une charmante allocution, remercie, en termes très heureux, les généreuses bienfaitrices de l'œuvre, puis félicite les dévouées jeunes filles qui organisent chaque année cette fête si intime des pauvres petits déshérités de la vie.

Divers morceaux de chants, et en particulier le 'Chœur de Rébecca' par Franck, ont été exécutés avec un rare talent par les demoiselles organisatrices de la fête.

Une quête, faite par un petit orphelin, a produit, y compris la vente des programmes, la belle somme de 32 fr.70 qui grossira la caisse et permettra, en attendant la fête de Noël prochain, de parer aux besoins les plus pressants des pauvres enfants qui restent à l'hôpital dénués de tous vêtements (sic).

La distribution des jouets s'est faite ensuite au milieu d'une joie extrême que ne cessaient de manifester les pauvres petits, qui oubliaient pour un moment leurs souffrances physiques ou celles de leurs parents retenus par la maladie dans les salles de l'hôpital »[132].

La quête faite à cette occasion en faveur des enfants ne constitue pas pour eux une source notable de revenus. Son faible produit, même qualifié de *« belle somme »* par le journaliste de la Dépêche, semble ici moins important que les *dons en nature* (vêtements, jouets et spectacle) qui leur sont ici ponctuellement offerts.

Entrée principale de l'ancien hôpital-hospice de Grenoble

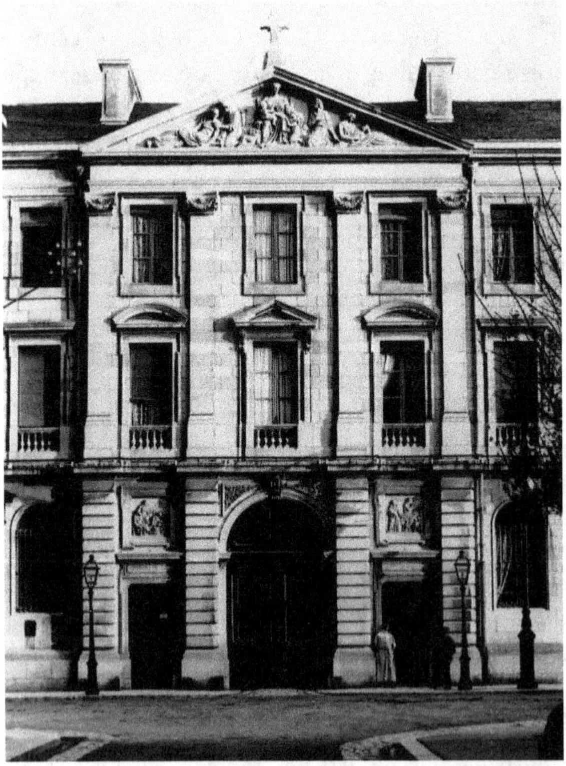

ouvrant sur l'avenue de la gare (actuelle avenue Félix-Viallet) face à la rue de l'hôpital (actuelle rue Félix-Gontard),

Le fronton, surmonté d'une croix, représente la charité secourant les malheureux, les malades et les mourants. Il avait été réalisé en 1864 par un professeur de sculpture de la ville, M. Ivernois.
Cf. Charles Maignien, doyen de la Faculté, article publié par *le Courrier de l'Isère* du 29 décembre 1864.
(Pour le Fronton au début du XXIe siècle : voir *supra*, p.236)

Photo. Poulat du 27/04/1908

[132] *La Dépêche Dauphinoise*, 1er janvier 1914.

La composition des repas

Aucun apport de nourriture aux personnes hospitalisées, nous venons de le voir, n'étant toléré au moment des visites les apports d'aliments et de boissons sont totalement contrôlés par l'institution hospitalière.

Les limites entre les prescriptions médicales des repas et l'alimentation non médicalement prescrite sont étroites car les régimes alimentaires occupent toujours, à la fin du XIXe siècle, une place importante dans les prescriptions médicales[133]. L'alimentation ordinaire fait alterner un régime « *gras* » et un régime « *maigre* » pour les hospitalisés et pour le personnel.

L'alternance de ces deux *régimes* ordinaires et non médicaux se fait en fonction d'exigences existant alors dans le calendrier liturgique de la religion catholique (pour la plupart tombées en désuétude ou abolies au XXe siècle par le concile Vatican II[134]). Sauf en cas de prescription d'un jeûne temporaire, ou de bouillons, les régimes prescrits par les médecins respectent, eux aussi, cette alternance. En 1827, le régime *gras* est servi, à Meaux, les cinq premiers jours de la semaine (du dimanche au jeudi) et le régime *maigre* les deux derniers ainsi que les jours de *quatre-temps*'[135]. Les termes de *gras* et de *maigre* ne font pas référence à des données diététiques : le régime dit « *maigre* » n'est pas beaucoup moins riche en matières grasses que le régime « *gras* ». À Meaux, si la viande y est remplacée par une portion de poisson, les portions de légumes frais ou secs sont remplacées par des œufs ou du riz au lait. À Grenoble, les indigents reçoivent les jours « *gras* » un morceau de viande bouillie remplacé les jours « *maigres* » par des légumes et quelquefois du gruyère. Les portions de pain et de vin sont identiques pour ces deux régimes.

En 1827, le « *souper* » se compose à Meaux de viande, de légumes frais servis autant que la saison le permet de préférence aux légumes secs et d'un désert composé « *soit de fromage, soit de raisin, de pruneaux ou de fruits cuits ou crus* »[136]. (Le « *souper* » est le repas du soir, servi à Meaux entre seize et dix-neuf heures suivant les saisons, alors que le « *dîner* » est un repas servi à 10 heures du matin). Une soupe est servie le matin avant l'arrivée des médecins. À Meaux comme à Grenoble, nous l'avons vu plus haut, aucune intrusion de nourriture supplémentaire provenant de l'extérieur, n'est tolérée.

---

[133] Cf. *supra*, p. 104.

[134] XXIe concile œcuménique de l'Église catholique qui débuta le 11 octobre 1962 sous le pontificat de Jean XXIII et se termina le 8 décembre 1965 sous celui de Paul VI.

[135] Dans la liturgie catholique, trois jours étaient alors consacrés au jeûne et à la prière quatre fois par an (au début de chaque saison).

[136] *Règlement de 1827 de l'hôpital de Meaux*, A.D. Seine et Marne, 1x305.

Sous la Restauration[137], à Grenoble, la soupe du dîner est faite soit avec du pain, soit avec des légumes, et un plat de légumes est servi au souper[138]. Ces régimes normaux sont différents dans d'autres hôpitaux de province. Olivier Faure remarque même que dans les hôpitaux de Lyon, le poisson et les légumes n'apparaissent jamais dans les régimes jusqu'aux années 1850[139].

Une lecture rapide du règlement intérieur pourrait d'ailleurs donner l'impression qu'il en est de même à Meaux en 1847. En effet les légumes, qui entrent pourtant dans la composition des repas servis à l'hôpital et à l'hospice, n'apparaissent pas dans les catégories d'aliments quantifiées par ce règlement intérieur qui ne chiffre que les quantités de pain, vin et viande, sans doute considérés comme les seuls aliments nobles ou ayant un coût réel pour l'établissement alors que les légumes sont produits dans les jardins potagers où travaillent, notamment, des indigents hospitalisés. Le règlement de 1827 fixe à Meaux de façon très précise les quantités de pain, de vin et de viande qui entrent dans la composition des différents menus servis à chaque catégorie de personnes nourries par l'établissement hospitalier. Ainsi une Dame hospitalière reçoit chaque jour 500 grammes de pain, 75 centilitres de vin et 500 grammes de viande. Les employés hommes ont droit à une quantité plus importante de pain (750 grammes). Le chapelain de l'hôtel-Dieu a également droit à 750 grammes de pain mais reçoit un peu plus de vin (1 litre)[140]. Le boulanger dont la soif est sans doute attisée par la chaleur du four, reçoit quant à lui un litre et demi de vin par jour[141]. La ration normale des hommes malades comporte 600 grammes de pain, 50 centilitres de vin et 250 grammes de viande cuite et désossée. Les femmes reçoivent une même quantité de viande, mais un peu moins de vin (48 centilitres) et de pain (480 grammes). Les *« pauvres des deux sexes »* hospitalisés à l'hospice et les indigents voyageurs n'ont droit qu'à 500 grammes de pain, 10 centilitres de vin (soit environ un demi-verre par jour) et 200 grammes de viande. Les enfants reçoivent 25 centilitres de lait par jour et une quantité de pain variant de 500 à 600 grammes et de viande, de 120 à 200 grammes, en fonction de leur âge. Le vin qui ne leur est servi que deux fois par

---

[137] Période comprise entre la chute du Premier Empire le 6 avril 1814 et la Révolution des Trois glorieuses des 27, 28 et 29 juillet 1830.

[138] *Notice sur l'hospice civil de Grenoble*, A.D. Isère, 2 X 32.

[139] Olivier Faure, *La médicalisation de la société dans la région lyonnaise au XIXe siècle (1800 - 1914)*, Thèse de Doctorat d'État, p. 441.

[140] Le règlement ne précise pas si une partie de ce vin est utilisé pour les offices religieux.

[141] Une même quantité de vin est servie à Marseille aux ouvriers boulangers. Cf. Borsa (S.) et Michel (C.-R.) *La vie quotidienne des hôpitaux en France au XIXe siècle*, Paris, Hachette, 1985 ; p. 110.

semaine est mélangé à de l'eau[142]. Les administrateurs précisent qu'à ces quantités journalières, il faut ajouter, pour toutes les personnes nourries dans l'établissement, douze décagrammes de pain de soupe ou six décagrammes de riz ou de vermicelles, sans distinction de sexe ni d'âge.

Les repas comprennent également à Meaux et à Grenoble, comme nous l'avons vu plus haut, une quantité non négligeable de légumes, des fruits, frais ou secs, et parfois du fromage. À Paris, à l'hôpital des vénériens, lorsque les malades ne peuvent manger de la viande ou des légumes secs, on leur donne à la place des œufs, des pruneaux, du riz ou du gruau. Tout comme dans cet hôpital parisien, les repas donnés à Meaux et à Grenoble à trois reprises dans la journée, sont à la fois abondants et équilibrés. La situation décrite par Olivier Faure apparaît sensiblement différente dans les hôpitaux lyonnais avec un *« bouillon de viande généreusement distribué cinq fois par jour »* à la base d'un régime alimentaire à la fois *« abondant, monotone et déséquilibré »*[143].

Les pensionnaires qui payent leur séjour bénéficient, comme pour d'autres aspects de leurs conditions d'existence, de prérogatives différentes. À Meaux ils ont droit en 1847 à des quantités de pain et de vin plus importantes que les indigents (750 grammes de pain et 25 centilitres de vin) et à un dessert à chaque repas. Ils sont par contre comme les indigents de l'hospice, tenus de prendre leurs repas dans une salle à manger commune.

---

[142] S. Borsa et C.-R. Michel précisent les rations de vin donnés aux enfants dans quelques hôpitaux : Ils reçoivent *« à la fin du siècle, à Bordeaux, 10 centilitres par jour, 25 à La Rochelle, 32 à Tours. À Lille, ils ne prennent pas de vin mais ont droit à 25 centilitres de bière. Enfin à Poitiers, entre deux et dix ans, chaque enfant a droit à 5 centilitres de vin par jour »*. Borsa (S.) et Michel (C.-R.) *La vie quotidienne des hôpitaux en France au XIXe siècle, Paris, Hachette, 1985* ; p. 99.

[143] Cf. Olivier Faure, *La médicalisation de la société dans la région lyonnaise au XIXe siècle (1800 - 1914)*, Thèse de Doctorat d'État, p. 441.

4. Le développement de la médecine et la modification du concept d'hygiène hospitalière

Au cours du XIXe siècle l'hôpital se transforme en devenant un lieu essentiel de la recherche médicale. Les découvertes dans d'autres domaines de la science notamment en biologie, la mise en œuvre de nouvelles technologies, la transformation du discours concernant l'hygiène, influent bien entendu sur l'évolution de la médecine. Mais C'est dans un contexte où l'Église catholique et les partisans du *progrès* (qui s'inscrivent, au XIXe siècle dans le prolongement de la pensée rationaliste de Descartes et de Spinoza[144], puis des *Lumières* du siècle suivant), ne font pas bon ménage. Les médecins ne peuvent s'approprier l'hôpital que dans la mesure où la place de l'Église s'estompe dans l'accentuation d'un processus de laïcisation qui concerne aussi, alors, la société dans son ensemble. Il faut prendre garde, là encore, à toute caricature car, comme le rappelle Jacques Léonard, entre 1800 et 1810, « *le corps médical, l'élite éclairée et les pouvoirs publics* » manifestent un grand enthousiasme pour la vaccination antivariolique. Une douzaine de prélats, sur la lancée du concordat et dans une visée populationniste, font même lire, « *au prône du dimanche* » des circulaires d'encouragement, un archevêque « *démographe euphorique* » estimant même « *que le nombre des hommes que la guerre nous a ravi n'est pas le dixième de ceux que la vaccine nous a conservé* ». Les membres du comité central de la vaccine obtinrent même du pape Pie VII venu à Paris à l'occasion du sacre de Napoléon Ier, « *qu'il approuve publiquement la précieuse découverte que la providence a autorisée* »[145]. Le *Syllabus* qui accompagne l'encyclique *Quanta cura* du pape Pie IX diffusée aux évêques par le Vatican en décembre 1864, entendait publier la liste des « *quatre-vingt erreurs de notre temps* ». Ce texte, qui, pour les *progressistes,* condamnait le monde contemporain considère toutefois comme fausse l'assertion prétendant que « *les décrets du Siège apostolique et des évêques empêchent le libre progrès de la science* » (article VII) : L'Église catholique, même lorsqu'elle fustige le rationalisme ou affirme la suprématie des dogmes chrétiens sur la pensée philosophique et condamne le libéralisme affirme, même dans ce texte, qu'elle ne s'oppose pas à la recherche scientifique. Par contre, ce même Syllabus considère également comme fausse l'affirmation selon laquelle « *L'Église n'est pas*

---

[144] Cf. de Descartes *le Discours de la méthode* (1638) et *les Principes de la philosophie* (1644) ; de Spinoza *l'Ethique* (1661) et *le Traité de théologie politique* (1670). Sur ce sujet cf. également la contribution de Louis Legrand à l'*Histoire de la laïcité,* 1994, p.17.

[145] Léonard, Jacques, *La médecine entre les pouvoirs et les savoirs,* pages 61 à 63.

une vraie société, pleinement libre ; elle ne joint pas de droits propres et constants que lui a conféré son divers Fondateur, mais il appartient au pouvoir civil de définir quels sont les droits de l'Église et les limites dans lesquelles elle peut les exercer » ; (article XIX). Ce type d'assertion n'est, bien évidemment, pas acceptable par les Républicains du début de la Troisième république : Le *cléricalisme*[146] (désigné comme étant « *l'ennemi* »[147]) représente pour eux un contre-pouvoir dont il convient de combattre l'influence, d'autant plus que le clergé catholique a clairement appelé à voter contre la République aux élections de 1848 et de 1871. La priorité absolue est de soustraire l'école à l'influence du clergé et des congrégations religieuses en la rendant tout à la fois gratuite, obligatoire et laïque[148]. (La laïcisation des hôpitaux nous le verrons plus loin[149], n'est généralement pas, au contraire, définie comme prioritaire, sauf à Paris et dans un petit nombre de villes de provinces).

Les deux textes reproduits ci-après permettent d'observer les profondes divergences dans les discours tenus à l'occasion de l'inauguration d'un nouvel hôpital au sujet de l'évolution de l'institution hospitalière, au début du siècle suivant, à la veille de la première guerre mondiale. Un journaliste catholique évoque avec amertume la disparition rapide et radicale de la symbolique religieuse au sein de l'institution hospitalière qui n'est plus considérée, dans le discours dominant, comme une institution ecclésiale car une page semble s'être tournée, inexorablement. Un haut dignitaire de l'État, le président radical du Sénat, rattache-lui aussi à l'Église le passé de l'institution hospitalière, mais il s'en réjouit au contraire. Dans un discours devenu depuis peu à son tour dominant, enclin à opposer les lumières de la science[150] à une traditionnelle résignation chrétienne, il exprime une foi dans le *progrès* qui semble s'être substituée à une foi d'inspiration religieuse. Autre changement de perspective dans un engagement plus politique, la misère à laquelle cet asile était traditionnellement réservé, n'est plus acceptée comme une fatalité à laquelle il serait nécessaire de s'adapter. Elle est qualifiée par ce représentant de la *gauche républicaine* d'« *injustice du sort* » qu'il faut « *virilement* » combattre dans un élan

[146] Dans le contexte du développement de l'ultramontanisme qui se substitut, chez les catholiques français à l'ancienne tradition gallicane en visant à renforcer l'autorité pontificale (alors que le Concordat de 1801 tend au contraire à faire contrôler par l'État une partie du fonctionnement des Églises).

[147] Selon la formule utilisée par Léon Gambetta le 4 mai 1877 dans un discours prononcé devant l'Assemblée Nationale : « *Le cléricalisme, voilà l'ennemi !* ».

[148] Comme cela est défini par les lois du 16 juin 1881 (étendant également aux jeunes filles le bénéfice de l'enseignement secondaire de l'État) et du 26 mars 1882.

[149] Cf. *supra*, page 295 et suivantes.

[150] Dans la continuité de l'héritage philosophique des Lumières du XVIIIe siècle.

non plus de *charité* (terme chrétiennement connoté), mais de « *solidarité* » (Ce terme étant préféré à celui de *fraternité* par les républicains de gauche des débuts de la troisième république[151]).

Article de *la Croix de l'Isère* du 12 septembre 1913 :

« Je viens de parcourir le programme des fêtes de l'inauguration de l'hôpital de Grenoble à La Tronche. Des retraites aux flambeaux, des défilés, des discours, des banquets, probablement des décorations : tout y est, tout... excepté le principal. En vain j'ai cherché la place de l'Église catholique : il n'y en a pas pour elle. La bénédiction d'En-Haut passant par les mains de l'Évêque ou de son représentant ne descendra pas sur tous ces pavillons, asiles des humaines souffrances ! Ce n'est pas ainsi que pendant 15 siècles ont été inaugurées en France, des maisons de ce caractère. L'avenir dira ce que l'on aura gagné à rompre avec la tradition. La maladie est-elle donc devenue si douce qu'il n'y ait plus besoin d'autre remède que celui des médecins ? L'horizon même élargi de la nouvelle Cité des souffrants sera-t-il donc si pur qu'on ne cherche pas à mettre bien en évidence l'échappée qui permet de voir plus loin que les quelques jours qui vont s'achever ? Les ombrages plus épais, les lois de l'hygiène mieux appliquées : combien cela pèse-t-il chez ceux qui n'ont que cela, qui auraient besoin d'être aidés et guidés dans leurs espérances, qui ont dû abandonner le doux foyer et qui sauront que leur hôpital a été inauguré comme une place publique ou une salle de théâtre ? Les anciens disaient que les souffrants étaient une ' chose sacrée '. Pourquoi les modernes, parmi lesquels il y a tant de catholiques, ne traitent-ils pas en ' chose sainte ' l'asile réservé aux malheureux ? Il est des circonstances solennelles où les dirigeants doivent dire aux foules que le corps n'est pas tout, qu'il y a l'âme ! Je n'insiste pas. J'espère qu'un jour, la lacune sera comblée ? Il eut été mieux qu'elle ne se fût pas montrée. Et puis, il y a une autre raison de ne pas insister ! Ceux que les Goncourt appelaient les 'aimeurs' de peuple trouveront 'drôlichonnes' mes questions. Ils estiment que quelques verres de champagne remplacent avantageusement deux gouttes d'eau bénite, et à un peu de paradis dans une salle d'hôpital, ils préfèrent... un cours de philosophie comparée ou de politique radicale-socialiste.

Je n'assisterai pas ce soir à l'inauguration laïque de l'hôpital de Grenoble : le programme est, à mon avis, par trop incomplet ».

---

[151] Le terme de fraternité, détaché de son origine chrétienne et intégré à la devise républicaine aux côtés de la liberté et de l'égalité, est considéré par Jules Michelet comme étant une caractéristique principale de l'identité nationale et également un terme de combat (Cf. Mona Ozouf *liberté, égalité, fraternité* dans *les lieux de mémoire*, dir. Pierre Nora, t. III, Paris, Gallimard, 1992). Il est de ce fait susceptible de s'intégrer dans une *pensée* tout aussi *virile* que celui de *solidarité* utilisé par Antonin Dubost. Le terme de *frère* est, du reste, utilisé dans les loges maçonniques.

Conclusion du discours prononcé à La Tronche le 14 septembre 1913 par Antonin Dubost[152], président du Sénat :

« *(...) Comment dans cette poussée de vie, dans cet épanouissement de forces, dans cette tension de toute son intelligence et de toute sa volonté* (qui pour M. Dubost caractérisent alors la ville de Grenoble), *le cœur de Grenoble, sa tendresse et sa bonté seraient restés inactifs ? Cela n'était point possible. La misère et la souffrance humaine, que nul effort, hélas ! ne pourra jamais bannir de nos cités, devaient avoir, dans cette cité de travail, leur refuge assuré et leur asile modèle (...). Vous avez d'abord décidé de rompre avec le vieil usage de nos ancêtres, qui plaçaient cet édifice au centre des agglomérations et qui, appuyant l'un à l'autre l'église, l'hôpital et le cimetière, semblaient joindre, dans une même résignation, la prière, la souffrance et la mort. C'est au soleil et à la lumière*[153] *que vous avez voulu confier vos malades ; c'est loin du tumulte de la rue que vous avez voulu coucher les blessés de la vie, et vous ne pouviez mieux choisir que ces magnifiques pentes de La Tronche, qui, à l'abri des puissantes murailles qui les protègent des vents du nord, capteront pour eux les caresses et les tiédeurs du Midi !*

Vers cette vaste demeure, bien des souffrances et bien des misères vont désormais s'acheminer, mais, dans la claire lumière des laboratoires et des salles, la science et la bonté, armées pour la lutte, les y attendent, et, sur le seuil, l'apaisant espoir les y accueillera.

Quant à nous, encore épargnés par ces douleurs, inclinons-nous devant la grande œuvre sociale qui va s'accomplir ici, et dans une virile pensée de sympathie et de solidarité, retournons au bon combat contre la misère et l'injustice du sort ! ».

Erwin H. Ackerknecht note qu'au cours du XIXe siècle l'évolution de la médecine se produit en deux grandes étapes. La période qui va de 1794 jusqu'au milieu du XIXe siècle est caractérisée par la naissance à Paris et le développement de *la « médecine hospitalière »* qui ressuscitait la tradition hippocratique. La période suivante voit apparaître une nouvelle forme de médecine appelée « *médecine de laboratoire* »[154]. Pour Jean Bernard, c'est vers 1860 que la médecine sort « *d'une interminable enfance qui s'étend sur plusieurs*

---

[152] (Henri-Antoine, dit Antonin) Dubost (né à l'Arbresle en 1844, mort à Paris en 1921), maire radical-socialiste de La-Tour-du-Pin (Isère) de 1878 à 1921 ; il fut ministre de la justice du 3 décembre 1893 au 30 mai 1895 (au cours de la période où sont votées les lois dites *scélérates* à la suite des attentats perpétrés par des anarchistes), conseiller d'État, député de l'Isère de 1880 à 1897, sénateur de l'Isère du 3 janvier 1897 jusqu'au jour de son décès, le 16 avril 1921, et président du Sénat du 16 février 1906 au 14 janvier1920. Il est également l'auteur d'un ouvrage où il fait l'éloge de Danton : *Danton et la politique contemporaine*, Paris, Fasquelle, 1880.

[153] Ambroise Tardieu utilise d'une façon plus métaphorique encore cette notion de *lumière* en déclarant en 1863 que « *la misère et le mal doivent s'enfuir, comme de hideux oiseaux de nuit, devant la lumière* ». Cité par J. Léonard, *op. cit.*, page 169.

[154] E.H. Ackerknecht *La médecine hospitalière à Paris (1794-1848)*, pages 9 et 12.

millénaires ». Une deuxième étape de son histoire débute entre 1859 et 1865, avec la publication de *l'origine des espèces* par Darwin, la réfutation de la génération spontanée par Pasteur, la publication, par Claude Bernard d'une *introduction à la médecine expérimentale* et la découverte, par Mendel, des lois de l'hérédité. Jean Bernard indique que cette période, qui s'achève en 1936 avec la découverte des sulfamides, permet « *la naissance de la science des microbes, de l'hygiène, de la chirurgie, de l'obstétrique modernes mais n'a cependant qu'une faible influence sur la thérapeutique des maladies* »[155]. Sans prétendre résumer en quelques lignes ces grandes périodes d'histoire de la médecine, on peut noter que l' « *observation* » avait déjà été introduite à l'hôpital, au XVIIIe siècle, par Desault (1738-1795) et « *la didactique de ce chirurgien qui menait ses étudiants à un train d'enfer du lit du malade à l'amphithéâtre de dissection fut imitée par tous les professeurs de clinique médicale* »[156]. Georges Cabanis (1757-1808) inscrit ses recherches dans la continuité d'un héritage reçu des *Lumières* et d'une pensée néo-hippocratique qui perdure au XIXe siècle. Pour lui, ce n'est pas dans les livres mais au lit du malade que se fait le véritable apprentissage du médecin et l'observation est l'essence même de la médecine[157]. Cette observation est centrée sur la globalité de la personne malade. En 1804 il écrit à ce sujet : « *Malheur au médecin qui n'a point appris à lire dans le cœur de l'homme aussi bien qu'à reconnaître l'état fébrile, qui, en soignant un corps malade ne sait pas distinguer dans les traits, les regards, les paroles, les signes d'un esprit en désordre ou d'un cœur blessé !* »[158]. Xavier Bichat (1771-1802) est tout à la fois un héritier des Lumières et de la pensée vitaliste. Son refus de l'usage du microscope ne l'empêche pas de contribuer au développement de la physiologie, notamment de l'histologie,[159] et de souhaiter l'essor de l'anatomie-clinique dont l'utilité avait été démontrée au XVIIIe siècle par Giovanni Baptista Morgani (1682-1771)[160]. L'observation a également une place très importante pour Philippe Pinel (1745-1826) qui étudia, notamment, avec une grande attention le travail réalisé par le possible officier de santé Jean-Baptiste Pussin (1745-1811?) auprès des aliénés de Bicêtre et de la Salpêtrière. René-Théophile Laennec (1781-1826), souvent qualifié d' « *inventeur de l'auscultation* », décrit avec précision, la sémiologie pulmonaire ; disciple du grand enseignant au

---

[155] *L'hôpital Saint-Louis*, introduction du Pr J. Bernard, p. 17 à 19. Sur ce sujet et la suite du chapitre, cf. M.-J. Imbault-Huart, *L'école pratique de dissection de Paris 1750-1822 ou l'influence du concept de médecine pratique et d'observation dans l'enseignement médico-chirurgical*, thèse, Paris I, 1973.

[156] J.-P. Lévy, *Le pouvoir de guérir...*, Paris, 1991.

[157] E. H. Ackerknecht *La médecine hospitalière à Paris (1794 - 1848)*, p. 17.

[158] Cabanis, *Coup d'œil sur les révolutions et sur la réforme de la médecine*, Paris 1804.

[159] Le *Traité des membranes en général, et de diverses membranes en particulier*, publié par Bichat en 1802 contribue au développement de l'histologie.

[160] Cf. G.B. Morgani, *Le siège et les causes des maladies démontrées par l'anatomie*, Paris, 1761.

lit du malade que fût Jean Corvisart (1771-1821), il utilise, lui aussi, la méthode anatomo-clinique. Malgré « *sa foi traditionaliste qui fait fracture parmi les esprits forts de l'Ecole de médecine de Paris* » il adhère à la méthode analytique « *s'en tenant aux 'faits seuls' et 'aux plus saillantes analogies', sacrifiant, dit-il, ses opinions particulières* »[161]. Pierre Bretonneau (1778-1826), l'un des seuls de cette première moitié du XIXe siècle à être persuadé de la contagiosité des maladies infectieuses, cherche à reconnaître dans un ensemble de symptômes les manifestations de maladies spécifiques. François Broussais, pourtant opposé cette notion de maladies spécifique, est l'un des premiers à penser que les lésions et les perturbations organiques (qui siègent, pour lui, dans le tube digestif) sont essentielles dans l'apparition de la maladie[162]. François Magendie (1783-1855) prône une physiologie expérimentale. Ce nouveau courant scientifique, dont on retrouve les prémices dans la pensée de Bichat, prendra, au milieu du siècle, le relais de l'approche anatomo-clinique.

La guérison par des substances qui auraient pu provoquer l'apparition d'une maladie constitue une approche originale de la thérapeutique médicale et se retrouve dans deux types d'applications bien distinctes : la vaccination et l'homéopathie[163]. Le principe de la vaccination, expérimenté dès la fin du XVIIIe siècle par le médecin anglais Edward Jenner (1749-1823), et qui connaît quatre-vingts ans plus tard un grand succès avec Louis Pasteur (1822-1895) s'intégrera totalement, après des débuts difficiles, à l'approche expérimentale de la médecine de la fin du XIXe siècle. L'homéopathie découverte et expérimentée par le médecin allemand Christian Friedrich Samuel Hahnemann (1755-1843) repose quant à elle sur un principe d'*infinitésimalité* qui n'est pas scientifiquement accepté et reste, de ce fait, marginale.

Claude Bernard (1813-1878) inscrit ses recherches dans le courant scientifique prôné par Magendie. Il fixe les nouvelles règles de la physiologie, éclaircit le concept de « *fonction* » entrevu par Bichat et met en évidence la nécessité d'un équilibre intérieur. Cette approche satisfait à la fois les *matérialistes* et les *néo-vitalistes*[164]. Paul Brouardel doyen en 1887 de la faculté de médecine de Paris « *greffe avec succès le pastorisme sur la tradition hygiéniste* »[165]. L'observation n'est plus uniquement macroscopique mais se fait désormais également au microscope. La révolution pastorienne trouve aisément sa place

---

[161] J. Léonard, *La médecine entre les pouvoirs et les savoirs*, p. 36.
[162] J.-P. Lévy, *Le pouvoir de guérir*, p. 165.
[163] Sur ce sujet, Cf. François Laplantine, *Anthropologie de la Maladie*, page 185.
[164] Cf. Sournia (J.-C.) *Histoire de la Médecine et des Médecins*, p. 352 et Léonard (J.) *La médecine entre les pouvoirs et les savoirs*, page 146. (Cette notion d'*équilibre intérieur* est différente de la doctrine hippocratique qui affirmait la nécessité d'un équilibre entre les humeurs).
[165] J. Léonard, *La médecine entre les pouvoirs et les savoirs*, p. 249.

dans cette évolution de la pensée médicale, les adhésions au pastorisme des émules de Claude Bernard n'étant *« pas du tout des trahisons mais des épanouissements »*[166]. Elle donne une assise scientifique à des observations antérieures sur les contagions infectieuses que la médecine hippocratique était parvenue à théoriser en les attribuant à la mauvaise qualité de l'air dont les *miasmes* empoisonnaient la population[167] (théorie compatible avec l' *aérisme* promu comme le *vitalisme* par la faculté de médecine de Montpellier) ou à la mauvaise qualité de l'alimentation d'une collectivité induisant le déséquilibre des humeurs et la maladie simultanée d'un grand nombre de personnes. La révolution pastorienne provoque une profonde transformation du concept d'hygiène hospitalière. Elle permet à la chirurgie d'accentuer son développement en limitant les infections qui jusqu'alors accroissaient la souffrance physique et causaient de nombreux décès. Elle fait de l'hôpital un lieu où l'on vient chercher la guérison, même si les sentiments éprouvés à l'égard de l'institution hospitalière restent ambivalents, à cause peut être en partie des autopsies ou dissections fréquemment pratiquées sur les corps des personnes décédées.

Lorsque s'achève la Révolution française, le non-retour à l'hôpital-hospice de Grenoble de la congrégation masculine des *frères de la charité* dont certains membres étaient médecins et/ou chirurgiens laisse le champ libre à l'exercice de la chirurgie et de la médecine par un personnel médical exclusivement laïque qui bénéficie, localement, de la confiance de l'administration hospitalière. La sécularisation de l'institution hospitalière renforce la dynamique, chère aux héritiers des *Lumières*, du *progrès* médical.

L'organisation du service médical

La façon dont les médecins remplissent leurs fonctions en 1837 apparaît satisfaisante aux membres de la Commission administrative de l'hôpital de Meaux. À cette date les administrateurs ne pensent pas, contrairement à l'inspecteur général, que les médecins soient trop rétribués, *« eu égard aux obligations qui leur sont imposées »*. Leur salaire est même réévalué en 1850, passant de 800 à 1000 francs par an. Cette augmentation suscite à nouveau la désapprobation de l'inspecteur général, pour qui le salaire versé est *« bien supérieur à ce que les médecins reçoivent habituellement dans les hôpitaux et hospices*

[166] *Ibid.* p. 248.

[167] Comme en témoignent les mésaventures de Philippe Ignace Semmelweis. Cf. page 135 note 297 .

départementaux où on ne leur donne jamais plus de 250 à 300 ou 400 francs ». Le fait de travailler à l'hôpital n'est pas présenté par l'inspecteur général comme une tâche ingrate, mais comme une fonction privilégiée qui procure à ces médecins des bénéfices qui compensent largement une rétribution relativement modeste. Il s'agit ici des prémices de la considération toute particulière rattachée à la fonction de praticien hospitalier, déjà perçue par l'inspecteur mais qui lui permet, paradoxalement, de désapprouver l'augmentation du salaire de ces médecins qui *« trouvent dans la considération qui s'attache à eux en raison de leurs fonctions de médecins de l'hôpital un accroissement de clientèle qui mérite d'être pris en considération dans la fixation de leurs traitements »*[168]. Les administrateurs ne se montrent pas sensibles à ce type d'argument, et pour eux, l'augmentation de leurs salaires est au contraire justifiée par *« l'éloignement de l'hospice qui est à plus d'un kilomètre du centre de la ville, l'ancienneté du service des docteurs, le zèle qu'ils déploient dans leurs fonctions, surtout dans ces années d'épidémie ou de maladies multipliées »* où ils se rendent plusieurs fois par jour dans l'établissement. Ils ne reçoivent pas de rémunération supplémentaire pour la consultation qu'ils sont tenus d'assurer tous les jours, après la visite dans les salles, à tous les malades indigents du dehors qui se présentent[169].

À Grenoble, sous le Directoire[170], le service médical est assuré à l'hôpital par un médecin et deux chirurgiens qui exercent également en ville. Ils sont assistés par des élèves recrutés sans concours. Après l'échec d'une tentative de faire exister une école de santé, ce sont de simples *officiers de santé* qui secondent les médecins et les chirurgiens hospitaliers. Un décret impérial autorise en 1806 la création au sein de l'établissement d'une *école pratique* chargée de former des *officiers de santé*. Il est désormais demandé aux médecins hospitaliers d'être également les enseignants de cette école. Cette nouvelle fonction semble paradoxalement provoquer, quelques années plus tard, une diminution de leurs salaires car ces praticiens acceptent en 1841 une réduction de leurs honoraires abandonnant ainsi une somme globale de 2400 francs, versée au budget de l'école qui se transforme en une École préparatoire de médecine et de

---

[168] *Réponse des administrateurs des hospices de Meaux au rapport de l'Inspecteur Général du Ministère de l'Intérieur, inspection de 1850*, A.D. Seine et Marne, 1X310.

[169] *Règlement de 1847 de l'hôpital de Meaux*, A.D. Seine et Marne, 1x305.

[170] Période de l'histoire de France où des républicains modérés font exister une Première République dominée par la bourgeoisie du 4 brumaire an IV (26 octobre 1795) au 18 brumaire an VIII (9 novembre 1799). Le pouvoir exécutif est exercé par cinq *directeurs* (entre la Convention Thermidorienne et le coup d'Etat du 18 Brumaire) créant le Consulat.

Pharmacie et qui « *évolue lentement vers un statut universitaire qui doit la faire échapper à l'emprise de l'administration hospitalière* »[171].

En 1847, l'élève interne en médecine et l'élève interne en chirurgie de l'hôpital de Meaux sont désignés par concours parmi des étudiants inscrits en quatrième année d'études médicales. Ils sont placés sous les ordres respectifs du médecin et du chirurgien chefs et sont tenus de résider constamment dans l'établissement. Le règlement de 1847 précise qu'ils ne peuvent recevoir « *aucun étranger* » dans le logement qui est mis à leur disposition. À cette date les internes sont tenus d'assister à la consultation donnée à l'hôpital pour les malades de la ville et à la visite dans les salles. Il leur est demandé de faire les pansements « *avec décence, douceur, promptitude et propreté* », aidés éventuellement par les *infirmiers servants*, sans se « *décharger entièrement sur eux* » de ce travail. Ils sont également tenus de faire chaque après-midi une visite générale de toutes les salles et chambres de malades afin de pouvoir rendre compte au médecin ou au chirurgien chef des changements « *notables et imprévus* » de l'état des personnes hospitalisées. Ces internes administrent également les premiers secours aux malades, ordonnent provisoirement un régime ou des boissons, mais ne peuvent pas formuler de prescriptions magistrales. Ils doivent demander un agrément à la Commission administrative pour pouvoir assister aux accouchements et il leur est « *expressément défendu de toucher les femmes à accoucher sans l'autorisation par écrit du chirurgien en chef* ». Même si leur statut d'apprentis médecins ne leur donne pas d'emblée cette autorisation, il semble qu'il ne s'agit dans ce cas que d'une simple formalité car elle peut leur être donnée « *une fois pour toutes* ». Indépendamment du service médical, ces internes doivent également faire très rapidement prévenir les familles des décédés, transmettre les bulletins de décès à l'économe et tenir à jour le mouvement journalier des malades[172].

Le service médical de l'hôpital-hospice de Grenoble est composé, en 1886, d'un médecin en chef et d'un chirurgien en chef assistés d'adjoints, d'internes et d'externes. En 1885, sur les quatre candidats au concours de l'internat, deux sont jugés « *insuffisants* » par le jury, mais les cinq candidats au concours de l'externat subissent avec succès les épreuves de sélection. Ils sont classés « *par ordre de mérite* », les trois premiers étant nommés aux trois places vacantes à l'Hôpital-hospice, alors que les deux autres attendent d'être nommés par la Commission administrative « *selon les besoins ultérieurs des services et cela sans*

---

[171] Cugnetti, Patrice, *L'hôpital de Grenoble des origines à la fin du Second Empire (XIe siècle-1870), Thèse de Doctorat d'Etat en Droit, Grenoble 1978* ; pages 607 à 614 et B. Joyeux *Historique de la faculté de médecine et de pharmacie de Grenoble*, pages 119 à 124.

[172] *Règlement de 1847 de l'établissement hospitalier de Meaux*, articles 50 à 66 et 136 à 139 ; A.D. Seine et Marne, 1x305

nouveau concours »[173]. Ils sont indifféremment formés dans des facultés ou des écoles de médecine : en 1887, trois des cinq candidats au concours de l'internat ont fait leurs études à la faculté de médecine de Lyon et les deux autres à l'école de médecine de Grenoble. Ils sont tous les cinq nommés *« élèves internes »* de l'Hôpital-hospice à l'issue du concours. Le recrutement des externes est organisé en fonction des places vacantes et peut être de ce fait ajourné[174]. Le jugement porté sur le travail réalisé par les internes est positif. Le docteur Girard, chirurgien en chef, indique par exemple en 1880 que *les « internes et externes ont rendu de grands services pour les pansements des opérés et l'observation des malades »* et note que *« leur rôle est très utile dans les salles »*, et qu'ils s'en sont acquittés *« avec zèle, exactitude et dévouement »*[175]. Les plus méritants sont parfois récompensés par l'administration hospitalière. En 1887, les administrateurs donnent *« comme témoignage de satisfaction »* une trousse d'honneur d'une valeur de 75 francs à l'un des internes qui démissionne de son poste pour concourir à l'externat des Hôpitaux de Paris et récompensent également un autre interne, gravement malade à la suite de soins prodigués à des varioleux[176].

Les internes, comme cette dénomination le laisse (alors avec raison) supposer, sont logés à l'intérieur de l'établissement hospitalier.

---

[173] *Registres des délibérations de la Commission administrative*, séances des 9 et 10 novembre 1888, R.D.CHR., 1885 - 1888.

[174] *Rapport sur le compte moral et administratif de 1887*, B.M.G., V 5351 (1887).

[175] *Rapport sur le compte moral et administratif de 1880*, B.M.G., V 5351 (1881).

[176] *Registres des délibérations de la Commission administrative, séance du 4 octobre 1887*, R.D.CHR., 1885 - 1888, et *Rapport sur le compte moral et administratif de 1887*, B.M.G., V 5351 (1887).

La chirurgie

Un médecin qui vante le mérite de topiques censés guérir du cancer du sein sans recours à la chirurgie brosse, au milieu du XIXe siècle, un tableau peu flatteur de la pratique chirurgicale. « *S'il ne manque pas*, écrit-il, *d'habiles chirurgiens pour abattre le sein avec l'instrument, l'opération fait tant d'épreuve aux filles et aux femmes qu'on les voit tressaillir d'effroi quand on leur en parle et disent presque toutes qu'elles aiment mieux mourir plutôt que de s'y soumettre* » et préfèrent laisser la maladie suivre son cours. Elles endurent alors de cruelles souffrances, dans « *un état digne de pitié, les chairs du sein non seulement détruites en entier, mais même jusqu'à l'estomac, derrière le dos et le bras* ». Certaines d'entre elles sont ainsi conduites à « *demander une forte dose d'opium ou un coup de pistolet ou qu'on leur ouvre une fenêtre pour se jeter sur le pavé abréger une vie mille fois pire que la mort* »[177].

La pratique de la chirurgie se transforme cependant, de façon très importante, peu avant 1850, grâce à la réalisation d'anesthésie efficaces et, au cours du dernier quart du XIXe siècle, du fait de l'antisepsie listérienne et de l'asepsie pastorienne.

La pratique de la chirurgie à Meaux et à Grenoble

Dans le nouvel hôpital de Meaux la salle initialement prévue pour les opérations chirurgicales apparaît d'emblée bien peu fonctionnelle. En 1850, l'inspecteur général n'en soupçonne même pas l'existence lorsqu'il réclame la création dans ce nouvel établissement d'une « *salle de la gésine* » pour les femmes « *en travail d'accouchement* » et d'une salle pour les opérations chirurgicales[178]. En fait, cette dernière salle qui a été prévue lors de la récente reconstruction de l'établissement hospitalier est utilisée comme salle d'hospitalisation. Les administrateurs signalent qu'elle a même été « *envahie par les blessés qu'on amenait chaque jour lors de l'établissement du chemin de fer* ». Une normalisation du nombre des blessés ne permet pas de l'affecter à sa destination première : elle est mal éclairée et n'est pas isolée du passage. Ce qui était déjà peu acceptable, (l'inspecteur avait demandé « *d'isoler, par une porte à tambour, la salle des blessés du vestibule qui sert de passage* »[179]) est encore plus critiquable, aux dires même des administrateurs, pour une salle d'opérations. Son réaménagement, présenté

---

[177] Arch. Nationales, F[15] 1961.

[178] *Rapport de l'Inspecteur Général du Ministère de l'Intérieur et Réponse des Administrateurs des Hospices de Meaux, inspection de 1850*, A.D. Seine et Marne, 1X310.

[179] *Ibid.*

comme imminent en 1850, n'est pas encore réalisé en 1854. Les administrateurs déclarent à cette date[180] qu'une salle située à proximité du service chirurgical va désormais être spécialement consacrée aux opérations. Trois ans plus tard, en 1857, l'inspecteur général déplore toujours l'absence de salle d'opération à l'hospice général de Meaux[181]. À cette époque, il n'est pas encore question d'antisepsie ni d'asepsie mais les exigences des inspecteurs généraux sont plus élevées que celles du chirurgien en chef qui se contente à cette époque d'effectuer les interventions chirurgicales « *courantes* » au lit du malade et les interventions « *difficiles* » dans une salle qui en cas de besoin lui est réservée et qu'il juge « *commode* » parce qu'éclairée par quatre fenêtres. Pour ces interventions difficiles, le chirurgien en chef se fait assister par le médecin en chef ou par un médecin de la ville. L'aménagement d'une salle d'opérations où seraient réalisées toutes les interventions chirurgicales ne peut qu'aller dans le sens d'une amélioration des conditions d'existence des personnes hospitalisées qui sont ainsi dispensées du spectacle des « *préparatifs du supplice* »[182] et de l'intervention même sommairement cachés par quelques paravents, peu agréables pour tous et sans doute particulièrement angoissants pour ceux qui attendent de subir un sort semblable. Dans les pavillons de chirurgie inaugurés à Grenoble en 1913, « *on a songé à éviter au patient la vue des instruments tant redoutés qui garnissent les salles d'opérations* » : Les futurs opérés ne sont plus endormis dans les salles d'opérations car « *on a fait précéder celles-ci d'une salle d'anesthésie, d'où le 'sujet' est transporté, tout endormi, sur la fameuse table* »[183].

Les administrateurs de l'hôpital-hospice de Grenoble considèrent encore, avant 1880, l'établissement hospitalier Comme étant davantage un lieu d'hébergement des indigents qu'un lieu privilégié d'exercice de la médecine. À partir de cette date, ils expriment moins de résistance aux modifications de la pratique médicale. Ils se déclarent par exemple conscients que « *les instruments de chirurgie possédés par l'hôpital ne sont plus en rapport avec les progrès incessants de la médecine opératoire* ». Leurs actes ne suivent pas toujours : ils ne font installer qu'en 1886 dans la salle des opérations chirurgicales un bec de gaz devant permettre un meilleur éclairage demandé dès 1880 par le docteur Girard[184]. Ils achètent de nouveaux instruments de chirurgie en 1887. Cet achat, onéreux,

---

180 *Réponse des administrateurs des hospices de Meaux au rapport de l'Inspecteur Général du Ministère de l'Intérieur, inspection de 1854*, A.D. Seine et Marne, 1X310.

181 *Rapport de l'Inspecteur Général du Ministère de l'Intérieur, inspection de 1857, A.D. Seine et Marne,* 1X310.

182 Cf. Borsa (S.) et Michel (C.-R.) *La vie quotidienne des hôpitaux en France au XIXe siècle*, Paris, Hachette, 1985 ; p. 78.

183 *La Dépêche Dauphinoise*, 14 septembre 1913.

184 *Registres des délibérations de la Commission administrative*, séance du 18 juin 1886, R.D.CHR., 1885 - 1888.

n'est pas pour eux un acte banal car ils jugent utile de demander aux élèves internes de prendre soin de ces instruments de chirurgie et de les tenir en bon état.

Les documents étudiés à Grenoble et à Meaux ne témoignent pas de la résurgence, à partir du milieu du XIXe siècle, de la pratique de l'anesthésie, oubliée pendant de nombreux siècles[185]. On ne peut pas en conclure pour autant que des anesthésies ne furent pas réalisées à Grenoble et à Meaux avec de l'éther, comme le préconisaient les chirurgiens lyonnais[186], ou du chloroforme[187]. À la fin du XIXe siècle les interventions chirurgicales sont fréquemment réalisées à Grenoble sous anesthésie générale.

Les actes chirurgicaux réalisés à Grenoble au cours des années 1880, au début de la diffusion massive des nouveaux concepts de la révolution pastorienne

Le compte moral et administratif de 1880 ne donne pas le détail des différentes interventions chirurgicales pratiquées à l'hôpital-hospice de Grenoble. Le compte rendu de l'activité chirurgicale est rédigé par le docteur Girard chirurgien en chef et titulaire de la chaire de Clinique depuis le mois de mars après six années d'exercice en qualité de chirurgien adjoint et d'enseignement de *pathologie chirurgicale*. Ce compte rendu donne les chiffres du mouvement global des personnes hospitalisées dans les services des hommes et des femmes *« blessés »* et fait apparaître que les hommes (433 patients) ont été hospitalisés en bien plus grand nombre que les femmes (136 patientes). Ils représentent 76,10 % du total des 569 *« blessés »* ayant été hospitalisés au cours de l'année. Le nombre des décès est proportionnellement plus important chez les femmes (9,60 % des femmes hospitalisées) que chez les hommes (5,41 %). La très grande majorité des opérés (93,57 %), hommes et femmes confondus, quittent cependant ce service *« guéris ou améliorés »*. En 1887, les *« blessés »* reçoivent les soins de deux chirurgiens. Les administrateurs souhaitent être

---

[185] Cf. Séminaires de Jean-Pierre Peter à l'EHESS.

[186] Cf. Olivier Faure, *La médicalisation de la société dans la région lyonnaise au XIXe siècle (1800 - 1914)*, Thèse de Doctorat d'Etat, p. 442.

[187] Le chloroforme, découvert en 1831 par les chimistes Justus Liebig et Eugène Souberain, gagne la faveur médicale dès les années 1840 en raison de ses vertus anesthésiantes malgré la survenue de redoutables *syncopes chloroformiques* liées à son utilisation. Il entre rapidement en concurrence avec l'éther que l'on commence également à utiliser au cours des interventions chirurgicales à la place des opiacés ou d'autres substances à l'action beaucoup moins rapide et efficace.

informés de leur activité mais cette exigence n'est que très partiellement prise en compte par ces praticiens : L'un des deux chirurgiens ne fournit pas cette année-là son rapport d'activité à la Commission administrative et l'énumération des « *affections chirurgicales* » présentée dans l'unique rapport est jugée incomplète par les administrateurs car les cahiers de visite n'ont pas été régulièrement tenus pendant toute l'année. Ce rapport fait par le docteur Montaz, chirurgien en chef donne sans aucun commentaire la liste de 135 actes chirurgicaux pratiqués à l'hôpital-hospice de Grenoble, avec leur résultat : « *guérison* », « *amélioration* » ou « *mort* ». Cent vingt-deux de ces actes ont été suivi d'une guérison, un acte a été suivi d'une amélioration, et douze d'un décès. Les actes pratiqués sont variés. Leur énoncé est très succinct mais généralement explicite. L'emploi de quelques termes aujourd'hui surannés, et la référence aux connaissances médicales de la fin du XIXe siècle n'en rend pas moins possible quelques contresens. S'il est facile de comprendre qu'une « *ponction d'hydronéphrose chez un graveleux* » est une ponction de l'urine qui ne peut pas s'évacuer normalement à cause de la présence de calculs rénaux, quelques énoncés sont plus difficilement interprétables : que signifie, par exemple, une « *amputation au lieu de sélection* » ? La plupart des énoncés font référence à un accident ou à une maladie sous-jacente : « *amputation de l'avant-bras, écrasement* », « *trachéotomie pour croup* », « *épithélioma végétant de la tempe, ablation* ». Un petit nombre d'énoncés n'indique que l'acte pratiqué. Dans certains cas, la cause semble évidente : une « *circoncision chez un étudiant* » est selon toute vraisemblance la conséquence d'un phimosis[188]. Mais il n'est pas toujours possible de savoir si l'acte chirurgical tend seulement à corriger un défaut anatomique ou physiologique ou si une maladie avait été préalablement identifiée pour des cas, par exemple, de « *résection de la hanche* », de « *trépanation de l'apophyse mastoïde* » ou d'« *écartement forcé de la mâchoire* ». Certains actes, comme les « *injections d'éther iodé dans les abcès froids* », les « *injections de perchlorure pour varices* », une « *cautérisation de l'urètre avec une aiguille chauffée chez une jeune fille incontinente* » ou les « *réductions de luxations* » diverses ont été réalisés par voie externe. Au nombre de 15, ils représentent 11 % des actes cités en 1887. De petites interventions chirurgicales peuvent constituer un deuxième groupe d'interventions (« *raclages de végétations* », « *amygdalotomie* » (sic) au bistouri, ou « *ablations d'épithéliomas* »). Les interventions de ce type représentent également 11 % du total des actes chirurgicaux. Ces actes ne présentent pas un risque vital pour les patients. Les interventions chirurgicales plus importantes, orthopédiques ou viscérales, parfois réalisées sur des tissus infectés sont, de loin, les plus nombreuses et représentent plus des trois quarts des actes chirurgicaux. Elles peuvent être

---

[188] À moins qu'elle ne soit due, mais cela n'est pas précisé, à un motif d'ordre religieux.

suivies du décès de l'opéré. La mort de la personne opérée qui conclut moins de 9 % de l'ensemble des interventions chirurgicales touche un peu plus de 11 % des 105 patients qui subissent une intervention de ce type. Le taux de mortalité dans le service de chirurgie est légèrement plus élevé qu'en 1880 (6,43 %, hommes et femmes confondus). Le décès, lorsqu'il survient, apparaît comme une conséquence de l'intervention chirurgicale ou avoir été accéléré par elle bien que le chirurgien en chef semble vouloir se défendre d'une telle accusation lorsqu'il signale qu'un malade sur qui a été pratiquée une « *entérostomie pour un anus contre nature* » est « *mort d'inanition* », mais ne précise pas la ou les causes des autres décès. La mort du patient est vraisemblablement due dans certains cas, à l'impossibilité de juguler une infection, lors, par exemple, d'une intervention sur un « *anthrax du dos avec fièvre très grave* ou sur un *abcès stercoral péri ombilical* » ; il semble par contre peu probable qu'elle puisse avoir la même cause lors d'autres interventions a priori moins septiques : « *suture d'une fracture de la mâchoire, résection orthopédique du genou* ou *trachéotomie pour croup* », alors que d'autres interventions du même type sont suivies d'une guérison. La mort semble d'autres fois liée à une pathologie sous-jacente lorsqu'elle survient chez un patient opéré d'une « *ostéite tuberculeuse du cubitus avec plusieurs abcès froids*, d'une *occlusion intestinale à forme lente* ou d'un *cancer du sein avec ganglions maxillaires* ». Les anesthésies sont vraisemblablement responsables de quelques-uns de ces décès[189].

Le docteur Montaz ne porte pas sur les résultats des actes chirurgicaux un avis très nuancé car une seule opération est signalée comme étant suivi non pas de la guérison ou de la mort, mais de l'amélioration de l'état du patient (il s'agit d'un *drainage d'abcès de coxalgie*, affection très vraisemblablement d'origine tuberculeuse). Le taux de réussite global, supérieur à 90 %, apparaît très élevé. Certaines « *guérisons* » ont un caractère si étonnant, au regard des connaissances médicales, que l'on peut s'interroger sur la signification de ce terme ou sur la réelle pertinence du diagnostic. Une guérison est par exemple obtenue pour six des sept interventions sur des lésions explicitement définies comme *tuberculeuses* et pour deux des trois *ablations d'un sein atteint d'un cancer*. Il est vraisemblable qu'un certain nombre de « *guérisons* » traduisent une absence de complication et une cicatrisation correcte dans les suites opératoires comme semblent par exemple l'attester les *énucléations* qui *guérissent* les patients mais ne leur rendent pas la vue pour autant et témoignent plutôt, par leur fréquence, des limites du traitement ophtalmologique.

---

[189] À cause notamment des *syncopes chlorophormiques*, cf. supra, note 187 p. 81.

La médecine

Au milieu du XIXe siècle, la médecine hospitalière intègre l'étude de l'état sanitaire de la population qui sollicite des soins à l'hôpital. Les administrateurs de l'hôpital de Meaux se réfèrent aux directives de la circulaire du 31 mai 1840 pour rappeler en 1847 l'obligation qui leur est faite de remettre au Maire tous les six mois un rapport sur l'état sanitaire des personnes reçues dans l'établissement, et sur les soins administrés aux malades[190]. L'amélioration des prestations offertes est une préoccupation renvoyée vers les provinces par le pouvoir politique central car cette même circulaire demande également d'indiquer, tous les six mois, les améliorations qui apparaîtraient *« utiles pour le bien du service »*[191]. La décennie 1880 met en évidence les limites de la médecine hospitalière développée au cours du XIXe siècle comme le montre l'étude du champ d'activité des médecins dans les divers services de l'hôpital-hospice de Grenoble en 1880 et en 1887 (à des dates identiques à celles qui ont été choisies pour brosser un état des lieux de la pratique de la chirurgie dans ce même établissement).

Le refus, au début du XIXe siècle, d'hospitaliser les malades porteurs d'affections contagieuses

L'admission à l'hospice ou à l'hôtel-Dieu de Meaux n'est définitive, en 1827, qu'après qu'un rapport du médecin ou du chirurgien ait constaté que l'hospitalisé n'est *« attaqué »* d'aucune maladie contagieuse provoquant l'exclusion. Les administrateurs précisent à cette date que ne *« sont point reçues dans l'une ni l'autre maison les maladies contagieuses, la teigne, la gale, la scrofule, l'épilepsie, les maladies vénériennes, la folie ni même la démence, et généralement toutes les maladies qui peuvent se communiquer »* : l'hôtel-Dieu apparaît alors essentiellement réservé au traitement des maladies *« curables »*[192]. Les *« personnes atteintes d'hydrophobie ou présumées telles »* c'est à dire atteintes par la rage, ne sont acceptées dans l'hôpital de Meaux qu'à partir de 1846, à la demande du maire de la ville. La Commission administrative n'est pas habilitée à modifier la liste des maladies acceptées dans l'établissement mais reçoit pour cela un avis

---

190 Enquête qui s'inscrit dans la mouvance des grandes enquêtes commandités par la Monarchie de Juillet (telle l'enquête de Guizot en 1833 sur l'instruction publique primaire). Il s'agit notamment d'enquêtes sociales et sur état sanitaire des populations dans le contexte du début de la révolution industrielle et d'une volonté de rationalisation de la société).

191 *Règlement de 1847 de l'établissement hospitalier de Meaux*, A.D. Seine et Marne, 1x305.

192 *Règlement de 1827 de l'hôpital de Meaux*, A.D. Seine et Marne, 1x305.

favorable du Ministère de l'Intérieur moins d'un mois après en avoir formulé la demande. Sous la Monarchie de Juillet, le Ministère apparaît très favorable à cette mesure qu'il commente ainsi : *« L'hydrophobie quand elle s'est déclarée marche avec une grande rapidité et elle pardonne rarement ; il est donc à désirer que les malades qui sont atteints reçoivent de prompts secours. (...) L'admission immédiate des hydrophobes et surtout celle des personnes présumées atteintes d'hydrophobie est une mesure qui intéresse la sûreté publique et que commande l'humanité ».*

L'hôpital devient de ce fait un lieu où des secours peuvent être donnés à des malades dont la pathologie n'est alors que très rarement guérie. La fonction de soins, même lorsqu'elle ne se traduit pas par un traitement médical efficace, complète une autre fonction traditionnellement remplie par les établissements hospitaliers : le maintien de l'ordre public qui peut être troublé par une maladie contagieuse gravissime pouvant entraîner une modifications du comportement de la personne infectée, précédant sa mort, le plus souvent inéluctable, avant que Louis Pasteur n'adapte aux humains, en 1885, la vaccination précédemment développée sur des animaux de laboratoire par le vétérinaire Pierre Victor Galtier (1846-1908).

La visite des médecins dans les salles de malades

À Meaux en 1827, les médecins et les chirurgiens viennent voir les malades lors des visites quotidiennes dans les salles d'hospitalisation. Certaines des tâches qu'ils accomplissent à cette occasion furent plus tard déléguées au personnel infirmier (réfection des pansements, choix de la place occupée dans la salle par chaque malade). Leurs prescriptions sont notées, au jour le jour, au cours de ces visites. L'arrivée des médecins est signalée par le son d'une cloche. À Meaux du chocolat et du café leur sont offert avant la visite, mais cette *habitude* est contestée en 1850[193] par l'inspecteur général *« dans l'intérêt de la dignité de ces messieurs »*, l'inspecteur qui souhaite une bonne organisation du service médical ne se montrant pas, pour autant, désireux de flatter les médecins.

À Meaux en 1827[194], le médecin en chef et le chirurgien en chef font deux visites par jour de l'ensemble de leurs services respectifs. En 1850, ils font une visite tous les matins, de 8 heures à 9 heures. Le médecin et le chirurgien en chef sont accompagnés par l'interne et par la sœur responsable de la salle et

---

[193] Sous la Seconde République, les préfets agissant, comme toujours, en cohérence avec la politique alors préconisée par le pouvoir central.

[194] *Du service de santé, de la salubrité et de la propreté, règlement de 1827 de l'établissement hospitalier de Meaux*, A.D. Seine et Marne, 1x305.

doivent signer leurs prescriptions sur des feuilles « *imprimées à cet effet et énonciatives des noms des malades et des numéros des lits* ». Ces feuilles qui constituent les « *cahiers de visite* » sont utilisées pour l'exécution des prescriptions médicales avant d'être remises à la fin de chaque mois au secrétaire de l'administration « *pour être dépouillées et totalisées* ». Elles sont ensuite conservées pour être éventuellement consultées à la fin de l'année lors de la rédaction du compte moral. Les régimes alimentaires et les préparations magistrales[195] sont prescrits au cours de la visite. Ces deux types de prescriptions n'ont toutefois pas le même statut, car les prescriptions magistrales, ne peuvent pas être faites par l'interne qui n'est autorisé à prescrire qu'un régime alimentaire provisoire. Au cours de la visite du matin que l'interne refait les pansements « *avec douceur, promptitude et propreté* ». L'infirmier ou l'infirmière récolte ensuite les pansements souillés. L'interne effectue seul la visite de l'après-midi mais doit rendre compte au médecin ou au chirurgien en chef d'un éventuel changement « *notable et imprévu* » dans l'état d'un malade. La fonction d'enseignement de la visite n'est pas indiquée explicitement par les sources documentaires utilisées pour ces deux hôpitaux de province. Elle est très importante, dès le XIXe siècle dans certains hôpitaux, et sans doute aussi à Grenoble du fait de l'existence d'une *école de médecine*. Les médecins ne se posent pas de question sur l'absence de confidentialité lorsqu'ils font leurs observations en présence d'autres malades[196] ni sur la perception que peut en avoir le malade lui-même car seule importe pour eux leur utilité pour l'enseignement et la recherche[197].

La caricature publiée par le journal satirique « *l'assiette au beurre* » montrant un attroupement de médecins qui observent la *belle fistule* d'un patient, fesses nues juché à quatre pattes sur son lit, qui en éprouve de la fierté, bien que son identité apparaisse réduite à un numéro, semble toutefois avoir une visée plus humoristique que critique.

---

[195] Les préparations magistrales les plus simples sont exécutées par les religieuses employées à la pharmacie de l'hôpital, les préparations officinales « *qui sont importantes par leurs propriétés thérapeutiques énergétiques ou toxiques, ou simplement par la difficulté de leur préparation ou leur valeur vénale élevée* » sont fournies par le pharmacien de la ville qui a été choisi par la Commission administrative. Ce pharmacien est chargé de visiter tous les six mois la pharmacie de l'hôpital et adresse un compte rendu de cette visite au médecin en chef.

[196] J. Léonard remarque également que « *les professeurs ont la responsabilité à la fois pédagogique et humaine de ces fameuses visites quotidiennes (...) et donnent à ce problème des solutions très diverses qui expriment en quelque sorte la philosophie morale personnelle ; aucun, apparemment, ne va jusqu'à exposer ses malades nus sur une estrade, comme le font certains cliniciens allemands. Parmi les nombreuses conséquences de cette ambiance des services et de cette liberté des 'chercheurs', deux caractéristiques, utiles pour les progrès de la médecine, peuvent retenir notre attention : la possibilité de pousser très loin l'indiscrétion clinique et la possibilité de dresser des statistiques* ». *Op. cit.* page 134.

[197] Cf. *supra*, page 107 et suivantes.

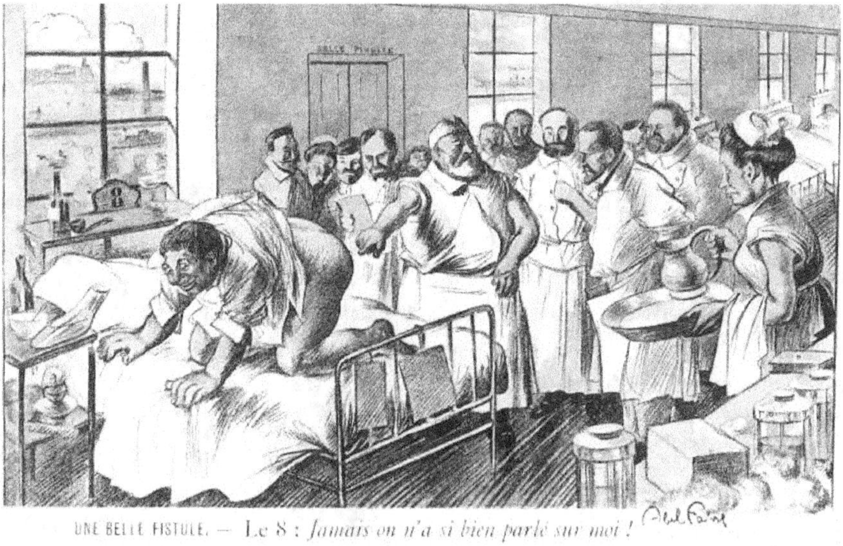

Une belle fistule : Le 8 : *« jamais on a si bien parlé sur moi »*

Caricature dessinée par Abel Faivre publiée dans *l'Assiette au Beurre* en 1902

Carte postale ; Collection particulière

L'activité du personnel des salles est organisée de façon à faciliter la visite des médecins : horaire matinal du nettoyage des salles et des toilettes des malades, demande de l'inspecteur général, en 1850, de supprimer la distribution des soupes avant l'arrivée des médecins pour « *la santé des malades et l'ordre du service médical* ». Cette dernière demande n'est pas formulée par les médecins eux-mêmes et les administrateurs indiquent à cette occasion que la distribution matinale des soupes a toujours eue « *l'assentiment des médecins qui, loin de trouver que ce soit nuisible au rétablissement des malades, pensent au contraire qu'elle est utile* ». Les administrateurs qui s'opposent à cette suppression, indiquent à cette occasion que « *la population des salles de malades se compose le plus souvent d'ouvriers qui ont l'habitude de faire un premier repas presque dès leur réveil et d'en faire un second vers neuf heures* ». Ils jugent nécessaire de respecter ces habitudes prises avant l'hospitalisation et craignent « *de ne pouvoir sans risques pour leur santé, priver* les malades *d'aliments jusqu'après la visite des médecins, qui viennent ordinairement sur les 8 heures 1/2 ou 9 heures et ne s'en vont que vers 10 heures 1/2* »[198].

[198] *Réponse des administrateurs des hospices de Meaux au rapport de l'Inspecteur Général du Ministère de l'Intérieur, inspection de 1850*, A.D. Seine et Marne, 1X310.

Le bilan de l'activité des services de médecine de l'hôpital-hospice de Grenoble au cours des années 1880

Les statistiques concernant l'activité médicale contenues dans les *comptes moraux et administratifs* de 1880 et 1887 ne sont pas très précises malgré leur apparente rigueur car les mêmes maladies peuvent être comptabilisées plusieurs fois dans des rubriques différentes. Il a semblé inutile, pour cette raison, de présenter les chiffres indiqués dans des tableaux synthétiques. Ils sont dans les lignes qui suivent, simplement retranscrits de la façon dont ils furent communiqués par les médecins à la Commission administrative. Nous ne sommes pas, ici, face à un discours optimiste sur le *progrès médical* relayé par de nombreuses *histoires de la médecine*, mais confrontés à la réalité de l'exercice médical dans un hôpital de province. Bien que les médecins mettent en œuvre une démarche scientifique qui s'éloigne de plus en plus de l'ancienne médecine hippocratique ou néo-hippocratique qui servait encore de référence au début du XIXe siècle, les traitements mis en œuvre ne donnent pas toujours les résultats escomptés. Jean Bernard, nous n'avons vu, remarquait du reste à ce sujet que « *la naissance de la science des microbes, de l'hygiène, de la chirurgie, de l'obstétrique modernes n'a cependant qu'une faible influence sur la thérapeutique des maladies* » au cours de la période qui va de la fin du XIXe siècle à la découverte des sulfamides en 1936[199]. Certaines maladies difficilement curables, telle la tuberculose, provoquent un nombre important de décès. Néanmoins, le pourcentage des patients décédés n'est pas, globalement, aussi élevé que ce à quoi on pourrait s'attendre à la lecture de ces propos bien que l'hôpital accueille très majoritairement des indigents a priori plus exposés aux maladies du fait de leurs conditions d'existence. Les administrateurs le remarquent, nous le verrons, à propos d'une épidémie de variole en trouvant que le nombre des décès « *est certainement peu élevé, surtout si l'on considère que les varioleux venus de la ville étaient pour la plupart indigents, vivant dans de mauvaises conditions d'hygiène, mal nourris, et, par conséquent, dans un état physiologique peu favorable pour résister à la maladie* »[200].

En 1879, nous l'avons vu, le taux de mortalité à l'hôpital-hospice de Grenoble se situe dans la moyenne des taux de mortalité de sept hôpitaux de provinces mentionnés sur un tableau comparatif annexé au compte moral de 1880. Le taux de mortalité des hommes fiévreux ou blessés est en moyenne égal à 10,77 %, il est de 10,64 % à Grenoble ; celui des femmes est respectivement de 14,23 % et de 15,24 %. (C'est à Marseille que le taux de mortalité féminine

---

[199] Cf. *infra*, p. 73.

[200] Cf. *supra*, p. 94.

est le plus élevé : 19,19 %, alors que celui des hommes, 12,12 % est plus proche de la moyenne). À la maternité, le taux de mortalité des femmes est à Grenoble légèrement inférieur à la moyenne (ces taux sont respectivement de 1,32 % et de 1,77 %), et comparables à celui enregistré à Lyon (1,34 %). Comme pour les femmes fiévreuses ou blessées, c'est à Marseille qu'il est le plus élevé (3,60 %). Il est par contre inférieur à la moyenne dans les hôpitaux d'Amiens (0,91 %) et de Rouen (0,99 %). À Paris, la chute du taux de mortalité entre 1881 (2,3 %) et 1889 (0,3 %) met en évidence l'efficacité de la méthode antiseptique[201]. Le taux de mortalité dans le service des enfants malades de l'hôpital de Grenoble, (10,89 % chez les garçons et 15,38 % chez les filles) est nettement inférieur à la moyenne pour les garçons et légèrement supérieur pour les filles (16,85 % et 14,85 %). Les décès apparaissent plus nombreux à Rouen (37,06 % chez les garçons et 27,76 % chez les filles) alors que dans les autres services qui dans cette ville accueillent des malades, les taux de mortalité sont inférieurs à la moyenne[202]. Les médecins dénombrent en 1887 à Grenoble 182 décès sur un total de 907 personnes ayant été hospitalisées dans leurs services, soit 20 % de la population hospitalisée. Cette augmentation du taux de mortalité par rapport à 1879 est peut-être due au choix d'hospitaliser en priorité les personnes présentant les maladies les plus graves à cause de l'exiguïté des locaux dénoncée dans les rapports des inspecteurs généraux en 1883 et 1886 et confirmée dans les réponses faites par les administrateurs à ces rapports d'inspection.

En 1880 comme en 1887, le nombre des femmes hospitalisées est moins élevé que celui des hommes. Il représente 48,05 % du total des hospitalisations en 1880 et 47,42 % en 1887. Le pourcentage des décès est plus élevé chez les femmes que chez les hommes. Les décès des femmes malades représentent 57,14 % du total des décès en 1880 et 56,85 % en 1887 (le taux de mortalité est en 1887 de 22,95 % pour les femmes et de 17,42 % pour les hommes). Il est vraisemblable que, globalement, comme pour leur admission à l'hospice, les femmes attendent plus que les hommes une importante dégradation de leur état de santé avant de solliciter une hospitalisation.

L'activité médicale dans le service des entrées

Le docteur Bertholet chargé du service des entrées à l'hôpital-hospice de Grenoble a examiné en 1880 mille deux cent quarante personnes qui se sont présentées à sa consultation pour bénéficier des conseils d'un médecin ou pour

---

[201] Knibiehler (Y.) et Fouquet (C.) *La femme et les médecins*, Paris Hachette 1993, p.182.

[202] Le *modèle Rouannais* (cf. supra, p.167 et suivantes), qui privilégie les soins à domicile réserve peut-être à l'hospitalisation les cas les plus grave, ce qui pourrait expliquer un taux de décès proportionnellement plus élevé chez les hospitalisés.

se faire admettre à l'hôpital. Après un « *examen sérieux* » neuf cent quatre-vingt-dix-neuf d'entre elles, soit 80,56 %, ont été admises dans un service hospitalier. En 1887, le nombre de consultations a plus que doublé (deux mille huit cents personnes) mais les hospitalisations (mille deux cents) n'ont pas augmenté dans les mêmes proportions et ne concernent plus que 42,86 % des personnes qui se sont présentées à la consultation. La consultation dont le succès a augmenté conduit peut-être vers l'hôpital une plus grande proportion de personnes souffrant d'affections bénignes. Il est d'autre part évident qu'étant donné que le nombre de lits offerts à l'hôpital ne s'est pas accru entre 1880 et 1887 dans les mêmes proportions que le nombre des consultations, un plus petit pourcentage de consultants a pu être hospitalisé. Les soins directement prodigués au cabinet de consultation ont par contre augmenté. La demande faite par le médecin en chef en 1880 a peut-être aussi été entendue. À la fin de son rapport d'activité, ce médecin demandait en effet à l'administration de l'établissement de lui fournir quelques instruments « *tels que : laryngoscope, ophtalmoscope et spéculum* » ainsi qu'une seringue de Pravaz qui « *serait des plus utiles dans les cas de névralgies diverses qui pourraient être soignées directement à la consultation sans que les malades soient obligés d'entrer et de prendre lit dans les services hospitaliers* ».

Le docteur Bertholet note que les mois de juin et de juillet ont été les plus chargés en 1880 bien que la majorité des patients ne présente pas à cette époque de l'année des maladies graves mais plutôt des affections « *chirurgicales* » ou « *chroniques* » ainsi que des *diarrhées*. La période allant de la fin du mois de novembre au mois de mars a par contre eu son « *contingent de maladies habituelles et propres à notre pays* » : *bronchites, broncho-pneumonies, pleurésies* et *affections diverses des voies respiratoires*. C'est cette période de l'année qui a été la plus chargée en 1887.

L'activité médicale dans le service des fiévreux

En 1887 les docteurs Bisch et Berger, responsables de ces services de médecine notent que les très nombreuses sociétés de secours mutuel qui existent à Grenoble donnent les soins médicaux à leurs malades et ne les font transporter à l'hôpital que lorsque l'issue fatale est inévitable. Ces médecins indiquent qu'ils ont eu à traiter « *un nombre considérable d'affections diathésiques ou chroniques inguérissables (tuberculoses, maladies cancéreuses, affections organiques du cœur, etc., etc.)* » et signalent que « *très fréquemment des malades ont été apportés dans les salles et sont morts avant la visite du chef de service* »[203].

Le nombre des décès n'apparaît cependant pas très élevé, au regard de ces sombres remarques. Il est cependant globalement plus important dans les services de médecine que dans ceux de chirurgie[204].

Les comptes moraux et administratifs de 1880 et de 1887 fournissent la liste des maladies observées dans les services de médecine. En 1880, 53 maladies sont dénombrées et regroupées en grandes catégories ; les affections *pulmonaires* sont suivies des *cardiaques*, puis des *rhumatismales*, *neurologiques*, *génitales*, *digestives*. Vient en dernier un groupe d'affections que l'on peut qualifier d'infectieuses mais dont l'origine n'était pas encore complètement connue : *amygdalite*, *angine pharyngée*, *stomatite*, *érésipèle* de la face, *syphilis constitutionnelle*, *fièvres tierces*, *quotidiennes*, *muqueuses*, *typhoïdes*. En 1887, 62 maladies sont dénombrées ; des *maladies infectieuses* bien différenciées sont citées en premier : *variole*, *rougeole*, *scarlatine*, *varicelle*, *érysipèle*, *rhumatisme articulaire aigu*. La *fièvre intermittente* est par contre mentionnée plus loin, juste avant la *fièvre typhoïde* qui débute le groupe des *affections digestives* (la découverte du bacille d'Eberth date de 1882). En 1880 comme en 1887, deux derniers énoncés concluent la liste des *maladies* : « *passagers* » (trois hommes et une femme en 1880 ainsi que huit hommes et deux femmes en 1887), car l'hôpital accueille toujours quelques *voyageurs passants fatigués*, et d'autres souffrant de « *vieillesse et misère* » (un homme et deux femmes en 1880 et deux hommes et huit femmes en 1887).

Bien que les chiffres donnés pour 1887 qui rendent compte d'une année d'activité soient le plus souvent beaucoup plus importants, en valeur absolue, que ceux donnés pour 1880 qui ne couvrent qu'une période de huit mois, il convient de rester prudent dans l'interprétation de ces données qui ne concernent souvent qu'un très petit nombre de malades et peuvent de ce fait varier de façon peu significative d'une année à l'autre. Une épidémie de *variole* qui provoque en 1887 l'hospitalisation de 44 hommes (9,24 % des 476 hommes hospitalisés) et 41 femmes (9,51 % des 431 hospitalisations de femmes) fait baisser la part relative des autres affections par rapport à 1880. De nouvelles découvertes médicales réalisées au cours des sept années qui séparent ces deux *comptes moraux* sont perceptibles dans les variations du classement ou de l'intitulé de quelques maladies.

---

[203] S. Borsa et C.-R. Michel notent également qu'un certain nombre de malades « *meurent pour ainsi dire en entrant* » mais ils indiquent qu'il s'agit surtout là de cas « *d'encéphalite ou d'hémiplégie* ». *Op. cit.*, Paris, Hachette, 1985 ; page 121.

[204] Cf. *infra*, page 81.

En 1880, la maladie la plus fréquente est la *pneumonie*. Elle concerne 12 hommes et 7 femmes, soit 7,31 % des hospitalisés. Celle qui entraîne le plus de décès est la *phtisie pulmonaire*, (10 hommes et 9 femmes, soit la moitié des décès chez les hommes et le tiers chez les femmes). Curieusement, seulement 6 hommes et 5 femmes ont été traités pour cette affection, le diagnostic de *phtisie* étant sans doute tardivement posé, peut-être après autopsie, sur des affections d'abord dénommées *pneumonies*. La *phtisie pulmonaire* arrive au premier rang des affections traitées en 1887. Ce terme de *phtisie* semble ne plus être très utilisé à Grenoble : il est mal orthographié dans la liste des maladies observées, et absent de celle des décès où il est remplacé par celui de *tuberculose*. Cette dernière affection est à cette date responsable du plus grand nombre de décès et provoque 39,76 % des décès d'hommes et 28,28 % des décès de femmes. Ces chiffres sont tout-à-fait comparables aux taux de mortalité due à la *phtisie* à l'hôtel-Dieu de Lyon en 1868 où elle est responsable de 30 % des décès[205]. Pour le docteur Bisch cette *« affection fatalement mortelle »*, prend quelques fois *« une marche extrêmement aiguë »* qui semble dépendre d'une influence grippale. Ce médecin remarque également que les autres affections pulmonaires sont en général bénignes chez les adultes et beaucoup plus graves chez les vieillards. En 1880 comme en 1887 les affections pulmonaires (*bronchite*, *catarrhe* et *engouement pulmonaires, asthme, pneumonie, pleuro-pneumonie, pleurésie et phtisie,* auxquelles se rajoute l'*emphysème pulmonaire* en 1887) sont plus fréquentes chez les hommes (41,13 % des hospitalisations en 1880 et 33,19 % en 1887) que chez les femmes (26,89 % en 1880 et 24,13 % en 1887). Le docteur Bisch indique en 1880 que les *« fluxions de poitrines »* ont guéri *« chaque fois que le malade a été apporté à l'hôpital avant la période d'agonie »*.

L'*hystérie*, classée avec les *affections neurologiques* (*épilepsie*, *chorée*, *apoplexie cérébrale*, *ramollissement cérébral*, *méningite*) n'est diagnostiquée que chez des femmes (5 en 1880 et 9 en 1887). L'ensemble des *affections neurologiques* concerne 7,9 % des hommes et 10,08 % des femmes en 1880, 5,25 % des hommes 6,32 % des femmes en 1887.

Les *affections cardiaques* (*« maladies organiques du cœur »*) concernent 1,54 % des hospitalisés en 1880 et 3,53 % en 1887. Aucun décès ne leur est imputé en 1880, mais elles sont responsables de 13,19 % des décès en 1887.

Les *affections gynécologiques* sont plus variées en 1880 (*rétroversion utérine, chute de l'utérus, métrorrhagies, tumeur fibreuse de l'utérus, cancer utérin, avortement* spontané, *état puerpéral indéterminé, péritonite puerpérale*) qu'en 1887 (*leucorrhée, dysménorrhée, métrorrhagie, métrite, cancer de l'utérus, métro-péritonite en suite de*

[205] Cf. Olivier Faure, *La médicalisation de la Société Lyonnaise au XIXe Siècle, (1800-1914)*, Thèse de Doctorat d'Etat, Lyon 1989 ; page 425.

couches). Ces affections concernent 11,76 % des femmes hospitalisées en 1880 et 13,45 % en 1887. Les *cancers de l'utérus* représentent en 1880 comme en 1887, un peu plus de 20 % de l'ensemble des *affections gynécologique*. Ils provoquent 3 décès en 1880 et 7 décès en 1887 (soit respectivement 10,71 % et 7,07 % des décès de femmes dans le service de médecine).

À la maternité, les *péritonites* qui suivent un accouchement ne sont pas très nombreuses. On en dénombre deux, soit 1,68 % des hospitalisations de femmes dans le service de médecine en 1880 et dix, soit 2,32 % des hospitalisations en 1887 où elles provoquent quatre décès (4,04 % des causes de décès chez les femmes). Les comptes moraux donnent les chiffres globaux des décès à la maternité sans différencier les femmes des filles-mères. Le compte rendu d'un médecin en chef, bien qu'assez peu explicite, semble indiquer qu'en 1880 le taux de mortalité est à peu près identique dans les deux services bien que les femmes, contrairement aux filles mères, ne soient pas isolées des autres malades qu'elles peuvent rencontrer dans les cours de l'hôpital.

Les affections touchant l'appareil digestif (*ascite, hépatite, affection organique du foie, diarrhée, entérite, ulcère de l'estomac, cancer de l'estomac, cancer de l'intestin, hématémèse, embarras gastrique, gastralgie*) représentent respectivement, en 1880 et en 1887, 13,46 % et 8,49 % de l'ensemble des affections ou 16,15 % et 12,79 % si l'on ajoute la *fièvre typhoïde* à ces pathologies digestives.

Les *affections dermatologiques* (*urticaire, herpès, eczéma* et *gale*) ne sont signalées qu'en 1887 mais n'ont alors déterminé que 1,21 % des hospitalisations.

Les *affections rénales et urinaires* (*albuminurie, néphrite, diabète insipide, rétention d'urine, cystite aiguë, incontinence nocturne d'urine*) sont très peu représentées en 1880 (2 seuls cas d'albuminurie) et concernent en 1887 quinze hommes (3,15 % des hospitalisations d'hommes) et 7 femmes (1,62 %). On peut également noter que les diagnostics de *cystite* concernent à parts égales les hommes et les femmes. Deux des trois patients atteints de *néphrite parenchymateuse* décèdent ainsi que l'un des huit patients présentant une *albuminurie*.

En 1887, les *rhumatismes articulaires aigus* (41 cas) sont distingués des *rhumatismes chroniques* (16 cas). Ces *affections rhumatismales*, les *rhumatismes noueux*, les *lumbagos* et les *névralgies* (*sciatique, névralgie faciale, névralgie lombo-abdominale*) concernent davantage les hommes que les femmes. En 1887 elles touchent deux fois plus d'hommes que de femmes et représentent 13,44 % de la population masculine hospitalisés et 7,42 % de la population féminine. Elles ne provoquent aucun décès.

Les *anémies* et *chloro-anémies* sont des pathologies essentiellement féminines. Elles concernent au total deux hommes et trente femmes (6,72 % de la population féminine hospitalisée en 1880 et 5,10 % en 1887) et ne provoquent aucun décès.

Quelques maladies infectieuses touchent les oreilles (*otorrhée purulente*), la bouche ou la gorge (*amygdalite, angine simple, angine pharyngée, stomatite*). Trente-trois *angines diphtériques* sont mentionnées en 1887. Trois décès sont attribués à cette dernière maladie. Les médecins n'emploient pas le terme de *maladies infectieuses* que nous utilisons ici, pour désigner ces catégories de maladies. Ils distinguent essentiellement les maladies « *chroniques* » de ces maladies qu'ils qualifient d' « *aiguës* », et celles pour lesquelles une *contagion* a été observée de celles qui *n'apparaissent pas contagieuses*. D'autres maladies qui peuvent être qualifiées d' *infectieuses*, mentionnées en fin de liste en 1880 (*érésipèle de la face, syphilis constitutionnelle, fièvres tierce, quotidienne, muqueuse et typhoïde*) représentent cette année-là 13,46 % des causes d'hospitalisation. Un décès est enregistré pour l'un des sept cas de *fièvre typhoïde*. Cette maladie provoque l'hospitalisation de trente-neuf personnes en 1887 (4,30 % des causes d'hospitalisation). Un peu plus de 20 % d'entre elles décèdent. Une épidémie de *variole* provoque en 1887 l'hospitalisation de quatre-vingt-cinq personnes (9,37 % des hospitalisations) et le décès de 14 % d'entre elles. Pour les administrateurs, le nombre des décès *« est certainement peu élevé surtout si l'on considère que les varioleux venus de la ville étaient pour la plupart indigents, vivant dans de mauvaises conditions d'hygiène, mal nourris, et, par conséquent, dans un état physiologique peu favorable pour résister à la maladie »*.

La contamination intra-hospitalière existe également. Une douzaine de malades ont ainsi contracté la *variole* au sein de l'établissement hospitalier malgré l'installation de tous les varioleux dans des « *salles d'isolement afin d'éviter la contagion* ». Le personnel hospitalier n'a pas, non plus, été épargné par cette épidémie. Les administrateurs indiquent que l'un des internes a été gravement malade et n'a pu se rendre dans sa famille où il a achevé sa convalescence après 37 jours de traitement. Ils signalent également qu'une « *religieuse tout récemment arrivée a été enlevée à la communauté après 11 jours de maladie* » et notent que sur les six servants qui « *ont été contagionnés* », une buandière a succombé au bout de dix jours de maladie.

Ces maladies sont en 1887 à la fois moins fréquentes, et moins graves : cinq personnes sont hospitalisées pour une *rougeole*, sept pour une *scarlatine*, dix-sept pour une *varicelle* et quinze pour un *érésipèle*. Ces dernières maladies, responsables cette année-là de 4,85 % des hospitalisations, ne provoquent qu'un seul décès d'un malade atteint d'*érésipèle* (ou érysipèle).

La « *maladie* » mentionnée en fin de liste s'intitule, nous l'avons vu, « *vieillesse et misère* ». Elle ne concerne qu'un très petit nombre de personnes (un homme et deux femmes en 1880, deux hommes et cinq femmes en 1887), mais provoque chez eux de grands ravages, occasionnant en 1887 le décès des deux hommes et de trois des cinq femmes hospitalisées à cause d'elle dans les services de médecine de l'hôpital-hospice.

Pour le docteur Bisch qui en 1880 fait référence à son expérience de treize années de travail dans les services hospitaliers, et de sept ans passés au Bureau de bienfaisance, les *affections chroniques*, « *cancer de l'utérus, cancer de l'estomac, maladies du cœur* » des personnes qui arrivent à l'hôpital « *à la dernière période* » fournissent presque exclusivement les décès « *qui rendent aux yeux des personnes étrangères à la médecine la statistique hospitalière si sombre et si effrayante* »[206]. En 1887, nous l'avons vu, la *tuberculose* est également, responsable d'un nombre important de décès.

L'activité médicale dans le service des filles syphilitiques

En 1880, les « *filles* » atteintes de *maladies vénériennes* ne sont pas soignées par le médecin responsable du service des fiévreux mais par le chirurgien en chef. Cela est un signe de leur statut bien particulier qui les isole des malades hospitalisés dans les services de médecine. La statistique brute de leur passage à l'hôpital, établie par le chirurgien, montre cent dix admissions, zéro décès, cent six « *guéries ou améliorées* », et quatre restants encore à l'hôpital au premier janvier de l'année suivante. Ces chiffres traduisent le passage répété à l'hôpital pour un séjour de courte durée d'un petit nombre de personnes. Sur 48 lits qui leur sont réservés dans un pavillon construit avec l'aide du Département, elles n'ont occupé qu'un maximum de 17 lits en 1879 et de 11 lits en 1880. Les administrateurs et l'inspecteur général signalent la diminution de leur nombre à l'hôpital qui s'accompagne d'une progression constante du nombre des soldats vénériens soignés à l'hôpital militaire. Les administrateurs et l'inspecteur général rendent l'administration municipale responsable de cette situation. Pour eux, « *il est certain que le service municipal de surveillance des filles est mal fait* », et l'inspecteur note qu'il a cru devoir appeler l'attention de Monsieur le Maire sur les « *dangers toujours croissants que des cafés concerts, des brasseries occupant du personnel féminin font courir à la morale publique* ». Le docteur Girard critique quant à lui l'organisation du service médical qui de son point de vue, est responsable de la progression de cette maladie chez les soldats cantonnés à Grenoble. Il note en 1880 que pour guérir une syphilis il faut un traitement variant de dix-huit mois à deux ans. « *Nous ne pouvons, poursuit-il, garder les malades à l'hôpital et nous les renvoyons blanchies et non guéries, de telle sorte qu'elles rentrent à nouveau au bout de trois semaines ou d'un mois, après avoir eu le temps*

[206] *Rapport sur le compte moral et administratif de 1880*, B.M.G., V 5351 (1881).

d'infecter une ou deux ou plusieurs personnes ». Le docteur Girard n'indique pas si la durée insuffisante de ce séjour est due à un manque de place, ni si cette catégorie de malades est ou non l'objet de soins médicaux moins attentifs que ceux donnés aux autres malades de l'hôpital. L'inspecteur général constate à ce sujet, en 1886, que des filles syphilitiques se sont plaintes en sa présence des visites trop rares des médecins, mais il ne critique pas cette situation et note que « *le traitement indiqué variant généralement peu, on s'explique que le médecin ne vienne pas chaque jour* ». Cette hospitalisation apparaît au total peu efficace tant pour assurer la *salubrité publique* que d'un point de vue thérapeutique, préventif et curatif pour les *filles* atteintes de cette maladie[207].

L'activité médicale auprès des enfants de la crèche

La crèche accueille à Grenoble des enfants abandonnés en attente d'un placement (43 filles et 42 garçons en 1880), quelques enfants accueillis à l'hôpital pendant la maladie de leurs parents et, dans un local attenant au bâtiment principal, des enfants malades âgés de moins de 15 ans hospitalisés à l'issue de la consultation organisée à l'hôpital par le bureau de bienfaisance ou de la consultation dite « *libre* ». Le médecin en chef responsable de ces consultations n'hospitalise que ceux d'entre eux qui ne peuvent pas être soignés à domicile. De nombreux parents réclament par contre l'hospitalisation de leur enfant. Ce médecin note que dans l'intérêt des enfants eux-mêmes et « *au point de vue de la conservation du sentiment de la famille et des soins maternels* » il a dû faire comprendre à ces parents il était « *de leur devoir de les garder à domicile* ». Il se montre satisfait d'avoir pu éviter l'hospitalisation d'un grand nombre d'enfants et d'avoir « *pour ainsi dire, fondé un commencement de Dispensaire* »[208].

Les principales affections présentées en 1880 par les 264 enfants qui n'ont pas été hospitalisés à l'issue de la consultation sont des *diarrhées* (22,73 % des enfants), des « *lymphatismes ou anémies* » (16,67 %), des *bronchites aiguës* (13,64 %) et des *maladies de peau* (également 13,64 %). L'*urticaire* n'est pas classée avec les maladies de peau, mais avec les *fièvres éruptives* (3,79 % du total) qui réunissent également l'*érysipèle*, la *rougeole* et la *variolette*. La *tuberculose* n'est pas directement

---

[207] Jacques Léonard note qu'au XIXe siècle les médecins chargés de la surveillance sanitaire des *filles de noce* s'alarment de l'augmentation du nombre des prostituées, du développement de la prostitution clandestine et des progrès des maladies vénériennes qu'ils ne parviennent pas à enrayer. *La médecine entre les pouvoirs et les savoirs*, page 162.

[208] Ce terme de *Dispensaire* est écrit avec une majuscule dans le *rapport* rédigé par le docteur Bertholet ce qui semble témoigner de l'importance qu'il donne à cette création. (Sur les soins à domicile, cf. également *supra*, p. 167 et suivantes).

citée mais les *scrofules*, terme peu précis mais pouvant l'évoquer, sont citées parmi les *maladies générales* et concernent 6,82 % des enfants.

Sur un total de 291 enfants malades venus en 1880 à la consultation seulement 27 enfants (14 filles et 13 garçons), soit un peu plus de 10 % du total ont été hospitalisés. Huit d'entre eux sont atteints d'une maladie qualifiée de « *générale* » par le médecin en chef : il s'agit de trois filles et d'un garçon ayant une *anémie*, d'une fille *tuberculeuse*, d'un garçon présentant une *anasarque* (œdème généralisé) faisant suite à une *fièvre éruptive*, et de deux filles présentant une *syphilis constitutionnelle* (d'origine congénitale, transmise in-utéro par la mère à son enfant). Quatre enfants ont été hospitalisés pour des « *maladies de poitrine* » (*coqueluche, broncho-pneumonie*), quatre autres présentent des « *maladies de cerveau* » (*convulsions, méningite tuberculeuse, hydrocéphalie avec idiotie*), huit des *maladies intestinales* (*prolapsus rectal, parasites,* mais surtout *diarrhées* pour six d'entre eux), trois enfants présentent des « *maladies de la peau* » (*eczéma, ophtalmie*). Sur ces vingt-sept enfants, sept sont décédés. La *tuberculose* n'épargne pas davantage les enfants que les adultes et provoque le décès des deux filles qui en sont atteintes. Les autres décès sont ceux du garçon ayant une *hydrocéphalie*, de l'un des deux garçons hospitalisés pour une *broncho-pneumonie*, de l'un des enfants souffrant de *diarrhée* et des deux filles atteintes d'une *syphilis* qui est arrivée *en phase tertiaire*. Soixante-dix-neuf enfants ont été soignés à la crèche en 1887, (cinquante-sept par le docteur Gallois vingt-deux par le docteur Bertholet). Dix de ces enfants sont décédés : deux de *tuberculose*, un de *syphilis*, un d'*hydrocéphalie* (maladies également responsables de décès d'enfants en 1880), un de *diphtérie*, un d'*ictère grave*. À ces six décès s'ajoutent quatre décès de nouveau-nés venant de la maternité. Le docteur Gallois, médecin chef à la crèche pendant neuf mois résume son activité médicale dans ce service en indiquant qu'il a eu à traiter en 1887 « *peu de conjonctivites purulentes, quelques varioles rapidement évacuées, quelques varicelles sans gravité* » et précise que « *ce qui fait le fonds du service sont toujours les eczémas impétigineux, si religieusement entretenus par les parents* » qui paraissent le plus souvent n'être confiés au médecin « *que lorsque la vue d'un côté et même des deux se trouve sérieusement compromise* »[209]. Le docteur Bertholet indique que des maladies « *légères* » ont représenté, le reste du temps, une part importante de celles qu'il a eu à soigner dans ce service.

Entre 1880 et 1887 le nombre d'enfants hospitalisés a davantage augmenté que le nombre d'enfants décédés dans ce service ; le nombre relatif des décès par rapport au nombre des hospitalisés est de 25,93 % en 1880, (sept décès pour vingt-sept enfants hospitalisés, et de 12,68 % en 1887, (dix pour soixante-

[209] Du fait de croyances populaires sur les vertus supposées de ces eczémas. *Rapport d'inspection de 1886*, A.M.G., Q3,1.

dix-neuf) : un plus grand nombre d'enfants ont été hospitalisés en 1887 pour des maladies « *légères* » que, sept ans plus tôt, le docteur Bertholet faisait soigner au domicile familial mais la mortalité infantile ne semble pas pour autant régresser à Grenoble avant 1890, date à partir de laquelle on constate une baisse de la mortalité infantile au niveau national[210].

L'inspecteur général note dès 1886 que la proximité des enfants malades est « *un bien mauvais voisinage* » pour les enfants bien portants, mais le docteur Gallois n'apparaît pas en 1887 en mesure d'exiger la modification de l'organisation de ce service. Dans le rapport d'activité qu'il adresse aux administrateurs il juge « *inutile d'insister sur les améliorations qui deviendraient nécessaires si l'on voulait à un moment donné organiser un service vraiment utile d'enfants malades* ». Dans une perspective différente, centrée sur le malade en tant que personne sensible aux relations qu'elle peut avoir avec les autres, le docteur Girard réclame pour tous les enfants malades âgés de plus de quinze ans et hospitalisés de ce fait dans les salles d'adultes, l'ouverture d'une salle spéciale qui les « *mettrait ainsi à l'abri d'une contagion morale qui s'exerce par la vue et par l'ouïe* ». Un siècle plus tard, à Grenoble comme ailleurs en France, les jeunes malades sont toujours, à partir de l'âge de quinze ans, hospitalisés, nous l'avons vu, dans les services d'adultes où les dortoirs, il est vrai, ont été remplacés par des chambres individuelles ou ne comportant que deux ou trois lits.

L'activité médicale auprès des vieillards de l'hospice

Le docteur Bertholet, médecin en chef, déplore en 1880 de n'avoir pas pu obtenir la nomination d'un élève interne dans ce service qui ne dispose que d'un élève externe partageant son temps entre l'hospice et les services de fiévreux. Ce médecin indique à la même date que la plupart des vieillards arrivent à l'hospice avec « *des infirmités compatibles avec la vie* ». Les autres sont alors, en général « *atteints de catarrhe pulmonaire, de maladie du cœur et d'affections du système nerveux telles que ramollissement ou paralysie* ». Ces malades ont constamment représenté en 1880 une population d'environ soixante-dix vieillards constamment hospitalisés dans les infirmeries de l'hospice. En 1887, le médecin en chef note qu'il y a dans ces infirmeries très peu de malades atteints de *maladies aiguës* et que les décès sont surtout le résultat d'*affections incurables* arrivées à leur période ultime ou de l'affaiblissement produit par la vieillesse et la misère. En 1880 le nombre des décès apparaît peu élevé au médecin en chef (45 vieillards décédés en 1880 sur les 254 hospitalisés de l'hospice, soit

---

[210] Marie-France Morel, *Les soins prodigués aux enfants, op. cit.* pages 164 et 168.

17,72 %)[211]. Le pourcentage des décès varie assez fortement d'une année à l'autre : il est de 27,27 % l'année précédente et de 19,27 % en 1887.

L'activité médicale à la maternité

La maternité reçoit dans deux services distincts des « *femmes-mères* » mariées et des « *filles-mères* », célibataires, ces dernières étant, à l'hôpital, les plus nombreuses. En 1879 et 1880, les *femmes* et les *filles mères* restent en moyenne de 21 à 30 jours à la maternité. La durée moyenne de leur séjour est légèrement plus élevée chez les *femmes* que chez les *filles*, mais c'est le contraire en 1886 et 1887. Elle s'est abaissée à 20,14 jours chez les *filles* et à 16,35 jours chez les *femmes* en 1900.

Les administrateurs notent en 1880 que « *la Maternité n'appelle aucune observation particulière* » et se disent « *heureux de constater que malgré la défectueuse installation des locaux et grâce aux soins entendus, un seul décès* (d'une accouchée) *s'est produit sur 234 accouchements* pratiqués en 1879, (0,45% de décès) *alors que bon nombre de femmes enceintes qui viennent à l'établissement ont été fort éprouvées physiquement et moralement pendant la durée de leur grossesse* ». Le docteur Bisch, médecin en chef, qui en 1879 « *a fait, avec l'aide de la maîtresse sage-femme* », quatre-vingt-six accouchements signale qu'il a « *perdu quatre enfants* (soit 4,65% ou 1,16% si l'on ne considère que l'enfant né vivant), *trois étaient morts avant l'acte de la délivrance* ». En 1880 le docteur Bisch trouve les résultats obtenus à la maternité aussi satisfaisants que ceux obtenus l'année précédente. Il note que sur soixante-quatorze accouchements, il n'a enregistré que le décès d'une femme et ceux de seulement cinq enfants (soit respectivement 1,35% et 6,76% de décès). La jeune femme et l'un des enfants sont décédés à la suite d'une péritonite, un enfant d'hémorragie cérébrale (mort subite quelques heures après la naissance), deux de « *faiblesse congénitale* » et un enfant « *atteint d'un vice de conformation de la langue et du palais est mort faute de pouvoir prendre le sein* ». Un seul de ces cinq décès d'enfant semble donc dû à un problème identifié comme étant infectieux[212]. Trois femmes venant de la maternité ont été soignées dans le service de médecine : une pour un « *état puerpéral indéterminé* » et deux pour « *péritonite puerpérale* ». Avant que ne commence la révolution pastorienne, les accouchées atteintes d'une affection puerpérale sont déjà transférées chez les fiévreuses afin d'être isolées de leurs « *camarades* »[213]. Le docteur Bisch apparaît

---

[211] *Rapport sur le compte moral et administratif de 1880*, B.M.G., V 5351 (1881).

[212] Marie-France Morel note sur ce sujet que les effets de la révolution pastorienne sur la mortalité infantile ne sont constatés qu'après 1890 : Morel, M-F, *Les soins prodigués aux enfants, op. cit.* pages 164 et 168.

[213] *Ibid.*

soucieux de permettre l'établissement de statistiques fiables sur le nombre des décès enregistrés dans les différents services. Il note en effet que si une accouchée décède alors qu'elle a été transférée dans le service des fiévreuses à la suite d'une *« affection puerpérale »* elle est toujours *« portée comme décédée à la maternité et compte dans la statistique de ce service »*.

Les urgences

En 1880 le docteur Girard, chirurgien en chef qui se montre attentif aux conditions dans lesquelles des actes chirurgicaux peuvent être réalisés en cas d'urgence, demande l'achat de *« deux lampes à réflecteur et portatives, et l'installation dans les salles d'opérations d'un tuyau de gaz avec plusieurs becs mobiles »* car, note-t-il, si *« un accident arrive pendant la nuit, que le chirurgien doit lier une artère ou panser une plaie »*, il ne peut disposer, *« pour tout luminaire que de chandelles à fumée épaisse »*.

La volonté de répondre à l'urgence était déjà formulée en 1827 dans le règlement de l'hôpital de Meaux qui tenait compte de l'ordonnance royale du 31 octobre 1821 et de l'instruction ministérielle du 8 février 1823. Ce règlement précisait que les portes de l'établissement n'étaient fermées que pour l'ordre et la sûreté, car parmi ses nombreuses missions, il se devait de recevoir des malades à toute heure. Cette mission de l'hôpital, qui déjà assure la continuité d'un service public, semble peu prise en compte à Grenoble où l'inspecteur général dénonce en 1886 la complète fermeture de l'établissement la nuit[214].

Dès l'année suivante l'interne, qui est tenu de résider constamment dans l'établissement, dispose d'une *« boîte de secours »* devant lui permettre *« d'assurer mieux encore pendant la nuit les secours à donner aux malades dans les cas urgents »*. Cette boîte contient *« une sonde pour homme, une sonde pour femme, une sonde de Belloc et une seringue de Pravaz »*[215]. Il est bien précisé au personnel que cette boîte ne doit, en temps normal, jamais être déplacée hors du *« cabinet de clinique contigu à la salle des hommes fiévreux dans lequel se tient habituellement la sœur de garde »* car elle doit pouvoir être utilisée sans aucune perte de temps. Le souci de répondre à l'urgence commence ici à se manifester par la mise en place de moyens matériels spécifiques.

---

[214] Cf. *infra*, page 62.

[215] *Registres des délibérations de la Commission administrative*, séances du 20 juillet et du 29 novembre 1887, R.D.CHR., 1885 - 1888.

Les prescriptions et les expérimentations de médicaments

De nombreuses tisanes sont prescrites aux malades. En 1913, « *dans la pharmacie, véritablement modèle, la tisanerie occupe à elle seule une salle* » qui, pour le journaliste de la Dépêche, « *ressemble beaucoup plus à un atelier d'alchimiste qu'à une inoffensive officine* »[216].

En 1880, pour traiter les malades atteints de *pneumonie* les médecins de l'hôpital-hospice de Grenoble utilisent des *vomitifs* et administrent du *sulfate de quinine* « *dans les cas où l'indication d'un tel traitement est fournie par le type rémittent* » des *pneumonies*, c'est à dire sans doute par leur diminution progressive d'intensité, même en l'absence de traitement, et par « *leur tendance à l'adynamie* ». Les *pleurésies*, moins fréquentes, ont été traitées par des *purgatifs salins*, des *boissons nitrées* et des *vésicatoires*. Les *purgatifs salins* ont été également utilisés, ainsi que des « *soins hygiéniques* » pour arriver à la guérison complète de quelques malades atteints d'une forme bénigne de *fièvre typhoïde*. La nature de ces soins hygiéniques n'est pas précisée mais il est possible qu'il s'agisse là des indispensables soins d'hygiène corporelle prodigués à ces malades souffrant vraisemblablement de troubles intestinaux. Les résultats obtenus aident sans doute les patients à surmonter les désagréments provoqués par la mise en œuvre de certains traitements médicaux : en 1887 les médecins indiquent que l'utilisation des *vomitifs*, chez les enfants, et des « *lavages* » (d'estomac[217] ?) chez les adultes, associés à des *badigeonnages répétés de perchlorure de fer* ont donné des résultats « *bien supérieurs à tous les autres procédés* » pour traiter les malades atteints *d'angine diphtérique*. Les médecins de l'hôpital-hospice se déclarent satisfaits de la « *médication lactée, comme d'habitude d'un grand concours dans toutes les maladies comme l'hydropisie et dans les maladies rénales, mais encore pour faire passer certains états de stase sanguine* », notamment chez trois malades atteints de « *catarrhe pulmonaire chronique* ». Ils indiquent également que cette *médication* a été employée avec succès, la même année, « *dans deux cas de pleurésie aiguë et dans un cas de cystite suraiguë* ». Il s'agit vraisemblablement ici d'une médication appelée plus communément *diète lactée* (citée plus haut dans chapitre sur les régimes alimentaires) utilisée notamment pour ses vertus diurétiques et pour le traitement des maladies pulmonaires[218].

---

[216] *La Dépêche Dauphinoise*, 14 septembre 1913.

[217] J. Léonard signale la mode des lavages d'estomacs après 1878, *op. cit.*, p. 251.

[218] Cf. Bertrand, A. (Dr.), *La phtisie pulmonaire et les maladies chroniques de l'appareil respiratoire*, 3ème édition, Paris, Tolmer et Cie, 1881 ; pages 45 et 46.

Des prescriptions semblables peuvent être employées pour traiter des affections très diverses. Les *vomitifs* et les *purgatifs*, qui sont utilisés pour traiter des embarras gastriques et des diarrhées sont, par exemple, nous venons de le voir, employés pour des affections touchant l'appareil pulmonaire. Dans une conception de la médecine qui conserve encore une connotation néo-hippocratique, il convient de débarrasser l'organisme des substances qui peuvent lui être nuisibles[219]. Ces pratiques semblent assez proche de celles dont témoignent les cahiers des visites des médecins de l'hôtel-Dieu de Paris indiquent par exemple soixante ans plus tôt, que Dupuytren (1777 - 1835) « *anatomiste, physiologiste et anatomo-pathologiste de tout premier ordre* »[220], prescrivait un grand nombre de lavements pour des pathologies ne touchant pas obligatoirement l'appareil digestif. Ces cahiers notent la guérison de malades ainsi traités, tel cet homme qui «*la veille de son entrée à l'hôpital, s'étant pris de querelle avec un ouvrier comme lui, fut renversé à terre par ce dernier qui lui a donné à la tête et au visage plusieurs coups de soulier ferrés. Une plaie existait sur le dos du nez et une autre du côté droit du front. Diverses écorchures se trouvaient çà et là et comme il se plaignait beaucoup de la tête, qu'il avait toute la figure enflée, et que d'ailleurs il était assez vigoureux,* M. *Dupuytren lui fit faire une saignée du bras. Il lui prescrivit en outre des bains de pieds, des lavements et lui fit faire, plus tard, appliquer quelques sangsues derrière les oreilles. Ces divers moyens provoquèrent un soulagement rapide, et il ne restait plus que des traces légères des mauvais traitements éprouvés par ce malade lorsqu'il sortit de l'hôpital* » au bout de 6 jours. Autre exemple de guérison, après une hospitalisation de huit jours, pour un jeune homme qui « *reçu, le matin de son entrée à l'hôpital, un coup de pierre dans l'angle interne de l'œil gauche. Il fut étourdi du coup, mais ne fut point renversé. Ses camarades vinrent à lui, le soutinrent et comme il s'écoulait un peu de sang, ils l'étanchèrent. Ils le conduisirent ensuite chez un médecin qui lui conseilla d'entrer à l'hôpital. Une petite plaie contuse existait dans le lieu indiqué ; le malade éprouvait en outre des douleurs vives à l'œil et à la tête.* M. *Dupuytren ordonna qu'on recouvrit provisoirement l'œil d'un cataplasme émollient, qu'on donna au malade des bains de pieds et des lavements et qu'il observa un peu de diète. Bientôt la tuméfaction tomba, les douleurs se dissipèrent et la petite plaie était cicatrisée le jour où le malade sortit de l'hôpital* »[221]. La bonne foi manifeste du médecin qui consigne ces faits dans le cahier de visite interroge sur la difficulté de bien cerner les raisons

---

[219] Même si le terme d'*humeur* n'est pas utilisé.

[220] E. H. Ackerknecht note au sujet de Dupuytren qu'il aurait probablement eu les qualités requises pour prendre la relève de Bichat mais que « *son ambition lui fit préférer la carrière de dictateur de la chirurgie* ». Cf. *La médecine hospitalière à Paris (1794 - 1848)*, Paris, Payot 1986, page 80.

[221] Cf. *Cahiers de visites des médecins de l'hôtel-Dieu de Paris*, Archives de l'AP-HP. On peut rappeler à cette occasion que les théories de Broussais où l'appareil digestif occupait une place de premier ordre connurent, dans le contexte de ce type de pratique, un grand succès avant d'être décriées.

de l'efficacité réelle ou supposée de ces traitements médicaux. On peut émettre ici au moins trois hypothèses malheureusement invérifiables : ces contusions auraient guéri dans les mêmes délais sans traitement médical, le médecin a joué ici le rôle traditionnel d'un *sorcier* ou d'un *guérisseur*[222] qui peut aider la personne à mobiliser en elle des ressources lui permettant de guérir, le traitement était intrinsèquement efficace.

Dans le dernier quart du XIXe siècle, les médecins de l'hôpital-hospice de Grenoble se montrent soucieux de vérifier eux-mêmes l'efficacité et l'innocuité des traitements médicaux qu'ils ont prescrits (en l'absence de protocoles de recherche standardisés qui ne sont pas encore utilisés). Ils signalent qu'un *« remède à la mode »*, l'antipyrine[223], s'est révélé inefficace, lorsqu'ils l'ont utilisé dans des cas de chorée (danse de Saint-Guy), et qu'il a provoqué *« des accidents d'insuffisance rénale chez un typhique »*, de là, notent-ils, l'obligation de s'assurer de *« l'intégrité des reins avant d'administrer ce médicament qui ferme le rein »*, et dont il faut, concluent-ils, réserver l'usage pour traiter *« les affections apyrétiques*[224] *ou chroniques »*, et contre les douleurs, les névralgies et les migraines. Ils signalent également qu'ils ont *« consciencieusement essayé »* les injections d'eucalyptol, *« préconisées surtout par l'école de Lyon »*, contre la phtisie pulmonaire et notent que tous les malades ainsi traités ont vu leurs sécrétions bronchiques diminuer notablement, mais que *« chez plusieurs, l'hémoptysie a été ramenée, et chez un plus grand nombre l'état fébrile s'est accentué d'une manière très marquée »*. Ce remède, concluent-ils, est à abandonner en cas de phtisie. Ces quelques exemples montrent des médecins plus sûrs de leurs diagnostics que de l'efficacité des médicaments qu'ils utilisent, mais on peut remarquer que ces praticiens se situent dans une démarche résolument expérimentale.

Contrairement aux membres de la Société de Médecine et de Pharmacie de l'Isère en 1888, ces médecins ne parlent pas, en 1887, de possibles *« traitements antiseptiques »* pour les *« maladies internes des fiévreux »*[225], et avouent leur impuissance à soigner efficacement la plupart des maladies chroniques.

---

[222] Qui comptent parmi les *illégaux* combattus par les médecins durant tout le XXe siècle. Cf. J. Léonard, *La médecine entre les pouvoirs et les savoirs*, page 68 et suivantes.

[223] Les docteurs Bisch et Berger indiquent que l'antipyrine est composée d'omethyl-quinizime-mettyleise.

[224] Le nom (antipyrine) donné à ce médicament semblait pourtant indiquer qu'il pouvait permettre de lutter contre l'hyperthermie.

[225] Cf. *supra*, page 135.

Les régimes alimentaires prescrits par les médecins

Les administrateurs rappellent en 1850 que *« les prescriptions des médecins, quant aux aliments, sont strictement suivies »*[226]. Ces régimes alimentaires prescrits par les médecins constituent une partie importante du traitement médical au XIXe siècle dans une approche de la médecine encore influencée par les théories hippocratiques.

Ces régimes sont distincts du régime alimentaire ordinaire *« gras »* ou *« maigre »* servis selon le calendrier liturgique de la religion catholique[227]. Olivier Faure remarque à ce sujet que l'alimentation se retrouve au cœur des polémiques qui divisent le monde médical et au centre du conflit culturel qui oppose fréquemment les malades et les sœurs aux médecins[228]. On peut également constater que ces conflits résultent également parfois, comme par exemple, peu avant la Révolution Française, à l'hôtel-Dieu de Paris, moins de la contestation par les médecins de pratiques religieuses, sauf s'ils sont membres de la libre pensée ou de la mouvance radicale[229], que de la contestation par les congréganistes d'un contrôle médical sur les conditions matérielles de l'hospitalisation alors qu'elles géraient auparavant cela en accord avec l'administration hospitalière[230].

Les régimes prescrits par les médecins se bornent le plus souvent à restreindre de façon plus ou moins importante la quantité de nourriture servie aux malades car il est demandé au prescripteur de *« se conformer au menu de la cuisine sans pouvoir exiger ce qu'il serait difficile ou trop dispendieux de se procurer* car *il faut qu'ils fassent la médecine des pauvres »*[231]. Les malades reçoivent ainsi les trois quarts, la moitié ou le quart des mêmes aliments qui sont servis aux bien-portants. Ils peuvent également être mis à *« la soupe »*, au *« bouillon »* ou à la *« diète absolue »*. Les quantités de bouillon peuvent être augmentées en cas de prescription d'une réduction de la ration alimentaire : à Paris, à l'hôpital des vénériens, sauf en cas de diète absolue, le bouillon est ainsi doublé, triplé ou

---

[226] *Réponse des administrateurs des hospices de Meaux au rapport de l'Inspecteur Général du Ministère de l'Intérieur, inspection de 1850*, A.D. Seine et Marne, 1X310.

[227] Cf. *infra*, p. 65.

[228] *Ibid.*

[229] Cette mouvance politique souvent alors située à l'extrême gauche, qui existe déjà sous la monarchie de Juillet autour de Ledru Rollin et sous le second Empire autour de Léon Gambetta, formera le *Parti Radical et radical socialiste* au mois de juin 1901.

[230] Cf. *Mémoire pour les Prieures & Religieuses Hospitalières de l'Hôtel-Dieu contre Mrs les Administrateurs du Temporel dudit Hôtel-Dieu* ; Paris, 1788.

[231] *Règlement de 1827 de l'hôpital de Meaux*, A.D. Seine et Marne, 1x305.

quadruplé d'une façon inversement proportionnelle à la réduction des autres aliments. En cas de prescription d'une *diète lactée absolue*, le malade ne reçoit que du lait. Si elle n'est que relative, il reçoit du lait et des aliments cuits dans du lait.

Ces prescriptions, comme l'ensemble des prescriptions médicales, sont réactualisées par les médecins sur les cahiers de visite que la sœur chargée de la distribution des aliments est tenue de consulter chaque jour[232]. Pour éviter des erreurs dans la distribution des repas, le régime, à Meaux, est également affiché à la tête de chaque lit à côté d'une « *carte* » indiquant l'identité du malade.

Désarmée devant la plupart des maladies chroniques, la médecine hospitalière semble plus à même de traiter les « *affections aiguës* » qui, soit du fait d'une meilleure nutrition et d'une meilleure hygiène, soit grâce à l'action des médecins, guérissent « *en plus grand nombre à l'hôpital que dans les mansardes de la ville* »[233]. Les administrateurs de l'hôpital-hospice mettent en rapport la mortalité avec les conditions d'existence et semblent presque s'étonner, nous l'avons vu plus haut, du faible pourcentage de décès chez des « *varioleux venus de la ville* » qui sont « *pour la plupart indigents, vivant dans de mauvaises conditions d'hygiène, mal nourris, et, par conséquent, dans un état physiologique peu favorable pour résister à la maladie* »[234]. Un tel point de vue relativise le rôle des traitements curatifs tout en donnant de l'importance, sans la nommer, à la prévention de la morbidité par l'hygiène de vie (qui est du reste en partie offerte à l'intérieur de l'hôpital, en ce qui concerne, du moins, l'importance donnée à l'alimentation *ordinaire*[235], ou *prescrite* par les médecins). Comme nous l'avons vu dans un précédent chapitre[236], les traitements chirurgicaux, semblent être plus efficaces que les traitements médicamenteux. Les comptes moraux sont toutefois beaucoup plus discrets sur la nature des traitements prodigués aux personnes hospitalisées que les cahiers de visite, lorsqu'ils ont été conservés, ou que les très nombreux traités de médecine et de chirurgie publiés au XIXe siècle.

---

[232] *Règlement de 1847 de l'hôpital de Meaux*, A.D. Seine et Marne, 1x305

[233] *Rapport sur le compte moral et administratif de 1880*, B.M.G., V 5351 (1881). Jacques Léonard indique que l'idée d'une *hygiène sociale* ayant pour but d'assainir les logements insalubres est, à Paris défendue par Jules Rochard dans son *traité d'hygiène sociale* (1888), par Emile Duclaux *l'hygiène sociale* (1902), et domine les huit volumes de l'*Encyclopédie d'hygiène et de médecine publique*, œuvre collective (1890-1895). Paul Brouardel fait adopter par l'Académie de médecine le vœu que soient enfin correctement appliquée la loi de 1850 sur les logements insalubres et une ordonnance sur les garnis prise le 7 mai 1878 par le préfet de police de Paris. Cf. Léonard, Jacques, *La médecine entre les pouvoirs et les savoirs*, pages 315 et 316.

[234] Cf. *infra*, page 94.

[235] Du moins dans les établissements hospitaliers de Meaux et de Grenoble.

[236] Cf. *infra*, page 81 et suivantes.

Pour le docteur Girard, vice-président de la Commission administrative, « *l'hygiène et la gaieté* » sont, en 1913, « *deux grands facteurs de santé* ». Mais, ajoute-t-il, « *elles ne peuvent pas tout* ». Cet ancien chirurgien en chef indique à cette époque que la création de services spécialisés dans le nouvel hôpital construit à la périphérie de la ville de Grenoble répond à l'évolution récente de la médecine. La médecine « *qui était un art* » tend en effet « *de plus en plus à devenir une science* », et, poursuit le docteur Girard, « *comme elle emprunte ses méthodes d'examen et de guérison à toutes les autres sciences, la physique, la chimie, la mécanique etc., il faudrait que le médecin les connût toutes à fond* ». La complexification de la connaissance médicale rend toutefois cela impossible car, s'interroge le docteur Girard, « *quel est le cerveau qui pourrait avoir aujourd'hui les prétentions d'un Pic de la Mirandole*[237] ? » Ce médecin explique aux grenoblois qu' « *en médecine, comme dans toutes les autres sciences, il a donc fallu se spécialiser. L'obstétrique, l'ophtalmologie, la stomatologie, l'urologie, la laryngologie, la dermatologie, filles de la médecine, sont devenues majeures, ont pris droit de domicile dans tous les hôpitaux importants et des services spéciaux leur ont été réservés, au plus grand profit des malades* »[238].

La multiplication de services spécialisés apparaît bien être, en effet, l'une des caractéristiques de l'évolution de l'institution hospitalière, à Grenoble, au cours des premières années du XXe siècle[239].

---

[237] Philosophe du XVe siècle (1463-1494), très érudit, dont le nom est synonyme de *personne possédant la totalité du savoir.*

[238] *Discours du Docteur Girard* prononcé lors de l'inauguration du nouvel hôpital civil, cité par *la République de l'Isère,* 15 septembre 1913.

[239] Jacques Léonard signale qu'un siècle plus tôt, à Paris, « le bureau central des admissions qui distribue les malades dans les divers hôpitaux de la capitale permet de commencer à spécialiser, par exemple, Saint-Louis en dermatologie, l'hôpital du Midi en vénérologie, la Salpêtrière en médecine mentale ». Jacques Léonard, *La médecine entre les pouvoirs et les savoirs,* page 52.

L'hôpital : un lieu privilégié d'enseignement et de recherche médicale

Les prescriptions de médicaments, même lorsqu'elles sont inefficaces où aggravent l'état des personnes soignées, deviennent en elles-mêmes un objet d'étude car l'établissement hospitalier est également un lieu de recherche et d'expérimentation. Les dissections de cadavres permettent à la fois le développement de la recherche dans une perspective anatomo-pathologique, dominante au cours de la première moitié du XIXe siècle et visant à trouver la lésion organique responsable de la maladie et de la mort ; elle constitue d'autre part une méthode d'enseignement de l'anatomie et de la pratique chirurgicale. L'observation clinique des malades est largement utilisée pour la formation qui est de ce fait en partie réalisée sur les malades eux-mêmes lors de la visite dans les salles et lors de cours plus théoriques qui développent les observations réalisées dans les salles d'hospitalisations et à l'amphithéâtre de dissections. Les hôpitaux deviennent ainsi utiles au *progrès médical*. Michel Foucault remarque que « *ce qui est bienveillance à l'égard du pauvre se transforme en connaissance applicable au riche* »[240]. L'enseignement représente une partie importante de l'activité des médecins et des chirurgiens en chef de l'hôpital de Grenoble. Il leur confère une fonction enseignante et un titre de *professeur* de clinique ou de chirurgie auxquels ils semblent très attachés. Le docteur Girard, chirurgien en chef, mentionne ainsi des changements dans ses fonctions d'enseignant, au début du rapport sur le fonctionnement du service de chirurgie de l'hôpital de Grenoble qu'il rédige en 1880 pour le compte moral et administratif.

L'approche anatomo-pathologique et la place réservée à la mort

Les autopsies et les dissections, à Meaux comme à Grenoble, sont des expressions locales de la recherche et de l'enseignement anatomo-pathologique et de la méthode anatomo-clinique qui permettent l'apprentissage des

---

[240] Foucault, Michel, *Naissance de la Clinique*, page 85 qui se réfère également à Chambon de Montaux, *Moyens de rendre les hôpitaux plus utiles à la nation*, Paris, 1787 (cité par M. Foucault, *ibid.*, page 85). J. Léonard remarque que « *dans la morale du temps, il ne paraît pas choquant que (les) pauvres gens en échange de soins gratuits fassent l'objet d'explorations cliniques et d'expérimentations thérapeutiques. Les gros contribuables, qui sont alors les maîtres de la France, veulent que les secours accordés servent directement le progrès scientifique et profitent aux 'honnêtes gens'* ». Léonard, Jacques, *La médecine entre les pouvoirs et les savoirs*, page 134.

techniques chirurgicales et la recherche des lésions organiques pouvant expliquer une maladie ou un décès.

Les médecins et les chirurgiens détiennent seuls l'autorité d'attester que la mort d'un hospitalisé *« est certaine »*, et d'autoriser son transfert dans la salle des morts avant un ensevelissement, une autopsie ou une dissection. Le règlement de 1847 précise que la personne décédée n'est transportée dans la *« salle ensevelière »* ou *« salle des morts »* que deux heures après la constatation du décès par l'interne[241], et le règlement de 1827 demande qu'elle y soit transportée avec *« toute la décence convenable »*. Ces règlements indiquent que les corps ne peuvent être placés dans un cercueil et transportés au cimetière ou dans la salle où sont pratiquées les autopsies et les dissections que 24 heures après la constatation du décès[242]. Le règlement de 1827 limite la pratique des autopsies aux seuls cas où elle est jugée nécessaire pour connaître les causes de la mort *« sauf les précautions que la prudence exige et qui se réduisent à ces deux mots <u>célérité</u> et <u>propreté</u> »*[243].

Le règlement de 1847 applicable à Meaux, qui n'est sur ce point comme sur beaucoup d'autres qu'une réplique de textes élaborés au niveau ministériel, favorise largement les autopsies et les dissections[244] qui peuvent être décidées par les médecins ou les chirurgiens *« dans l'intérêt de la science et de l'humanité »*. Les autopsies peuvent avoir lieu tout au long de l'année. Ce règlement prévoit qu'elles ne peuvent être faites que par le médecin ou le chirurgien, chacun dans son service, et interdit aux élèves internes d'en faire eux-mêmes. Les dissections sont quant à elles pratiquées sur des sujets servant *« aux études anatomiques ou aux études de médecine opératoire »*. L'amphithéâtre où elles sont réalisées est situé dans un bâtiment isolé. Il est ouvert de droit aux médecins et aux élèves de l'établissement et, sur leur demande écrite, aux médecins de la ville *« dûment autorisés »*. Bien que des *« démonstrations anatomiques »* puissent y être faites *« pour les élèves de l'intérieur et pour toutes autres personnes »*, l'accès à cet aspect de la connaissance médicale n'en reste pas moins strictement contrôlé par les médecins, car ces personnes *« du dehors »* ne peuvent être admises à une telle

---

241 Il s'agit là d'une réglementation nationale, encore en vigueur aujourd'hui.

242 En cohérence avec les dispositions prévues par le Code Civil des français, ou code Napoléon, stipulant qu'une inhumation ne pouvait avoir lieu que 24 heures après qu'un officier d'état civil a, accompagné de deux témoins, ait constaté le décès sur place, l'intervention du médecin n'étant alors requise qu'en cas de mort violente.

243 Ces mots sont soulignés dans le texte du règlement. Cf. *Règlement de 1827 de l'établissement hospitalier de Meaux*, A.D. Seine et Marne, 1x305.

244 La méthode *anatomo-clinique* de l'école de Paris prône l'étude, presque systématique après un décès dans une structure hospitalière, des lésions anatomiques qui peuvent expliquer les symptômes observés par les médecins avant la mort du malade ; on peut par exemple se référer sur ce sujet à Erwin H. Ackerknecht, *La médecine hospitalière à Paris*, Paris 1986.

séance qu'avec un permis d'entrer de la commission, délivré sur la demande du professeur d'anatomie.

Le règlement de 1847 autorise, en hiver, l'utilisation d'un même sujet pour des dissections pendant une durée maximale de 20 jours, *« les moyens connus de conservation étant employés pour prévenir tout inconvénient ou tout danger »*. Les dissections sont théoriquement interdites du 1er avril au 1er octobre, ainsi que les *« préparations anatomiques donnant lieu à des macérations prolongées »*, interdiction toute relative, car des études de médecine opératoire peuvent néanmoins avoir lieu durant cette période *« à la condition de ne pas conserver les sujets plus de trois jours »*.

Les autopsies peuvent être pratiquées même lorsque les corps ont été réclamés par les familles quand elles *« n'auront pas formellement et spontanément exprimé le vœu qu'il ne soit pas procédé à leur autopsie »*. La seule restriction imposée est qu'il ne soit, dans cas, *« pratiqué sur la tête aucune opération »*, l'opérateur étant chargé de réunir toutes les parties, de les remettre en place et de les fixer par des points de suture, avant de remettre le sujet de l'étude aux employés de l'établissement. Les corps qui n'ont pas été réclamés avant l'heure de l'inhumation peuvent être, par contre, *« abandonnés aux dissections »*. Les autopsies ne sont soumises qu'à une simple *« formalité »* administrative, l'économe devant viser un bulletin pour ordre lorsqu'il est averti par l'élève interne du moment où sera pratiquée l'autopsie jugée nécessaire par les médecins et chirurgiens en chef. Les administrateurs qui, sans réel pouvoir de décision, délèguent leur signature à l'économe, doivent toutefois examiner, tous les trois mois, un *« registre dit des autopsies*, tenu par l'élève interne, *indiquant le nom du sujet et mentionnant sommairement le résultat de l'opération »*.

Pour les dissections, la demande *« d'un sujet pour servir aux études anatomiques »* également remise à l'économe, est par contre soumise au contrôle de l'administrateur de service.

Le règlement de 1847 indique qu'aucune *« portion de cadavre ne peut être détournée ou emportée hors de l'établissement sans l'autorisation de l'administrateur de service »*, mais la *« police de l'amphithéâtre »* n'est pas réalisée par les administrateurs mais par le plus ancien des médecins ou chirurgiens en chef. Le non-respect des dispositions prescrites par le règlement entraîne toutefois *« la réprimande du contrevenant, et dans le cas de récidive, l'application de peines plus sévères, telles que l'exclusion ou la destitution »*.

Les grandes facilités accordées pour la réalisation des autopsies et des dissections entérinent à l'évidence un état de fait. Leur banalisation est acceptée à cause des exigences de la recherche médicale et de la formation des jeunes médecins. Les rédacteurs du règlement de 1847 jugent pourtant utile de demander aux médecins et aux chirurgiens de *« ne pas oublier que les plus hautes convenances leur imposent le devoir de veiller à ce que les opérations se fassent toujours avec la plus grande décence »*.

La mort ne peut être dissimulée du fait de l'hospitalisation dans des salles communes et ce n'est qu'en 1913, à Grenoble, que deux salles d'isolement seront aménagées à proximité des salles d'hospitalisation où, *« loin de l'émotion des malades, le moribond rendra le dernier soupir »*[245]. Les personnes hospitalisées sont, selon toute vraisemblance, au courant de la pratique des autopsies et des dissections, mais ne les ressentent sans doute pas très positivement car il est demandé à l'élève interne de prendre *« toutes les précautions commandées par la prudence pour faire transporter les sujets le plus secrètement possible »* dans le local où elles seront pratiquées. L'inspecteur général demande en 1850 la construction, à Meaux, d'une cloison pour séparer la salle d'autopsie de la salle des morts, et souhaite que des précautions soient prises *« pour que le transport des cadavres, de l'une à l'autre de ces salles, ne se fasse pas à la vue des malades »*. Les administrateurs ne font alors construire qu'une cloison *« incomplète »*, n'atteignant pas le plafond pour séparer totalement ces deux salles. Cette construction incomplète provoque de nouvelles demandes de l'inspecteur en 1854 et 1857[246] qui réclame toujours la séparation complète de ces deux salles. Ni l'inspecteur ni les administrateurs n'expliquent la nécessité de cette séparation par l'obligation d'une meilleure hygiène à une époque où la médecine n'est pas encore devenue pastorienne.

Les dissections se font à Grenoble à l'école de médecine et dans un *amphithéâtre* à l'hôpital-hospice, qui semble être source d'un autre genre de nuisances. Le rapport de l'inspection faite par un conseiller municipal signale en effet, en 1878, que les malades de certaines salles sont incommodés par des mouches qui viennent de l'amphithéâtre. Cette accusation, comme l'ensemble des critiques formulées par l'inspecteur, est contestée par les administrateurs qui signalent toutefois, dans la réponse qu'ils font à son rapport d'inspection, et sans en expliquer la raison, leur intention de déplacer l'amphithéâtre[247].

---

[245] *La Dépêche dauphinoise*, 14 septembre 1913.

[246] *Rapport de l'Inspecteur Général du Ministère de l'Intérieur* et *Réponse des Administrateurs des Hospices de Meaux, inspections de 1850, 1854 et 1857*, A.D. Seine et Marne, 1X310.

[247] *Délibération de la Commission administrative du 4 avril 1879, au sujet du rapport fait par M. l'adjoint Martin le 13 décembre 1878* ; B.M.G., V 5355.

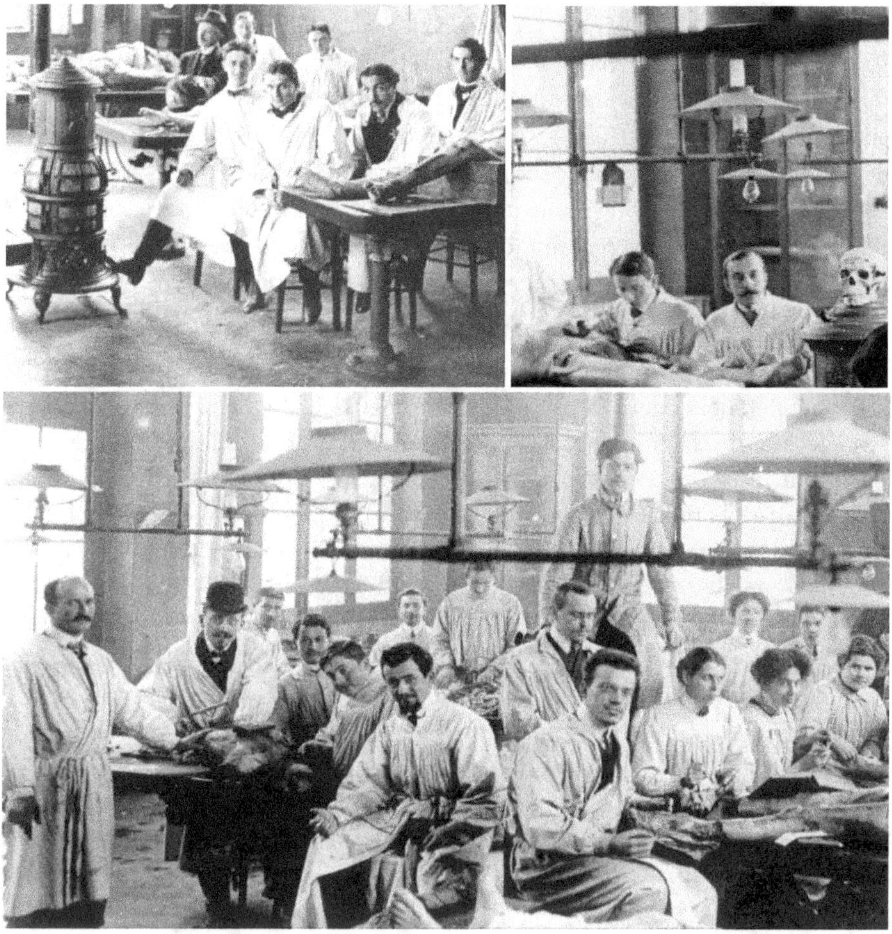

École de médecine de Grenoble : séances de dissection

Sur le cliché en haut à droite on remarque, prise de distance avec la mort, un crâne fumant la pipe.
Sur celui du bas on distingue (à droite) plusieurs femmes élèves de l'école de médecine et le *garçon d'amphithéâtre* (en hauteur).

Sur ces deux clichés l'éclairage électrique coexiste avec l'éclairage au gaz.

©Coll. Musée Dauphinois des sciences médicales, Fonds Muller.
De Gauche à Droite et de Haut en Bas :
Clichés recadrés 14560 (sans date), 14563 (1913-1914), 14562 (1909).

Cette totale prise de pouvoir sur les corps n'est plus freinée ni par le respect de la vie, qui s'est éteinte, ni par un interdit religieux et donne sans doute à ces médecins adeptes de la méthode anatomo-clinique et à l'hôpital lui-même un aspect inquiétant, qui explique peut-être en partie la peur de *mourir à l'hôpital*, dont témoignait encore il y a quelques années une partie non négligeable de la population la plus âgée, et peut-être la préférence d'une *clinique privée* à l'hôpital *universitaire* au moment du choix d'un lieu d'hospitalisation. Patrice Cugnetti voit plutôt dans « *cette psychose qui fait que le malade a peur d'aller à l'hôpital* » une association faite entre maladie et misère[248]. Anna Hamilton explique cette crainte par le manque d'éducation du personnel servant. Olivier Faure remarque qu'à Lyon, aux alentours de 1868, « *le lien souvent établi entre la mort et l'hôpital est bien réel, mais seulement pour les tranches d'âge élevées* ». Il précise que la mortalité y est faible pour les jeunes adultes et les enfants, moyenne pour les adultes mûrs, frappe sévèrement au-delà de 50 ans, et qu'« *au-delà de 70 ans, celui qui entre à l'hôpital n'a que deux chances sur trois d'en sortir vivant* »[249].

La mort, inéluctable, est-elle mieux acceptée lorsqu'elle n'apparaît pas suivie d'un dépeçage du corps consécutif aux autopsies et aux dissections ? En 1886, l'inspecteur général déplore que le rez-de-chaussée du bâtiment des maladies contagieuses de l'hôpital-hospice de Grenoble soit affecté à un atelier de menuiserie où l'on confectionne des cercueils pour toute la ville. L'hôpital-hospice tire alors profit du monopole des pompes funèbres[250]. Le bénéfice qu'en retire l'administration hospitalière est exclusivement financier car la participation des indigents de l'hospice à la confection des cercueils ne contribue pas à modifier de façon positive l'image que l'établissement hospitalier donne de lui-même. L'inspecteur général note en 1886 que cette confection de cercueils est « *un spectacle peu gai pour les malades* ». Pour l'inspecteur, un hospice n'est déjà pas bien gai et « *il est mauvais d'en rendre le séjour plus triste encore, d'augmenter la répulsion en donnant le spectacle continuel de tout un appareil mortuaire. Plusieurs fois en entrant dans l'établissement,* note-t-il encore, *j'ai trouvé le vestibule encombré par des porteurs et par leur attirail. On attendait l'heure d'un convoi* ». L'inspecteur souhaite à cette date que « *l'entrée principale et la cour d'honneur soient débarrassées de ce spectacle toujours attristant pour les parents et amis de malades et pour les malades eux-mêmes quand ils y entrent* ». L'inspecteur juge cependant que « *la population de l'hospice n'est pas attristée par ce spectacle parce qu'elle s'y habitue* ».

Cinquante ans plus tard le spectacle de la mort ne semble pas, pourtant, être toujours bien accepté par les hospitalisés ni, peut-être aussi, par le personnel employé dans les salles. Une protestation conjointe du personnel et des hospitalisés s'oppose à une décision de la Commission administrative rajoutant l'habillage des morts aux attributions du personnel infirmier ou servant employé dans les salles. Pour les hospitalisés, cette nouvelle pratique « *est contraire aux plus*

---

[248] Cf. Cugnetti, Patrice, *L'hôpital de Grenoble des origines à la fin du Second Empire (XIe siècle-1870)*, Thèse de Doctorat d'Etat en Droit, Grenoble 1978 ; p. 691.

[249] Cf. Anna Hamilton, *supra*, page 269, note 615, et Olivier Faure, *La médicalisation de la Société Lyonnaise au XIXe Siècle*, (1800-1914), Thèse de Doctorat d'État, Lyon 1989 ; page 425.

[250] Cf. *infra* p. 34.

élémentaires règles d'hygiène ». Cet argument n'est pas développé. L'hygiène est devenue un dogme dont la seule évocation épargne de tout commentaire. D'autres arguments sont également évoqués par les hospitalisés et mettent en évidence leur désir de prendre le plus de distance possible avec la mort. Pour eux, « *c'est une pratique inhumaine d'habiller les morts à la vue des malades et des mourants* ». Ils indiquent également « *qu'il leur répugne que le même personnel qui leur donne des soins et leur apporte la nourriture soit affecté à la manipulation des cadavres* » et cette répugnance semble moins liée à la question de l'hygiène évoquée en premier qu'au désir de séparer de façon absolue ce qui concerne les vivants de ce qui concerne les morts ; comme si le fait que les mêmes personnes s'occupent des morts et des vivants, enlevait à ces derniers une partie de la distance qu'ils tentent semble-t-il de préserver à l'égard de la mort. Les soins prodigués aux vivants pourraient également souffrir d'une *concurrence* exercée par les morts car les hospitalisés trouvent « *inadmissible que, pour s'occuper des décédés, les infirmiers cessent tout soin aux 20 ou 30 malades de leur service alors que leur état exige et réclame une surveillance continuelle* ». En 1910, un conseiller municipal demande l'installation d'une chambre mortuaire « *pour permettre aux familles de reconnaître leurs chers disparus* ». Cette demande n'est pas jugée prioritaire par les administrateurs de l'établissement hospitalier qui invoquent les difficultés inhérentes à l'état des locaux[251].

Les corps des personnes décédées sont parfois l'objet d'un trafic rémunérateur pour des agents de l'établissement hospitalier. Mais bien qu'un journal local fasse état, en 1910, de la vente à un coiffeur de la banlieue grenobloise de la « *splendide chevelure blonde* » d'une jeune femme décédée à l'hôpital, ce « *fait odieux* », malgré un titre accrocheur « *plaintes quotidiennes, la vente des cheveux des mortes* », apparaît pourtant tout à fait exceptionnel au journaliste qui rédige cet article[252]. Seule l'étude des dossiers des personnels ou des comptes rendus des séances des commissions administratives permettrait de connaître la fréquence de ce type de comportement, l'administration hospitalière préférant parfois étouffer ce genre d'affaire : Jean-Paul Martineaud signale ainsi à l'hôpital Lariboisière, le cas d'un « *garçon d'amphithéâtre qui faisait un trafic de cheveux et de dents de cadavres* ». Il fut l'objet d'un *renvoi immédiat*, mais

[251] *Conseil municipal de Grenoble*, séances du 29 mai 1936 et du 14 mai 1910. J'ai été moi-même témoin du fait que soixante-dix ans plus tard, une partie du personnel affecté au nouvel *hôpital des Sablons* (futur hôpital Michalon) jugeait scandaleux que les architectes de ce nouvel hôpital n'aient pas prévu de faire passer les chariots de nourriture et les personnes décédées par des ascenseurs différents. Ce type de pratique, liée notamment aux contraintes architecturales est cependant, au début du XXIe siècle, généralement bien acceptée.
[252] *La République de l'Isère*, 30 juillet 1910.

« l'Administration jugea bon de ne pas le livrer à la police correctionnelle afin d'éviter un scandale public »[253].

Lorsque la médecine *de laboratoire*[254] impose ses méthodes, des animaux sont utilisés à des fins de diagnostic ou de recherche. Lors de l'inauguration du nouvel hôpital civil de Grenoble, la presse n'omet pas de signaler la présence, à proximité des nouveaux laboratoires de *« cages pour les cobayes et les lapins »*, devenus *« sujets »* grâce à *« une injection traîtresse »*, qui donnent *« chaque jour aux praticiens les indications les plus précieuses*[255] *en même temps qu'il leur permet d'économiser un temps dont les minutes sont comptées »*[256].

L'enseignement de la clinique s'appuie sur l'observation des malades

Le cumul des fonctions d'enseignant et de responsable de service hospitalier est parfois contesté par les médecins qui n'occupent ni l'une ni l'autre de ces fonctions, comme à Marseille en 1830. Ceux qui exercent la médecine à l'hôpital pensent par contre qu'ils sont *« les plus propres à l'enseigner, comme ceux qui l'enseignent doivent être plus capables de l'exercer »*[257].

Le compte moral et administratif de 1880 donne à Grenoble la liste des *« leçons faites avec observations à l'appui »* en utilisant les *« ressources cliniques tirées du service »*. Après une introduction sur *« la clinique en général »* la première de ces leçons faites *« avec observation à l'appui »* porte sur la distinction entre la *tuberculose* et la *phtisie*. D'autres leçons ont également pour thème l'étude des différences entre deux affections (diagnostic différentiel entre les *affections de la poitrine* et la *phtisie*, *méningite aiguë* et *méningite tuberculeuse*, *fièvre continue* simulant une *fièvre typhoïde*, diagnostic différentiel entre *l'hystérie* et *l'épilepsie*). Le plus

---

[253] Martineaud, J.P., *Une histoire de l'hôpital Lariboisière, le Versailles de la misère*, éd. de l'Harmattan, Paris, 1998, p.81. Ces cas de non dénonciation montrent les limites des archives policières et judiciaires en ce qui concernent les hôpitaux dont les administrations préféraient parfois régler *en interne* les disfonctionnements survenant dans les pratiques médicales ou mettant en cause le personnel hospitalier. (On retrouve cette même propension à régler *en interne* des problèmes pouvant relever de l'institution judiciaire dans d'autres institutions : Églises, armée...).

[254] Cf. *infra*, page 72.

[255] À la suite de Magendie, C. Bernard pratique des vivisections au nom d'une éthique qui l'oblige à ne pas faire d'expérience dangereuse sur des humains avant une expérimentation chez l'animal, mais n'utilise pas l'anesthésie. M. Hanriot et Ch. Richet inventent le chloralose qui fait disparaître la douleur en conservant les réflexes et permet de réduire les critiques à l'égard de ces pratiques. Cf. J. Léonard, *op. cit.*, page 144.

[256] *La Dépêche Dauphinoise*, 14 septembre 1913.

[257] Borsa (S.) et Michel (C.-R.) *La vie quotidienne des hôpitaux en France au XIXe siècle*, Paris, Hachette, 1985 ; p. 144.

grand nombre de cours porte sur l'étude de diverses maladies (*myélite chronique, ataxie locomotrice, chorées, entérocolite chronique, sécrétions intestinales morbides, intoxication saturnique, grippe céphalique, thoracique* ou *abdominale, rhumatismes articulaires, broncho-pneumonie catarrhale, érésipèle médical, anémie des repasseuses, hémorragies utérines, ulcères simples de l'estomac, état morbide de la muqueuse de l'estomac par suite d'alcoolisme chronique, cancer utérin, asthme essentiel, colique hépatique, pneumonie aiguë avec complications*). Certains intitulés montrent des cours axés sur la prescription d'un traitement médical (*des fièvres intermittentes et du sulfate de quinine*, indications de l'*administration de l'Ipéca*, traitement de la *fièvre typhoïde*, traitement des *névralgies*, indication de la *paracentèse*, du *régime lacté*). Un petit groupe d'intitulés fait référence à une approche plus globale d'un aspect de la pratique médicale (*de la recherche de la température dans les maladies, de l'influence des maladies sur la grossesse et réciproquement, de l'importance sémiologique des maladies de peau*). Un dernier cours est consacré à une « *étude médico-légale sur l'avortement* ». Les symptômes des malades présents dans les services de médecine ont été l'objet de l'observation attentive des étudiants, mais les intitulés techniques de ces cours pourraient tout aussi bien rendre compte d'un enseignement exclusivement théorique. Cet enseignement en partie réalisé au lit du malade, dans des salles communes, n'apparaît pas de nature à améliorer les conditions d'existence des personnes hospitalisées qui sont l'objet d'une observation attentive non pas pour elles-mêmes mais pour les symptômes qu'elles présentent, le dialogue ne s'établissant pas entre elles et les médecins mais seulement entre médecins au sujet de la maladie qu'ils observent puis qu'ils cherchent à combattre[258].

En grossissant quelque peu le trait, on peut émettre l'hypothèse que tant que la recherche médicale reste essentiellement anatomo-clinique, le malade idéal est celui qui décède et dont on peut autopsier ou disséquer le corps pour rechercher les causes des symptômes préalablement observés. Sans pousser aussi loin la caricature, on peut cependant noter que les corps des indigents n'étant pas aussi systématiquement réclamés par les familles que ne le seraient ceux de personnes appartenant aux classes plus riches de la population, l'hôpital est le lieu idéal de la dissection d'un grand nombre de cadavres. Leur utilisation par le corps médical renforce au début du XIXe siècle l'intérêt que les médecins portent à l'hôpital. L'institution hospitalière favorise également l'expérimentation médicale dans une approche centrée sur l'étude des maladies et l'efficacité des traitements médicaux. L'attrait des médecins pour cette recherche présente sans doute le risque qu'elle devienne, pour certains d'entre eux, plus importante que la personne même du malade. Les médecins de la ville, qui peuvent être joints par téléphone à leur domicile par les *directrices des*

---

[258] Cf. *infra*, page 86, note 196.

services de l'hôpital civil inauguré à Grenoble en 1913, ne se montrent pourtant pas moins disponibles que le personnel *infirmier diplômé* logé sur place qui doit, la nuit, « *répondre au premier appel* » d'un veilleur non diplômé[259]. Les médecins, qui pendant une grande partie de la journée ne sont pas au contact direct de leurs *patients*, établissement avec eux des relations qui sont parfois filtrées par le personnel employé dans les salles. À la fin du XIXe siècle, l'établissement hospitalier qui reste encore un lieu d'enfermement temporaire ou définitif de catégories de personnes jugées dangereuses pour la société n'est pas toujours, loin s'en faut, même dans sa partie *hôpital* un lieu de guérison, et les médecins font le constat de leur grande difficulté à traiter efficacement les maladies qu'ils qualifient de « *chroniques* ». Les administrateurs de l'Hôpital-hospice de Grenoble confirment ces propos lorsqu'ils notent que les indigents atteints d'affections incurables, « *viennent souvent demander non pas la guérison, mais seulement un lit pour y mourir en paix* ». Le discours des chirurgiens est sensiblement différent. Les traitements chirurgicaux qu'ils réalisent à l'hôpital sont pour eux très efficaces. Mais bien que la médecine hospitalière se soit élaborée grâce à la coopération obligée des indigents, la création, en 1913 dans l'enceinte du nouvel hôpital, à la Tronche, d'un bâtiment appelé *Clinique des Alpes* mise « *à la disposition de tous les médecins, entièrement indépendante, avec son personnel, sa cuisine, son jardin particulier* »[260] témoigne comme la *Clinique médico-chirurgicale pour malades payants* de l'ancien hôpital de Grenoble, de la volonté d'attirer une clientèle plus aisée qui ne pourrait accepter d'être hospitalisée dans les salles communes. Cette clientèle est également susceptible de renforcer globalement le crédit de la médecine hospitalière, car ce qui est payant ou s'adresse aux riches a, pour tout un chacun, généralement plus de valeur que ce qui est gratuit ou s'adresse aux pauvres.

Au cours de la dernière décennie du XIXe siècle, les découvertes de Pasteur désormais acceptées par tous les chirurgiens, s'intègrent parfaitement à leurs pratiques. Elles apparaissent à la fois comme un aboutissement d'un siècle d'actives recherches et comme une porte ouverte vers d'autres progrès et un avenir encore meilleur. Il n'est pas étonnant que, dans ce contexte, les administrateurs de l'hôpital-hospice de Grenoble, qui comme beaucoup de leurs contemporains ont une grande confiance dans les progrès de la science et de l'humanité, expriment ainsi en 1891 leur vision optimiste de l'évolution de l'hôpital : « *L'hôpital de l'avenir ne doit pas être compris comme l'hôpital du passé, c'est à dire comme une maison réservée seulement aux malades pauvres; il doit être une maison de santé, un sanatorium ouvert à toutes les classes de la société, aux riches comme aux*

---

259 Cf. *Le Petit Dauphinois*, 12 septembre 1913.

260 *Les Alpes Pittoresques*, article *Un hôpital modèle, un somptueux refuge pour la Souffrance et la Misère*, n° de 1913.

déshérités. On y trouvera l'accumulation de toutes les ressources thérapeutiques mises par la science au service de l'humanité souffrante ; on devra y trouver également tous les moyens de préservation contre les maladies contagieuses. Un père et une mère dont l'enfant sera atteint du croup, de la scarlatine, de la fièvre typhoïde... l'enverront à la maison de santé ou tout sera aménagé pour y recevoir confortablement le malade et le membre de sa famille qui devra le suivre; ils ne craindront plus alors que cet être si cher sur lequel ils veillent avec tant de sollicitude et tant d'angoisse ne devienne le meurtrier involontaire d'un de ses frères ou sœurs en lui communiquant une maladie mortelle sont il aura guéri lui-même ». Ces considérations, notent les administrateurs, *« montrent que l'hôpital ou sanatorium de l'avenir devra offrir, de même que l'asile des vieillards, de vastes jardins ou l'air et le soleil circuleront avec facilité, de nombreux pavillons à architecture et à confort différents, accessibles à toutes les classes de la société, au malheureux comme à l'ouvrier aisé, à l'employé comme au riche bourgeois. Tous trouveront avantage à s'y faire soigner ; une commune souffrance les réunissant dans une vaste enceinte. Les riches, reconnaissants et compatissants, viendront assurément au secours des pauvres, soit par des dons, soit par des legs et la fraternité gagnera sûrement à cet ordre de choses »*[261].

Cette vision optimiste apparait assez proche du positivisme prôné par Auguste Comte (1798 - 1857). Jacques Léonard remarque que le positivisme enthousiasme alors également les jeunes médecins, ces derniers, refusant cependant de le suivre jusqu'à sa religion sociologisante, lui préférant un positivisme purement scientifique exprimé par Émile Littré (1801 - 1881) ou Charles Robin (1821 - 1885)[262].

[261] *Registres des délibérations de la Commission administrative, séance du 16 janvier 1891.* B.M.G., V 5356 (22).

[262] Cf. Jacques Léonard, *La médecine entre les pouvoirs et les savoirs*, page 262.

Le concept d'hygiène hospitalière

La modification des comportements qui accompagne la révolution pastorienne ne doit pas faire oublier qu'au sein de l'institution hospitalière l'hygiène est une préoccupation bien antérieure aux découvertes de Pasteur. Les modifications de la conception de l'hygiène publique et de l'hygiène hospitalière sont également liées au progrès de la diffusion et de la consommation de l'eau dès la fin du XVIIIe siècle[263]. Le personnel employé dans les salles, déjà chargé d'assurer les soins d'hygiène corporelle et la propreté des locaux, n'est pas du tout exclu de ces évolutions qui concernent aussi la société tout entière, au-delà des murs de l'hôpital. La révolution pastorienne permet d'intégrer l'infiniment petit, le microscopique aux savoirs médicaux. Jusqu'à la fin du XIXe siècle, le « *cube d'air* » par personne sert de référence pour la salubrité. Dans la section des enfants idiots de Bicêtre, par exemple « *le cube d'air est, par lit* : *43 mètres* c. *500, dans les dortoirs des valides* ; *de 46 mètres* c. *dans les dortoirs des gâteux* ; *de 50 mètres* c. *dans l'infirmerie. Dans les classes, il est de 14 m.c. 200* », chiffre comparable à celui, jugé très insuffisant : « *15 à 16 mètres cubes d'air par lit* » dans des dortoirs de femmes à l'ancien hôpital hospice de Grenoble[264].

L'hygiène hospitalière avant la révolution pastorienne

Les notions de contagion et d'infection

Ces deux notions ne doivent pas être confondues. « *Pour les tenants de la contagion,* note Patrice Bourdelais, *le danger est représenté par les hommes mobiles et les marchandises qui transmettent la maladie. Pour les avocats de l'infection, seules les conditions atmosphériques et d'environnement local sont responsables des nouveaux cas de maladie* »[265]. La contagion, précise-t-il, est souvent exprimée par une sorte de connaissance empirique populaire qui pressent le risque d'importation de maladies telles que la peste ou le choléra par les personnes et les marchandises provenant des lieux où sévit le mal. Alors que l' « *opinion des hommes de l'art penche plutôt en faveur de l'influence des 'constitutions épidémiques' chères au néo-hippocratisme* » très attentif à l'influence de l'environnement, des saisons, du

---

[263] Jean-Pierre Goubert, *La conquête de l'eau (analyse historique du rapport à l'eau dans la France contemporaine)*, Thèse de Doctorat d'Etat, Paris, 1984.

[264] Bourneville, *Histoire de la section des enfants de Bicêtre 1878-1892*, Publications du Progrès Médical, Paris 1892 p.61 ; et *supra*, p.159.

[265] Bourdelais, Patrice, *Les épidémies terrassées, une histoire de pays riches*, Paris, 2003, Editions de la Martinière, p.81.

climat... « *Ils établissent,* poursuit Patrice Bourdelais, *des rapports étroits et directs entre l'homme malade, la nature et les conditions de la vie en société. L'infection, qui génère la maladie, résulte de ces conditions d'environnement. Aussi, changer d'air, de milieu, c'est véritablement permettre la guérison (...). Tous les médecins néo-hippocratiques contribuent alors à la force du mouvement aériste (...). Vers 1800, l'ensemble des poussières en suspension dans l'air, dit Contage, est fortement suspecté d'effectuer la contamination* »[266].

Les exigences de l'aération

Pendant les quatre-vingts années qui précèdent la révolution pastorienne, le *bon air* et *la propreté,* qui caractérisent l'hygiène hospitalière, sont considérés comme « *des moyens efficaces pour accélérer la guérison des malades et retarder les maladies chez les vieillards* ». En 1827, il est expressément demandé aux dames hospitalières de l'hôpital de Meaux de se « *pénétrer de cette vérité* » et de réaliser l'aération et le nettoyage des salles. Elles doivent ainsi, dès leur entrée le matin dans les salles avant la visite matinale des médecins, faire enlever les vases de nuit, ouvrir les rideaux des lits, surtout dans la longueur, ouvrir les croisées « *et particulièrement celles qui sont dans la longueur des salles afin d'établir promptement un grand courant d'air* ». Opérations qui doivent être réalisées « *avec toute la rapidité possible surtout en hiver et dans les temps humides* ». L'aération qui dissipe les odeurs de la nuit n'est pas uniquement destinée au bien être des médecins car les salles sont, même en hiver, à nouveau aérées à d'autres moments de la journée. Les dames hospitalières doivent alors, pour se conformer au règlement intérieur, résister aux réclamations et ouvrir les croisées du côté opposé au vent et à la pluie suffisamment longtemps pour renouveler l'air de la salle « *surtout après les distributions d'aliments ou en profitant d'un rayon de soleil* »[267]. En 1837, les membres de la Commission administrative des établissements hospitaliers de Meaux objectent à l'inspecteur général qui demande la réduction des autorisations de sorties en ville, que la santé des indigents « *se trouverait sans doute compromise par le défaut de salubrité de l'hospice*[268] *dans son état actuel* » s'il ne leur était pas accordé la possibilité de sortir trois fois par semaine d'un établissement insalubre. Les administrateurs ne s'opposent pas au principe de la réduction du nombre des sorties, mais jugent prioritaire de permettre aux indigents de s'aérer à l'extérieur. Ils signalent à cette occasion leur intention de faire construire à l'intérieur de l'établissement des « *promenoirs sains et bien aérés* » permettant de réduire le

---

[266] *Ibid.*

[267] *Règlement de 1827 de l'hôpital de Meaux*, A.D. Seine et Marne, 1x305.

[268] À partir de 1847, le terme d'*hospice général* désigne l'ensemble de l'établissement hospitalier de Meaux.

nombre des sorties en ville[269]. La nécessité de faire construire des promenoirs est également évoquée à Grenoble, en 1866, pour permettre aux malades et aux convalescents d'utiliser des galeries couvertes *« si précieuses, et si recommandées »* pour *« se livrer à quelques exercices et essayer leurs forces »* mais aussi pour se soustraire à *« l'air vicié des salles »* pourtant jugées *« spacieuses et bien aérées »*[270]. En 1850, les administrateurs de l'hôpital Saint-André de Bordeaux rappellent qu'en 1828, le choix pour assurer la ventilation, *« s'était porté sur des cheminées »*. S'ils admettent, dès 1845, le principe de l'installation de calorifères, c'est *« pour la ventilation plus que pour le chauffage* car on reconnaît *l'insuffisance de la cheminée qui dans chaque salle est l'unique moyen d'élever la température et d'évacuer l'air vicié »*[271]. Cet établissement d'un style que nous qualifions de *semi pavillonnaire* c'est-à-dire constitué de bâtiments distincts mais reliés entre eux à leur extrémité par d'autres corps de bâtiment, avait été construit entre 1826 et 1829 en tenant compte de recommandations faites en 1784 par une commission de l'Académie des sciences à laquelle participait, notamment, le chimiste Antoine-Laurent de Lavoisier (1743-1794) et visant à favoriser la circulation de l'air et l'aération des salles d'hospitalisation. Les pavillons de l'hôpital Lariboisière inauguré en 1854, tout comme ceux du nouvel hôtel-Dieu inauguré par Mac Mahon en 1877, ou de l'hôpital Tenon inauguré l'année suivante étaient reliés entre eux par des galeries couvertes pourvues de baies vitrées pouvant être ouvertes pour faciliter l'aération. À l'hôpital Lariboisière, le *cahier des charges* destiné aux entreprises de maçonnerie chargées de prévoir la ventilation des salles d'hospitalisation demandait *« un débit d'air de 20 m^3 par heure pour un lit, air frais en été, chaud en hiver, de façon à assurer une température minimale de 15°C* et permettant de *supprimer les miasmes »*[272]. Jean-Paul Martineaud signale que *« deux projets furent retenus pour la décision finale, mais,* indique-t-il de façon très étonnante, *comme on ne parvenait pas à choisir, une partie des bâtiments bénéficia du premier système, l'autre du second »*. Il s'étonne, du reste, que l'on ait préféré des systèmes d'aération complexes au lieu de *« renouveler l'air directement par les fenêtres. Élémentaire, n'est-il pas vrai ? »*, commente-t-il, sur le ton de l'évidence, en précisant que *« les médecins*

---

[269] *Rapport de l'Inspecteur Général du Ministère de l'Intérieur* et *Réponses des Administrateurs des Hospices de Meaux, inspection de 1837*, A.D. Seine et Marne, 1X310.

[270] *Rapport de l'inspection départementale de 1866*, A.M.G., Q3, 1.

[271] Cf. Guillaume, Pierre, *Les hospices de Bordeaux au XIXe siècle, (1796 – 1847)*, Bordeaux, 2000, p. 38 et *Délibération de la Commission des Hospices de Bordeaux*, 2 mai 1845, cité par Guillaume, Pierre, *Ibid*. Sur la question du chauffage, voir également, *supra*, p. 153.

[272] Cf. Husson, A., *note sur la ventilation des hôpitaux*, éditions Steinheil, Paris 1864 ; cité par Martineaud, Jean-Paul, *Une histoire de l'hôpital Lariboisière, le Versailles de la misère*, éditions de l'Harmattan, Paris, 1998, p. 42.

étaient assez de cet avis »[273]. Les recherches architecturales visant à optimiser l'aération des salles d'hospitalisation n'avaient cependant rien d'exceptionnel au cours de cette période *ante-pastorienne* où de nombreux médecins prônaient l'*aérisme* et où l'on attachait beaucoup d'importance au renouvellement du *volume d'air* dont disposait chaque personne hospitalisée[274]. L'observation des bâtiments permet d'énoncer au moins une autre hypothèse au sujet de la coexistence de ces deux systèmes d'aération : la prise de conscience des nuisances résultant de la proximité de la gare de chemin de fer aurait rendu nécessaire la mise en place dans les pavillons les plus proches de cette gare d'un système d'aération différent de celui prévu, à l'origine, pour l'ensemble de l'hôpital. Le premier de ces deux systèmes avait pour objectif d'éviter l'ouverture des fenêtres en hiver afin de ne pas refroidir davantage des salles d'hospitalisation difficiles à chauffer[275] ; en dehors de la période de chauffage, l'aération était par contre réalisée par l'ouverture des fenêtres. Jean-Paul Martineaud indique à ce propos que *« du côté des femmes »* (pavillons les plus éloignés de la gare du nord) *« l'aération était couplée au système de chauffage »* (et était de ce fait réalisée en hiver sans qu'on ait besoin d'ouvrir les fenêtres) ; *« l'air réchauffé au rez-de-chaussée à l'entour de la chaudière, montait par une cheminée ménagée autour de la tubulure du chauffage central et c'est sur cette conduite qu'était branché le système d'aspiration de l'air vicié des salles. L'air frais était prélevé sur les préaux et pénétrait dans les salles sous l'effet des dépressions créées par le chauffage »*. Ce système dut toutefois être abandonné car *« le débit d'air n'étant pas suffisant, les poussières*[276] *aspirées dans les préaux s'accumulèrent dans les tuyauteries et les obstruèrent. L'ouverture des fenêtres* (en hiver) *revint à l'ordre du jour »*[277]. Ce premier système d'aération, que Jean-Paul Martineaud décrit pour les bâtiments les plus éloignés des voies de chemin de fer, avait été visiblement conçu, à l'origine, de façon identique pour l'ensemble des bâtiments car on peut encore observer à l'heure actuelle, de part et d'autre de la cour d'honneur, au niveau de chaque pavillon, au sommet des galeries, les ouvertures rectangulaires de ces *tuyauteries* prévues pour aérer les salles d'hospitalisation pendant la période de chauffage. Mais cela ne veut pas dire pour autant que ce système d'aération ait fonctionné dans les pavillons d'hommes. La prise de conscience des nuisances liées aux

---

[273] Martineaud, Jean-Paul, *Une histoire de l'hôpital Lariboisière, le Versailles de la misère*, éditions de l'Harmattan, Paris, 1998, p. 45.

[274] Cf. *supra*, p. 125.

[275] Cf. *supra*, p. 153.

[276] *Poussières* dont on n'avait peut-être pas imaginé l'augmentation de la densité du fait de la création d'une gare, mais provenant notamment aussi du chauffage urbain qui utilise également de grandes quantités de charbon et de bois.

[277] Martineaud, Jean-Paul, *Une histoire de l'hôpital Lariboisière, le Versailles de la misère*, éditions de l'Harmattan, Paris, 1998, pp. 42-43.

fumées et peut-être aussi aux bruits provenant du *débarcadère de chemin de fer* a très probablement rendu nécessaire la mise en œuvre d'un second système d'aération différent, non corrélé au chauffage, et fonctionnant en permanence pour les pavillons les plus proches des voies ferrées afin d'éviter d'ouvrir les fenêtres, quelle que soit la saison, pour aérer les salles d'hospitalisation. « *Du côté des hommes*, poursuit en effet Paul Martineaud, *les pavillons étaient branchés sur un système central (...). L'air frais, dans ce système, était prélevé au sommet de l'une des tours de la chapelle à l'aide d'un ventilateur et envoyé par des générateurs dans les salles (...)* ».

Même si les photos aériennes datant de la période des machines à vapeur ne montrent pas un envahissement de la gare et de ses environs par les fumées des locomotives à charbon, il est vraisemblable que la proximité du *débarcadère* du chemin de fer construit en 1846, remplacé par la *gare du nord* en 1864, ait été une source de nuisances. Quoi qu'il en soit, la localisation des grandes bouches d'aérations des pavillons des hommes n'est certainement pas le fait du hasard : elles furent positionnées, sur le côté ouest du clocher de la chapelle, du côté des pavillons des femmes dont les salles étaient aérées par l'ouverture des fenêtres, d'abord seulement l'été, puis en toutes saisons. La mise en œuvre de ce second système ne semble donc pas dû au fait qu'on ne serait *pas parvenu à choisir entre deux systèmes d'aération* mais à la volonté d'aérer en toute saison les salles les plus proches de la gare tout en évitant des nuisances et des fumées dont Jean-Paul Martineaud signale par ailleurs l' « *acidité* ».

Locomotives à vapeur

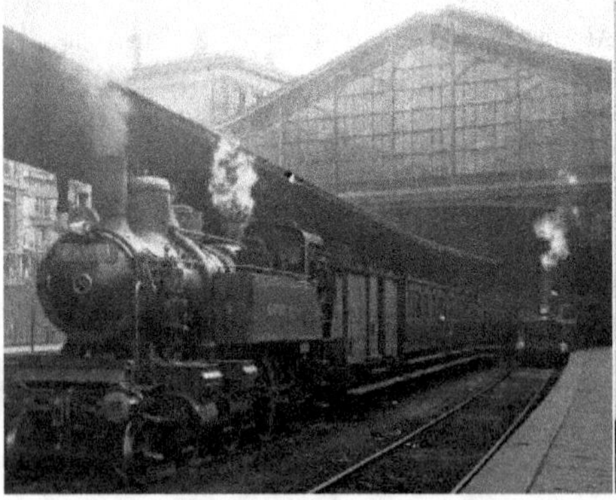

Trains de la *Petite ceinture* à Paris
sur les voies de banlieue de la Gare du Nord

Photo collection particulière

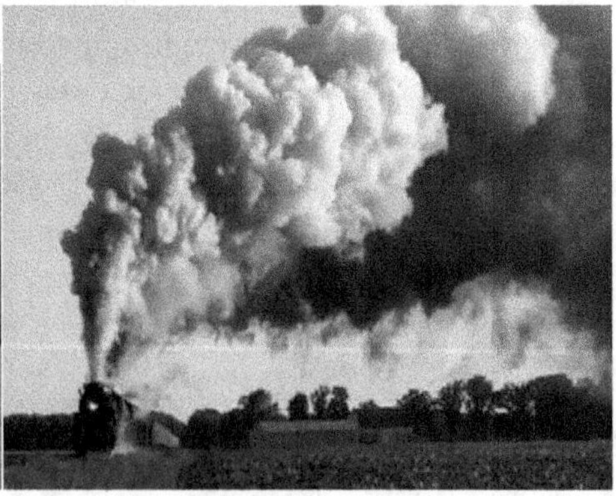

Panache de vapeur et de fumée
d'un train par vent latéral

Image extraite du film Double Header

Buses utilisées au XIXe siècle pour l'aération de l'hôpital Lariboisière

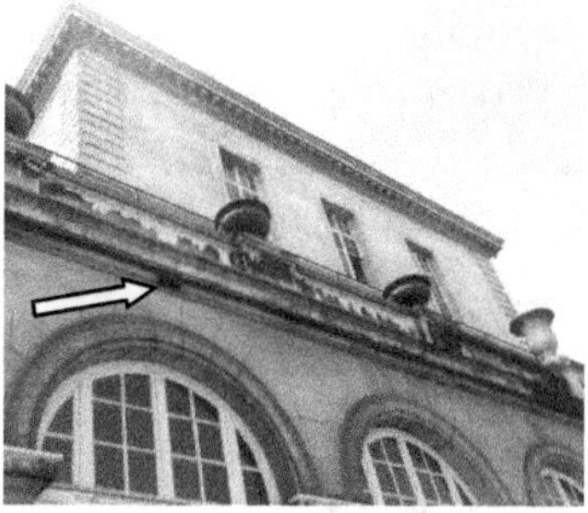

Photo de gauche : buse du premier système d'aération en haut des galeries desservants les pavillons
Photo de droite : buses du second système d'aération présentes uniquement sur le côté ouest du clocher

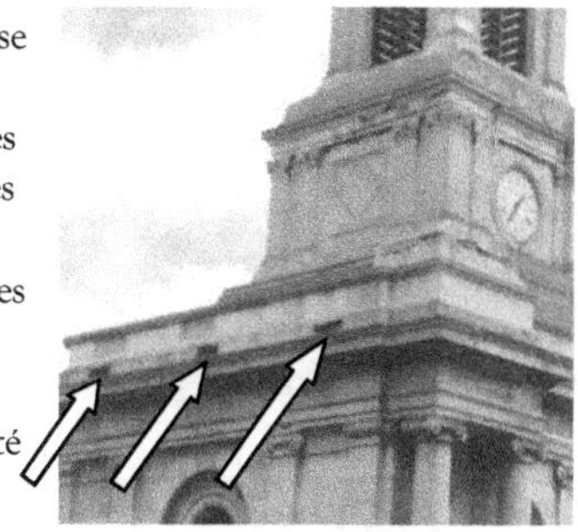

Photos François Joffres 01-06-2015

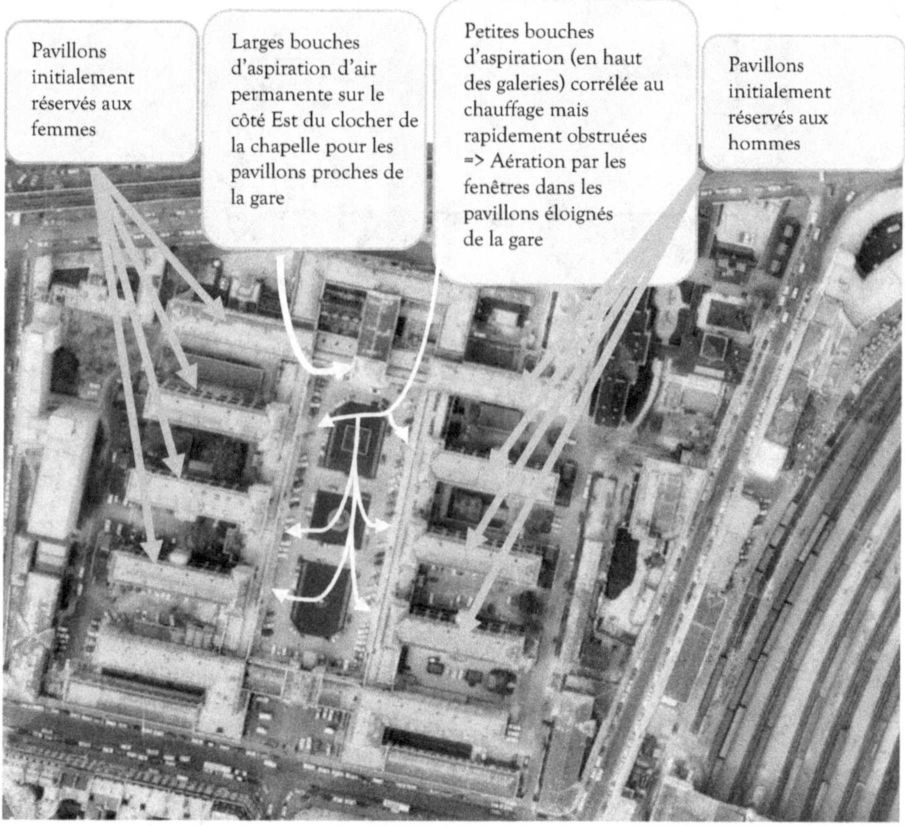

Proximité des pavillons d'hommes de l'hôpital Lariboisière des voies ferrées de la Gare du Nord et emplacement des bouches d'aération des salles d'hospitalisation (encore visibles aujourd'hui).
Photographie arienne de 1970 : la cour d'honneur sert de parking pour le personnel.
L'entrée exclusive des urgences, rue Ambroise Paré, n'a pas encore été réalisée.
©*cliché* *IGNF_PVA_1-0__1970-04-17__C2314-2091_1970_FR1911_0155* (recadré)

Le système de ventilation par refoulement (illustration ci-après) semble proche, du moins en ce qui concerne l'aspiration de l'air provenant de l'extérieur, de ce second système d'aération utilisé à Paris à l'hôpital Lariboisière.

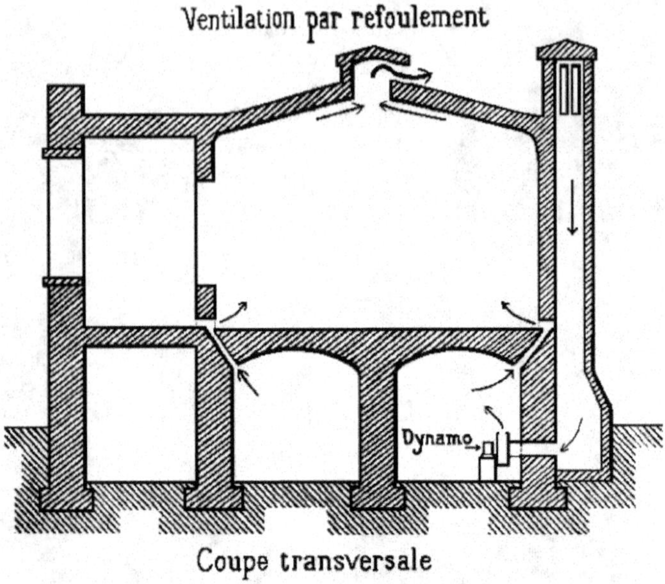

Exemple d'une ventilation mécanique par refoulement
L. Borne *Etudes et documents sur la construction des hôpitaux,*
tome 2, planche XXXVI (publié en 1898).

À la fin du XIXe siècle, dans un ouvrage consacré à la construction des hôpitaux, L. Borne préconise pour la ventilation des salles un système plus simple que les procédés de circulation de l'air par aspiration ou par refoulement alors fréquemment expérimentés (cf. schéma ci-dessus). Pour cet auteur, « *l'air qui a servi à la respiration du malade est, au moment où il sort des poumons, à une température plus élevée que celle de la salle. Cet air vicié s'élève et on peut en évacuer la plus grande partie au dehors si on a eu soin de mettre au faîtage des orifices de ventilation. On arrive ainsi à supprimer tous les appareils mécaniques qui devaient assainir les salles, soit en aspirant l'air vicié, soit en soufflant de l'air pur. On évite une machinerie coûteuse et d'un fonctionnement souvent difficile, et on obtient pour chaque salle un système de ventilation économique, indépendant du chauffage, et laissant les salles parfaitement isolées les unes des autres. Il faut, de plus, remarquer qu'avec le système que nous exposons, l'air vicié se rassemble naturellement aux abords de l'orifice d'évacuation ; au contraire, quand le plafond est horizontal, l'air vicié par chaque malade vient frapper le plancher supérieur et, comme il ne trouve pas de suite un orifice d'écoulement, il se refroidit, retombe, et se mélange complètement à l'air de la salle. La ventilation naturelle par le faîtage expulse donc la plus grande partie de l'air vicié au moment même où il se produit, tandis qu'avec la ventilation mécanique, employée autrefois avec les plafonds plats, on extrayait de la salle un mélange d'air pur et d'air vicié. Il fallait, par suite, aspirer une bien plus grande quantité de ce mélange pour maintenir l'atmosphère de la salle au même degré de pureté »*[278].

En 1867, les administrateurs de l'hôpital-hospice de Grenoble soulignent la bonne aération des salles de malades. Ils notent que la plupart des salles *ont chacune un balcon et deux porte-fenêtre, ce qui augmente considérablement la ventilation si nécessaire* et précisent que *l'administration va en faire établir dans les salles qui n'en ont pas*[279]. Le volume d'air offert dans les salles à chaque individu est toujours jugé très important par les administrateurs qui pour le calculer divisent le volume total de la salle par le nombre de personnes qui y sont hospitalisées. En 1878, dans la réponse qu'ils font au rapport d'inspection très polémique d'un conseiller municipal qui dénonce l'absence d'aération des salles de l'hôpital-hospice[280], les administrateurs expliquent que *dans les nouvelles salles on a ménagé au niveau du plancher des ouvertures par lesquelles l'air vicié de la salle est appelé dans les caves pour de là remonter, au moyen de cheminées, jusqu'au-dessus des toits*, système permettant d'éviter les courants d'air et en hiver le refroidissement des salles dus à l'ouverture des fenêtres. Les anciennes salles restent ventilées par des vasistas placés à la partie supérieure des croisées[281]. La critique du conseiller municipal ne semble toutefois pas totalement injustifiée car le docteur Girard, chirurgien en Chef, déplore en 1880 la mauvaise odeur qui règne dans les salles communes de l'hôpital-hospice de Grenoble, *« surtout en hiver, quand les malades supportent avec peine l'ouverture des fenêtres au-dessous desquelles leurs lits sont placés »* et qui sont dues à la mauvaise installation des latrines et à la défectuosité du système de chauffage qui interdit de réaliser une bonne ventilation des salles. Ce même chirurgien se montre convaincu qu'un renouvellement insuffisant de l'air peut entraver la guérison des malades. Il trouve en effet nécessaire la création d'une salle *aménagée de façon spéciale*, pour traiter *« la plupart des affections des yeux* (qui) *nécessitent l'obscurité complète ou une lumière foncée, car, pour obtenir ce résultat, nous sommes,* note-t-il, *obligés de cacher les malades sous un catafalque de rideaux verts ou*

---

[278] Borne, L, *Études et documents sur la construction des hôpitaux*, tome 1, Paris, 1898.

[279] *Correspondance avec la municipalité de Brest*, A.M.G., Q3,1.

[280] Cette dénonciation traduit peut-être un niveau d'exigence plus élevé que celui de l'inspecteur départemental en 1866. Les informations données par l'inspecteur municipal dans le rapport rédigé en 1878 doivent toutefois être exploitées avec prudence, certaines d'entre elles étant très vraisemblablement erronées. Ainsi, aux dires des administrateurs que l'on peut supposer habitués à ce genre de calculs, ce conseiller municipal se trompe lorsqu'il comptabilise les décès parmi les enfants venus au monde ou le nombre d'employés au service direct de l'établissement.

[281] *Délibération de la Commission administrative de l'hôpital-hospice de Grenoble au sujet du rapport fait le 13-12-1878 par* M. *l'adjoint Martin*, B.M.G., V.5355.

bleus ou ils manquent d'air, et sont ainsi placés dans de mauvaises conditions de curabilité »[282].

L'inspecteur général trouve mauvaise, en 1883, l'aération des cours de l'hôpital-hospice de Grenoble qui sont entourées *« de bâtiments élevés et continus »* et le rapport de l'inspection de 1886 trouve *« avantageux au point de vue de l'hygiène »* qu'aucune des cours de l'hôpital militaire ne soit *« close des quatre côtés »*.

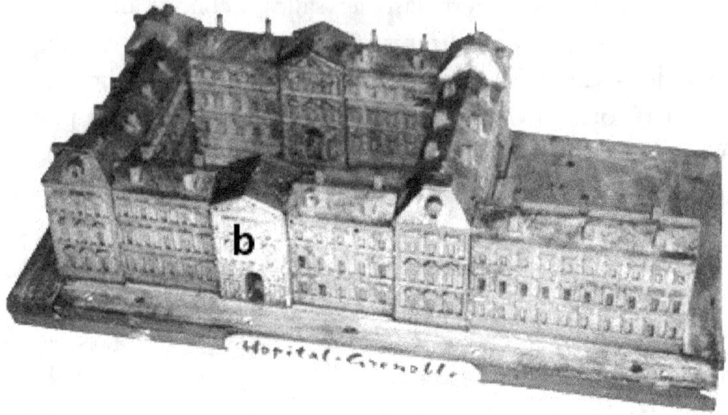

Maquette d'une partie de l'ancien hôpital civil de Grenoble
après les reconstructions décidées en 1858 et achevées en 1864

©Collection Musée Antoine Brun

L'entrée principale est signalée par la lettre « b », face à la *rue de l'hôpital*, actuelle *rue Marius Gontard*, dans le prolongement du pont de pierre au-dessus de l'Isère. Les bâtiments situés en arrière de ce quadrilatère ne sont pas représentés sur cette maquette comme on peut le voir sur le plan d'ensemble (*supra*, page 183).

Une plus grande ouverture des cours fut réalisée en 1894 grâce à la démolition d'une partie des anciens bâtiments et à la construction d'un nouvel hospice à distance du centre-ville[283].

L'aération ne semble plus nuire au chauffage dans les bâtiments de l'hôpital civil de Grenoble inauguré en 1913 où *« les lits sont uniformément séparés par une fenêtre* sous laquelle se trouve *un radiateur, derrière lequel une ouverture, que l'on peut fermer à volonté, est pratiquée dans le mur. De cette façon, il est aisé d'alimenter la salle en air pur qui d'ailleurs n'est jamais froid, puisqu'il se réchauffe au contact du radiateur »*[284]. Pour le journal *le Petit Dauphinois* il s'agit là d'une *« aération chaude intelligemment réalisée »*[285].

---

[282] *Rapport sur le compte moral et administratif de 1880*, B.M.G., V 5351 (1881).

[283] Cf. *supra*, p. 208.

[284] *La Dépêche Dauphinoise*, 14 septembre 1913.

[285] *Le Petit Dauphinois*, 12 septembre 1913.

L'hygiène corporelle

L'hygiène corporelle des personnes hospitalisées n'est que rarement évoquée. Les malades *« qui pendant la nuit auraient gâté »* sont, à Meaux, lavés et changés le matin au moment du nettoyage de la salle[286]. Tout ce qui concerne la propreté des malades est réalisé par les infirmiers ou servants placés sous les ordres d'une *directrice* congréganiste. Ces soins d'hygiène sont prodigués de bonne heure afin de ne pas gêner le déroulement de la visite des médecins[287]. Lors de leur admission au sein de l'établissement, les malades sont *« peignés et nettoyés autant que leur état le permet »* et sont, pour des raisons de *« salubrité »*, dépouillés de leurs vêtements qui restent jusqu'au jour de leur sortie *« déposés isolément les uns des autres dans un local destiné à cet usage »*[288]. Les malades couchent seul dans leur lit. (Mais ils avaient été couchés à plusieurs dans le même lit, à Grenoble, *pendant une période très difficile entre l'An 6 et l'An 9*[289]).

Les administrateurs de l'hospice général de Meaux signalent en 1850 que des bains sont donnés dans une baignoire portative, roulée près de leur lit, aux femmes en couches qui ne peuvent être transportées à la salle de bain. Mais ils n'indiquent pas si des bains sont proposés à d'autres catégories d'hospitalisés. Les rapports des inspecteurs généraux font fréquemment allusion à l'insuffisance des salles de bains qui ne permettent pas la prise de bain de vapeur en 1854 et 1857 à Meaux, et qui sont délabrées à Grenoble en 1886. Une photographie d'une salle de bain de cet hôpital, datant de la fin du XIXe siècle, montre une pièce au centre de laquelle se trouvent deux colonnes d'arrivée d'eau, surmontées d'une partie sphérique sans doute destinée à mélanger l'eau froide et l'eau chaude arrivant par deux canalisations distinctes terminées par des robinets visibles sur le cliché. On distingue près du mur, à droite, une grande roue servant peut-être à puiser l'eau et, sur le mur du fond, la trace d'une ancienne très grande cheminée ; le motif oblique, sur le sol, en direction de l'angle gauche de cette ancienne cheminée et d'un grand réservoir métallique, indique vraisemblablement le trajet de la canalisation de l'eau ainsi réchauffée. La cheminée semble avoir été remplacée par une sorte de four de brique de plus modeste dimension. Un banc disposé près du système de chauffage permet, peut-être, aux utilisateurs de cette salle de bain de patienter sans risquer d'avoir froid. À l'avant du cliché, les petits réservoirs servant à mélanger l'eau chaude et

[286] *Règlement de 1827 de l'hôpital de Meaux,* A.D. Seine et Marne, 1x305.
[287] *Règlement de 1847 de l'hôpital de Meaux,* A.D. Seine et Marne, 1x305.
[288] *Règlement de 1827 de l'hôpital de Meaux,* A.D. Seine et Marne, 1x305, et *infra* page 51.
[289] (Entre septembre 1797 et septembre 1801) ; cf. Cugnetti, Patrice, *L'hôpital de Grenoble des origines à la fin du Second Empire (XIe siècle-1870),* Thèse de Doctorat d'Etat en Droit, Grenoble 1978 ; page 654.

l'eau froide qui surmontent les colonnes centrales sont reliées par un tube horizontal, sans doute pivotant, à des baignoires, plus hautes que larges, séparées par des tringles métalliques qui ne supportent plus de rideaux (mais où sèchent quelques vêtements). La disposition circulaire des baignoires autour de la distribution d'eau est incomplète (il manque au moins trois baignoires dont l'emplacement est matérialisé, dans le sol de la pièce, par un creux de vidange de l'eau débouchant dans une canalisation circulaire). L'ensemble paraît très vétuste ce qui confirme l'avis de l'Inspecteur général *« les bains des hommes sont délabrés, ceux des femmes ne valent guère mieux »*[290]. L'absence de rideau laisse penser que cette salle n'est pas utilisée ou n'est utilisée que de façon réduite. Il s'agit, probablement, de la salle de bains réservée aux hommes car un écriteau au fond de la pièce porte la mention *« défense de fumer »*.

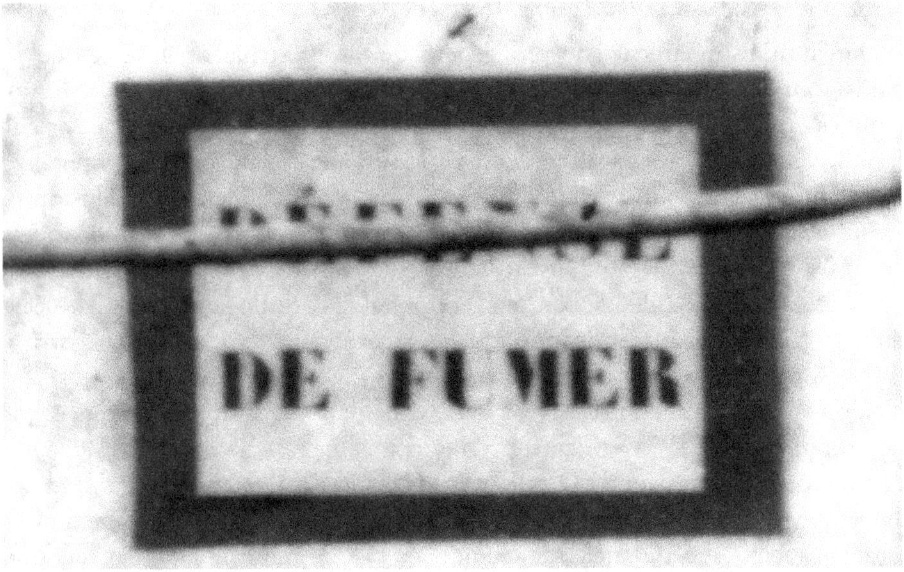

Détail de la photographie ci-après :
Écriteau *« défense de fumer »*
sur le mur du fond de la salle de bain ;
(l'excellente définition de la photo a permis cet agrandissement).

[290] *Rapport au Ministère de l'intérieur et des cultes de l'inspection de l'hôpital-hospice de Grenoble, réalisée en Juillet 1886 par l'inspecteur général Pellat* ; A.M.G., Q3, 1.

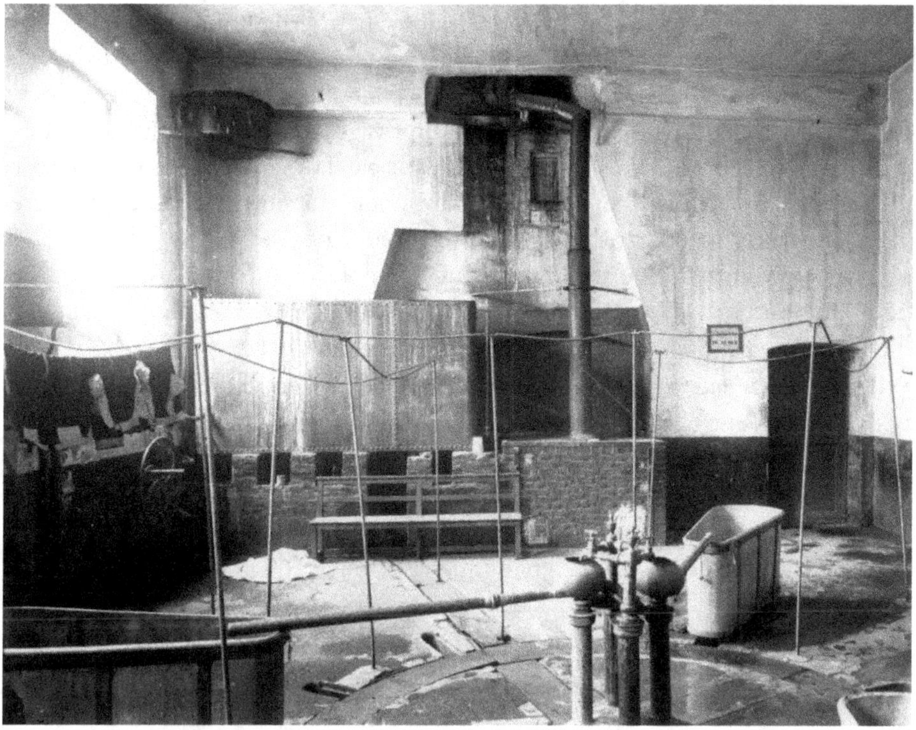

Salle de bain de l'ancien hôpital-hospice de Grenoble

©Collection Musée Dauphinois, F72.55 Fonds Tomitch, Photo. Michel

Les enfants de l'hospice de Meaux n'ont pas beaucoup de temps à consacrer à leur toilette matinale si l'on en croit le règlement de 1847 qui leur impose de se lever à six heures en été et à sept en hiver et de s'habiller tous en même temps et en dix minutes avant d'être conduits à la messe puis au réfectoire où une soupe leur est servie. Il leur est toutefois demandé de se laver les mains sous l'inspection d'une religieuse au réveil, après et avant chaque repas, et de changer de vêtement tous les dimanches. Leurs cheveux sont peignés tous les jours et coupés chaque mois, et leur bouche est inspectée deux fois par an par un chirurgien-dentiste. Leur état de santé général est régulièrement suivi par un médecin et un chirurgien de l'hôpital qui viennent voir une fois par mois tous les enfants en présence de la supérieure. Les enfants sont conduits aux bains en été, sous la surveillance non pas des religieuses, mais de deux *« domestiques »* peut-être plus habilitées que les sœurs à les assister dans une situation où ils doivent se dévêtir.

Lorsqu'ils sont signalés par les règlements intérieurs, les bains sont mentionnés dans les chapitres consacrés à l'hygiène et à la salubrité. À la fin du XVIIIe siècle, ces bains peuvent avoir une visée thérapeutique sans rapport avec l'hygiène corporelle et faire partie des prescriptions médicales. L'hydrothérapie (douches et bains à diverses températures) est également largement utilisée dans le cadre le traitement des maladies mentales. Le thermalisme connait un fort accroissement, également lié au développement du chemin de fer à partir de la seconde moitié du XIXe siècle. Olivier Faure signale que les baignoires connaissent dans les hôpitaux lyonnais une vague croissante dans les années 1870 et note que les bains froids préconisés par la méthode Brand sont, à la même époque, prescrits par les médecins dans le traitement de la Typhoïde et jugés par eux plus efficace que les autres thérapeutiques[291]. Des bains chauds pouvant aller jusqu'à une température de 32° pouvaient également être utilisés pour le traitement de la fièvre typhoïde, de la dysenterie, de l'angine diphtérique, non pas comme *« moyen universel »* mais *« en désespoir de cause, lorsque toutes les autres médications avaient échoué »*[292]. À Grenoble où, en 1913, *« les typhiques dont l'état exige des bains nombreux »* sont hospitalisés dans les deux *« salles d'isolement avec baignoire »* aménagées, à proximité de la salle commune, dans chaque pavillon du nouvel hôpital civil[293]. À l'hôpital militaire inauguré en janvier 1910 les baignoires ont également été installées devant les lits de la salle où sont hospitalisés les malades typhiques. Le respect de la pudeur des malades militaires ne semble pas, a priori, une donnée prise en compte : il n'y a pas, ici, de support pour des rideaux (probablement considérés comme étant peu hygiéniques) et il n'est pas certain que des paravents, dont on ne voit aucune trace sur ce cliché, aient été utilisés pour séparer les baignoires.

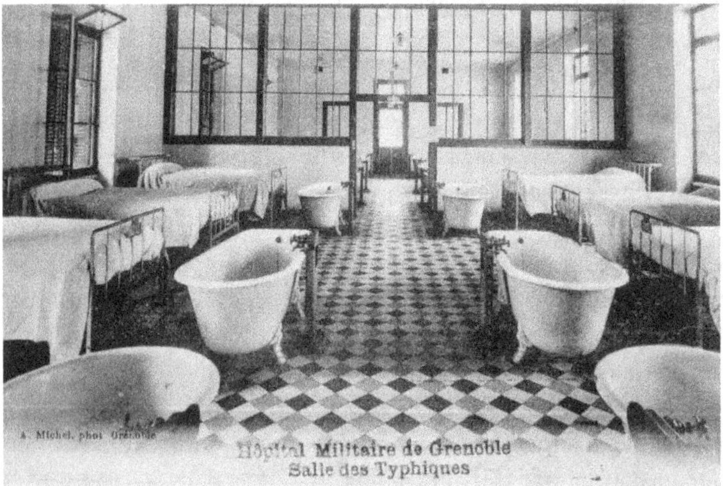

Baignoires dans la salle des malades typhiques

©Collection Musée Dauphinois, cliché A96_139, photo. Michel

[291] Faure, Olivier, *La Médicalisation de la Société dans la région Lyonnaise au XIXe siècle, op. cit.*, page 440.

[292] *Journal de la Section de médecine de la Société Académique du Département de la Loire inférieure*, 20e volume, 9e année de la nouvelle série, Nantes, 1844 ; p.193.

[293] *La Dépêche dauphinoise*, 14 septembre 1913.

Le nettoyage des salles d'hospitalisation est réalisé quotidiennement. Il est ainsi demandé en 1827 aux dames hospitalières de l'hôpital de Meaux de nettoyer, rincer et balayer tous les jours les salles dès le début de leur journée de travail. cas une visée thérapeutique

La révolution pastorienne

Au cours des années 1880 la *révolution pastorienne* se substitue peu à peu à l' *aérisme* cher aux topographies médicales du XVIIIe siècle qui insistaient sur l'importance de la ventilation pour disperser les miasmes contaminants. Cette révolution dans les mentalités et les pratiques donne des réponses concrètes à des interrogations séculaires. Son impact est rapide et ses résultats sont décrits comme étant spectaculaires. Elle concerne, au-delà de l'hôpital, la société dans son ensemble. Pour Claire Salomon-Bayet « *aucun exemple ne montre mieux que celui-là comment une révolution scientifique peut se traduire à moyen terme par des transformations radicales, non seulement dans la conception et la pratique scientifique, mais encore dans les conceptions et les pratiques sociales* »[294].

À Grenoble la révolution pastorienne concerne d'emblée l'ensemble de la cité. L'une des premières décisions prises dans cette ville au début de la révolution pastorienne est signalée par le compte moral et administratif de 1887 qui indique que deux affections contagieuses, l'angine diphtérique et la variole, pour lesquelles ont été soignés dans des salles d'isolement près de cent vingt patients, ont « *fait sentir plus que jamais le besoin d'une étuve destinée à désinfecter le linge, les vêtements, les objets contaminés* ». Une étuve a été installée, pour la première fois, à l'hôpital-hospice. La municipalité grenobloise s'est entendue avec l'administration de l'établissement pour participer avec elle à l'achat et à l'installation de cette étuve dont l'acquisition était désormais jugée indispensable. La Commission administrative fit construire pour elle un bâtiment spécifique et son achat, d'un coût d'environ 7000 francs, put être réalisé grâce à une subvention de la municipalité. Le compte moral indique qu'il s'agissait là d'une « *véritable création d'utilité publique* » car « *l'appareil désinfecteur* » ne fut pas réservé aux usagers de l'établissement hospitalier mais « *mis à la portée de tous, gratuitement pour les indigents, moyennant une légère rétribution pour les*

[294] Sous la direction de Claire Salomon-Bayet, *Pasteur et la révolution pastorienne*, Paris, Payot 1986, p.11. Claire Salomon-Bayet note également que les travaux de Pasteur ont provoqué « *la première révolution bio-médicale* », tout à la fois « *révolution théorique - la théorie des germes à laquelle est associée la technique d'atténuation des virus* », et « *médicalisation d'une société dont la législation de santé publique, appuyée sur les enseignements de l'école et de la caserne, est la traduction sur le plan politique et social* ».

familles aisées ». Cette mise à la portée de tous d'un appareil acheté par la municipalité correspond à la fois au relais assuré par des élus des nouvelles idées issues de la révolution pastorienne et à la réponse à une demande de la population tout entière, montrant sa réceptivité à ces nouvelles pratiques qui apportaient une réponse simple à la lutte contre la propagation des épidémies qu'elle ne pouvait, auparavant, que subir. Aux dires des administrateurs, la mise en service de cette étuve a permis, dans ce cas précis, de circonscrire l'épidémie de choléra, résultat spectaculaire et pouvant sans doute être facilement appréhendé par un grand nombre d'habitants. La lutte contre la propagation des épidémies s'accompagne d'un réel travail d'éducation de la population de la ville. En 1887 dès qu'une maladie *« contagieuse et transmissible »* est signalée, un inspecteur se rend auprès de la famille et remet *« à son chef et aux voisins »* une notice imprimée *« indiquant les précautions à prendre pour éviter la propagation du mal »*[295].

Les membres de la Société de Médecine et Pharmacie de l'Isère présentent, dès 1888, une analyse des effets de la révolution pastorienne. Bien qu'il soit rédigé dans le contexte d'une polémique, car ses auteurs s'opposent au transfert des bâtiments de l'hôpital voulu par la majorité du Conseil municipal, et qu'il ne fasse pas directement référence à ce qui se passe concrètement à l'hôpital-hospice de Grenoble, le texte qu'ils rédigent alors permet de prendre la mesure de la transformation de la pratique chirurgicale induite par la révolution pastorienne, grâce aux *« belles recherches de Pasteur sur le rôle des infiniment petits datant d'il y a environ dix ans et aux remarquables applications* (qui) *en furent faites par Lister*[296]*, de Londres, par Tarnier, de Paris, aux accouchements*[297]. *On s'aperçut,* notent-

[295] *Rapport sur le compte moral et administratif de 1887*, B.M.G., V 5351 (1887).

[296] Les travaux de Lister eurent un *« courageux défenseur face à une communauté médicale réfractaire »* en la personne de Just Lucas-Chapionnière qui en 1876, une dizaine d'années avant ce texte grenoblois, écrivit *« son premier ouvrage sur l'antisepsie chirurgicale »* cf. Borsa (S.) et Michel (C.-R.) *La vie quotidienne des hôpitaux en France au XIXe siècle*, Paris, Hachette, 1985 ; p. 127.

[297] Stéphane Tarnier (1828-1897) n'eut pas le destin tragique de Philippe Ignace Semmelweis chirurgien Viennois d'origine hongroise qui, vers 1850, avait constaté un taux de mortalité par fièvre puerpérale très important chez les femmes examinées par les étudiants en médecine qui ne se lavaient pas les mains après avoir pratiqué des dissections, et un taux de mortalité moindre pour celles qui étaient examinées par les élèves sages-femmes, alors que celles qui n'accouchaient pas à l'hôpital étaient épargnées par ces fièvres. En 1856 Semmelweis avait déduit de ce constat l'existence d'un *processus pathogène* véhiculé par les mains des étudiants en médecine et obtint la diminution spectaculaire des fièvres puerpérales en imposant, tant bien que mal, le lavage des mains avec une solution de chlorure de chaux avant l'examen des femmes. Il subit de nombreuses vexations de la part de ses confrères qui jugeaient humiliant un lavage des mains sans fondement scientifique. Sombrant peu à peu dans la folie, il se blessa volontairement avec un scalpel et finit sa peu glorieuse existence dans un asile d'aliénés. L'écrivain Louis-Ferdinand Céline consacra l'un de ses premiers ouvrages, une thèse de médecine qu'il soutint à Paris en 1924, à *La vie et l'œuvre de Philippe Ignace Semmelweis*.

ils, *que l'air des grandes villes et des hôpitaux n'était pour rien dans l'effrayante mortalité (constatée à la suite des interventions chirurgicales). On accusait*, poursuivent-ils, *l'air des villes et des hôpitaux, l'encombrement des salles, l'insuffisance de la ventilation, et l'idée de transporter les hôpitaux à la campagne, très répandue dix ans plus tôt, reposait sur l'observation que les mêmes opérations, les mêmes accouchements, pratiqués à l'hôpital* de la ville *se chiffraient par une mortalité très élevée alors que pratiqués à la campagne, ils réussissaient presque toujours. Eh bien ! ce vrai était mal interprété. Si on avait transporté ces hôpitaux à la campagne, mais en continuant la même manière d'opérer et de panser les malades, d'accoucher les femmes, on n'aurait pas tardé à voir dans ces hôpitaux de campagne la même mortalité* car *les mains et les instruments des chirurgiens, les doigts des accoucheurs étaient les plus coupables. Les chirurgiens continuèrent à opérer dans les mêmes milieux, mais en appliquant à leurs mains, à leurs instruments, à leurs salles d'opération, à leurs pansements, ce délire de propreté* (sic) *qui est le fond de la méthode antiseptique ; les accoucheurs prirent les mêmes précautions exquises. Immédiatement, transformation éclatante, extraordinaire progrès, peut-être plus grand en quelques jours que la médecine n'avait su en faire en vingt siècles. Les mêmes malades, opérés dans les mêmes locaux, guérissaient en quelques jours, sans accident ; les opérations naguère impraticables, par leur terrible gravité, devenaient un jeu. Des centaines d'accouchements pouvaient être faits, toujours dans les mêmes locaux, sans un cas de maladie »*[298]. Pour les membres de la société de médecine et de pharmacie, *« toutes les statistiques antérieures à la méthode antiseptique de Lister sont sans valeur »* car il y a désormais une *« équivalence absolue »* entre les résultats obtenus en ville, ou à la campagne, par un chirurgien *« disciple fervent de la méthode listérienne »*[299].

Ces médecins et ces pharmaciens mettent ici sur un pied d'égalité la *méthode listérienne* et l'asepsie pastorienne. La seconde ajoutait cependant à l'antisepsie réalisée avec de l'acide phénique, la stérilisation préalable par la chaleur de tout ce qui était utilisé lors des interventions chirurgicales (instruments, charpie et divers autres pansements... et même les mains du chirurgien, soumises à un *flambage* rapide). Jacques Léonard qui distingue également ces deux approches, qualifie de méthode listérienne, la *« propreté rigoureuse »*, obtenue par l'utilisation d'antiseptiques, moins efficace mais plus facilement acceptée que l'asepsie qui *« dérange la hiérarchie des tâches, et appelle des investissements »*. Il arrivera donc, note

---

[298] Cf., également, Y. Knibiehler et C. Fouquet, *La femme et les médecins*, Paris 1983. Y. Knibiehler et C. Fouquet notent, page 182, qu' *« à la maternité de Paris, la mortalité des accouchées qui s'élevait encore à 9,3 % entre 1858 et 1869 tombe à 2,3 % en 1881 »* et n'est plus que de 0,3 % en 1889. J. Léonard signale que l'enquête de Tarnier (1856) montre une mortalité des femmes en couche 17 fois plus importante à la Maternité qu'en ville. Incrédule, Velpeau qui refait les calculs trouve quand même qu'elle est 16 fois plus importante. Cf. Léonard, Jacques *La médecine entre les pouvoirs et les savoirs*, note 8, page 183.

[299] *Rapport sur le projet de Transfert de l'Hôpital-hospice*, Société de Médecine et de Pharmacie de l'Isère, 23 novembre 1888 ; B.M.G., V 5356 (7).

Jacques Léonard, « *surtout en province, que les 'vieux chirurgiens' hésitent à quitter les banales certitudes listériennes pour les minutieuses procédures pasteuriennes. Mais ils devront s'y mettre, sous peine de voir de jeunes turcs, qui ne jurent que par Octave Terrillon ou Félix Terrier, devenir des concurrents qui leur confisqueront prestige et clientèle. Alors le docteur âgé se met à l'école de son fils, dévore les comptes rendus de la société de chirurgie, et prend le train pour aller visiter Bichat ou Cochin* »[300].

Vingt-cinq ans plus tard à Grenoble, « *chaque clinique de l'hôpital civil* » est, nous l'avons vu, pourvue de deux salles d'opérations, l'une pour les malades *septiques* et l'autre pour les malades *aseptiques*[301].

En 1886 l'inspecteur général qui diffuse dans les provinces un discours officiel, écrit à l'adresse des administrateurs de l'hôpital-hospice de Grenoble que *seuls les hôpitaux qui disposent de plus de place qu'ils n'en ont besoin peuvent s'offrir le luxe*[302] *d'hospitaliser, dans une chambre seule, une personne riche ayant à subir une intervention chirurgicale grave.* Cet avis est partagé à Grenoble par les Conseillers municipaux qui considèrent encore en 1888 l'établissement hospitalier comme étant davantage un lieu d'accueil réservé aux plus démunis qu'un lieu privilégié de l'exercice de la médecine et de la chirurgie dont peuvent profiter les personnes aisées. Les progrès de la chirurgie font sans aucun doute évoluer les mentalités en faisant de l'hôpital le lieu d'un exercice de plus en plus maîtrisé des interventions chirurgicales. Les interventions pratiquées à Grenoble au cours des années 1880, juste avant la diffusion massive des nouveaux concepts de la révolution pastorienne, mettent en évidence une maîtrise déjà grande des techniques opératoires. La pratique de l'antisepsie ne vise pas à l'amélioration de ces techniques, mais elle rend leurs suites plus sûres et renforce la crédibilité des praticiens hospitaliers.

La révolution pastorienne se manifeste également par un changement du discours au sujet des risques d'infection au cours des interventions chirurgicales et par de nouvelles consignes d'hygiène données au personnel employé dans les salles d'hospitalisation. Elle interfère également sur les deux grands débats au sujet d'un éventuel déplacement de l'établissement hospitalier et du maintien ou du renvoi des congréganistes. Comme nous le verrons plus loin à propos de

---

300 Léonard, Jacques, *La médecine entre les pouvoirs et les savoirs*, pages 251 et 252.

301 (Cf. *supra*, page 145). Jacques Léonard signale que les bâtiments de chirurgie de l'hôpital Cochin inaugurées en juin 1893 en présence de Louis Pasteur, de Paul Brouardel et de Félix Terrier (qualifié de *législateur de l'asepsie* dans son service de l'hôpital Bichat), disposent de salles distinctes pour les *expectants* les *suppurants* et les *aseptiques* (salles d'attente, salles de spéculum, salles d'opérations et chambres d'isolement). Cf. Léonard, Jacques, *La médecine entre les pouvoirs et les savoirs*, page 252.

302 Souligné dans le rapport.

l'aménagement des locaux d'un nouvel hôpital qui répond, en 1913, aux nouvelles exigences de l'hygiène hospitalière, la recherche d'une bonne qualité de l'air respiré dans les salles d'hospitalisation n'est pas complètement négligée, mais les critères ont, en partie, changé. Ainsi le docteur Girard, devenu vice-président de la Commission administrative, indique que dans les salles de ce nouvel *hôpital civil*, l'air respiré par les malades « *ne cédera pas une parcelle de son oxygène soit à l'éclairage électrique soit au chauffage par la vapeur sans pression* »[303] (qui remplacent respectivement l'éclairage à la bougie ou à lampe à pétrole, puis au gaz, et le chauffage au moyen de poêles installés au milieu des salles). Mais il déclare aussi, dans le même discours, que dans ce nouvel hôpital, l'air assaini par la végétation « *ne sera jamais contaminé par les poussières de la ville* ». Et l'on peut se demander s'il faut voir, dans ces derniers propos une permanence de la crainte des miasmes ou l'émergence d'un discours sur la pollution urbaine lors de la révolution industrielle qui « *a largement brutalisé l'environnement* »[304] du fait, notamment, de l'utilisation massive du charbon comme source d'énergie.

Le vocabulaire employé en 1888 par les membres de la Société de Médecine et de Pharmacie de l'Isère qui qualifie de « *disciple fervent de la méthode listérienne* » un chirurgien qui pratique la méthode antiseptique témoigne, certes, de leur enthousiasme, mais oblige aussi à s'interroger sur une éventuelle substitution de la religion représentée notamment à l'hôpital par les congréganistes, à une autre, instituée par Lister, Pasteur, et des « *disciples fervents* ». Car si certains de leurs propos sont fondés sur l'expérimentation scientifique, d'autres sont surtout le reflet d'une grande foi dans ces nouvelles découvertes qui leur permet d'écrire, dans ce même texte, que pour les malades atteints de maladies internes « *les fiévreux, comme on dit à l'hôpital de Grenoble, pneumoniques, rhumatisants, cardiaques, nerveux, etc., on a fait déjà quelques tentatives de traitement antiseptique avec des résultats encourageants. Nul doute,* concluent-ils, *que l'avenir ne donne des succès aussi brillants que pour les opérés et les accouchées* »[305].

Les infections nosocomiales semblent sinon connues, du moins pressenties des hospitalisés eux-mêmes : quelques années après les événements qu'il relate, un journaliste qui visite les bâtiments de l'ancien hôpital militaire note : « *je me souviens, en traversant la salle du second, des visites que je rendis à un de mes camarades de régiment, à cette époque couché sur son lit de douleur... Il me semble le revoir agonisant*

---

[303] Cité par *la République de l'Isère*, 15 septembre 1913.

[304] Cf. Jean Noël Jeanneney, notice de présentation sur le site internet de France Culture de l'émission *Concordance des temps, la nature au péri de l'industrie : deux siècles de pollution*, (http://www.franceculture.fr/emissions/concordance-des-temps/la-nature-au-peril-de-lindustrie-deux-siecles-de-pollution). Sur cette question, cf. également Massard-Guilbaud, Geneviève, *Histoire de la pollution industrielle. France 1789-1914*, éditions EHESS, Paris, 2011.

[305] *Rapport sur le projet de Transfert de l'Hôpital-hospice*, Société de Médecine et de Pharmacie de l'Isère, 23 novembre 1888 ; B.M.G., V 5356 (7).

et me déclarant tout bas qu'il avait contracté le plus mauvais de sa maladie entre ces murs infects... »[306]. Avant que des contaminations intra-hospitalières ne soient attestées par les médecins pastoriens,[307] la *fièvre des hôpitaux* ou *des prisons*, ou *des navires* alors également appelée « *typhus* » résultait, croyait-on, du confinement des personnes et de l'atmosphère humide favorable au développement des miasmes, (d'où la nécessité d'un important « *cube d'air* » par lit et d'une bonne aération).

De l'hygiène privée à l'hygiène publique et sociale

Bien qu'il n'ait pas été accepté spontanément par un nombre important de médecin, le pastorisme ne s'inscrit pas moins dans une tradition hygiéniste préexistante. Il va permettre doter les hôpitaux de nouveaux équipent tels que l'étuve achetée, nous venons de le voir, par l'hôpital hospice de Grenoble avec une subvention de la ville pour lutter contre le choléra.

Nous noterons seulement ici[308] que « *le domaine de l'hygiène* » apparaît « *immense* » au « *Médecin en chef de la Préfecture de la Seine* » Paul Cornet et au « *Chef du Service de la Direction* (ou directeur) *de l'Assistance Publique* » selon ce qu'ils écrivent dans le « *Mémento de l'Infirmière et de l'Infirmier* » qu'ils publient en 1914 pour diffuser à un public plus vaste, notamment masculin, l'enseignement donné à la même époque aux élèves infirmière de l'Assistance Publique de Paris. Ils consacrent dans cet ouvrage un chapitre de 125 pages aux différents aspects de l'hygiène, constituée, pour eux, de « *l'ensemble des mesures à prendre, des précautions à observer, des règles à suivre, non seulement pour conserver la santé en la préservant contre la maladie, mais pour la perfectionner en portant son épanouissement au maximum* ». L'hygiène est décrite comme étant tout à la fois « *individuelle* » et « *collective* », s'occupant « *de la santé de l'homme considéré individuellement, isolément ; ou au contraire de la santé collective d'individus vivant ensemble d'une façon permanente ou temporaire* ». Elle est distincte de la médecine qui conduit surtout à « *reconnaître et à combattre les maladies une fois qu'elles sont apparues ou qu'elles vont apparaître, tandis que l'hygiène se propose d'empêcher l'introduction ou l'éclosion des maladies dans l'organisme* »[309]. Elle est déclinée, dans ce manuel, en « *hygiène des fonctions cutanées, du vêtement, du logement, des sens, des malades, de la locomotion,*

---

[306] *Le Droit du Peuple*, 5 mars 1911.

[307] Cf. *infra*, page 94.

[308] Nous renvoyons le lecteur à d'autres ouvrages traitant spécifiquement de cette question, notamment : Jorland, Gérard, *Une société à soigner. Hygiène et salubrité publiques en France au XIXe siècle*, Paris, Gallimard, collection « Bibliothèque des Histoires », 2010, 361 pages.

[309] Cornet, Paul et Mesureur, André, *Mémento de l'Infirmière et de l'Infirmier*, Paris, 1914.

des fonctions *circulatoire, respiratoire, digestives* etc., et *prophylaxies diverses* » contre les maladies contagieuses.

Les *infirmières visiteuses d'hygiène sociale* connaîtront un grand essor et contribueront à la prophylaxie de la tuberculose[310]. Ces infirmières visiteuses avaient pour mission de « *soigner les malades, prévenir la maladie et cultiver la santé* » ; elles participèrent à « *la protection de l'enfance, aux soins à domicile, à l'inspection médicale scolaire, à la prévoyance* et *à l'assistance sociale* »[311]. La profession infirmière s'amputa de cette partie de ses fonctions : la profession d'*assistant de service social* naitra de la fusion en 1938 du *brevet de capacité d'infirmière option visiteuse* et du *brevet de capacité professionnelle d'assistants et d'assistantes de service social* instauré 6 ans plus tôt par les *surintendantes d'usine.*

Entre *miasmes* et *microbes* : le discours tenu par la presse, en 1911, au sujet du risque de contamination lors de la démolition de l'ancien hôpital militaire

Nous anticipons ici sur les chapitres qui traiteront, un peu plus loin, du transfert de l'hôpital-hospice de Grenoble sur le territoire d'une commune périphérique pour observer le discours tenu sur les germes lors de la démolition de l'ancien hôpital de la charité devenu hôpital militaire.

En 1911, dans le contexte d'une polémique au sujet du coût réel de la laïcisation des établissements hospitaliers, la *République de l'Isère*, journal conservateur, s'intéresse aux profits que peut tirer l'administration hospitalière de la vente des 6000 m² de terrain libéré par la démolition prochaine de l'hôpital militaire. Ce journal note que ce terrain pourra être mis en vente dès que « *les démolitions seront aplanies et le sol assaini car, précise le journal, on peut s'attendre à ce que les miasmes séculaires qui se sont multipliés pendant cinq siècles dans les bâtiments* aient *quelques peines à disparaître rapidement.* *On compte,* conclut le journaliste, *sur des mesures de désinfection très énergiques, le jour où les premières tuiles de l'hôpital militaire vont joncher les rues d'alentour* »[312].

---

310 Cf. par exemple, *Les moyens de défense sociale contre la tuberculose, revue de la tuberculose* juin-août 1912, p.32, et Magnon, René, *Léonnie Chaptal*, Paris, éd. Lamarre, 1991, p.88.

311 *L'infirmière Française,* T.IV, 1928, pages 35 et 149, citée par Charles, Geneviève, *L'infirmière... demain. Contribution à une réflexion sur les finalités de la profession,* Thèse de doctorat de IIIe cycle en psychologie - sciences de l'éducation, Université Lyon II, 1977, page 129 et 130.

312 *La République de l'Isère,* 27 février 1911.

Cet article est le point de départ d'une brève, mais vigoureuse, polémique.

Quelques jours plus tard un autre journal, le radical *Petit Dauphinois*, lance sur ce sujet une « *campagne de presse* » dont le ton est très différent. Ce journal annonce qu'il se fait l'interprète de l'émotion que le projet de démolition des bâtiments a suscité « *dans les milieux médicaux, civils et militaires comme aussi chez tous ceux qui ont quelque souci de préserver la ville des pires maladies contagieuses et épidémiques* ». Pour ce journal, il est évident que l'ancien hôpital militaire ne doit pas être démoli, mais qu'il doit être brûlé afin qu'aucun élément des anciens bâtiments ne puisse être vendu à un acquéreur qui aurait « *tout loisir d'aller transporter où il lui plaira les germes morbides qui ne se seront pas envolés avec la poussière des démolitions. Vraiment,* poursuit l'auteur de l'article, *il est surprenant que ce soit à nous qu'incombe le soin de faire connaître ce foyer d'épidémie de maladies contagieuses qui a nom l'ancien hôpital militaire et nous faudra-t-il, pour convaincre mieux renseignés que nous, publier la statistique du nombre incalculable de malades qui ont laissé des germes mortels dans le sinistre édifice !* » et de « *signaler le péril qui va résulter de toutes ces poussières dont le rôle s'avère indéniable aujourd'hui dans l'étiologie des maladies infectieuses* ».

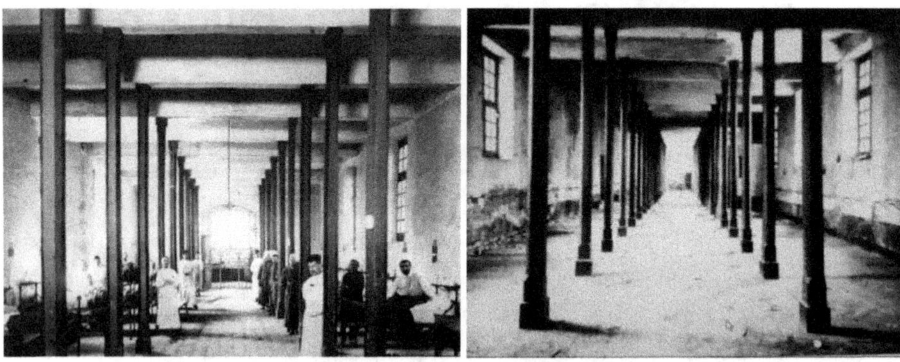

Une salle de l'ancien hôpital militaire de Grenoble

salle en cours d'utilisation — salle vide avant démolition

©Coll. du Musée Dauphinois
Cliché F72.46 Photo. Michel

©Coll. Bibliothèque municipale de Grenoble
Cliché BMG PvNPko 090 Photo. Poulat

L'article du *Petit Dauphinois* développe ensuite longuement cette notion de poussières qui, même si elles ne sont ici que le véhicules de germes mieux identifiés, ressemblent fort aux miasmes véhiculés par l'air d'avant la révolution pastorienne : « *Poussières du tétanos; poussière de la grippe infectieuse et de la pneumonie; poussières des fièvres éruptives et contagieuses telles que rougeole, scarlatine; poussière de diphtérie, – toutes ces poussières, de l'aveu même des médecins militaires, se trouvent à l'infini dans les interstices du plancher, entre les poutres et les plafonds de la séculaire et lamentable masure. Nous en passons, et des pires, comme les bacilles de Koch émanés de tant d'infortunés tuberculeux, comme les nombreux microbes du pus et du muco-pus dont l'ancien hôpital fourmille. Et c'est à toutes ces sécrétions pathologiques, à tous ces débris cutanés, à toutes ces matières morbides desséchées que l'on va rendre la vitalité et la virulence en les semant au vent que nous allons respirer* ». La perte pour l'administration des hospices du modeste bénéfice (577,50 francs) rapporté par l'adjudication de cette démolition et le surcoût occasionné par une destruction par le feu, « *quelques billets de mille, deux ou trois au plus (...) ne sont rien*, pour le *Petit Dauphinois*, au regard *de la vie des habitants d'une cité qui compte près de 80 000 âmes* ». Pour appuyer sa demande, le journal fait référence, de façon très évasive, au précédent d'un « *hôpital de la banlieue de Paris, brûlé en 1907 ou 1908, comme contaminé et contagieux* »[313].

Le *Droit du peuple*, journal socialiste, qui enquête à son tour, interroge successivement le Secrétaire général de l'hôpital, un conseiller municipal, et rend compte de sa visite des bâtiments de l'ancien hôpital militaire. Pour le Secrétaire général dans un hôpital, « *non seulement les locaux, mais aussi tous les effets de literie, tous les linges et vêtements sont soumis à la plus complète des désinfections* »[314] et la démolition de l'hôpital militaire qui a été désinfecté deux ou trois fois chaque année, ne présente aucun danger. Les microbes « *ont dû être anéantis depuis longtemps et il est certain que toute masure de nos vieilles rues présenterait des dangers plus grands* ». Cette argumentation est reprise par *la Dépêche*, journal républicain modéré et qualifié par la presse catholique de « *journal maçonnique* », qui se fait le porte-parole de la Commission administrative. Le conseiller municipal interrogé par *le Droit du peuple* affirme quant à lui qu'il n'utiliserait pour rien au monde les gravois de la démolition. La visite des bâtiments est effectuée avec un médecin. « *Nous ne pouvons,* écrit le journaliste, *retenir comme un mouvement de profond dégoût à la vue de ces carrelages et de ces planchers infects, de ces escaliers repoussants (...)* ». Dans l'ex-salle des contagieux « *s'entassent des tables de nuit, des armoires, des casiers, des planches, le tout d'une rare saleté. Nous demandons* (au gardien) *quel usage on pourra bien faire de ce mobilier sordide. '- Mais le vendre, monsieur ! Des gens pas riches seront très contents d'emporter chez eux, à vil prix, cette petite table par exemple, cette armoire, ce casier...'.* Ah ! poursuit le journaliste *c'est bien là le danger. Des 'gens pas riches' meubleraient leurs modestes intérieurs avec ces détritus, ces meubles pas chers mais crasseux et d'un usage dangereux. Nous avisons dans un coin des paillasses emplies de panouille*[315]*, mais de panouille menue et grise de poussière. Des nids à microbe (...). Quant à l'établissement, il ne vaut guère mieux. Les planchers, les piliers, les boiseries portent encore les couches de crasse que les ans et les contagions y ont accumulées... L'examen des*

---

[313] *Le Petit Dauphinois*, 3 mars 1911.

[314] *La Dépêche*, 5 mars 1911.

[315] Ce terme de *panouille* désigne sans doute ici soit des épis de maïs dépourvus de leurs grains, soit des glumes de maïs ou d'autres graminées.

lieux est suffisant. Nous pouvons déclarer que la démolition de cet ancien hôpital, l'écoulement de ses matériaux constituerait un grave, un très grave danger ». Le *Droit du peuple* fait également écho à une lettre adressée au préfet par le député socialiste Paul Mistral, demandant également que soit brûlé cet ancien hôpital afin d'éviter que « *les germes qui s'y trouvent* » ne soient « *soulevés et répandus sur la ville avec la poussière des démolitions* »[316].

Cette campagne de presse semble avoir alors un grand écho à Grenoble si l'on en croit la revue hebdomadaire *la Critique Dauphinoise* dans un premier temps pourtant opposée, comme *la Dépêche*, à l'incinération, qui indique dans son numéro du 12 mars 1911 que « *l'on n'entend plus raisonner dans Grenoble que la grande voix du 'Petit Dauphinois' qui sème l'alarme* ».

La Critique Dauphinoise ne souhaite visiblement pas reprendre à son compte la campagne de presse du *Petit Dauphinois* jugé « *plus apte à crier : 'au feu !' qu'à rassembler les pompiers* », mais cet hebdomadaire n'oublie pas qu'il a pour lecteurs des grenoblois qui se sentent directement concernés par les germes de l'hôpital militaire. Dans un article humoristique, sans prendre vraiment position sur le fond du débat tout en signalant que l'utilisation d'antiseptiques, évoquée quelques jours plus tôt, pourrait être une alternative à l'incendie réclamé par son confrère, *la Critique Dauphinoise* donne la parole aux germes qu'elle imagine réunis en congrès et émettant des propos qu'elle qualifie de '*subversifs*' : quelques germes proposent de s'échapper au plus vite, d'autres préfèrent « *attendre l'incendie de pied ferme et mourir sur la brèche* », mais les « *plus sages* » indiquent aux autres : « *on ne brûlera certainement pas cet asile séculaire où nous avons causé la mort de tant de troupiers* ». Si l'on accomplissait cette « *barbare exécution* », « *la fumée de l'incendie serait notre véhicule pour nous répandre dans le voisinage, sans préjudice de la propagation du sinistre ! D'ailleurs ne devons-nous pas protéger la Caisse d'Épargne de Grenoble* (sic), *qui a édifié son superbe hôtel à côté du nôtre ! Et les bâtiments somptueux de la place Victor Hugo, qui songerait à les préserver !* (sic). *D'autres bacilles aussi éloquents que les microbes modérés, conseillaient l'expectative. Vainement, disaient-ils, on nous menace de mesures antiseptiques ; on nous parle même parmi les savants bactériologistes, de démolir notre demeure en aspergeant d'acide phénique les plâtras et les décombres, en noyant les nuages de notre poussière dans une atmosphère imprégnée des liquides extincteurs des miasmes et purulences morbides (...)* ». Une invocation du journaliste de *la Critique Dauphinoise* au *Petit Dauphinois* conclut cet article : « *de grâce, ô 'P.D.' épargnez-nous le contact destructeur de votre torche incendiaire !* (sic) »[317].

Une solution alternative permettant de préserver les avantages financiers tirés de la démolition tout en prenant en compte la peur de la possible

[316] *Le Droit du Peuple*, 5 mars 1911.
[317] *La Critique Dauphinoise*, 12 mars 1911.

propagation des microbes est en effet proposée dès le 7 mars par le docteur Girard, chirurgien vice-président de la Commission administrative et un autre médecin de l'hôpital : *« s'il reste, ce qui est fort peu probable, dans l'ancien hôpital quelques germes qui n'auraient pas été détruits par l'oxygène de l'air et par la lumière, ils seront anéantis par des solutions antiseptiques lors de la démolition des bâtiments et les poussières abattues par de puissants jets d'eau »*. Cette solution est immédiatement adoptée par la municipalité grenobloise. Le *Petit Dauphinois* remarque que les propos des médecins ne sont pas exempts de contradictions, car pourquoi prétendre accepter de désinfecter un ancien hôpital lorsqu'on affirme qu'il est fort peu probable qu'il contienne encore des germes nuisibles ? Ce journal précise toutefois de façon très opportuniste qu'il n'a jamais été question pour lui *« de rêver d'un incendie gigantesque, élevant ses flammes jusqu'au ciel »*, mais seulement de brûler à l'intérieur des murs les matériaux infectés. Ce quotidien explique à ses lecteurs qu'il revient au même de *« brûler l'hôpital avec des flammes »* ou avec *« des antiseptiques »* car les microbes *« seront accommodés à une sauce différente mais n'en seront pas moins cuits. Pour cette cuisine,* conclut ce journal, *nous avons la satisfaction d'avoir, moralement, allumé le feu ».* *La Dépêche* ne manque pas de relever le revirement spectaculaire de ce quotidien et approuve, bien sûr, la décision municipale[318]. *La Croix de l'Isère* qui s'est tenue à l'écart de ce débat et *la République de l'Isère* informent simplement leurs lecteurs de cette décision[319]. *Le Droit du peuple* qui considère que les mesures proposées par la municipalité sont insuffisantes continue, seul, à réclamer la *« destruction par le feu de ce foyer d'infection »*[320]. *La Critique Dauphinoise* note que la déclaration du maire doit être acceptée en raison de l'autorité de son auteur, tout en contestant vigoureusement l'efficacité des mesures proposées. Sensible aux nombreux courriers suscités par son premier article, elle se montre maintenant bien plus exigeante que ne l'avait été *le Petit Dauphinois.* Elle rappelle l'énorme quantité de poussière provoquée par la démolition récente de deux maisons du centre-ville, et tout en s'opposant toujours à l'incinération des bâtiments, *« presque impraticable »* et trop dangereuse pour la population avoisinante, elle demande de bien plus grandes mesures de désinfection. L'auteur de l'article note qu'il *« ne suffit pas d'asperger les décombres pour étouffer immédiatement les poussières qui s'en dégagent »*, et explique que *« les désinfectants ne peuvent suivre dans leur course les atomes qu'ils doivent exterminer ; une petite colonne de bacilles immobilisée dans une encoignure »* ayant alors toute liberté *« pour se multiplier à l'infini en peu de temps. Pour ces motifs,* poursuit le journaliste, *il me semble que (...) l'on pourrait désinfecter l'immeuble progressivement, pièce par pièce (...), arroser jusqu'à les inonder le terrain, les*

[318] *La Dépêche,* 10 et 11 mars 1911.
[319] *La Croix de l'Isère* et *la République de l'Isère,* 10 mars 1911.
[320] *Le Droit du Peuple,* 11 mars 1911

murailles, la toiture, et les immuniser contre tout retour offensif des bestioles qui les habitent encore ». Pour l'auteur de cet article, « *il serait possible et prudent de consacrer au moins une année à la destruction et à l'enlèvement de toutes les parties de l'hôpital militaire* », sans les utiliser pour construire de nouveaux bâtiments, « *quitte à les disperser au loin par petites quantités* afin *qu'on ne trouve plus trace, nulle part, des débris de ce bâtiment* ». Cet hebdomadaire note, le 19 mars, que « *malgré les précautions promises par les services municipaux une appréhension bien justifiée ne cessera d'inquiéter les personnes qui habitent où travaillent dans le quartier de l'ancien hôpital* ». Ce journal fait également état d'une pétition de ces grenoblois qui réclament une enquête de *commodo et incommodo* et une indemnisation pour les négociants qui seraient obligés de déménager à cause de « *l'invasion de leur magasin par des nuages de poussière servant de véhicule aux microbes de l'hôpital* »[321].

Un mois après avoir été ouvert, ce débat s'achève par un dernier article du *Petit Dauphinois* qui, sans vouloir engager une nouvelle campagne de presse, car il signale qu'il ne fait que « *prendre acte* » des faits qu'il rapporte et s'inscrire avec énergie contre « *le manquement à des engagement formels* », note qu'aucune des « *sérieuses mesures antiseptiques promises* » n'est prise pour la démolition, en cours, des bâtiments, la solution finalement adoptée consistant « *à ne pas arroser du tout et à se rire de la naïveté d'une cité qui a foi aux engagements pris et à la parole donnée* »[322].

La presse, qui a pu provoquer une prise de position publique des responsables politiques sur une question d'actualité directement appréhendable par la population, apparaît ici peu efficace pour contrôler la mise en œuvre des décisions qui ont été annoncées pour désamorcer la campagne de presse. On peut aussi se demander si le but recherché par les initiateurs de cette campagne était vraiment de faire évoluer une situation qu'ils jugeaient contestable, ou de chercher à profiter d'un thème susceptible d'alarmer l'opinion publique, prompte à s'émouvoir lorsqu'on évoque un mode de transmission des maladies infectieuses s'apparentant à celui des miasmes non encore totalement oubliés, mais prompte aussi à être rassurée par un discours médical beaucoup moins alarmiste. Les contradictions présentes dans les propos des médecins témoignent peut-être quant à elles de la persistance de quelques incertitudes médicales malgré l'évolution récente de la bactériologie qui s'est affranchie d'une première « *conception peureuse du danger microbien* » pour évoluer « *vers un optimisme raisonnable* »[323].

---

[321] *La Critique Dauphinoise*, 19 mars 1911.
[322] *Le Petit Dauphinois*, 1er avril 1911.
[323] Cf. J. Léonard, *La médecine entre les pouvoirs et les savoirs*, page 255.

La démolition des fortifications et de l'hôpital militaire

(Ces trois clichés ont été pris en direction du nord-est)

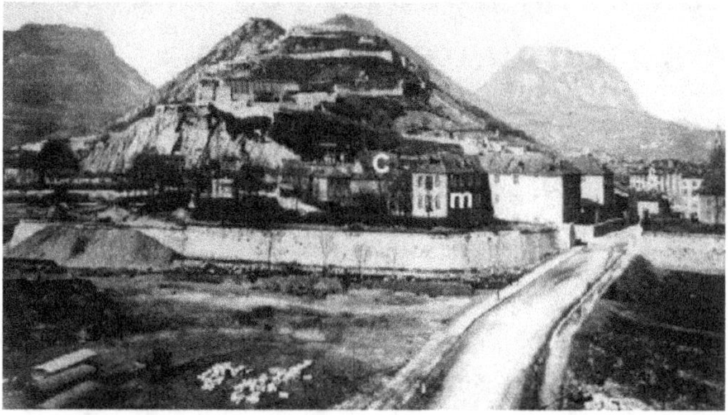

Sur ce cliché, on peut voir **le vaste terrain rendu disponible par la démolition des remparts,** qui s'étend devant l'hôpital militaire (noté « m »). En arrière, l'hôpital civil (noté « c »).

©Coll. Bibliothèque Municipale de Grenoble ;
Vh 5967 (6), cliché Ferrand 0.261

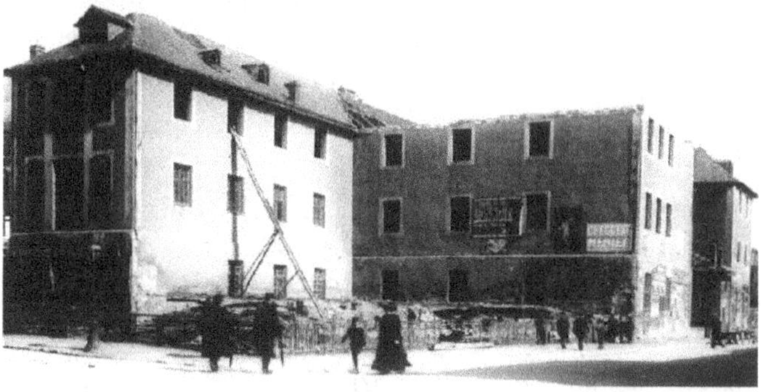

L'hôpital militaire lors de sa démolition.

©Coll. Bibliothèque Municipale de Grenoble,
Cliché BMG PvNPko085 ; (Vh5967(2), Ferrand 0.77).

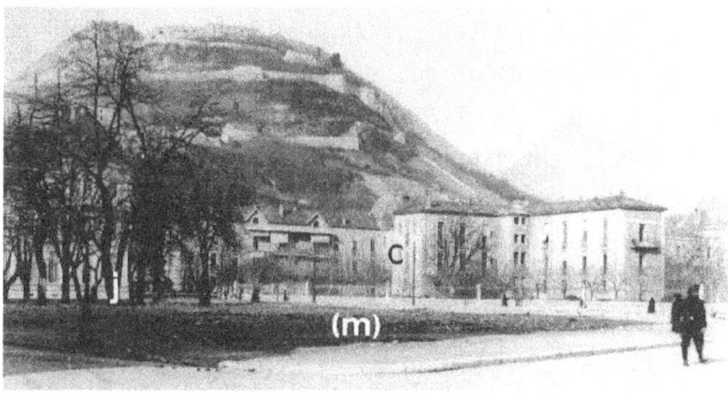

Terrain où était édifié l'hôpital militaire (m) et les arbres de ses cours (j). En arrière, l'hôpital-hospice civil. L'avenue qui sépare ces deux terrains rend son extension vers l'ouest impossible.

©Coll. Bibliothèque Municipale de Grenoble,
Cliché BMG PvNFko095, Vh 5967 (2), Ferrand 0.95.

L'aménagement, en 1913, d'un hôpital qui donne « *satisfaction à toutes les exigences de l'hygiène hospitalière moderne* »

Nous anticipons une dernière fois sur la question du transfert de des hôpitaux de Grenoble pour voir quel est le discours tenu sur l'hygiène hospitalière à la fin de la période étudiée, en 1913.

Lors de l'inauguration en septembre 1913 du nouvel hôpital civil, le docteur Girard, vice-président de la Commission administrative, indique « *que rien de ce qui est nécessaire n'a été oublié : air pur, eau pure, propreté minutieuse* » et signale les principaux aménagements qui ont permis de donner « *satisfaction à toutes les exigences de l'hygiène hospitalière moderne* » : « *la propreté minutieuse sera facilement obtenue, grâce aux parquets en grès de Maubeuge, des plafonds et des murs peints au ripolin (asphaltine)* ». Les murs sont « *d'un blanc éclatant* »[324] (tout comme l'extérieur des pavillons dont « *l'éblouissante blancheur* » est signalée par le journal *le Petit Dauphinois*) et « *commodément lavables* ». Leurs « *angles arrondis* » au niveau des soubassements du plafond permettant « *un complet et parfait lavage de l'intérieur de l'édifice* »[325]. L'eau courante, qui reste encore un luxe, en ce début de XXe siècle, pour la majeure partie de la population, permet, grâce à de nombreux vidoirs, « *un rapide lavage de tous les objets* ». Dans ces nouveaux pavillons, le linge sale « *ne s'accumule plus dans un réduit* » : une petite porte qui s'ouvre dans le mur « *masque l'ouverture d'un large tuyau de grès, par lequel le linge sera projeté dans des bassins désinfecteurs* » (le journaliste de *la Dépêche*, qui ne maîtrise pas très bien ces nouveaux concepts d'hygiène, parle des cuves « *désinfectées* » qui se trouvent au niveau du sous-sol). Le sous-sol est lui-même « *drainé* » et « *assaini* » par des canaux reliés au « *système du tout à l'égout* ». Le tout, note le docteur Girard « *est complété par une installation de bains et de robinets à distribution d'eau chaude et d'eau froide à proximité de chaque salle de malades* »[326]. Le *Petit Dauphinois* remarque que l'hygiène des malades est assurée par les salles de bains chauffées et pourvues de chauffes-linge, par des salles avec lavabos à raison de trois lavabos pour vingt malades, et par des postes d'eau potable[327]. Les deux salles d'isolement installées auprès de chaque salle commune comportent

---

[324] *La Dépêche Dauphinoise*, 14 septembre 1913.
[325] *Le Petit Dauphinois*, 12 septembre 1913.
[326] *La République de l'Isère*, 15 septembre 1913.
[327] *Le Petit Dauphinois* du 12 septembre 1913.

chacune une baignoire qui peut aussi être utilisée dans une visée thérapeutique[328].

Le personnel infirmier, logé dans les pavillons où il travaille, dispose « *de chambres, de vestiaires, de bains, de lavabos et de water-closet distincts de ceux des malades* » de façon à lui « *assurer la plus parfaite hygiène préventive* », mais aussi, pour *le Petit Dauphinois*, « *le plus de bien être possible* »[329].

Les installations de la cuisine de ce nouvel hôpital permettent d'associer « *les meilleures conditions d'hygiène et de rendement* », notamment grâce au transport des aliments vers les différents pavillons à l'aide d'une petite voie ferrée *Decauville* dans des wagonnets « *fermés et chauffés par un ingénieux système de bouillottes* »[330]. Dans la pratique, il est possible que ce mode de transport n'ait pas toujours été respecté. L'un des lecteurs de *la République de l'Isère*, peut-être mal renseigné, écrit en effet dans une tribune libre publiée par ce journal en décembre 1913 que la cuisine est « *plutôt pitoyable* (car) *l'on conçoit ce que doit être, à son arrivée dans la salle de malades un plat promené à découvert dans des jardins spacieux* »[331].

Le journaliste de *la Dépêche* est très impressionné lors de sa visite de l'hôpital par le pavillon de désinfection d'où « *il n'est pas un microbe qui puisse sortir vivant, soumis qu'il aura été à une température de 130 degrés, sous une pression de... un tas d'atmosphères* »[332]. Son confrère du *Petit Dauphinois* indique que chaque pavillon de chirurgie « *est pourvu de deux salles d'opérations, l'une pour les malades 'septiques' et l'autre pour les malades 'aseptiques', utile précaution pour empêcher les premiers, quelles que soient les mesures prises, de contaminer le milieu dans lequel on opère les seconds* ». Ces salles d'opérations « *sont pourvues à profusion d'eau stérilisée, chaude et froide* ». Le chauffage n'est pas assuré par un poêle, comme dans le nouvel hôpital militaire construit quelques années plus tôt, mais par des radiateurs de chauffage central qui permettent d'éviter le transport du combustible à l'intérieur de la salle d'opérations chirurgicales.

Le *Petit Dauphinois* trouve « *absolument parfaite* » la stérilisation des linges et des pansements « *grâce à un système spécial d'étuves* »[333] installé dans le nouvel hôpital civil.

---

[328] Cf. *infra*, page 130.

[329] Cf. *Le Petit Dauphinois* du 12 septembre 1913 et la *Dépêche* du 14 septembre 1913.

[330] *Le Petit Dauphinois*, 12 septembre 1913.

[331] *La République de l'Isère*, 6 décembre 1913.

[332] *La Dépêche Dauphinoise*, 14 septembre 1913

[333] *Le Petit Dauphinois*, 12 septembre 1914.

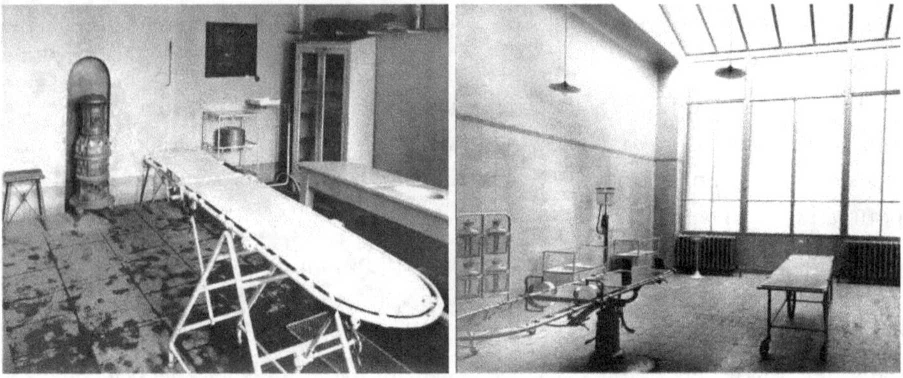

Salles d'opérations chirurgicales

des hôpitaux construits à la périphérie de Grenoble

hôpital militaire (1911) — hôpital civil (1913)

©Coll. Musée Grenoblois Sciences Médicales
Cliché F72.49 MICHEL début XXe s.

©Collection du Musée Dauphinois
Cliché R96.1.16

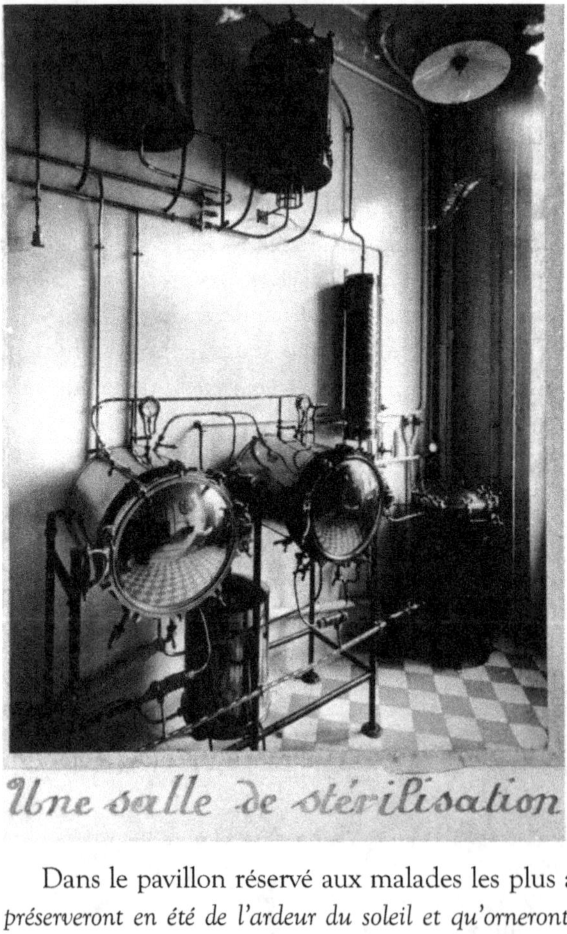

Une salle de stérilisation de l'hôpital civil

©Collection du Musée Grenoblois des Sciences Médicales.

Début XXe siècle. Auteur inconnu

Dans le pavillon réservé aux malades les plus aisés, « *les terrasses que des tentes préserveront en été de l'ardeur du soleil et qu'orneront des plantes vertes, convieront les convalescents à ce bain d'oxygène devenu légendaire, qui leur rendra le courage et la force »*[334]. Le journal le *Petit Dauphinois* met, en 1913, sur un même pied d'égalité *« la trinité de ces forces curatives éternelles qui s'appellent le grand air ou le soleil, le repos physique à la campagne et le repos moral dans la lumière, les grands arbres, la tiédeur de la température »*, *« la gaieté du site »* et *« la confiance dans le médecin de son choix »*[335]. Comme avant la révolution pastorienne, une grande importance est toujours accordée à la qualité de l'air respiré. La surenchère existe aussi, mais même si elle s'inscrit dans un contexte polémique où l'on sent poindre une défiance à l'égard de la notion de *progrès* architectural ou médical, si l'importance d'une bonne qualité de l'air n'était pas aussi avérée, un lecteur de *la Croix de l'Isère* n'aurait sans doute pas écrit qu'en exhaussant les bâtiments *« d'un étage, on aurait pu économiser quelques pavillons et étendre les espaces vides, excellents réservoirs de ce bon air qui est souvent le meilleur des médecins. C'est même pour cela,* poursuit-il, *que tout en admirant les bâtiments neufs et flambants, quelques-uns trouvent que ce qu'il y a de meilleur et de moins cher, ce sont encore ces beaux arbres, qu'une sage prévoyance a bien fait d'épargner dans les plantations antérieures »*[336]. Le docteur Girard, vice-président de la Commission administrative, remarque, dans son discours d'inauguration du nouvel hôpital, que *« les arbres séculaires, la verdure et les fleurs »* n'ont pas seulement une fonction esthétique car *« les larges allées, et les vastes cours, permettent les promenades salutaires qui stimulent les forces »* et il précise que la végétation permet d'assainir l'air environnant en empêchant *« qu'il soit contaminé par les poussières de la ville »*[337]. Mais pour rester tout à fait cohérent avec le discours dominant sur les vertus *« désinfectrices »* de l'ensoleillement, il convient bien entendu de préciser, ce que fait le docteur Girard, que les *« grands arbres* qui *inclinent comme de vastes parasols au-dessus des toits rouges leur haute et abondante ramure »* ne gênent pas cet ensoleillement. Le vice-président de la Commission administrative explique en effet, avec une réelle habileté, que les larges baies, situées entre chaque lit d'hospitalisation permettent le passage des rayons du soleil *« ce grand désinfecteur, tamisé par les frondaisons des arbres voisins »*[338].

---

334 *La Dépêche Dauphinoise*, 14 septembre 1913.

335 *Le Petit Dauphinois*, 12 septembre 1914.

336 *Tribune libre* publiée par *La Croix de l'Isère* du 1er octobre 1913.

337 Cf. *infra*, page 135

338 Cité par *La République de l'Isère*, 15 septembre 1913.

5. L'exemple grenoblois du transfert de l'hôpital-hospice à une distance respectable du centre de la ville

Les enjeux du transfert

Le réaménagement sur place des bâtiments hospitaliers de Grenoble au début de la Troisième République est provoqué par le constat de l'insalubrité des locaux existant au regard des nouvelles conceptions de l'hygiène hospitalière issues de la révolution pastorienne. Il est également rendu nécessaire par la transformation des pratiques médicales. Les bâtiments construits au milieu du XIXe siècle sont rapidement critiqués par les inspecteurs généraux qui veulent faire partager aux administrateurs d'un hôpital de province leurs nouvelles conceptions de l'évolution de l'aménagement des institutions hospitalières.

Le choix de déplacer l'établissement hospitalier obéit à d'autres impératifs essentiellement dictés par une politique municipale d'urbanisation liée à la destruction des fortifications. Il est également influencé par l'expression plus ou moins opportuniste (et qui apparaît vite archaïque du fait de la révolution pastorienne) de la crainte des miasmes provenant de l'hôpital qui seraient susceptibles de propager des épidémies.

À la fin du Second Empire, l'hôpital de Grenoble qui réunit les bâtiments civils et militaires et le service départemental d'aide à l'enfance rayonne sur la partie orientale du département de l'Isère. Patrice Cugnetti note que cet établissement, enserré dans la ville, est alors *« à l'apogée de son développement »*. Il juge rétrospectivement inéluctable son déplacement à cause des *« nécessités des techniques médicales* et de *l'accroissement de sa clientèle potentielle »*[339]. Comme en attestent, notamment, de nombreuses photographies, l'enserrement disparaît pourtant momentanément vers l'ouest grâce à la démolition des fortifications et même, dans une moins grande mesure, vers l'est, grâce à la démolition d'immeubles d'habitation. Malgré l'espace libéré autour des bâtiments, la municipalité grenobloise ne se montra pas favorable, nous le verrons plus loin, au maintien de l'établissement hospitalier au centre de la ville. Elle mit tout au contraire en œuvre un plan d'urbanisme qui réduisit encore davantage, au lieu de l'accroître, la superficie du terrain sur lequel était édifié l'hôpital-hospice.

---

[339] Cugnetti, Patrice, *l'hôpital de Grenoble des origines à la fin du second Empire, (XIe siècle-1870)*, Thèse de Doctorat d'Etat en Droit, Grenoble 1978 ; p. 672.

Les insuffisances des bâtiments construits au milieu du XIXe siècle

Les critiques formulées au sujet des bâtiments récemment édifiés à Meaux et à Grenoble

En 1837 les membres de la Commission administrative jugent, à Meaux, l'hospice des pauvres insalubre et, nous l'avons vu[340], refusent à cause de cela de réduire la fréquence des sorties en ville des indigents tant que ne seront pas construits des *« promenoirs sains et bien aérés à l'occasion d'une prochaine réorganisation des hospices de la ville »*[341]. Un *hospice général* est construit de 1843 à 1845 pour remplacer l'hôtel-Dieu et l'hôpital général, mais dès 1850 des crevasses, des infiltrations dans les murs, une dégradation rapide dans les boiseries, un fléchissement *« considérable et menaçant »* dans le solivage sont remarqués par l'inspecteur[342]. Cette dégradation rapide des bâtiments est contestée par les administrateurs qui remarquent à l'inverse que malgré la dimension faible des poutres, *« parce que la dépense dépassait déjà le chiffre »*, il n'existe aucune dégradation rapide dans les boiseries et le solivage, et notent que contrairement à ce qui arrive à presque tous les bâtiments construits sur les terrains sablonneux de la ville, et grâce à la solidité de ses fondations reposant sur *« un lit de béton de plus de deux mètres d'épaisseur »*, les bâtiments de l'hospice construit en bordure de la Marne, sur un terrain *« excessivement sablonneux* se sont *parfaitement maintenus »*, une seule lézarde, *« qui heureusement ne fait aucun progrès*, s'étant créée *entre la chapelle et la sacristie »*. Ces avis contradictoires ne permettent pas d'évaluer la réelle importance de dégradations qui ne semblent pas avoir d'incidence sur les conditions d'existence des personnes hospitalisées. Ces nouveaux bâtiments sont également critiqués par l'inspecteur général parce qu'ils ne comportent aucune salle exclusivement réservée aux interventions chirurgicales[343].

Le rapport d'inspection générale de 1886 de l'hôpital-hospice de Grenoble indique que les *« nouveaux bâtiments »*, construits entre 1862 et 1865[344],

---

[340] Cf., *infra*, page 119.

[341] *Rapport de l'Inspecteur Général du Ministère de l'Intérieur et Réponse des Administrateurs des Hospices de Meaux, inspection de 1837*, A.D. Seine et Marne, 1X310.

[342] *Rapport de l'Inspecteur Général du Ministère de l'Intérieur* et *Réponse des administrateurs des hospices de Meaux, inspection de 1850*, A.D. Seine et Marne, 1X310.

[343] Cf. *infra*, page 79.

[344] Cette rénovation est contemporaine de la décision d'Haussmann, préfet de la Seine, de construire à Paris un nouvel hôtel-Dieu entre le nord du parvis de Notre-Dame et le grand bras

constituent *« un édifice somptueux avec belle cour intérieure »* faisant croire *« du dehors »* que cette ville possède *« un fort bel établissement hospitalier »*. Le *personnel servant* n'est pas logé dans ces nouvelles constructions et les membres du Conseil municipal de Grenoble indiquent, en 1888, qu'elles *« n'ont pas sensiblement amélioré la situation hospitalière. Elles ont servi surtout à l'installation des services administratifs, aux logements du secrétaire général, de l'aumônier, des internes en médecine et des religieuses »*. Pour eux, outre l'attribution de nouveaux locaux aux services administratifs, ces reconstructions sous le Second Empire ont eu essentiellement pour effet, si ce n'est pour raison d'être, de favoriser l'hébergement à l'hôpital-hospice de malades et de vieillards appartenant aux catégories aisées de la population et le logement des catégories les plus honorables du personnel de l'établissement. Ces nouveaux bâtiments abritent également quatre-vingts lits de deux salles de *« vieillards femmes »*, douze *« berceaux »* d'une salle de *crèche*, et quelques *chambres payantes « réservées aux personnes qui ne veulent pas entrer dans les salles communes »*[345]. Il n'est pas précisé s'ils les chambres payantes sont exclusivement réservées à des malades. Il est possible que certaines d'entre elles soient utilisées par des vieillards rattachés à l'hospice mais payant leur séjour car les rapports d'inspection ne signalent pas d'autres chambres particulières pour les personnes hospitalisées ou hébergées à l'hôpital-hospice de Grenoble.

L'hospitalisation des personnes payant leur séjour

L'hospitalisation de malades payant leur séjour est une tradition ancienne dans les établissements hospitaliers de Grenoble. Patrice Cugnetti remarque à ce sujet que *« les premiers statuts de l'hôpital* Notre-Dame, en 1424, *prévoyaient que les malades riches pouvaient y accéder à condition d'apporter leur lit »*. L'arrivée des Pères de la Charité au XVIIe siècle permit une amélioration du service médical (et chirurgical) qui attira des malades payants, autorisés à traiter avec les religieux par une délibération du 30 octobre 1661[346]. Ils étaient hospitalisés dans les lits destinés aux pauvres malades de la ville et ne devaient pour cela débourser, jusqu'en 1768, que *« la somme payée aux Pères par le receveur de l'hôpital général pour l'hospitalisation d'un miséreux, soit six sols par jour »*[347].

Les chambres individuelles pour malades payants existent aussi dans d'autres hôpitaux, comme à Bordeaux où, à l'ouverture du nouvel hôpital Saint-André

---

de la Seine (face à l'emplacement de l'ancien hôtel-Dieu situé, au sud de ce parvis, de part et d'autre du petit bras de la Seine).

[345] *Rapport sur le projet de transformation de l'hôpital-hospice*, A.M.G., Conseil municipal de la ville de Grenoble, séance du 28 mars 1888.

[346] A.D. Isère série H sup. E6 et II A 2.

[347] Cf., *Cugnetti, Patrice, l'hôpital de Grenoble des origines à la fin du second Empire...* p.339.

en 1825, les 700 *lits de fer* (de meilleure qualité que les anciens lits en bois) sont répartis en 40 lits pour les religieuses (2 dortoirs de 20 lits), 648 lits pour les malades indigents (pour 18 *salles* soit, en moyenne, 36 lits par salle) et 12 lits pour les *payants* et *internes* (répartis en 12 *salles* qui ne comportent donc chacune qu'un seul lit). Il est possible que le terme d'*interne* désigne des élèves internes en chirurgie ou en médecine dont le nombre total n'est pas précisé par le texte cité ici[348]. Mais ce terme d'interne désigne peut-être des *aliénés* qui, bien que payant leur séjour, ne sont pas autorisés à sortir librement de l'établissement. Toujours à Bordeaux, seize *« loges pour malades payants »* avaient en effet été créées, en 1809 à *« l'hospice des Aliénés »* qui fait alors l'objet d'importants travaux de rénovation. L'agrandissement progressif de cet hospice qui ne recevait, *en 1796*, que *douze internés*, lui donne la capacité d'accueillir, en 1843, *cent trente-cinq indigents et trente-cinq payants*[349], les personnes payant leur séjour représentant ici peu plus du quart de l'effectif total des personnes pouvant être simultanément hospitalisées dans cet établissement. À Paris, Jacques Tenon signale en 1788 l'existence de *« logement particulier pour les malades »* à l'hôpital des Incurables[350]. À Saint-Louis le *pavillon royal* abrite les logements des internes et des malades payants. Au début du XIXe siècle à Cochin, Michel Cullerier, chirurgien en chef, souhaite que l'on admette que des *« indigents »* afin d'éviter que *« la portion des indigents fût altérée au profit des pensionnaires »* car il a été témoin ce genre *d'abus* à l'hôpital Bicêtre[351].

Deux difficultés influant sur les conditions d'existence : l'insuffisance du chauffage des salles et le difficile assainissement des latrines

Les établissements hospitaliers de Meaux et de Grenoble ont en commun deux difficultés qui ont un retentissement évident sur les conditions d'existence au sein de l'établissement hospitalier : l'insuffisance du chauffage des salles et le

---

[348] W. Manès notait à ce sujet qu'à l'hôpital Saint-André de Bordeaux, en 1825, « les 18 salles de malades contiennent 648 lits ; il y eut en outre, dès le principe, 12 salles de payants et d'internes, plus 40 lits pour les sœurs soit en tout 700 lits de fer ». W. Manès, *Notice sur l'hôpital Saint-André de Bordeaux, Actes de l'Académie de Bordeaux, 1865* ; Cité par Guillaume, Pierre, *Les hospices de Bordeaux au XIXe siècle, (1796 – 1855)*, Bordeaux, 2000 ; p. 31.

[349] Cf. Guillaume, Pierre, *Op. Cit.* p. 36.

[350] Tenon, Jacques René, *Mémoires sur les hôpitaux de Paris*, Paris 1788, p. 77.

[351] Graftiaux, Philippe, *Contribution à l'histoire de l'hôpital Cochin de sa fondation à nos jours, Thèse de Doctorat en médecine, (239 pages)* ; Paris, 1990, p. 89.

difficile assainissement des latrines. Ces difficultés ne sont pas propres aux établissements de ces deux villes mais existent également dans d'autres hôpitaux.

Le chauffage

À l'hospice des *Vieillards* de Bordeaux, « *les dortoirs et promenoirs* sont chauffés à partir de 1839 par des *poêles à charbon de terre donnant satisfaction sur le rapport de l'économie* », note Pierre Guillaume qui précise que c'est à cette date que le « *charbon de terre* » apparaît dans les hospices à Bordeaux (le chauffage était jusque-là assuré par du bois ou du charbon de bois). Cette innovation permet aux médecins de l'hôpital Saint-André de Bordeaux (dans ses nouveaux locaux, ouverts en novembre 1829), dont le chauffage et l'aération des salles d'hospitalisation était assuré par des cheminées, de demander en 1840 « *l'installation de poêles* dans ces salles *dont les températures sont tellement basses quand il fait froid que plusieurs malades ne peuvent se réchauffer dans leurs lits et que c'est peut-être à cette cause qu'il faut attribuer une partie des décès qui ont été remarqués le mois dernier chez les vieillards et les phtisiques* »[352]. Cette demande ne sera prise en compte que cinq ans plus tard *par* « *l'installation d'un calorifère à l'essai dans une seule salle* »[353].

L'inspecteur général indique en 1850[354] que le système de chauffage de l'hôpital de Meaux, incomplet et dispendieux ne peut lutter en hiver contre le froid du carrelage des salles qui devrait être remplacé par un parquet. La Commission administrative reconnaît elle aussi que le système de chauffage laisse beaucoup à désirer, « *tant sous le rapport de la chaleur que sous celui de l'économie* » et signale son intention de « *l'améliorer successivement* ». Les administrateurs ne précisent pas quelle est la température des salles mal chauffées en hiver, mais cette température est vraisemblablement très basse car ils se réjouissent des modifications déjà faites au poêle calorifère d'une salle de femmes qui ont permis de maintenir constamment pendant tout l'hiver « *11 à 12 degrés de chaleur dans cette salle* ».

L'objectif d'atteindre la température minimale de 15° en hiver dans les salles d'hospitalisation à l'hôpital parisien Lariboisière préconisé lors de sa construction est loin d'être atteint quarante ans plus tard dans les salles des femmes, chauffées par une chaudière installée au rez-de-chaussée de chaque pavillon, et prévue, à l'origine, pour être couplée à un système d'aération devenu

---

[352] *Délibération de la Commission des hospices de Bordeaux, 16 décembre 1840* ; cité par Guillaume, Pierre, *Les hospices de Bordeaux au XIXe siècle*, (1796 - 1855) ; p. 37.

[353] Cf., Guillaume, Pierre, *Ibid.*, p. 38.

[354] *Rapport de l'Inspecteur Général du Ministère de l'Intérieur de 1850* et *Réponse des Administrateurs des Hospices de Meaux*, A.D. Seine et Marne, 1X310.

rapidement obsolète. La température constatée dans ces salles « *lors d'une inspection au cours de l'hiver 1894 n'était pas de beaucoup supérieure à zéro* ». Les conditions de travail du personnel en étaient, également, rendues difficiles. Un chirurgien contraint de faire sa visite « *en pardessus* » se trouvait dans l'incapacité « *d'examiner un malade dans ces conditions* ». Dans les pavillons des hommes de cet hôpital, dotés d'un chauffage central par radiateurs reliés à un générateur de vapeur d'eau et d'un système d'aération permettant d'éviter, en toutes saisons, l'ouverture des fenêtres, la température ne semble pas, à la même époque, faire l'objet de remarque particulière[355].

En 1880, le docteur Girard, alors chirurgien en chef, se plaignait, lui aussi, de la défectuosité du système de chauffage[356]. En 1913, dans le nouvel hôpital civil pourvu d'un « *chauffage à vapeur sans pression* », l'aération ne semble plus nuire au chauffage dans les salles d'hospitalisation[357]. Ce nouveau système de chauffage apparaît efficace même s'il déconcerte un lecteur de *la Croix de l'Isère* qui, dans une lettre où il critique vivement cet hôpital, indique qu'il ne comprend pas comment peut fonctionner « *le chauffage central dans cet amalgame où il n'y a pas de centre* »[358]. Un lecteur de *la République de l'Isère* qui, au mois de décembre, critique également le nouvel hôpital constate, comme à regret, que *le* « *chauffage est suffisant évidemment* », montrant ainsi que cette question a été résolue par l'ancien chirurgien en chef devenu vice-président de la Commission administrative auxquels tous attribuent l'œuvre jugée magnifique que représente ce nouvel établissement. Ce lecteur dénonce seulement la probable « *énorme dépense de combustible pour chauffer ces mignons édifices en carton-pâte avec tous leurs coins et recoins !* »[359].

Les latrines

En 1850, les personnes hospitalisées à Meaux sont incommodées par l'odeur des huit latrines du nouvel hôpital. Leur bonne aération et les essais de désinfection tentés par les administrateurs pour les assainir sont qualifiés de palliatifs insuffisants par les inspecteurs généraux qui demandent un changement complet du système de ces latrines « *déplorablement établies* et d'une *construction vicieuse* »[360]. Les administrateurs reconnaissent volontiers que la

---

355 Si l'on se réfère à Martineaud, Jean-Paul, *Une histoire de l'hôpital Lariboisière, le Versailles de la misère*, éditions de l'Harmattan, Paris, 1998, p.43.

356 *Rapport sur le compte moral et administratif de 1880*, B.M.G., V 5351 (1881).

357 Cf. *Le Petit Dauphinois* du 12 septembre 1913, et *infra* page 126.

358 *Tribune libre* de *la Croix de l'Isère*, 1er octobre 1913.

359 *Tribune libre* de *la République de l'Isère*, 6 décembre 1913.

360 *Rapport de l'Inspecteur Général du Ministère de l'Intérieur* et *Réponse des Administrateurs des Hospices de Meaux, inspections de 1850, 1854 et 1857* ; A.D. Seine et Marne, 1X310.

salubrité de l'établissement réclame l'assainissement de ces latrines, dont la seule qualité est, pour eux, la solidité. Ils déclarent *« s'occuper des moyens à employer pour les rendre inodores »*. Confirmant le jugement des inspecteurs, ils notent que toutes les recherches et les expériences entreprises dans ce but ont été faites en pure perte. Ils critiquent, au passage, le rejet par le Conseil des bâtiments civils, lors de la construction de l'hôpital, du système initialement proposé par l'architecte qui souhaitait l'établissement de deux fosses perméables, l'une pour recevoir les matières solides, l'autre pour les matières liquides, *« creusées dans un terrain sablonneux à une profondeur telle que les fondations des bâtiments n'en pouvaient souffrir »*. En 1854, ils se disent prêts à faire visiter les établissements qui leur seront signalés par le Ministre ou par l'Inspecteur général *« comme ayant vaincu les grandes difficultés qu'on rencontre presque partout pour l'établissement des latrines »* comme par exemple *« à l'hospice des enfants trouvés de Bordeaux, où l'on observe, en 1825, avec un sentiment de peine, des latrines infectes auprès des dortoirs où couchent les enfants »*[361]. Les administrateurs des hospices de Meaux, soucieux de ne pas *« perdre l'argent de l'hospice dont les revenus suffisent à peine aux dépenses dans les années où la nourriture n'est pas si chère qu'aujourd'hui »*, déclarent qu'ils ne s'autoriseront à faire les *grandes dépenses* qu'entraînera le changement que lorsqu'ils auront *« trouvé un moyen certain d'arriver à un résultat inodore »*. En 1857 l'inspecteur général note laconiquement : *« les latrines laissent toujours à désirer ; les tentatives faites pour les améliorer n'ont pas réussi ; il faudrait essayer encore »*[362]. Des difficultés pour installer les latrines ont été également rencontrées à Grenoble. Le chirurgien en Chef de l'hôpital-hospice note en 1880 que la mauvaise installation des latrines contribue à maintenir de mauvaises odeurs dans les salles d'hospitalisation.

Le système qui avait été mis au point à Bordeaux, pour le nouvel hôpital Saint-André inauguré en 1825, permettait sans doute de lutter contre ces mauvaises odeurs : de l'eau, *« impropre à la boisson,* mais *destinés aux lavages,* puisée sur place, à *18 mètres* profondeur, *au moyen de pompes mues par une machine à vapeur, et déversée en majeure partie dans des réservoirs de 800 hectolitres »*, entretenait sous les salles d'hospitalisation *« un petit courant d'eau qui lave continuellement* les *aqueducs* ou *caniveaux »* au-dessus desquels ont été placées les latrines ; *« et tous les deux jours, une chasse puissante que l'on obtient en levant les vannes d'amont entraîne tous les immondices »*. Pierre Guillaume remarque que ce système est *« conforme aux préceptes donnés par Tenon qui avait proposé des solutions efficaces aux deux problèmes considérés comme majeurs : celui de l'aération par le plan*

---

[361] De Saincric, J.M.B., *Essai sur la topographie physicomédicale de Bordeaux,* Montpellier, 1810, cité par Guillaume, Pierre, *Les hospices de Bordeaux au XIXe siècle, 1796-1855*, Bordeaux, 2000, p. 18.

[362] *Rapport de l'Inspecteur Général du Ministère de l'Intérieur, inspection de 1857*, A.D. Seine et Marne, 1X310.

pavillonnaire et de la hauteur et la taille des salles, celui de l'abondance des eaux pour l'alimentation, l'hydrothérapie et le blanchissage d'une part, le lavage des lieux et l'évacuation des eaux usées et déjections d'autre part »[363].

À l'hôpital parisien Lariboisière *« les locaux du rez-de-chaussée,* qui *n'avaient pas été prévus pour recevoir des malades alités, étaient dépourvus de toilettes ».* (Ces toilettes sont encore, au début du XXIe siècle, parfois difficiles à trouver par les personnes qui transitent par les galeries du rez-de-chaussée de cet hôpital[364]). Elles furent remplacées, pendant une durée que ne précise pas Jean-Paul Martineaud, par des *« chaises percées »* et des *« fosses mobiles »*, responsables de mauvaises odeurs. La *« négligence »* des malades, poursuit-il, était par contre jugée responsable des odeurs émanant des *« installations fonctionnelles »* des salles des étages. *« On espérait beaucoup du tout-à-l'égout qui fut installé en 1887, mais les débuts furent désastreux : les siphons s'engorgeaient (...). Bref, le remède était pire que le mal : on fut même obligé d'en revenir provisoirement aux vidanges »*[365].

À Grenoble, l'absence de siège dans les latrines dites *« à la Turque »* est critiquée en 1878 par un conseiller municipal, mais justifiée par les administrateurs de l'hôpital-hospice qui lui répondent *« qu'il n'a pas remarqué que lorsqu'ils sont très fréquentés, ces sièges sont toujours mouillés et qu'on ne s'y assoit pas. Pour ce motif,* poursuivent-ils, *on préfère avec raison les sièges à la turque, dont la lunette est à peu près au niveau du sol, tandis que, pour les sièges à l'anglaise, le malade a un effort considérable à faire pour monter sur la lunette »* (sic)[366]. (Il ne s'agit pas là d'un cas isolé : Jean-Paul Martineaud indique sur ce même sujet qu'à l'hôpital

---

[363] Manès, W, *Notice sur l'hôpital Saint-André de Bordeaux,* Actes de l'Académie de Bordeaux, 1865, pp. 109 à 182 ; Cité par Guillaume, Pierre, *Les hospices de Bordeaux au XIXe siècle, (1796-1855),* Bordeaux, 2000 ; p. 31. Pierre Guillaume signale que les conduits d'évacuation débouchent dans deux petites rivières qu'ils *contribuent à transformer en cloaques qui ne disparaîtront comme tels que sous le Second Empire, avec la construction d'un grand collecteur sous le futur cours Alsace-Lorraine.* Longtemps considérée comme des égouts naturels, ces deux petites rivières urbaines qui naissent dans l'actuelle banlieue ouest et sud-ouest de Bordeaux drainèrent ainsi à ciel ouvert, pendant environ trente-cinq ans les effluves de l'hôpital, entre autres immondices, sur une distance d'environ un kilomètre, avant de se jeter dans la Garonne au niveau de l'actuel quai Richelieu. (Sur les transformations urbaines de Bordeaux au XIXe siècle, cf., également, Schoonbaert, Sylvain, *La voierie bordelaise au XIXe siècle,* Paris, Lavoisier, 2007, 776 pages.)

[364] Lorsque ma blouse blanche permettait de m'identifier comme faisant partie du personnel de cet établissement, j'étais, au début du XXIe siècle, très fréquemment interrogé par des visiteurs, qui passant par les galeries du rez-de-chaussée, cherchaient, comme d'autres avant eux depuis près de deux siècles, à les localiser.

[365] Martineaud, Jean-Paul, *Une histoire de l'hôpital Lariboisière, le Versailles de la misère,* éditions de l'Harmattan, Paris, 1998, pp.49-50.

[366] *Délibération de la Commission administrative du 13 décembre 1878 au sujet du rapport fait par* M. *l'adjoint Martin,* B.M.G., V5355.

Lariboisière, « *lors de la pose des premières cuvettes de cabinet* », l'on vit « *des patients tenter de périlleuses ascensions pour les utiliser comme des toilettes à la turque* ». Il signale par ailleurs que « *le papier hygiénique ne fera son entrée officielle à Lariboisière qu'en 1931* » (commercialisé en France dès le début du XXe siècle, et d'abord considéré comme un produit de luxe, son usage ne s'est cependant, à cette époque, pas encore généralisé)[367]. Mais si ces « *ascensions* » témoignent du fait que leurs utilisateurs ne prenaient pas toujours « *soin des toilettes collectives* », comme le pense cet auteur, elles témoignent peut-être aussi, dans ce contexte, d'une hygiène personnelle se manifestant par le souhait de ne pas être souillé par les déjections des autres malades).

La description faite des latrines des bâtiments inaugurés en 1894 témoigne des progrès réalisés à Grenoble. Leur installation a été conçue pour permettre « *un nettoyage et une surveillance très facile* ». Les matériaux hygrométriques tels que le plâtre ont été volontairement écartés, et le bois « *n'a été employé que lorsqu'il était impossible de l'éviter* ». Le sol a été « *pavé en grès cérame* », les cloisons et les murs ont été « *revêtus de grès et de faïence* », et sont entretenus par de fréquents lavages dont les eaux ainsi que « *les urines qui pourraient tomber accidentellement sur le sol* » sont recueillies dans des caniveaux en grès, *siphonnés avec soin*. Des « *water-closet exigeant la position assise* ont été employés pour éviter les projections d'urine. *On a dû prendre des précautions spéciales, notent les administrateurs, pour que leurs sièges soient le moins possible exposés aux souillures, car si on laisse un siège en mauvais état, il est presque impossible de forcer les malades à s'y asseoir. Pour obtenir ce résultat, on a installé des sièges se relevant automatiquement, le malade est forcé de les baisser à la main avant de s'y asseoir. Cette disposition s'imposait d'autant plus, que l'installation ne comporte pas de vidoirs, et qu'on est forcé de vider dans les water-closets les vases et les crachoirs des salles* ». Les administrateurs qui relèvent à mainte reprise la bonne alimentation en eau des nouveaux bâtiments par une source située à 900 mètres d'altitude[368], notent que des réservoirs de 25 litres à chasse d'eau automatique assurent « *à intervalle régulier, tous les quarts d'heure par exemple* », le nettoyage du sol et le nettoyage des cuvettes munies d'un siphon pour assurer la salubrité de l'installation sanitaire[369]. Dans la pratique le progrès

---

[367] Contrairement à celui, pour le même usage (mais plus facilement peut-être à domicile qu'à l'hôpital) du papier journal.

[368] Cf., sur la question de l'alimentation en eau courante au XIXe siècle, Jean-Pierre Goubert *La conquête de l'eau. Analyse historique du rapport à l'eau dans la France contemporaine (1830-1940)*, thèse de doctorat d'État (Histoire) Université de Paris VII, 1984. S. Borsa et C.-R. Michel indiquent que la mise en place progressive du tout-à-l'égout au cours du XIXe siècle permet d'éliminer les latrines ; Cf. Borsa (S.) et Michel (C.-R.) *La vie quotidienne des hôpitaux en France au XIXe siècle*, Paris, Hachette, 1985 ; p. 104.

[369] *Exposé sur la gestion des hospices, Commission administrative de l'hôpital-hospice de Grenoble, séance du 18 octobre 1901*, B.M.G., V6427.

par rapport à la situation passée est considérable même si ce nettoyage automatique pouvait, peut-être, présenter quelques inconvénients pour les utilisateurs.

À la fin du XIXe siècle des « *chasses automatiques* » existent aussi dans le service des *enfants idiots* de Bicêtre entièrement rénové grâce à son médecin en chef, Désiré Magloire Bourneville. Elles sont réglées « *de manière à fonctionner toutes les sept minutes* » pour renouveler « *l'eau souillée de matières* » des « *quatre stalles réunies deux à deux* » dans les « *cabinets d'aisance* » réservés aux enfants. Le personnel dispose de « *cabinets isolés avec appareil à l'anglaise à effet d'eau* ». « *Des ventilateurs, actionnés en permanence par des becs de gaz, empêchent les mauvaises odeurs de s'installer* »[370].

Aucune allusion n'est plus faite aux installations sanitaires lors de l'inauguration de l'hôpital civil de Grenoble en 1913, cette question apparaissant ainsi, comme celle du chauffage, avoir été définitivement réglée. Dans la tribune libre où il multiplie ses critiques à l'encontre de cet hôpital, un lecteur de *la Croix de l'Isère* note avec ironie qu'il accorde « *une bonne note à la surabondance des W.C. si engageants* qui *forment presque (...) la note dominante* » à l'intérieur de ce nouvel hôpital[371].

---

[370] Cf. Bourneville, D. M., *Histoire de la section des enfants de Bicêtre 1878-1892*, Publications du Progrès Médical, Paris 1892 ; p. 61.
[371] *La Croix de l'Isère*, 1er octobre 1913.

Le constat à Grenoble vers 1880 des déplorables conditions d'hospitalisation induites par l'exiguïté des bâtiments

À Meaux en 1847, les 84 lits de la section des malades civils sont répartis dans six salles, les 48 lits de militaires sont répartis dans deux salles, les vieillards indigents et les enfants sont hospitalisés dans des salles de cinquante lits. Un dortoir spécial est réservé aux dix vieillards les plus âgés et les plus infirmes afin qu'ils puissent recevoir des soins particuliers et qu'ils n'incommodent ni ne gênent les autres[372].

L'inspecteur général signale déjà à Grenoble en 1848 que bien que la place ne manque pas à l'hôpital-hospice, les vieillards bien portants sont installés à côté d'épileptiques et de cancéreux[373]. Le rapport remis en 1881 au maire de Grenoble par une commission extra-municipale favorable au déplacement de l'établissement hospitalier signale que dans les bâtiments de cet établissement, les femmes sont logées dans des salles n'offrant que « *15 à 16 mètres cubes d'air par lit* qui ne sont accessibles que par *un escalier en bois étroit et tortueux*, et que les hommes qui sont *accumulés dans les greniers qu'on a décoré des noms : Salles Saint-Philippe, Saint-Jacques et Saint-Pierre, n'ont ni air, ni lumière, ni eau ; ils vivent dans une atmosphère confinée ; ils ont froid en hiver et suffoquent en été à raison de la proximité du toit* ». Cette commission extra-municipale demande que cet état de choses cesse au plus tôt « *pour l'honneur de la ville et de l'hôpital* » afin de faire « *disparaître la profonde misère cachée derrière la façade luxueuse qu'admirent les grenoblois* ». Pour cette commission, les réparations et les transformations importantes à réaliser dans les bâtiments existants, n'empêcheront pas que persiste, « *une disposition des bâtiments et des cours contraires aux lois de l'hygiène hospitalière et une agglomération trop considérable de malades sur un emplacement trop restreint et mal choisi* ». Pour les auteurs de ce rapport, il est nécessaire de construire, à un autre endroit, « *un asile pour les vieillards, un hôpital militaire, un hôpital civil* », ce qui n'est pas pour déplaire au maire Édouard Rey, républicain, patron d'une florissante fabrique de gants qui souhaite faire percer de grandes avenues et construire des immeubles à l'image de la prospérité des industriels grenoblois dans le quartier qui abrite alors encore l'hôpital-hospice. Les administrateurs de cet établissement hospitalier ne semblent d'ailleurs pas, la même année, dans le contexte d'un débat qui s'instaure au sujet du bienfondé du déplacement de ces bâtiments, porter sur les conditions d'hospitalisation un jugement aussi négatif que les membres de la commission extra-municipale. Le service rendu aux

---

[372] *Règlement de 1847 de l'hôpital de Meaux*, A.D. Seine et Marne, 1x305.

[373] *Rapport de l'Inspection de 1848*, A.D. Isère, 1 x 3.

vieillards leur paraît en tout cas suffisant, et ils notent que ces derniers sont tous *« très satisfaits assurés qu'ils sont d'un asile et d'une table bien préférables à ceux qu'ils ont quittés ».*

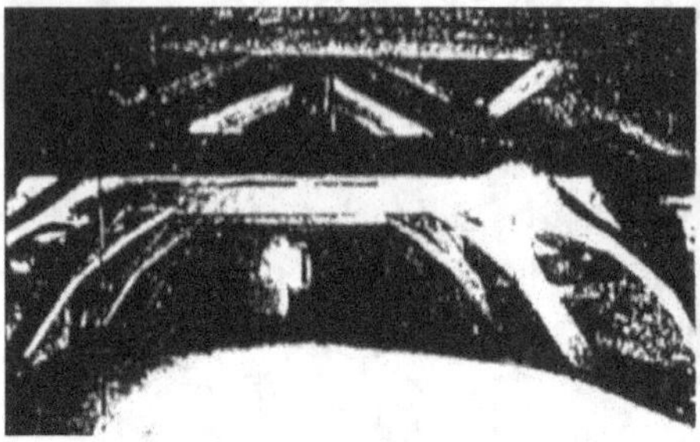

Comble de utilisé comme dortoir pour les indigents non malades

Hôpital-hospice de Grenoble,

Photo. Oppoux, publiée dans la revue les Alpes pittoresques, *p,* 8.

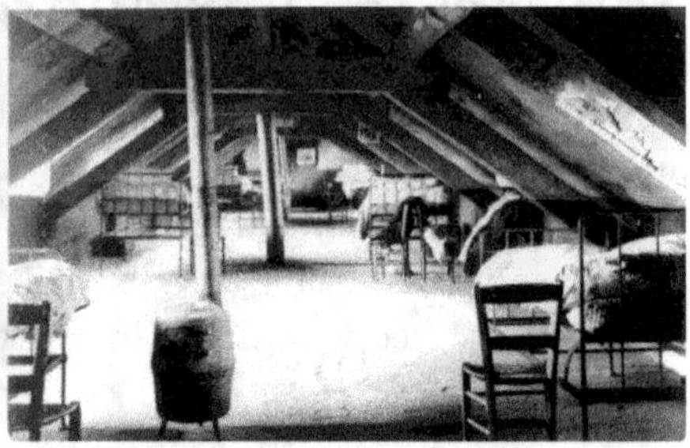

Autre aménagement de comble en dortoir dans un hôpital parisien

Cliché : Assistance Publique – Hôpitaux de Paris, Service des Archives,

Cote 3Fi4-Pitié-Salpétrière-1768

Les critiques faites en 1883 et 1886 par les inspecteurs généraux du Ministère de l'Intérieur qui n'ont pas pour objet d'apporter un soutien aux partisans du transfert de l'hôpital, font pourtant état d'une réalité comparable à celle que décrivaient les auteurs du rapport de la commission extra-municipale réunie en 1881 et en confirment l'exactitude. Dans leurs réponses à l'inspecteur, les administrateurs semblent se situer en dehors du contexte d'une polémique et reconnaissent le bien-fondé des critiques, tout en déclarant ne pas pouvoir améliorer la situation décrite par les inspecteurs faute de moyens financiers. Les bâtiments de l'hôpital-hospice apparaissent, dans ces rapports, inadaptés à l'usage auquel ils sont destinés. Le rapport de 1886 indique par exemple que l'établissement présente *« un frappant contraste de luxe et de misère »* car lorsqu'on regarde de l'extérieur les somptueux bâtiments construits entre 1862 et 1865, on ne se doute pas *« de la triste surprise que réservent les anciens bâtiments, désagréables d'aspect, mal appropriés à leur destination, disséminés, sans aucune symétrie, sur un espace trop restreint »*[374]. Ce rapport d'inspection souligne l'exiguïté de l'établissement, et précise que l'ensemble des bâtiments de l'hôpital-hospice couvre une surface d'environ 23 000 m² *« qui était peut-être suffisante vers l'an 1600, époque de la construction, mais qui ne l'est plus depuis que la population et la garnison ont triplé »*. Sur cet *« emplacement si restreint »* se trouvent alors rassemblés:

- *un bâtiment pour les maladies contagieuses, dit l'Arsenal,*
- *un bâtiment de maternité,*
- *un bâtiment pour les filles syphilitiques,*

---

[374] *Rapport de l'Inspection de 1886*, A.M.G., Q3, 1.

- *un « quartier » d'aliénés en observation,*

- *une crèche,*

- *un service d'enfants malades,*

- *des dortoirs pour des enfants hospitalisés* malades, ou hébergés pendant la maladie de leurs parents, ou encore abandonnés en attente d'un placement en apprentissage,

- *une salle d'autopsie qui « sert d'amphithéâtre pour l'École de médecine »*, dont la situation, au centre de l'hôpital est vivement critiquée par le rapport de l'inspection municipale de 1878,

- *des « services généraux » comprenant les bains, la cuisine, une boulangerie, une buanderie, des écuries, des remises servant aux voitures des pompes funèbres, et un atelier de confection de cercueils.*

Cette exiguïté a manifestement des répercutions sur les conditions d'existence des personnes hospitalisées, et les inspecteurs regrettent en 1883 et 1886 qu'aucun bâtiment ne soit réservé aux vieillards indigents. L'inspecteur général précise, en 1883, que les vieillards sont *« éparpillés un peu partout »*, notamment au premier étage du pavillon des syphilitiques, et dans les combles de celui des fiévreux. Seuls quelques locaux d'hospitalisation ne sont pas l'objet des critiques des rapports des inspections de 1883 et 1886 : les *« cellules d'aliénés »* aménagées en 1880, jugées convenables, le *« quartier des filles syphilitiques »* estimé seulement *« beaucoup trop vaste »* à la suite de la diminution du nombre des femmes qui y sont hospitalisées. Les autres services de l'hôpital-hospice, notamment la maternité, le service des maladies contagieuses, et les services qui accueillent les enfants, malades ou non, sont vivement critiqués par les inspecteurs généraux, en 1883 et 1886, *« au point de vue de l'état des bâtiments de leur trop grande proximité, agglomération et disposition »*[375].

Les cours intérieures de l'hôpital-hospice de Grenoble, dans lesquelles on ne trouve que *« très peu d'ombrage et nulle verdure »* sont également jugées trop petites, et cela dès 1866[376].

Les rapports d'inspections critiquent également d'autres bâtiments de l'hôpital-hospice dont l'état n'a que peu ou pas d'influence sur les conditions d'existence. Ils trouvent la boulangerie *« fort mal placée au milieu d'une cour déjà exiguë »*, la cuisine *« assez belle mais mal située »* et la buanderie *« également mal placée au bord d'un ruisseau qui traverse les terrains de l'établissement, en partie à couvert, en partie à découvert »*. L'inspecteur général trouve, en 1886, *« absolument défectueuses »* les installations de l'École de médecine, qualifiées, deux ans plus

---

[375] *Réponse des administrateurs au rapport d'inspection de 1883*, A.M.G., Q3, 1.

[376] *Rapport d'inspection de 1866*, A.M.G., Q3, 1.

tard de « *vieux bâtiment en ruine* » par les membres de la Société de Médecine et de Pharmacie de l'Isère.

On retrouve en ce qui concerne *l'hospice des vieillards*, des remarques similaires à Bordeaux. Il est jugé, au milieu du XIXe siècle, « *insalubre* », et « *très insuffisant pour répondre à la demande* ». Pierre Guillaume indique ainsi qu' « *en 1842, il y a six cent soixante inscrits demandant à entrer dans les hospices des Vieillards et des Incurables*, alors *que les places disponibles ne sont au nombre que de 36* ». Il note que malgré la création de 100 nouveaux lits grâce à un legs de 400 000 francs, « *le délai pour l'admission des femmes à l'hospice de Vieillards est encore de 4 ans en 1850* »[377].

Les conditions de l'hospitalisation des aliénés sont critiquées à Meaux et à Grenoble à partir du milieu du XIXe siècle comme si elles étaient désormais devenues inacceptables. Les cabanons d'aliénés sont jugés à Meaux en 1850 « *bas, étroits, mal aérés* ». L'inspecteur général souhaite qu'ils soient accessibles par deux portes « *de façon à ce qu'on puisse s'emparer sans danger des fous devenus furieux* ». Ces cabanons ont été restaurés avant l'inspection de 1857. À cette date, l'inspecteur général regrette seulement « *qu'en restaurant les cabanons des aliénés de passage, on n'ait pas mis les fenêtres hors des atteintes des malheureux qu'on y renferme et qui les brisent souvent* »[378]. L'hôpital-hospice de Grenoble héberge aussi des aliénés « *placés en dépôt* » en attendant leur « *séquestration* » à l'asile Saint-Robert. En 1880, les administrateurs se félicitent d'avoir fait réaliser pour eux « *quatre cellules bien aérées, suffisamment spacieuses, pouvant être chauffées facilement pendant l'hiver, et construites d'après les dernières données de la science aliéniste* » remplaçant « *d'affreux cachots étroits et humides* » où ils étaient jusqu'alors « *confinés* » et où ils « *souffraient cruellement du froid pendant l'hiver* ». Il s'agit peut-être moins ici d'un élan d'humanisme spontané que de l'une des conséquences des visites et des remarques répétées des inspecteurs généraux qui tendent à provoquer une uniformisation des conditions d'hospitalisation dans les établissements hospitaliers de l'ensemble du territoire national. La circulaire du 15 mars 1890 précise qu'une enquête a confirmé que dans un très grand nombre d'hôpitaux, « *beaucoup de ces cellules sont privées d'air, de lumière, de chauffage, du mobilier le plus indispensable, placées près du dépôt des morts, reléguées dans les dépendances à côté des étables, dépourvues la nuit de toute surveillance* »[379].

---

377 Cf. Guillaume, Pierre, *Les hospices de Bordeaux au XIXe siècle*, (1796 - 1855), Bordeaux, 2000 ; p. 36.

378 *Rapport de l'Inspecteur Général du Ministère de l'Intérieur, inspection de 1857*, A.D. Seine et Marne, 1X310.

379 Cf. Borsa (S.) et Michel (C.-R.) *La vie quotidienne des hôpitaux en France au XIXe siècle*, Paris, Hachette, 1985 ; p. 21.

La plupart des textes rédigés à partir de 1880 témoignent implicitement d'un nouveau regard porté sur l'établissement hospitalier au moment où commence à se propager, à partir de Paris, la révolution pastorienne. Les prémices de cette révolution ne suffisent pas, cependant, à expliquer à elles seules cette plus grande prise en considération des conditions dans lesquelles se déroule l'hospitalisation qui est également à corréler avec l'important changement politique, au niveau national, de l'arrivée au pouvoir d'une majorité républicaine.

La création, suite à la loi du 30 juin 1838, d'un *asile départemental* spécialisé dans l'hospitalisation des aliénés

L'hôpital-hospice de Grenoble, nous l'avons vu, ne disposait que d'un petit nombre de *cellules* où séjournaient de façon temporaire des aliénés dans l'attente de leur transfert vers l'asile Saint-Robert, situé sur la commune de Saint-Égrève au bord de la route de Lyon, à sept kilomètres de l'ancien l'hôpital-hospice de Grenoble[380]. Un texte rédigé lors du *congrès de 1902 des médecins aliénistes et neurologistes de France et des pays de langue française* indique au sujet de cet *asile* que *« l'origine d'une partie de ses bâtiments remonte à une date fort ancienne. Ce fut vers la fin du XIe siècle que deux princes de la famille des Dauphins fondèrent un monastère à Saint-Robert et y appelèrent des moines de l'ordre de Saint-Benoît. En 1691, Louis XIV fit élever, dans l'enclos de ce monastère, un vaste bâtiment destiné à servir d'hôpital et où devaient être soignés les soldats de l'armée d'Italie. Après la paix de Ryswick, ce bâtiment fut abandonné aux religieux. Pendant la Révolution, il fut vendu avec le monastère et le clos comme propriété nationale. Le département en devint propriétaire en 1812. Successivement dépôt de mendicité, maison de correction, maison de refuge pour les aliénés en état de fureur,* pour *les filles-mères parvenues au terme de leur grossesse,* pour *les indigents des deux sexes atteints de maladies vénériennes et cutanées reconnues susceptibles de guérison, et école d'accouchement, l'établissement de Saint-Robert ne se modifia que lorsque la loi du 30 juin 1838 prescrivit un nouveau régime pour les aliénés ».*

Le Conseil général décida, en 1845, que le dépôt de Saint-Robert serait affecté exclusivement au traitement des aliénés et approuva, en 1851, les plans et devis du nouvel asile, œuvre de son directeur, le docteur Évrat. Il divisa l'asile

---

380 En suivant l'itinéraire le plus court (par l'ancienne RN 75) et à 8,5 Km du site actuel de l'hôpital de Grenoble sur la commune de la Tronche.

en trois parties : *« celle de droite réservée au service des femmes ; celle de gauche au service des hommes ; les services généraux au centre ».* La description faite de cet asile est proche de ce qui fut réalisé lors de la mise en place, à la même époque, d'autres asiles départementaux, comme par exemple dans le département de la Seine, ceux de Maison Blanche ou de Ville Évrard, ou à Bron, près Lyon. Ces asiles sont édifiés sur de vastes espaces permettant la construction de nombreux pavillons, d'ateliers et d'une ferme, parfois préexistante sur le terrain de cet établissement. *« Les pavillons, séparés les uns des autres,* poursuit ce texte, *forment pour ainsi dire, de petits asiles, ce qui facilite la distinction et le classement méthodique des différentes catégories et formes d'aliénation mentale, l'éloignement de celles dont le voisinage pourrait être nuisible à l'une ou à l'autre. Barreaux aux fenêtres, hautes murailles autour des préaux, tout ce qui rappelle la séquestration a été supprimé. La vue a été rendue aussi riante et étendue que possible. Des massifs d'arbres et de fleurs, la vue du magnifique panorama de nos montagnes, tout concourt à donner aux malades l'illusion de la liberté. Chaque pavillon a deux expositions et de nombreuses ouvertures pour donner à profusion de l'air et de la lumière. La propreté fait l'admiration de tous les visiteurs. L'asile comprend seize pavillons pour les indigents, un pensionnat pour les hommes, un autre pour les femmes et une colonie agricole de quarante hectares. Deux nouveaux quartiers d'agités sont en voie de construction »*[381]. L'auteur de ce texte de 1902 entend marquer la cohérence et la complémentarité des actions mises en œuvre en évoquant d'autres projets : il indique à ce propos que *« toujours à l'avant-garde du progrès, le Conseil général a fait construire, depuis longtemps, un asile pour les vieillards*[382]. *L'année dernière,* poursuit-il, *il a voté la création d'un asile pour les incurables qui ne peuvent être admis à l'hôpital, parce qu'ils sont incurables, à l'asile des vieillards parce qu'ils n'ont pas cinquante ans ou sont impotents et gâteux, à l'asile d'aliénés, parce qu'ils ne sont pas fous. Les bâtiments nécessaires à ce nouveau service seront construits sur le terrain de la ferme »*[383].

La loi de 1838 n'avait pas imposé la création d'un *asile pour aliénés* dans tous les départements, des conventions permettant l'utilisation de l'établissement situé dans un département voisin. Michel Caire signale l'existence, en 1865 de *« 41 asiles départementaux, 18 quartiers d'hospice, 16 asiles privés faisant fonction d'asiles publics,* et de la *Maison impériale de Charenton »* spécialisés dans l'accueil et

[381] *L'Asile d'aliénés Saint-Robert, près Grenoble, une visite en 1887*, cité par Caire, Michel, *histoire de la psychiatrie en France, de l'asile à l'hôpital : les établissements psychiatriques français*, (publication électronique, 2014 : http://psychiatrie.histoire. free.fr/hp/documents/strobert.htm)

[382] Cf. *supra*, p. 208 et suivantes.

[383] *L'Asile Saint Robert, congrès des médecins aliénistes et neurologistes de France et des pays de langue française, 1902* ; cité par Caire, Michel, publication électronique, 2014 : http://psychiatrie.histoire.free.fr/ hp/documents/st robert.htm)

l'hospitalisation des aliénés mentaux pour un nombre total de lits qui, *« en 1888, approche les 55000 »*[384].

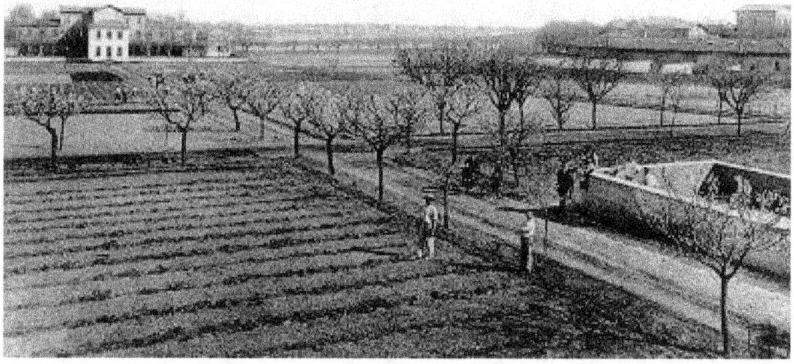

Jardins de l'asile du *Vinatier* à Bron, près de Lyon

Carte postale (cliché recadré) Collection particulière

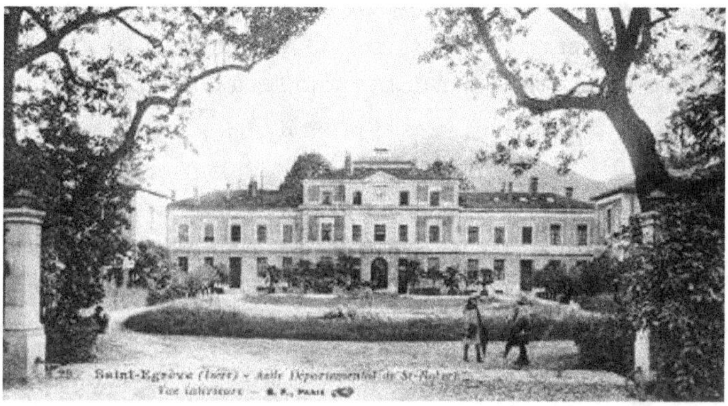

Pavillon central de l'Asile *Saint-Robert* à Saint-Égrève près de Grenoble

Carte postale Coll. Particulière

L'Asile Saint-Robert créé par le département de l'Isère, ne présente donc aucune filiation directe avec l'ancien *hôpital-général* créé à Grenoble en 1712 même si certaines catégories de personnes reçues dans le *« dépôt »* avant sa transformation en asile faisaient aussi partie des catégories de personnes reçues auparavant dans certaines divisions de l'hôpital-général : (*maison de correction, maison de refuge pour les aliénés en état de fureur, indigents des deux sexes atteints de maladies vénériennes et cutanées*).

En 1887, pour le docteur L.-H. Petit qui visite cet établissement à l'occasion d'un Congrès de l'Association française pour l'avancement des sciences, *« cet asile est tout simplement un chef d'œuvre »*. La description qu'il fait de *« ses pavillons*

[384] Cf. Caire, *Michel, histoire de la psychiatrie en France, ibid.*

séparés, entourés d'arbres, d'arbustes et d'une profusion de fleurs », ressemble à celle qui sera faite en 1913 du nouvel hôpital civil de Grenoble inauguré sur la commune périphérique de La Tronche[385], *« et sans l'inscription placée au-dessus de sa porte d'entrée,* poursuit-il, *on ne devinerait jamais la destination des bâtiments renfermés entre ses grilles »*. Même s'il désigne ici des bâtiments, on peut noter au passage ce terme de *« renfermés »*. On le retrouve un peu plus loin, dans ce même texte de 1887, lorsqu'il précise que cet asile d'aliénés *« renferme actuellement 850 pensionnaires, 400 hommes et 450 femmes »*. Le médecin auteur de ce texte note au sujet du nombre élevés d'aliénés que *« la prospérité de Saint-Robert, son agrandissement, sont malheureusement l'indice d'un accroissement de l'aliénation mentale dans cette contrée, comme dans le reste de la France. D'une année à l'autre, en attendant qu'un nouveau pavillon soit construit et aménagé, on est obligé de mettre des brancards dans les dortoirs. Mais ce sont là des malheurs auxquels on ne peut guère remédier »*. Ce visiteur n'établit pas de rapport, comme le font à la même époque les administrateurs de l'hôpital-hospice, entre la forte augmentation de la population, notamment ouvrière, de Grenoble et de ses environs et l'augmentation du nombre de personnes admises à l'hôpital.

Comme lors de l'inauguration de l'hôpital civil à La Tronche en 1913, on vante *« la propreté, la place, l'air* et *la lumière »* qui sont ici dotées, comme à l'hôpital civil, une fonction thérapeutique. *« Je ne doute pas,* poursuit l'auteur de ce texte dans un style légèrement condescendant alors très courant, *que ces trois conditions réunies n'exercent une influence sédative puissante sur ces cerveaux détraqués, car les agités étaient en très petit nombre, l'infirmerie étant déserte »*[386].

---

[385] Cf. *supra*, page 218 et suivantes.

[386] Petit, L.-H. *Congrès de l'Association française pour l'avancement des sciences, 1887* ; cité par Caire, Michel, *histoire de la psychiatrie en France, de l'asile à l'hôpital : les établissements psychiatriques français*, (publication électronique, 2014 : http://psychiatrie.histoire.free.fr/hp/hp.htm)

Les soins à domicile, malgré le fort développement des Sociétés de Secours Mutuel, ne constituent pas une alternative permettant de limiter les hospitalisations : le *modèle rouennais* ne s'applique pas à Grenoble

S. Borsa et de C.-R. Michel remarquent qu'au XIXe siècle coexistent une *« préférence unanimement acceptée des secours à domicile aux secours par hospitalisation »* et l'affirmation de *« l'immense utilité des hôpitaux et hospices »* pour leur rôle dans le maintien de l'ordre public ainsi que pour des raisons économiques : *« les pauvres centralisés occasionneraient une dépense moindre que ne coûterait l'entretien du même nombre d'individus secourus isolément à leur domicile »*[387]. Ces *« secours »* concernent les indigents non malades et ceux qui sont atteints par une maladie.

L'hospice est un lieu d'existence privilégié pour les enfants et les vieillards qui ne peuvent pas encore ou qui ne peuvent plus *gagner leur vie* par le travail, ni subvenir aux frais occasionnés par la location et l'entretien d'un logement. La structure hospitalière continue à accueillir un grand nombre de vieillards, bien qu'il existe au XIXe siècle, dans cette ville, un fort développement des soins et des aides à domicile. Il existe en effet à Grenoble, au XIXe siècle, une assistance à domicile des vieillards indigents réalisée par le *Patronage des vieillards*, le *Bureau de bienfaisance* et la *Commission administrative de l'hôpital-hospice.*

L'assistance à domicile des malades est effectuée à Grenoble par les sociétés de Secours mutuels. La possibilité de recevoir des soins à domicile est de ce fait offerte à tous les travailleurs rattachés à ces sociétés et pas seulement à la population la plus aisée de la ville.

L'existence à Grenoble d'un *Bureau de bienfaisance* n'a rien d'étonnant car ces *Bureaux* ont été institués par le pouvoir central[388] et Le *Patronage des vieillards* et les *Sociétés de secours mutuels* sont au contraire des institutions locales organisées de façon originale dans la région grenobloise. Patrice Cugnetti note que l'action du Bureau de bienfaisance de Grenoble ne s'affirma vraiment qu'à partir de 1845, après qu'aient été supprimés les *Bureaux de charité* privés

---

[387] S. Borsa et C.-R. Michel *La vie quotidienne des hôpitaux en France au XIXe siècle*, pages 47 et 51 ; Candille, M. *Les soins en France au XIXe siècle*, pages 44-45 in Bulletin de la société française d'histoire des hôpitaux, n° 28, 1973.

[388] *Loi du 7 frimaire An 5* [27 novembre 1796], confirmée par une *ordonnance du 31 octobre 1821*.

organisés dans les paroisses, qui utilisaient la majeure partie des fonds destinés au Bureau de bienfaisance. À Meaux, une situation presque analogue est décrite et critiquée en 1833 dans un ouvrage publié par un médecin qui ne parle pas de l'existence de Bureaux de charité privée, mais note que « *les personnes respectables* » qui composent le Bureau de bienfaisance de la ville « *ne peuvent distribuer elles-mêmes tous les secours* » qui passent par de nombreuses mains « *avant de parvenir dans celle du pauvre* », l'assiduité aux églises et les pratiques de dévotion devenant alors un critère pour attribuer ces secours à « *quelques-uns au détriment du plus grand nombre* ». Les secours à domicile devraient, pour cet auteur, être utiles aux personnes « *de la classe malaisée* » dont les maladies ne sont pas admises à l'hôpital ou qui, « *par des raisons qu'il est plus aisé de sentir que d'expliquer* » refusent les secours de cet établissement. Les *officiers de santé* de toutes classes (qui font partie du corps médical, contrairement au personnel infirmier, même, lorsqu'il sera plus tard, diplômé), « *s'empresseraient, n'en doutons pas, à seconder de leurs lumières et de leurs efforts bienfaisants* les *humbles servantes des pauvres malades consacrées au culte de la charité* » chargées de porter des secours. Pour ce médecin, le rétablissement des secours à domicile permettra au malheureux de pouvoir choisir entre l'hôpital et les soins à domicile, car « *contrarier sa confiance en limitant son choix serait aggraver la maladie* »[389].

Une première loi, votée par la Convention le 24 vendémiaire An 2 [15 octobre 1793] reprenant l'idée d'un domicile de secours émise au sein du *Comité de Mendicité* de l'Assemblée constituante, indiquait que « *tout malade domicilié de droit ou non qui sera sans ressources sera secouru à son domicile de fait ou dans l'hospice le plus voisin* ». Ce *domicile* était soit le lieu de naissance, soit le lieu de résidence à condition que l'intéressé y ait séjourné au moins un an, sans d'ailleurs préjuger, dans ce cas, de la nationalité de la personne ainsi secourue[390]. Jean Imbert note que cette loi fut appliquée de façon restrictive par les Commissions chargées de la gestion administratives des hospices et des hôpitaux qui refusaient l'admission des personnes qui n'habitaient pas la commune où était perçu les droits d'octrois utilisé pour financer les établissements

---

389 Éguin F. *Topographie médicale de la ville de Meaux*, Meaux, 1833 ; pp. 81 à 83.

390 Les *lois du 15 juillet 1849* relative aux sociétés de secours mutuel et *du 7 août 1851* sur l'aide aux indigents n'établissent pas davantage de distinctions entre les nationaux et les non nationaux. Les étrangers furent par contre exclus du bénéfice des lois du *15 juillet 1893* sur l'assistance médicale gratuite et du *5 avril 1910* sur les retraites des ouvriers, ainsi que de divers autres décrets ou lois promulgués à partir de la fin du XIXe siècle : *décret du 15 novembre 1895* sur les secours distribués par les bureaux de bienfaisance, loi du 14 juillet 1905 sur les vieillards et les indigents, *loi du 17 juin 1913* sur les femmes en couche, *loi du 14 juillet 1913* sur l'assistance aux familles nombreuses. Sur ce thème on peut notamment consulter : Michelet, Karine, *Les droits sociaux des étrangers*, Paris, l'Harmattan, 2002, (494 pages), pp. 43 et 44.

hospitaliers[391]. (Ces Commissions hospitalières avaient en effet été définies par la loi du 16 vendémiaire An V [7 octobre 1796] comme des émanations des municipalités[392]. Elles restent composées de notables locaux même si le décret du 7 germinal An 13 [28 mars 1805] prévoit un contrôle par l'État de leur nomination au sein de ces commissions[393]).

En 1848, le Conseil municipal de Bordeaux incite, par exemple, la Commission des hospices à tenir compte du lieu de domicile et non pas de naissance des individus pour décider de leur admission dans les établissements. Ce même Conseil municipal avait même, l'année précédente, temporairement retranché de sa subvention ce qui correspondait à l'entretien des enfants trouvés car la charge en incombait également, à son sens, au département[394]. Le règlement sur le service intérieur des hospices d'Aix en Provence promulgué le 22 janvier 1838 indique, pour l'Asile d'aliénés, qu' *« on ne recevra personne dans cet hospice, qu'il ne soit natif de la ville ou y soit domicilié depuis cinq ans révolu. Dans tout autre cas, ils ne pourront être reçu que comme pensionnaires à la charge de la commune de leur domicile de secours »* ; mais la loi votée le 30 juin de la même année qui crée des asiles départementaux pour les aliénés permettra de déroger à ce principe qui pouvait faire obstacle à l'hospitalisation des *« aliénés d'esprit »* et des *« furieux »* car les établissements spécialisés dans leur hospitalisation étaient peu nombreux.

---

391 Cf. dir. Imbert (J.) *Histoire des hôpitaux en France*, Toulouse, Privat 1979, p. 335.

392 Cette loi ne définissait pas de façon précise la composition et les compétences de ces Commissions administratives hospitalières ; Cf., Imbert, Jean, *Le droit hospitalier de la Révolution et de l'Empire*, Paris, Sirey, 1954 ; Elles fonctionnèrent indépendamment des Conseils municipaux, bien que certains aspects de la vie hospitalière soient liées au vote de subventions municipales. Par exemple, la création d'une école d'infirmières décidée en 1900 par la Commission administrative des hospices de Grenoble ne peut être réalisée sans une subvention municipale (correspondant au quart du budget nécessaire à son fonctionnement et qui fut, ici, rapidement votée par l'ensemble des membres du Conseil municipal).

393 Le décret du 7 *germinal An 13* [28 mars 1805] prévoit le renouvellement annuel du tiers de leurs membres et leur nomination par le ministre de l'Intérieur, sur propositions de ces Commissions contrôlées et transmises par le préfet. Mais l'administration impériale entérine le plus souvent les propositions faites par les commissions car elle ne souhaite pas que ces nominations dégénèrent en conflits avec les notables locaux qui les composent.
À Grenoble à la fin du XIXe siècle, le maire, *président-né* (de droit) de la Commission administrative de l'hôpital-hospice n'y siège que très exceptionnellement, cette présidence étant, de fait, assurée pendant plusieurs décennies par l'ancien chirurgien en chef, le docteur Girard. Deux membres du Conseil municipal sont membres de droit de cette Commission administrative hospitalière.

394 Guillaume, Pierre, *Les hospices de Bordeaux au XIXe siècle, (1796 – 1855)*, Bordeaux, 2000, p. 55.

Même si elle ne fut pas immédiatement appliquée partout[395], la loi sur les hospices et les hôpitaux de 1851 apporte quelques éléments de réponse à ce mécontentement communal en indiquant que le Conseil général désigne un hôpital départemental où sont accueillis les malades et les indigents des communes dépourvues d'hôpitaux. L'hôpital-hospice de Grenoble a par exemple, en outre, ce statut d'établissement départemental. Cette loi ne fait pas allusion à l'existence des Bureaux de bienfaisance, mais son article 17 n'en autorise pas moins la Commission administrative des hospices et des hôpitaux à *« convertir une partie des revenus attribués aux hospices, (...) jusqu'à concurrence d'un cinquième, en secours à domicile annuels en faveurs de vieillards infirmes placés dans leurs familles »*. La loi du 21 mai 1873 indique par contre que la réalisation de l'assistance à domicile par les établissements hospitaliers doit être menée de concert avec les Bureaux de bienfaisance. Elle étend les possibilités de cette assistance à domicile en permettant aux Commissions administratives des hospices de *« disposer du revenu hospitalier jusqu'à concurrence du quart, ou même du tiers du budget, avec l'assentiment du Conseil général, pour les affecter au traitement des malades à domicile et*, d'une façon plus étendue que précédemment, *à l'allocation des secours annuels en faveur des vieillards ou infirmes placés dans leurs familles »*[396].

Les administrateurs de l'hôpital-hospice de Grenoble indiquent que les dispositions prévues dans les lois de 1851 et de 1873 ne furent appliquées qu'à partir du 1er janvier 1888[397]. Le budget réservé à cet usage, d'abord de 4000 francs, puis porté à 7000 francs dans le budget de 1890, fait dire aux administrateurs qu'ils sont en mesure de secourir à leur domicile *« tous ceux qui en expriment le désir, et qui se trouvent dans les conditions exigées par la loi en même temps qu'ils réunissent celles d'âge, d'infirmité et de résidence prévues par les règlements »*[398]. Un désir bien réglementé, en somme...

Une partie du budget prévu est d'ailleurs dépensé à l'hôpital car n'existe pas de dispensaire en ville, mais des consultations gratuites sont données dans cet établissement par le médecin préposé aux entrées *« qui reçoit pour cet objet une indemnité de 300 francs par an payée par le Bureau de bienfaisance »*. Les médicaments prescrits par ce médecin sont délivrés gratuitement aux intéressés par la pharmacie de l'hôpital qui se fait rembourser cette dépense par le Bureau de bienfaisance (730,50 francs en 1888). Par contre, si le malade indigent ne

---

[395] Voir ci-dessous, note 397.

[396] *Bulletin des lois de la République Française*, Archives Nationales.

[397] Jean Imbert note, également, que les effets de la loi de 1851 ne sont véritablement perçus dans la plupart des établissements qu'après le second empire ; Cf. Imbert, Jean, *Les hôpitaux en France*, Paris, 1858, p. 53.

[398] *Réponse au questionnaire du Ministère de l'Intérieur « au sujet de l'éventuelle réunion des Commission administrative des hospices et des Bureaux de bienfaisance »*, A.M.G. Q3, 1.

peut se déplacer « *il est visité à son domicile par un médecin choisi par lui sur les six qui ont été désignés à cet effet dans les divers quartiers de la ville. Chaque visite est payée par le Bureau de bienfaisance sur le pied de 1 franc l'une* ». Seuls les médicaments sont alors achetés à l'hôpital. Le malade peut même être visité la nuit, à partir de 1890, pour un tarif, il est vrai, nettement plus élevé : dix francs lui sont alors demandés « *pour une visite simple sans opération* »[399]. Les administrateurs précisent que si cette somme ne peut être payée pour cause d'indigence, la ville alloue au médecin 5 francs pour ces visites. Ces médecins ne paraissent donc pas se déplacer que pour les indigents et semblent faire également profiter de leurs services les personnes qui peuvent payer elles-mêmes ces visites de nuit à leur domicile. Outre l'assistance médicale gratuite, des secours en argent sont également alloués aux indigents par le Bureau de bienfaisance. Leur montant apparaît très faible. Un secours annuel de 20 francs représente, par exemple, six journées de travail d'un maçon ou cinq journées de travail d'un menuisier (au tarif payé à Grenoble en 1864). Il permet d'acheter, par exemple, (toujours aux prix moyens pratiqués en 1864) 20 pains de deuxième qualité de 500 grammes chacun (10 francs), 50 litres de pommes de terre (3 francs), trois douzaines d'œufs (2,75 francs), 500 grammes de beurre de cuisine (1,10 francs), 1500 grammes de bœuf (1,65 francs) et 1500 grammes de porc (1,65 francs)[400].

La Loi sur l'assistance médicale gratuite du 15 juillet 1893 n'abroge pas les lois de 1851 et de 1873 mais leur donne un cadre juridique plus précis[401] : elle indique que tout français[402] malade (les femmes en couches sont assimilées aux malades), privé de ressources, reçoit gratuitement de la commune, du département ou de l'État l'assistance médicale soit à domicile, soit dans un établissement hospitalier. L'assistance par l'État lorsque le malade[403] privé de ressources « *n'a ni domicile de secours communal ni domicile de secours départemental* » n'était pas prévue dans les lois précédentes. Cette même loi prévoit également la délimitation de circonscriptions hospitalières qui définissent à quel hôpital chaque commune est rattachée[404]. Une liste établie par chaque commune doit

---

[399] *Ibid.*

[400] Autre façon d'appréhender l'évolution de la valeur de la monnaie : le convertisseur franc-euro de l'institut national des études économiques indique que le pouvoir d'achat d'un franc de 1901 était identique à celui que procuraient 3,87 euros en 2015 ; 20 francs en 1901 auraient donc été équivalent à 77,37 euros de 2015.

[401] La *loi du 15 juillet 1893* n'abroge que les dispositions du décret-loi du *24 vendémiaire* An 2 [15 octobre 1793]. Cf. *Bulletin des Lois de la République française, année 1893* ; Archives Nationales.

[402] Cf. *infra*, page 168, note 390.

[403] Les *femmes en couches* sont, nous l'avons vu, assimilées aux *malades*.

[404] S. Borsa et C.-R. Michel soulignent les difficultés rencontrées jusque-là par les habitants des campagnes pour obtenir leur hospitalisation dans l'établissement hospitalier de la ville. Cf.

indiquer le nom *« de tous ceux qui sont admis aux secours, lors même qu'ils sont membres d'une même famille »*. Cette liste est arrêtée par le Conseil municipal et *« dressée par un bureau d'assistance »*, créé à cet effet, *« formé par les Commissions administratives réunies de l'hospice et du Bureau de bienfaisance, ou par cette dernière seulement quand il n'existe pas d'hospice dans la commune »*. Ce bureau d'assistance doit se réunir au moins quatre fois par an, peu avant le début de chaque session ordinaire du Conseil municipal. La liste ainsi établie peut être modifiée, entre deux sessions du Conseil municipal, par une Commission cantonale composée du sous-préfet, du conseiller général, d'un conseiller d'arrondissement et du juge de paix. Cette commission statue souverainement sur les *« réclamations en inscription ou en radiation qui peuvent être faites par tout habitant ou contribuable de la commune »*. De multiples acteurs de la vie publique ont ainsi la possibilité de faire entendre leur point de vue, le maire, le bureau d'assistance ou le préfet pouvant même, *en cas d'urgence* », faire bénéficier d'une assistance médicale gratuite des malades non-inscrits sur la liste.

Parallèlement à cette assistance officielle, il existe dans la région grenobloise d'autres formes d'assistance qui relèvent de l'initiative privée. Robert Chagny et Jean Godel signalent l'existence, dès les premières années du XIXe siècle, de *Sociétés mutuelles* organisées sur la base du métier au moment où se développaient de nouvelles formes d'industrialisation. Désorganisées par le *« raidissement du gouvernement impérial »* et les crises qui se succèdent de 1812 à 1817, elles gagnèrent vers 1820 *« les milieux de la boutique »*, avant que ce *« mutualisme »* ne tende à perdre de plus en plus son assise professionnelle. Patrice Cugnetti précise qu'en 1809, sept cent douze ouvriers sont répartis en neuf sociétés. Ces mutuelles permettent à leurs sociétaires, par une cotisation modeste, de s'assurer des secours pour eux et leurs familles lorsque l'âge (en ayant alors une fonction proche de celle d'une caisse de retraite), la maladie, ou même parfois le chômage, les empêche de travailler. Ils ne peuvent cependant pas choisir ni leur praticien ni l'officine car ces sociétés s'attachent des médecins et des pharmaciens qui sont nommés en assemblée générale et rétribués forfaitairement ou à l'acte[405].Ce système de protection sociale, *« original, pendant un temps unique en France* et *très en avance sur son temps*[406] » se met en place bien avant que ne soit votée, en 1898, la première loi instaurant un régime d'assurance obligatoire contre les accidents du travail où qu'apparaisse, à Grenoble, *« en 1916 le premier système cohérent d'allocations familiales »*[407]. Les

---

Borsa (S.) et Michel (C.-R.) *La vie quotidienne des hôpitaux en France au XIXe siècle*, Paris, Hachette, 1985 ; p. 58.

[405] Patrice Cugnetti, *L'hôpital de Grenoble...*, p. 556 et 558.

[406] *Ibid*, pp. 557 et 558.

[407] Pierre Barral, *Le département de l'Isère sous la Troisième République*, p. 239.

sociétés de Secours mutuels ne furent pas interdites sous le Second Empire, pourtant très méfiant à l'égard des associations. Vingt et une société d'hommes, (crées entre 1802 et 1852) et dix-neuf sociétés de femmes (crées entre 1822 et 1852) regroupent à cette époque 8000 sociétaires dans une ville de 30000 habitants. Pour Patrice Cugnetti *« ce chiffre est considérable puisque la garantie des secours s'étend aussi aux familles »*[408]. Une société de secours mutuel, *l'Aigle Impérial*, fut même fondée sur l'initiative du Préfet, ce qui est sans doute la preuve d'une reconnaissance officielle de leur utilité. Mais ces mutuelles furent soumises à une surveillance très stricte afin *« qu'elles se cantonnent dans leurs activités de bienfaisance »*[409] et ne puissent pas être un lieu d'élaboration ou d'expression d'une contestation sociale.

Robert Chagny et Jean Godel notent que les mutuelles de métiers n'ont pourtant sans doute pas été étrangères à l'essor du mouvement ouvrier, voire à la création des premiers syndicats, en particulier celui des gantiers, fondé à Grenoble en 1874 et qui siège à la même adresse que la mutuelle. Pour ces auteurs, ce *« mutuellisme »* n'a cependant pas, à Grenoble, fourni le cadre d'une résistance aussi vive qu'à Lyon, à cause d'un plus fort courant paternaliste[410]. Des industriels mirent eux aussi en place un système de protection sociale au moyen de caisses de secours. Pierre Barral indique que la première caisse de ce type fut créée aux mines de La Mure en 1842. Ces caisses utilisaient des fonds qui provenaient en partie de versements des ouvriers et en partie d'une contribution patronale. Elles accordaient une pension aux anciens ouvriers et distribuaient des secours en cas de maladie. D'autres entreprises financèrent des *dispensaires*, des *infirmières visiteuses*[411] ou de petits hôpitaux locaux. Pierre Barral indique toutefois que ces *« réalisations sociales »* restèrent limitées à un petit nombre d'entreprises[412].

L'inspecteur général du Ministère de l'Intérieur et des Cultes, dont dépendent alors les hôpitaux, note en 1886 qu'un *« grand nombre de sociétés de Secours mutuels font soigner leurs malades à domicile alors que l'hôpital ne reçoit généralement que des malades gravement atteints, des chroniques ou des blessés »*. Ces propos sont confirmés par les administrateurs de l'établissement hospitalier. Les

---

[408] Patrice Cugnetti, *L'hôpital de Grenoble...*, pp. 556 et 558.

[409] *Histoire de Grenoble*, (chapitre IX, contribution de Robert Chagny et Jean Godel), pp. 260 à 262. (On peut également noter qu'à Lyon l'un des motifs de la révolte des Canuts en 1834 fut la suppression des mutuelles et des allocations de secours dans leur corporation).

[410] *Ibid.*

[411] Le décret ministériel du 27 juin 1922 indique dans son article 1er qu' *« il est institué des brevets de capacités professionnelle permettant de porter le titre d'infirmière délivrés aux infirmières hospitalières, aux visiteuses de l'hygiène, de l'assistance et de la prévoyance sociale, aux diverses infirmières à spécialité restreinte, puériculture, surveillance sanitaire des écoles, hygiène mentale etc. »*.

[412] Barral, Pierre, *Le département de l'Isère sous la Troisième République*, pp. 236 et 237.

difficultés budgétaires rencontrées à la fin de l'Empire napoléonien n'ont pas entraîné une réduction du nombre de lits d'hospitalisations pouvant porter préjudice à la population des villes. Les demandes de réduction du nombre de lits d'hospitalisation se heurtèrent à des oppositions au niveau local comme par exemple à Bordeaux où le maire de la ville et les administrateurs des hospices refusèrent, en 1815, d'appliquer les directives du préfet en faisant observer que *« la réduction du nombre des places à l'hôpital Saint-André serait une mesure en opposition directe avec les vues charitables qui ont consacré l'institution de cet asile »*[413]. À Grenoble, même si la construction de nouveaux bâtiments sous le Second Empire ne se traduisit pas par une augmentation de sa capacité d'accueil, l'hôpital resta assez grand pour répondre aux besoins de la population de la ville, personne n'y étant refusé par manque de place jusqu'au début de la Troisième république. Pour Patrice Cugnetti, dont l'étude s'arrête en 1870, l'importance des secours et des soins à domicile explique en partie la stabilité de la structure hospitalière grenobloise. Cette situation commença cependant à évoluer à partir de 1880 et, dès 1883, des admissions furent refusées à cause du manque de place. À cette date, malgré leur grand développement, les diverses institutions de secours à domicile ne purent plus compenser l'insuffisante capacité d'accueil de l'hôpital-hospice de Grenoble. Les conditions d'hospitalisation se dégradèrent fortement lorsque l'accroissement de la population de la ville lié à la première révolution industrielle provoqua une augmentation de la demande d'hospitalisation. L'acuité du regard porté sur la structure hospitalière s'accrut également : les nouvelles théories de Pasteur modifièrent les normes de l'hygiène hospitalière ; elles firent apparaître les anciens locaux inadaptés à ces nouvelles exigences.

Le docteur Henri Napias (1842-1901) dans un feuilleton d'abord publié dans *la France médicale*, dont il rassemble les épisodes dans un livre publié en 1890 intitulé *l'Assistance publique dans le département* (imaginaire) *de Sambre et Loire* décrit, de façon humoristique, un département français qui se distingue par *l'effort réel qui y a été fait pour la réforme de tous les services d'assistance publique* grâce à l'action de son préfet Jacques Nemo. La notice nécrologique de la *Gazette médicale de Paris*, lors du décès d'Henri Napias indique qu'il s'agit également d'*un livre de critiques raisonnées sur d'Administration* du directeur de *l'Assistance*, M. *Dr Peyron*, et que l'affable médecin hygiéniste, qu'était le Docteur Napias, membre de la section hygiène de l'Académie de Médecine, collaborateur au *Progrès médical* fondé par le docteur Bourneville, fondateur de la *Société de médecine publique et d'hygiène professionnelle*, avait dû sa nomination au poste de directeur de l'Assistance Publique parisienne le 12 mai 1898, à ce livre

---

[413] Guillaume, Pierre, *Les hospices de Bordeaux au XIXe siècle, (1796 – 1866)*, Bordeaux, 2000, p. 61.

sur *l'Assistance Publique dans le Département de Sambre et Loire.* Dans cet ouvrage Henri Napias indique que le *système rouennais*[414] s'applique à Saint-Harmony, chef-lieu imaginaire du département de *Sambre et Loire* : afin d'éviter les conflits entre le bureau de bienfaisance et la commission administrative des hospices sans toutefois enfreindre la loi qui exigeait deux commissions distinctes, *« le système (...) institué à Rouen paraissait (...) raisonnable : il s'agissait pour l'imiter de nommer deux Commissions, mais de les composer des mêmes membres. (...) et c'est ce qui fonctionne aujourd'hui. En organisant ce système à Saint-Harmony, on voulut copier ce qui se fait à Rouen, non servilement, toutefois, mais avec des modifications qui paraissent être des perfectionnements. Quoi qui en soit, voici comment les choses se passent depuis cette réunion des deux services : Aucun malade n'est admis directement à l'hôpital hors des cas d'extrême ; il doit d'abord ou bien se présenter à l'un des dispensaires du bureau de bienfaisance, ou prévenir qu'il est au lit incapable d'aller à la consultation. Dans le premier cas, le médecin du dispensaire donne la consultation, procède ou fait procéder au pansement, fait délivrer les médicaments utiles, et décide s'il y a lieu de soigner le malade au dispensaire, à la consultation duquel il doit se présenter régulièrement, ou s'il le faut soigner à domicile. Dans le second cas, un médecin du bureau de bienfaisance visite le malade à domicile et, selon le besoin, ordonne qu'il continuera à être soigné chez lui ou bien qu'il sera transporté à l'Hôtel-Dieu. Les raisons de cette décision se trouvent non seulement dans la nature de la maladie, mais encore dans l'étant de salubrité du logement qui permet ou empêche le traitement sur place. Les malades sont soignés à domicile par les médecins du bureau de bienfaisance ; et l'hôpital, avisé de la situation et trouvant une économie à ne pas recevoir le malade, l'assiste d'un secours de 1fr. ou 1,50 fr. par jour, suivant les circonstances. Ce secours peut être porté à 2 fr. si la famille est très malheureuse. Par contre, dès qu'il est constaté qu'un malade ne peut recevoir des soins qu'à l'hôpital, l'admission est prononcée ; et le bureau de bienfaisance reste chargé de pourvoir aux secours à donner à la famille qui doit être temporairement assistée si c'est le père ou la mère dont le travail vient ainsi à manquer tout à coup »*[415].

Ce *système Rouennais* connu, donc, d'Henri Napias qui s'en inspire pour élaborer son modèle d'Assistance publique, ne semble pas s'appliquer à Grenoble, ou ne s'y applique qu'imparfaitement malgré le fort développement, nous l'avons vu, de l'assistance à domicile. Il s'affirme à Rouen dans les années

---

[414] Ce « *système rouannais* » a été analysé par l'historien Yannick Marec. Cf. Marec, Yannick, *Pauvreté et protection sociale aux XIXe et XXe siècles, des expériences rouennaises aux politiques nationales*, Rennes, P.U.R., 2006, 404 pages. Sur ce thème, Cf. également : Jean-Claude Caron, « *Yannick MAREC, Bienfaisance communale et protection sociale à Rouen (1796-1927). Expériences locales et liaisons nationales* », Revue d'histoire du XIXe siècle, 25 | 2002, 216-221., l'article de Lemarchand, Guy, (même titre) in Annales historiques de la Révolution française, Année 2003, Volume et numéro 331, pp.200-202, et le compte rendu de Caroline Varlet in Histoire et Mesure, éditions EHESS, XIX - ½, 2004.

[415] Napias, Henri, *l'Assistance publique dans le département de Sambre et Loire*, Paris, 1890, rééd. de 1893, p. 144.

1880 et permet, dans le dernier quart du XIXe siècle « *avant même le vote de la grande loi de 1893 sur l'assistance médicale gratuite,* la *baisse du nombre de malades hospitalisés* ». C'est à cette époque au contraire que le « *système grenoblois* » d'assistance à domicile qui s'était développé plus précocement au XIXe siècle et dans un contexte différent[416], ne parvient plus à répondre de façon suffisante à l'accroissement des demandes de secours liées à l'augmentation numérique de la population ouvrière de la région grenobloise. Le choix qui fut fait, alors, par la municipalité grenobloise ne fut pas de développer davantage les soins à domicile, mais d'augmenter la capacité d'accueil de l'hôpital et de l'hospice, non pas sur place, alors que la démolition des remparts qui jouxtaient l'hôpital-hospice auraient pu le permettre, mais en déplaçant sur le territoire d'une commune périphérique ces établissements encore très majoritairement réservés aux indigents. En ce qui concerne les enfants toutefois, le médecin en chef responsable de la consultation du bureau de bienfaisance grenoblois privilégie les soins à domicile[417].

Comme le montrent les clichés ci-dessous, et malgré ce que l'on peut lire dans des ouvrages d'histoire locale, la place ne manquait pas en bordure des anciens hôpitaux (hôpital militaire, hôpital-hospice civil), notamment sur l'emplacement

des fortifications. La municipalité préféra utiliser tous ces terrains, et ceux sur lesquels étaient édifiés les hôpitaux, pour créer, à proximité de l'Hôtel de Ville, un nouveau quartier (qualifié au début du XXIe siècle d' *hyper centre* de Grenoble), entre la gare de chemin de fer et l'ancien centre-ville comme nous le verrons plus loin. L'espace ne manquait pas, non plus, de l'autre côté de l'hôpital, après la démolition de maisons permettant de créer une place jouxtant le « *jardin de ville* », vaste jardin public d'une superficie de 17800 m², aménagé au début du XVIIe siècle devant l'hôtel particulier du duc de Lesdiguières (devenu propriété de la ville en 1719 et Hôtel de Ville jusqu'en 1967).

[416] Son développement à Rouen aurait été lié à une crise économique notamment dans la filature et dans le bâtiment avec un appauvrissement de la population ouvrière de la ville, ce qui n'est pas le cas dans la région grenobloise.
[417] Cf. *infra*, page 96.

Etendue du terrain disponible autour des anciens hôpitaux

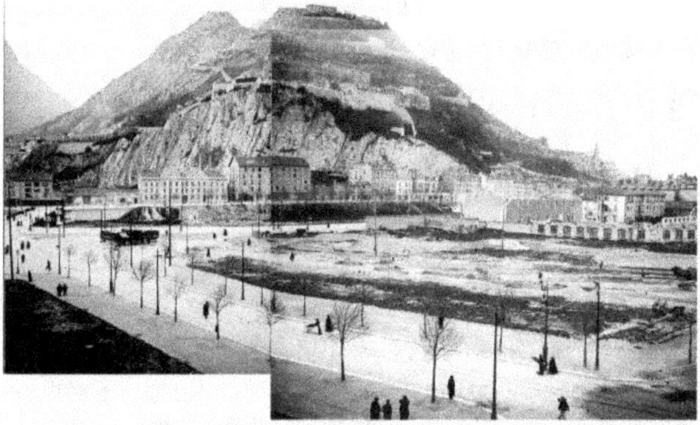

©Coll. B. M.G. *de gauche à droite : clichés BMG (recadrés) SN2006_8_29 et SN2006_8_27 ; Photographies Lucien Poulat.*

Étendue du terrain disponible à l'ouest des bâtiments de l'ancien hôpital-hospice.

Superposition de deux clichés pris en direction du Nord-Est.

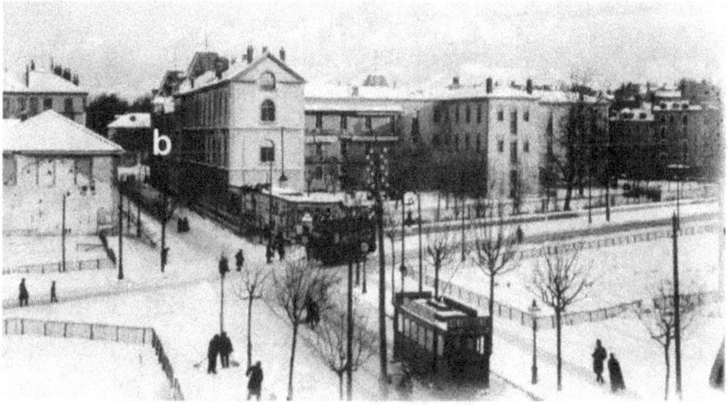

à droite, le terrain où sera édifiée la Caisse d'épargne. (les bâtiments de l'hôpital qui s'y trouvaient ont été détruits L'éphémère porte Randon avait été construite au niveau de ce carrefour

© collection du Musée Dauphinois, E72_12, Cliché BMG Augustin Michel, fin XIXe, début XXe siècle

L'ancien hôpital-hospice de Grenoble

Cliché pris en direction de l'Est.

Entre ce terrain à droite et l'hôpital-hospice, boulevard Édouard Rey (nouvelle voie urbaine) a amputé le terrain des hôpitaux d'une partie de sa superficie.

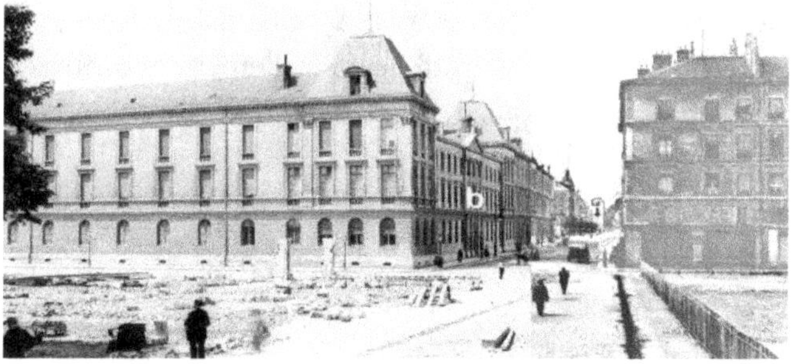

©Coll. B.M.G. *À gauche : cliché BMG SN2006.8.31 Poulat 25 juin 1908. À droite : cliché BMG vh5968(9) 0.14.11 Duchemin*

Terrains disponibles à l'est devant le *Jardin de Ville* (on distingue, au fond, le bâtiment de la Caisse d'épargne dans le prolongement de la façade de l'hôpital) *Juxtaposition de deux clichés pris en direction de l'Ouest.*
La lettre « b » indique l'entrée principale.

Une politique municipale de réaménagement du centre-ville de Grenoble très favorable au déplacement de l'établissement hospitalier

La ville de Grenoble *« édifiée sur un tertre qui s'élevait de quelques mètres à peine au-dessus de la plaine (...), plateforme de quelques hectares* (offrant) *un abri exigu, hors de l'atteinte des eaux »*[418] n'a pu s'étendre vers l'ouest que grâce à l'endiguement progressif, au XVIIIe et au XIXe siècle, des eaux du Drac, gros torrent de montagne divaguant jusqu'alors sur son cône de déjection avant de se jeter dans l'Isère à une distance parfois très proche des remparts de la ville. L'endiguement du Drac est totalement terminé en 1878.

Grenoble reste jusqu'en 1920 une *« place forte de première ligne, dépôt de l'armée chargée de la défense de la frontière, pivot d'éventuelles actions militaires »*[419], mais au cours du XIXe siècle, sa ceinture de remparts imposée par l'administration de la Guerre fut déplacée à deux reprises, vers le sud en 1837, englobant les faubourgs Très Cloître et Saint Joseph, puis vers l'ouest de 1875 à 1879 intégrant dans la ville les habitations et les établissements industriels de plus en plus nombreux autour de la gare du chemin de fer inaugurée en 1858. Elle avait alors été construite, à la demande de la compagnie ferroviaire et de l'armée, à plus de six cents mètres à l'ouest des remparts de la ville[420]. Pour relier cette *« ville de l'Ouest »* à la vieille ville une avenue, l'avenue de la Gare nommée plus tard avenue Félix-Viallet, est tracée dans l'axe de la cour des voyageurs jusqu'au voisinage des remparts *« où elle s'arrête car il faut pour poursuivre percer les fortifications »*. Cette percée est réalisée en 1868 avec la création de la porte Randon, et une petite rue *« existant fort à propos entre deux bâtiments publics »*[421] (l'hôpital-hospice et l'arsenal militaire) permet d'atteindre facilement le centre de la ville ancienne. La population de la ville augmente considérablement, (31340 habitants en 1851, 42660 en 1872, 44040 en 1881 et 77438 en 1911), la population des nouveaux quartiers de l'ouest passant de moins de 10000

[418] *Histoire de Grenoble*, (contribution d'André Laronde) pages 18 et 19.

[419] *Les fortifications de la Bastille de Grenoble, XVe-XIXe siècle*, R. Bornecque, Bulletin Monumental, T 138 1980, cité par Vital Chomel dans la préface de *Grenoble deux siècles d'urbanisation*, p. 6.

[420] *Histoire de Grenoble*, (contribution de Robert Chagny et Jean Godel) pages 247 et 248.

[421] Parent, Jean-François, *Grenoble deux siècles d'urbanisation*, pages 22 et 23.

habitants en 1870, (moins de 25% de la population totale) à plus de 30000 en 1914 (40% de la population totale)[422].

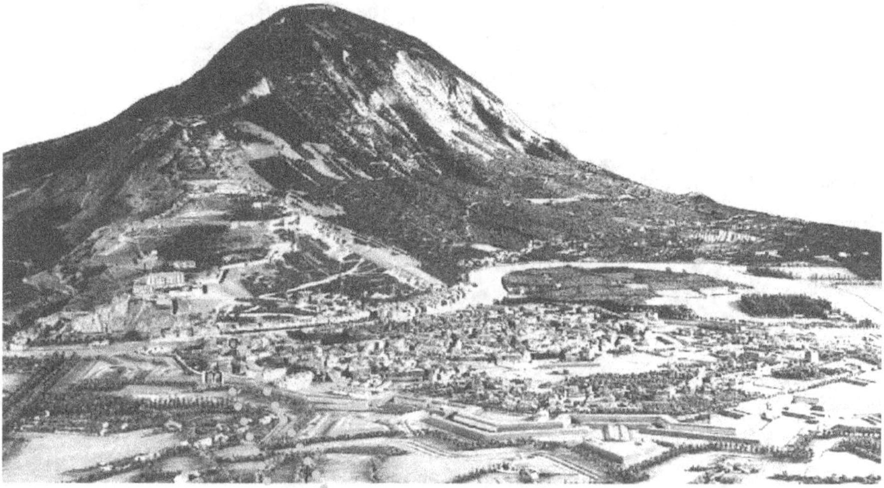

La ville de Grenoble en 1848

Maquette exposée au Musée de l'armée à Paris.

L'actuel quartier de l' *île verte* peut devenir insulaire au gré des crues de l'Isère et l'actuel cours Jean-Jaurès (R.D. 1075) a une fonction de digue qui protège la ville des crues du Drac.

Cliché PR 15 (recadré) de l'ancienne « Caisse Nationale des Monuments Historiques », ©arch. Phot. S.P.A.J.E.M.

et détail de ce cliché

permettant de localiser l'hôpital militaire et l'hôpital civil avant les reconstructions réalisées sous le Second Empire

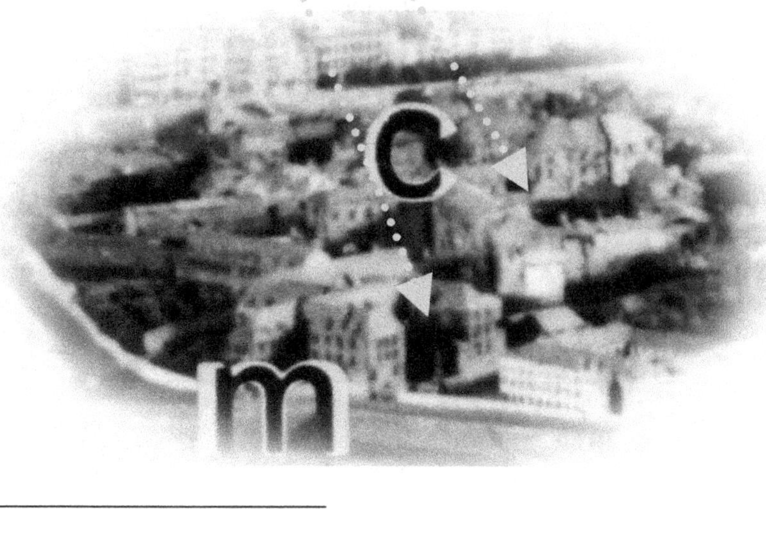

[422] Chiffres respectivement donnés par Pierre Barral, *le département de l'Isère...*, p.53, par Robert Chagny et Jean Godel, *Histoire de Grenoble...*, p.248 et par J.F. Parent, *Grenoble deux siècles d'urbanisation*, p. 47.

Autre vue des fortifications et terrains militaires non constructibles entourant la ville de Grenoble avec localisation des hôpitaux

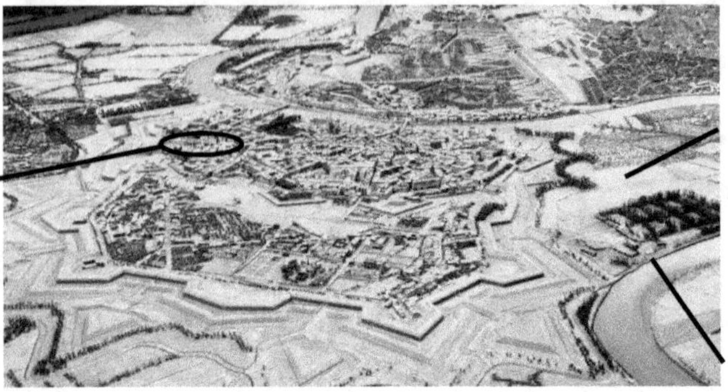

Plan relief réalisé de 1839 à 1948 @ *musée des plans reliefs de Paris*

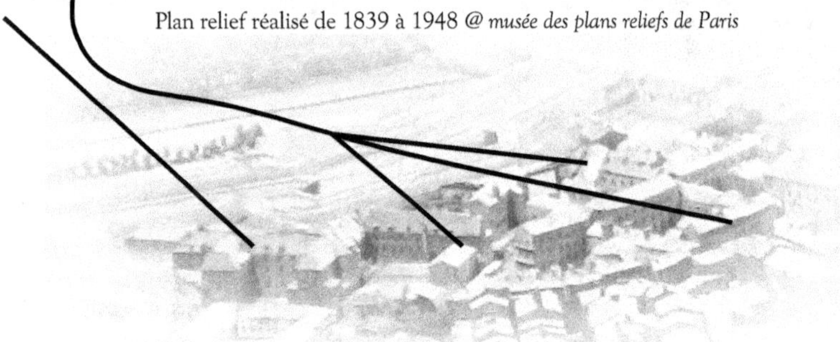

Détail de la photographie précédente

Plans de Grenoble de 1867 et 1882

localisation de l'hôpital-hospice et de l'hôpital militaire

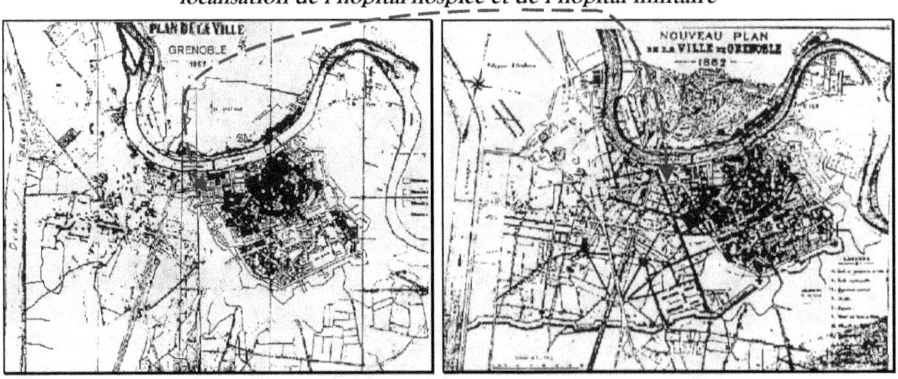

©*Archives Départementales de l'Isère*

Entre ces deux dates, les fortifications du sud ont été prolongées, à l'ouest, jusqu'au Drac. À l'ouest de l'ancienne ville, les anciennes fortifications ont été détruites et l'urbanisation a fortement progressé : Sur le plan de gauche (1867), l'hôpital-hospice, situé alors à proximité de l'Isère est adossé aux fortifications, à l'ouest du centre-ville. Sur le plan de droite (1882), sans avoir changé de place, l'hôpital-hospice occupe une position centrale à l'intérieur de la ville.

En mai 1881, un arrêté municipal institua une *Commission extra-municipale* chargée d'étudier « *la question de l'amélioration des services hospitaliers* »[423]. Deux mois après sa création cette commission adopta à l'unanimité un rapport établi par sa « *sous-commission médicale* », composée « *de M. le docteur Berger, directeur de l'école de médecine ; docteur Berthollet, médecin de l'hôpital ; docteur Carlet, professeur à la faculté des sciences ; docteur Juvin et docteur Girard, chirurgien de l'hôpital* », demandant le déplacement de l'hôpital-hospice « *en totalité ou en partie* ». Il est difficile de savoir si ce vote, qui semble à priori émaner de la volonté d'une partie du corps médical, fut suggéré par la municipalité. On peut seulement constater qu'il eut lieu au sein d'une Commission extra-municipale et non pas au sein de la Commission administrative de l'hôpital-hospice, ou de la Société de Médecine et de Pharmacie de l'Isère qui ne fut appelée que plus tard à donner son avis sur cette question. Ce premier vote fut sans doute utile au maire de la ville qui mit à l'ordre du jour des séances du Conseil municipal, les 5 et 10 août 1881, un « *plan d'alignement de la nouvelle ville* »[424]. Ce plan, qui fut homologué par arrêté préfectoral le 15 mars 1882 prévoyait la percée d'une voie de 20 mètres de largeur (le boulevard de Bonne, futur boulevard Édouard Rey) qui « *aboutissait à la porte Randon en traversant les bâtiments hospitaliers* »[425]. Dès son installation à l'Hôtel de ville, le 11 mars 1881, Édouard Rey, maire, industriel, et républicain franc-maçon, s'empressa de définir le programme mûri au cours des années précédentes au sein du précédent Conseil municipal, pour réaliser des alignements et des voies de circulations dans la « *ville nouvelle qui venait se greffer sur l'ancienne ville de commerce et d'industrie* ». En trois mois, note Vital Chomel, les options essentielles d'un plan d'urbanisme qui ordonnerait la ville pendant quarante ans avaient été arrêtées. Dès la seconde année de son mandat, en 1882, il parvint à obtenir du ministère de la guerre la construction de nouvelles fortifications, plus au sud, jusqu'au Drac, et le déclassement, à l'ouest du centre-ville, des fortifications construites, de 1832 à 1836 sous l'inspection du général Haxo et des terrains jusqu'alors inconstructibles s'étendant devant elles. En 1885, plus de cinq kilomètres de voies nouvelles avaient été ouvertes. En 1888, au terme de son mandat municipal, Édouard Rey (qui resta sénateur jusqu'à sa mort en 1901) avait quadruplé la surface de la « *ville projetée vers le Drac, le long duquel se multiplièrent les installations industrielles* ». Dans un même temps, « *bordées d'édifices cossus et élégants* » les artères situées entre la gare et les anciennes

---

[423] Cette commission était composée de deux membres de la Commission administrative de l'hôpital-hospice, de cinq médecins, dont le chirurgien en chef de l'hôpital, le médecin en chef de l'hospice, et le directeur de l'École de médecine, ainsi que de trois conseillers municipaux. Le chirurgien en chef, le docteur Girard, fait également partie de la Commission administrative depuis 1886, et en est vice-président de 1891 à 1919.

[424] C'est-à-dire des nouveaux quartiers construits à l'ouest de la ville ancienne.

[425] *Exposé de la gestion des hospices de fin 1890 à fin 1900* ; B.M.G. V 6427.

fortifications désormais détruites « *fourniront aux détenteurs de capitaux en quête de profits immobiliers le moyen de créer le quartier d'affaires qui manquait* »[426].

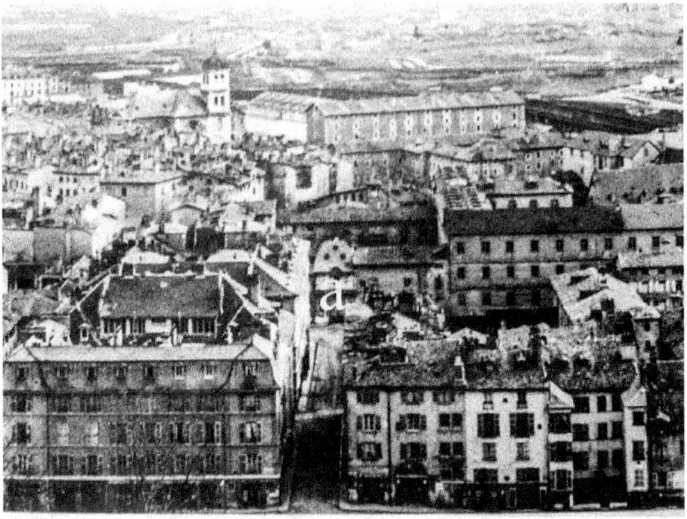

Cliché anonyme antérieur à 1864 (collection particulière)

Entrée principale et bâtiments de l'hôpital-hospice, face au pont de pierre, vers 1860

avant les reconstructions d'une partie des bâtiments achevées en 1864

L'entrée principale (sans fronton) est signalée par la lettre
« **a** »
face à la rue de l'hôpital (actuelle rue Marius Gontard).

Clichés pris en direction du sud

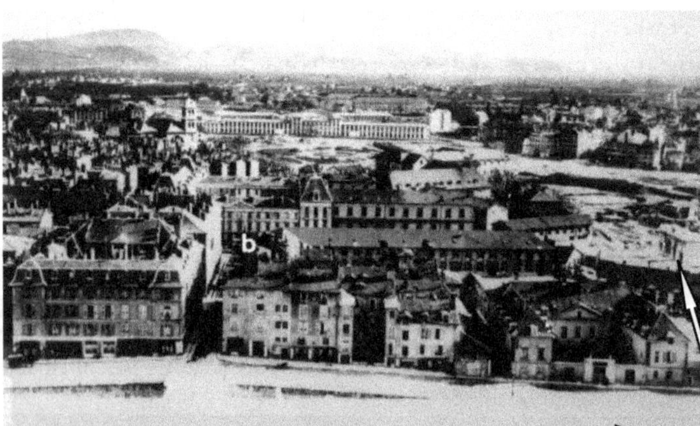

©*Collection Bibliothèque municipale de Grenoble, cliché B.M.G., Vh 5967 (6), Ferrand 0.267* (recadré)

L'hôpital-hospice, après les reconstructions de bâtiments sous le Second Empire.

L'entrée principale (surmontée d'un fronton) est signalée par la lettre « **b** ».

À l'ouest, le chantier de la démolition des fortifications.

La porte Randon.

Au premier plan : l'Isère.

---

[426] *Histoire de Grenoble*, *op. cit.*, contribution de Vital Chomel, pp. 321 et 322.

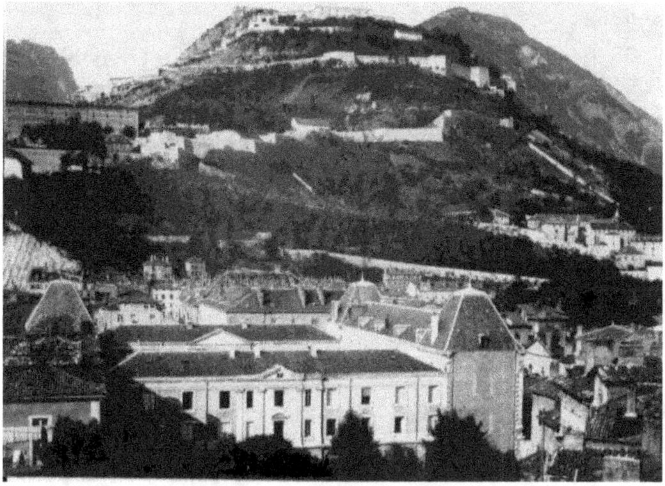

©Collection Bibliothèque municipale de Grenoble
Cliché BMG A95.1378 (référence 0.18.2)

Bâtiments de l'hôpital-hospice reconstruits sous le Second Empire.

Les maisons situées devant l'hôpital, coté est, n'ont pas encore été détruites

(au premier plan à gauche).

Cliché pris en direction du nord

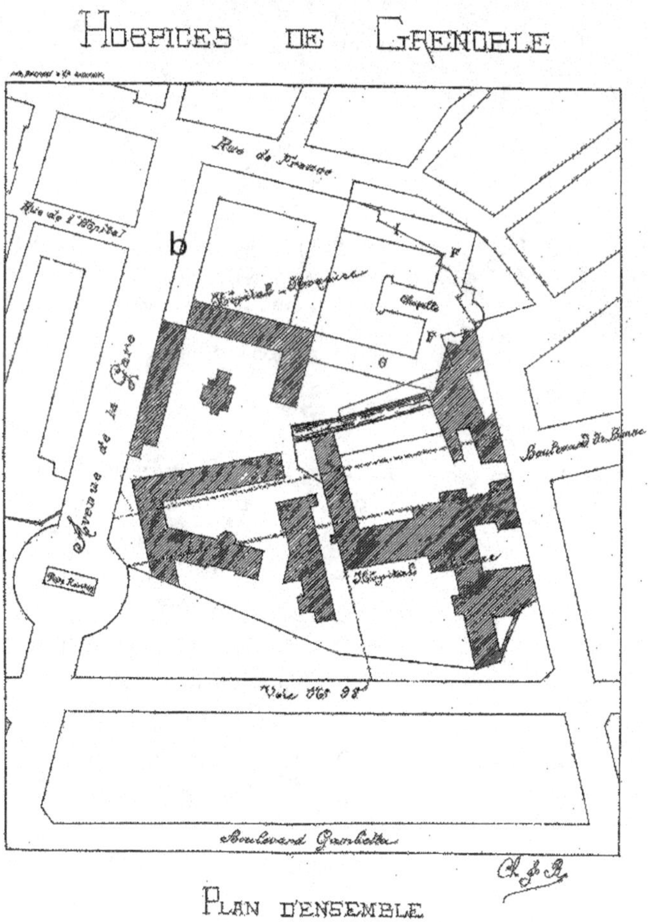

Bâtiments à démolir pour l'exécution du plan d'urbanisme du Conseil municipal.

Sur ce plan d'ensemble, l'hôpital militaire est traversé par la prolongation du futur Bd Édouard Rey. L'aile sud-est (en haut à gauche) laisse la place à l'élargissement de la rue de France.

Dessin en direction de l'est

(la lettre « b » indique toujours l'emplacement de l'entrée principale)

Ce qu'était le terrain réservé aux hôpitaux au centre de Grenoble :

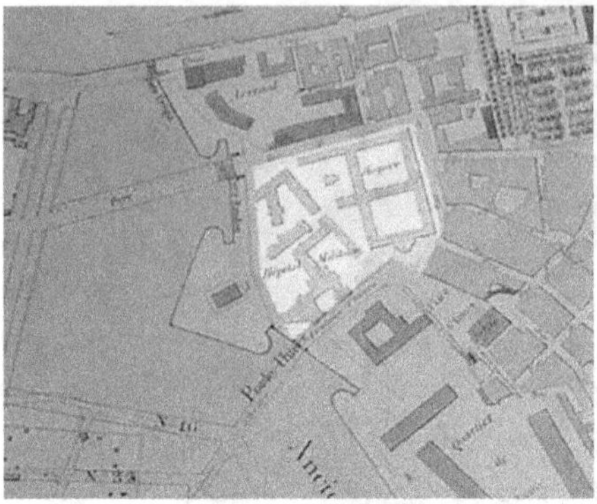

L'hôpital-hospice de Grenoble contre les fortifications en 1878

Avant le début des travaux d'urbanisme
Détail du plan de
Grenoble

© *Archives départementales de l'Isère*

Comment auraient pu s'étendre les hôpitaux lors de la démolition des remparts :

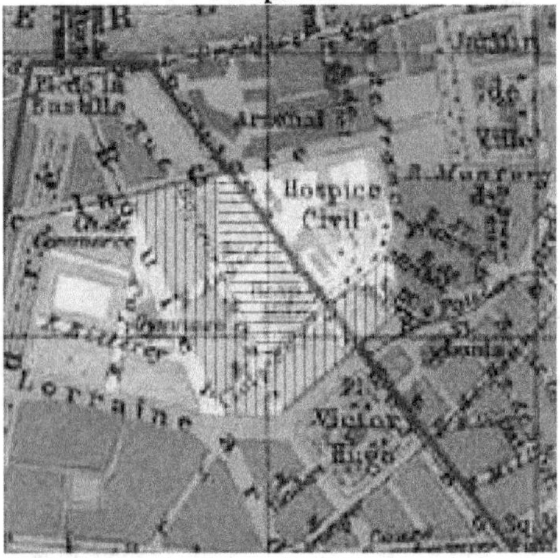

Nous pouvons voir l'espace qui fut retiré (hachures horizontales) par le plan d'urbanisme. Si l'on imagine qu'un plan d'urbanisme différent aurait permis de maintenir les hôpitaux sur place, (par un peu d'*« uchronie », d'histoire « alter-native », ou « contrefactuelle »*), on peut visualiser l'espace qui aurait pu permettre d'agrandir l'hôpital sur place lors de la démolition des remparts (hachures verticales pour les terrains les plus proches des hôpitaux, et éventuelle zone complémentaire vers l'ouest).

un trait foncé délimite la « nouvelle ville »
Plan de 1914

Ce qu'est devenu le terrain après le déplacement de l'hôpital sur une commune périphérique :

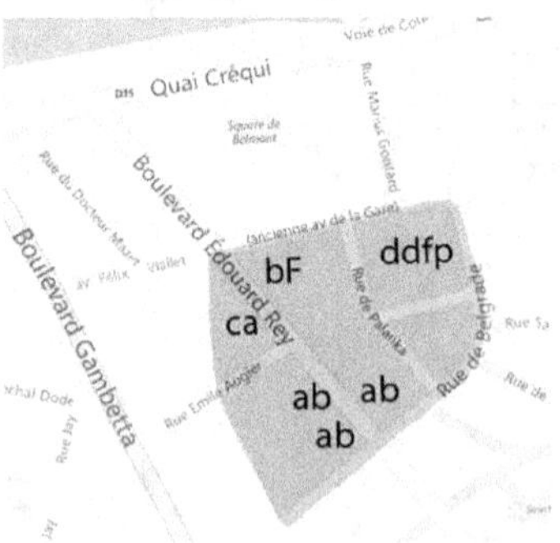

Le cœur financier du *quartier d'affaires* de l' *hyper-centre* de Grenoble sur l'emplacement de l'ancien hôpital-hospice

(grisé)

- Banque de France (**bF**)
- Autres banques (**ab**)
- Caisse d'Épargne (**ca**)
- Direction départementale des finances publiques (**ddfp**)

Plan de Grenoble recomposé 2015 (Coll. Part.)

En 1913, lorsque s'achève le déplacement de l'ensemble des établissements hospitaliers, le docteur Girard, vice-président de la Commission administrative des hospices, ne nie pas l'intérêt qu'a pu représenter pour les représentants de la ville de Grenoble cette opération immobilière de grande envergure lorsqu'il déclare que *« les municipalités de Grenoble et leurs chefs (...) ont su concilier les intérêts financiers de la Ville avec ceux des malheureux et du même coup, ont accompli un grand plan de voirie et favorisé d'une façon magnifique le développement de notre belle Cité »* [427].

Pendant plusieurs années le projet municipal de déplacement de l'hôpital-hospice avait été contesté par la majorité des membres de la Commission administrative. L'opposition des administrateurs cessant complètement en 1891, le choix de l'emplacement de nouveaux bâtiments d'hospitalisation put, à cette date, être réalisé. Comme nous le verrons plus loin, une partie des services d'hôpital hospice fut transférée dès le 1er avril 1894. Les autres services ne furent déplacés vers un nouvel hôpital qu'une vingtaine d'années plus tard.

En février 1911, un journaliste de la République de l'Isère s'était interrogé sur le devenir du terrain libéré par le déplacement progressif de l'établissement hospitalier : *« Va-t-on y construire un hôtel princier, une maison de banque, un musée, un groupe scolaire, une usine ? Dans deux ans cette transformation sera opérée, et personne ne pensera plus que les malades de notre garnison ont été soignés dans une masure qui resta debout trente ans de trop grâce aux querelles des médecins, des savants et des financiers administratifs. Le passé s'enfuit vite »*[428]. On abandonna en 1913 un projet de construction d'un dispensaire sur le terrain de l'ancien hôpital militaire, à côté du *« superbe hôtel »*[429] de la Caisse d'épargne qui venait d'être construite sur une autre partie de ce même terrain car la construction du dispensaire dans un quartier plus modeste permettait de faire l'économie des frais *« de l'ornementation de la façade qui était nécessaire quand on devait le construire dans un quartier luxueux »*[430]. Les bâtiments hospitaliers construits sous le Second Empire furent conservés et transformés en un luxueux *Hôtel Majestic*[431] après avoir servi caserne pendant la guerre de 1914 - 1918.

---

[427] Inauguration de l'hôpital civil, *extrait du discours du docteur Girard*, cité par *la République de l'Isère* du 15 septembre 1913.

[428] La *République de l'Isère*, 27 février 1911.

[429] Cf. *infra*, page 106, article de *la Critique Dauphinoise* du 12 mars 1911.

[430] *Le Nouvelliste de Lyon*, 13 mai 1913.

[431] Sur l'emplacement de l'actuel *grand building*, à proximité de l'Isère et du *jardin de ville*. L'hôtel Majestic abrita une synagogue et ne servit pas, comme l'hôtel parisien du même nom, de siège au commandement allemand pendant la seconde guerre mondiale. Il fut détruit par un incendie dans la nuit du 18 au 19 mai 1941. (Le quotidien *le petit dauphinois* relate dans ses éditions du 19 mai *« le formidable incendie »* qui a *« ravagé dans la nuit les bâtiments du luxueux palace »*).

Évolution des bâtiments construits sous le Second Empire

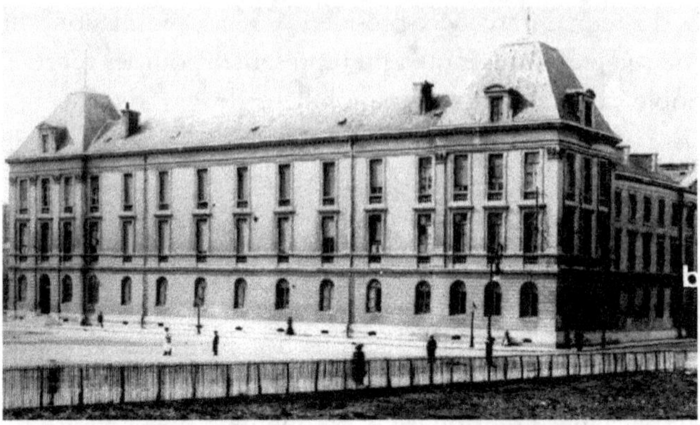

©Coll. Bibliothèque municipale de Grenoble, Cliché Vh 6061, Poulat 0.75 (tiroir n·28)

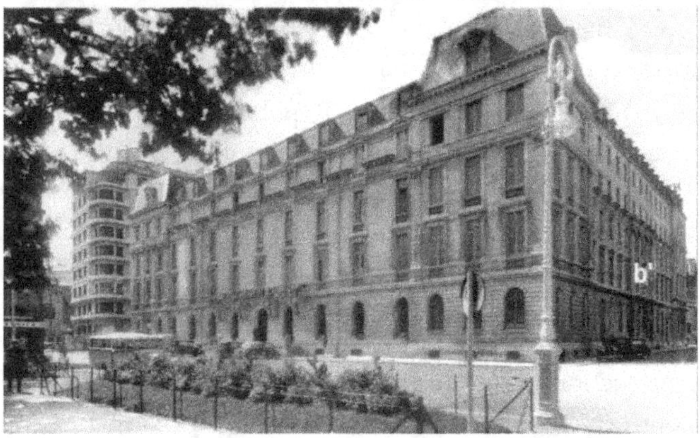

Le même bâtiment surélevé d'un étage et transformé en hôtel.
L'entrée principale (notée « b' »), a perdu son fronton.
Carte postale paysage des Alpes ; *Collection F.J.*

Après l'échec du projet de création d'un casino dénommé « *Grenoble tripot* » par ses détracteurs (et à l'ouverture duquel s'était opposé le député socialiste Paul Mistral[432]), les immeubles de la Banque de France et ceux d'une autre banque furent édifiés à proximité et/ou à la place des bâtiments les plus anciens de l'hôpital civil. Une ancienne cour de l'hôpital, protégée par de hauts murs, sépare encore au début du XXIe siècle, les deux banques.

---

[432] Le terme de *Grenoble Tripot* est notamment utilisé par trois titres de presse, qui dénoncent ce projet totalement en désaccord avec leur conception de la morale publique : deux journaux conservateurs : *la République de l'Isère* et *la Croix de l'Isère*, et le journal socialiste *le Droit du Peuple* (pour lequel la *morale publique* n'est pas synonyme d'*ordre moral*). *La République de l'Isère* cite un député, M. Piou qui avait récemment déclaré à la Chambre : *« ce qui fait la richesse d'une nation ou d'une ville, ce sont les habitudes de travail, les traditions d'ordre et d'économie, ce sont les classes laborieuses ; c'est la constitution des modestes familles fortement constituées qui ne connaissent ni l'amour effréné de l'argent, ni le goût désordonné des plaisirs. Voilà les sources fécondes de la fortune publique, et ces sources fécondes, le jeu comme l' 'agiotage' les souille et même les tarit ».*

Le débat entre partisans et adversaires du déplacement

Le transfert de l'hôpital-hospice, déjà décidé par la municipalité sortante, fut la première question débattue par le Conseil municipal élu les 1er et 8 mai 1892, à la demande de M. Tartari, hostile à ce projet comme les autres conseillers municipaux faisant partie du groupe très minoritaire des conservateurs. La défense des personnes hospitalisées « *reléguées dans des salles où leurs vieux jours sont attristés* » et la nécessité d'assurer à l'hôpital « *les garanties de l'hygiène hospitalière* » furent les deux principales raisons invoquées par la majorité du nouveau Conseil pour expliquer son refus de voter l'ajournement que demandait M. Tartari « *par déférence* » envers les nouveaux élus du Conseil municipal qui n'ont pas pu débattre de ce projet. L'amélioration des conditions d'existence au sein de l'établissement n'est évoquée, au sein du Conseil municipal, que par les partisans du déplacement. Un clivage politique très net sépare les adversaires du déplacement, conservateurs, de ses partisans, républicains industriels ou affirmant leur solidarité ou leur appartenance à la « *classe nécessiteuse* », comme ce conseiller qui en réponse à la proposition de M. Tartari, adjure « *au nom de l'humanité* » les conseillers « *manufacturiers et ouvriers qui connaissent plus particulièrement les aspirations et les besoins de la classe nécessiteuse de la population de refuser le vœu d'ajournement présenté* ». Pendant de nombreuses années la Commission administrative s'opposa constamment au projet de déplacement d'une partie ou de l'ensemble des services hospitaliers. Lorsque la majorité des administrateurs ne s'opposa plus à ce projet, les adversaires du déplacement ne furent plus soutenus que par une faible partie des habitants des communes concernées. Les membres de la Commission d'enquête instituée par l'arrêté préfectoral du 28 avril 1891 jugent très faible la mobilisation de l'opinion publique en faveur du maintien sur place de l'ensemble des services de l'établissement malgré l'existence d'une pétition dans chacune des deux villes directement concernées, l'une portant « *195 signatures non légalisées de 195 personnes réputées de La Tronche qui compte 2500 habitants* », c'est-à-dire par environ 8 % des habitants de cette commune, et l'autre « *4824 signatures non légalisées – beaucoup sont plusieurs fois reproduites – mais attribuées à des habitants de Grenoble* »[433] soit environ 10 % de la population de cette ville. Cette faible mobilisation contre le projet de déplacement est confirmée par les auteurs anonymes d'une brochure pourtant hostile à ce projet, publiée peu de temps avant les élections municipales des 1er et 8 mai 1892. Ils reconnaissent que la majorité des grenoblois n'est pas hostile au projet de déplacement tel qu'il est

---

[433] Cf. *Avis de la Commission d'enquête instituée par arrêté préfectoral du 28 avril 1891, séance du 20 mai 1891.*

présenté par la municipalité tout en dénonçant *« l'irréflexion coupable »* de la majorité du Conseil municipal qui *« par une aberration inconcevable a engagé la ville, les yeux bandés et le cœur léger, dans une entreprise déplorable à tous égards, contraire au désir des vieillards, à l'intérêt des malades et de leur famille, à l'avis des médecins »*[434].

L'amélioration ou la dégradation prévisible des conditions d'existence des personnes hospitalisées ne sont pas, loin s'en faut, les seuls arguments évoqués dans le débat qui divise de 1881 à 1892 les partisans et les adversaires du transfert hors du centre-ville de Grenoble d'une partie ou de l'ensemble des services hospitaliers. Les arguments que l'on peut repérer le plus facilement sont financiers ou sont directement influencés par la révolution pastorienne. Le choix du lieu de l'établissement très surprenant si l'on se réfère aux premiers critères de la Commission d'enquête, ne peut s'expliquer qu'à la lumière d'autres motivations : le désir plus ou moins conscient de trouver un emplacement protégeant la ville du risque de propagation des épidémies et d'éloigner, de mettre à l'écart, ce qu'on ne souhaite pas voir.

Les arguments financiers des adversaires et des partisans du déplacement hospitalier

Les arguments financiers explicitement développés par les partisans et les adversaires du déplacement sont peu nombreux et semblent assez peu convaincants. L'enjeu financier d'un déplacement permettant de mener à bien une ambitieuse et lucrative politique d'urbanisation d'un nouveau quartier n'est jamais directement évoqué.

Quelques arguments financiers défavorables au transfert sont émis en 1891 et en 1892. La brochure non datée[435] citée ci-dessus dénonce le *« déplorable »* projet de déplacement qui *« constituerait au point de vue administratif et financier une insigne folie et un gaspillage inouï des deniers publics »*. En 1891 la pétition hostile au déplacement signée par environ 10% des grenoblois avait dénoncé le transfert des recettes de l'octroi sur une commune étrangère[436] et fait état de la crainte de certains commerçants de voir disparaître une partie de leur clientèle.

Les membres de la commission d'enquête s'efforcent au contraire de donner des arguments financiers favorables au déplacement. Ils remarquent que la ville

[434] *Brochure* non datée, B.M.G., V 5356(2), vraisemblablement publiée peu de temps avant les élections municipales de 1892.
[435] *Ibid.*
[436] *La loi du 5 ventôse An 8* [24 février 1800] avait établi des octrois municipaux de bienfaisance dans les villes dont les hospices civils n'avaient pas de ressources suffisantes pour leurs besoins. Cf., Imbert, Jean, *le droit hospitalier de la Révolution et de l'Empire*, Paris, 1954, p. 204.

de La Tronche trouvera dans ce transfert le bénéfice de l'augmentation de son octroi, et que la situation de l'hospice sur la commune de La Tronche lui permettra *« d'échapper au coûteux octroi de la ville de Grenoble ce qui lui permettra de bénéficier de rabais considérables dans les adjudications des fournitures alimentaires ou autres »*. La ville de Grenoble s'en trouvera elle aussi *« largement récompensée »*, l'économie ainsi réalisée par l'hospice lui permettant de diminuer sa subvention annuelle à cet établissement. Lors de la phase finale du déplacement de l'établissement hospitalier, en 1913, la presse loue la façon dont le docteur Girard et la municipalité ont réussi à régler la question du financement de la construction du nouvel hôpital civil : *Le Lyon Républicain* note que *« les contribuables grenoblois apprécieront à leur haute valeur les services éminents que le docteur Girard, par sa ténacité et son dévouement inlassables, a rendu à cette cité en solutionnant la question hospitalière car cette solution a fait économiser : à la ville en ce qui concerne l'hôpital militaire, une somme de deux millions, aux hospices et à la ville en ce qui concerne le nouvel hôpital*, également, *une somme de 2 millions »*[437]. *Le Journal des Débats* signale que le directeur des services du contrôle au ministère de l'Intérieur qui a visité le nouvel hôpital *n'a pas caché sa satisfaction.* Ce journal indique que *« la dépense sera couverte sans qu'il en coûte un centime aux contribuables grenoblois »*, grâce à *« d'heureuses combinaisons financières résultant de la démolition des anciens hôpitaux »*. Le coût de cet hôpital, 3 100 000 francs (avec tout son mobilier et ses aménagements), *« soit 6 400 francs par lit d'hospitalisé (non compris les lits du personnel) est également un record de bon marché pour un établissement où tout le confortable se trouve réuni »*[438]. *Le Lyon Républicain* remarque lui aussi que la ville de Grenoble *« va se trouver dotée d'un établissement hospitalier modèle, sans qu'il en coûte un centime au budget communal »* et note sans détour que *« la municipalité, grâce au déplacement de l'hôpital-hospice qui était situé en plein centre, pourra accomplir un plan de voirie qui soudera définitivement l'ancienne et la nouvelle ville*[439].

Seuls deux quotidiens, la catholique *Croix de l'Isère* et le socialiste *Droit du Peuple* émettent des réserves sur ce sujet. La *Croix de l'Isère*, ne s'engage cependant pas trop sur cette question, ne faisant que publier dans une *tribune libre* les *« impressions de visite »* de l'un de ses lecteurs qui note d'une façon polémique mais traduisant peut-être la pensée d'une partie de la population sur le sujet du coût futur de la maintenance des bâtiments, imputable à d'autres budgets et qui n'est pas abordée au moment de l'inauguration : *« la première impression, qui persiste aussi la dernière, est l'ahurissement du visiteur en face de la multiplicité des bâtiments (...). Le grenoblois admire cette prodigalité, suppute la formidable dépense et ajoute, sceptique : 'On voit bien que ce n'est pas eux qui paient'.*

---

[437] *Le Lyon Républicain*, 4 mai 1913.

[438] *Le Journal des Débats*, 13 mai 1913.

[439] *Le Lyon Républicain*, 4 mai 1913.

Un peu plus loin, un Monsieur, qui est sans doute du bâtiment, ajoutait : 'ils me diront à combien reviendra, dans dix ans, rien que l'entretien de toutes ces toitures' »[440]. Dans un article en partie commun avec *la Dépêche*, *le Droit du Peuple* tient à se démarquer de l'enthousiasme sans réserve de son confrère en signalant *« un point noir qui - hélas ! - pourrait bien grossir démesurément et prendre des proportions inquiétantes. En effet, il ne suffit pas de bâtir un palais, il faut encore en solder les frais. Et comment, avec quelles ressources fera-t-on face aux 3 100 000 francs de dépenses ? L'administration - nul ne l'ignore - comptait sur la réalisation de Grenoble-Tripot pour revendre à des prix très élevés les terrains de l'ancien hôpital. Mais – et fort heureusement pour Grenoble – le coup du tripot a échoué : alors, quelle sera la décision ? Sera-ce le contribuable qui, en fin de compte, supportera toutes ces nouvelles charges ? Autant de questions bien délicates et bien complexes que les discours et salamalecks* (sic) *de ce jour d'inauguration ne pourront résoudre »*[441].

Le discours que le docteur Girard, vice-président de la Commission administrative prononce à l'occasion de l'inauguration de ce nouvel hôpital civil fait apparaître quelques incertitudes sur le montant réel des recettes permettant de financer cette réalisation : *« le Pari mutuel,* déclare-t-il, *a accordé une subvention de 500 000 francs, et nous espérons que, grâce au puissant appui de nos représentants au parlement qui ne nous a jamais fait défaut, cette subvention sera bientôt augmentée de 200 000 francs. La vente des terrains, situés au centre de la Ville, dans un des plus beaux quartiers, donnera-t-elle le complément de la dépense, soit 2 400 000 francs ? Les administrateurs des Hospices l'espèrent fermement, car ils ont un délai de dix ans pour réaliser cette opération ; les quelques ventes déjà effectuées, au prix moyen de 200 francs le mètre carré, semblent confirmer, d'ailleurs, leurs prévisions »*[442]. Le docteur Girard laisse également entendre que les éventuelles pertes financières seront compensées par la commune en déclarant que *« si les espérances des administrateurs en ce qui concerne la vente des terrains (...) se réalisent, les deux établissements hospitaliers dont la Ville sera dotée n'auront coûté à cette dernière qu'une subvention municipale de 400 000 francs »*. Le coût de cette subvention de la municipalité pour sa participation à cette opération immobilière qui a libéré un vaste ensemble de terrains au centre de Grenoble apparaît en fait tout à fait fictif car, pour le docteur Girard, le montant de cette subvention *« représente à peine la valeur des 4 500 m² de terrains cédés par les Hospices à la Ville pour l'ouverture des nouvelles voies nécessaires à la soudure complète des anciens aux nouveaux*

---

[440] *Tribune libre* publiée par *la Croix de l'Isère* du 1er octobre 1913.

[441] *Le Droit du Peuple*, 14 septembre 1913. Une partie des articles du journaliste auteur de cet article est conjointement publié par *la Dépêche Dauphinoise* et par *le Droit du Peuple*. Les critiques et les prises de positions en faveur des moins riches de l'article sont publiées seulement par *le Droit du Peuple*.

[442] Extrait du *Discours prononcé par le docteur Girard* lors de l'inauguration du nouvel hôpital civil, cité par la *République de l'Isère* du 15 septembre 1913.

quartiers ! ». Mais en indiquant cela aux grenoblois, le vice-président de la Commission administrative n'entend pas critiquer, dans ce domaine, la politique municipale car il remercie également « *toutes les municipalités de Grenoble et leurs chefs (...) qui se sont toujours montrés favorables à l'accomplissement de cette œuvre* »[443].

L'influence de la révolution pastorienne sur ce débat et sur le choix de l'emplacement du nouvel établissement hospitalier : des arguments interchangeables

L'étrange choix d'un terrain situé en bordure de l'Isère

Le choix fait par les membres de la Commission d'enquête d'un terrain se trouvant sur le territoire d'une commune située à l'Est de Grenoble, à proximité de l'Isère, paraît à première vue surprenant : En 1888, à la demande des administrateurs, des avis avaient été insérés dans les journaux de la localité afin de susciter des offres de vente de terrains pour le *nouvel Hospice*. Le 14 janvier 1891, lors d'une réunion de la Commission administrative, cinq des administrateurs présents et le maire de Grenoble[444] décidèrent de donner une suite rapide à ce projet[445]. Le 16 janvier 1891, la Commission administrative examina *les divers emplacements qui lui ont été indiqués et ceux pour lesquels les propriétaires ont signé des promesses formelles de vente*. Les administrateurs rejetèrent alors tous les terrains situés à plus de 3000 mètres du *pont de pierre* (l'actuel pont Marius Gontard) reliant le centre-ville situé rive gauche à la rive droite de l'Isère. Ils rejetèrent également les terrains situés à moins de 3000 mètres de la ville

---

[443] *Ibid.*

[444] Le maire de la ville qui est président de droit de la Commission administrative, ne participe qu'exceptionnellement à ses réunions. La Commission administrative est alors composée du docteur Girard maintenant vice-président, d'un conseiller municipal fabriquant gantier, d'Édouard Rey ancien maire, mais qui a conservé son mandat de Sénateur, de deux juristes et d'un ancien notaire.

[445] L'administrateur qui vota contre démissionna de la Commission administrative au cours de l'été 1891, mais les registres des délibérations n'indiquent pas la cause de cette démission. Cf. *Registres des délibérations de la Commission administrative*, 1888 - 1891.

mais localisés sur les alluvions de l'Isère[446], « *à cause de leur sous-sol* jugé à la fois *humide, imperméable, peu hygiénique, n'offrant pas une assise assez résistante pour éviter des mécomptes dans les fondations, et parce qu'ils étaient trop exposés aux inondations* »[447].

Ils sélectionnèrent ainsi quatre terrains « *situés sur les alluvions du Drac* »[448], à 1800, 2300 et 3500 mètres à l'est ou au sud du centre de la ville, près de l'octroi du cours Saint-André pour deux d'entre eux, chemin des cent vingt toises, et chemin de Bresson[449].

Un cinquième terrain, appartenant à « M. *Couturier, propriétaire-rentier à Grenoble* » fut proposé aux administrateurs au mois d'avril. Cette dernière propriété était située sur la commune de La Tronche, au bord de l'Isère, rive droite, et distante de 2700 mètres du centre de Grenoble. Cette distance du centre-ville serait prochainement réduite à 1500 mètres par la construction projetée d'un pont sur l'Isère (permettant la création d'une ligne de tramway entre Grenoble et Chapareillan, ville située à 42 km, en direction de la Savoie, dans la vallée du Grésivaudan. L'hospice serait de ce fait desservi par le tramway et, comme cela était demandé à Bordeaux, « *autant à portée que possible de tous les malheureux qui doivent s'y réfugier* »[450]). Les administrateurs, qui n'évoquent pas la future création de ce tramway, trouvèrent cependant à ce terrain une *évidente supériorité* sur tous les autres, malgré sa situation sur les alluvions de l'Isère, à laquelle ils ne font pas allusion. La grande étendue de ce terrain, (91000 mètres carrés, au lieu des 80000 recherchés), n'est pas pour les administrateurs *un obstacle à son acquisition* mais permet au contraire d'y envisager, *pour l'avenir*, l'implantation de l'hôpital et d'y installer le jardin potager, cultivé par des vieillards, jusqu'alors situé dans le quartier de l'Ile verte. (Le fait que ce terrain

---

[446] L'Isère, note André Laronde, « *ne roule que des matériaux fins. Partout dans le sous-sol de Grenoble, on retrouve des cailloux roulés (par le Drac), mais, plus on se dirige vers l'Isère et vers l'Est, plus la couche d'argile grise laissée par l'Isère s'épaissit* ». Cf. dir. Chomel Vital, *Histoire de Grenoble*, 1976, page 16.

[447] André Laronde signale que les travaux d'endiguement de l'Isère furent achevés de 1860 à 1890, *ibid.*, page 19. Ces travaux, contrairement à ceux réalisés sur le Drac, ne paraissent pas, en 1891, avoir écarté tout danger d'inondation.

[448] S. Borsa et C.-R. Michel signalent le choix en 1899 d'un « *sol parfaitement perméable* » composé de graviers et de sables extraits d'un torrent, pour la reconstruction à Nice, de l'hospice de la Charité. Cf. Borsa (S.) et Michel (C.-R.) *La vie quotidienne des hôpitaux en France au XIXe siècle*, Paris, Hachette, 1985 ; p. 35.

[449] Cf. *Extrait du Registres des délibérations de la Commission administrative des Hospices de Grenoble, séance du 16 janvier 1891* ; B.M.G., V 5356 (22).

[450] *Opinion de la Société de Médecine de Bordeaux sur l'étendue et le placement des divers hospices de cette ville*, Bordeaux, mars 1810 ; cité par Guillaume, Pierre, *Les hospices de Bordeaux au XIXe siècle (1796-1855)*, Bordeaux, 2000, p.22.

soit inondable obligeât pourtant l'achat d'un autre terrain pour la construction quelques années plus tard, du nouvel l'hôpital militaire -inauguré en 1911- et de l'hôpital civil -inauguré en 1913- : la *propriété Teisseire*, située de l'autre côté de la route reliant les villes de Grenoble et de La Tronche. Un meilleur endiguement de l'Isère rendit cependant, plus tardivement, constructible la totalité de *la propriété Couturier* qui se révéla, a postériori, avoir été un bon investissement pour un avenir plus lointain : plusieurs pavillons de spécialités et l'hôpital des Sablon (Michalon) furent édifiés au XXe siècle sur ce vaste terrain). À la fin du XIXe siècle, le prix de la propriété Couturier, pourtant plus élevé que le prix moyen des terrains proposés pour la construction du nouvel hospice n'a, pour les administrateurs, *« rien d'excessif, si on en défalque la valeur des bâtiments, celle du mur d'enceinte, et celle de douze pouces d'eau de la source 'Fontaine-Galante' captée jusqu'à ce terrain »*. Les membres de la commission chargée d'enquêter sur la propriété Couturier, par arrêté préfectoral du 28 avril 1891, estiment même que la configuration de l'enceinte de la propriété et les constructions intérieures (maison de maître, écuries et remises, maisons fermières et bâtiments ruraux) et la présence des eaux de la source *abaissent en réalité le prix du sol nu à 0,75 francs le mètre carré*, c'est à dire à la moitié du prix réel de l'achat[451]. La présence d'une source peut par contre être réellement un élément favorable pour le choix de l'emplacement de l'hôpital ; la construction du nouvel hôpital *dans un lieu où l'on trouve des eaux potables en suffisante quantité, et une source très abondante (...)* est, à Bordeaux, l'un des principaux critères évoqués en 1810 par la Société de Médecine pour le choix de l'emplacement d'un nouvel hôpital[452]. Mais les administrateurs de l'hôpital-hospice de Grenoble n'indiquent pas que le débit de cette *Fontaine Galante* peut considérablement diminuer et imposer le rationnement de la distribution de l'eau sur la commune de la Tronche, comme en témoigne, il est vrai à une date postérieure, le journal *la Dépêche Dauphinoise* dans son édition du 18 janvier 1910. Les membres de la Commission d'enquête grenobloise décrivent, avec plus de détails et de façon quelque peu idyllique, les avantages du transfert de l'hospice des vieillards sur cet emplacement. Ils observent que la propriété de M. Couturier est *entièrement abritée contre les grands vents du nord par*

---

451 Le prix moyen d'un terrain, calculé à partir du prix de l'ensemble des terrains proposés aux administrateurs, est de 112 996 francs, alors que la propriété Couturier coûte 136 800 francs. Le prix moyen du mètre carré est de 1,38 francs. Calculé en divisant le coût total de tous les terrains par le total de leur surface, c'est-à-dire en le pondérant par la superficie, le prix moyen du mètre carré n'est plus que de 1,29 francs, alors qu'un mètre carré de la propriété Couturier coûte 1,50 francs.

452 Cf. *Opinion de la Société de Médecine de Bordeaux sur l'étendue et le placement des divers hospices de cette ville*, Bordeaux, mars 1810 ; cité par Guillaume, Pierre, *Les hospices de Bordeaux au XIXe siècle (1796-1855)*, Bordeaux, 2000, p.22.

les hauteurs qui protègent toute la commune de La Tronche sans pour autant indiquer de façon explicite s'ils estiment que cela procure à ce site un climat plus doux que celui de la ville de Grenoble[453]. Ils notent que le terrain *incline vers le sud par une pente douce et régulière qui permet à ses habitants de jouir, en plein soleil, du merveilleux panorama des Alpes* et remarquent *que la moitié de sa surface domine la plaine de plusieurs mètres, ce qui la défend contre le danger des inondations.* Cette dernière remarque tend à prouver que les craintes formulées par les administrateurs en janvier 1891, mais non évoquées au mois d'avril, sur les risques d'inondation des terrains situés sur les alluvions de l'Isère, sont justifiées pour la moitié au moins de la superficie de cette propriété. Un *« rapport descriptif et estimatif de l'emplacement Couturier »*, confirme que la moitié de ce terrain a été submergé en 1859, mais il ajoute qu'il *« sera facile dès que cela sera nécessaire, de soustraire à cette éventualité la quantité de terrain qu'on voudra cela n'étant qu'une question de nivellement et de remblai »*. Pour les rapporteurs, il importe peu que cette partie soit ou non submersible en cas d'une *« inondation qui ne s'est pas produite depuis trente ans, puisqu'elle est destinée à un vaste jardin maraîcher d'au moins trois hectares »*, c'est à dire occupant au moins le tiers de la surface totale du terrain. La partie inondable est même définie comme *« très favorable à la culture maraîchère, qui est comme le complément nécessaire de tout hospice »*[454].

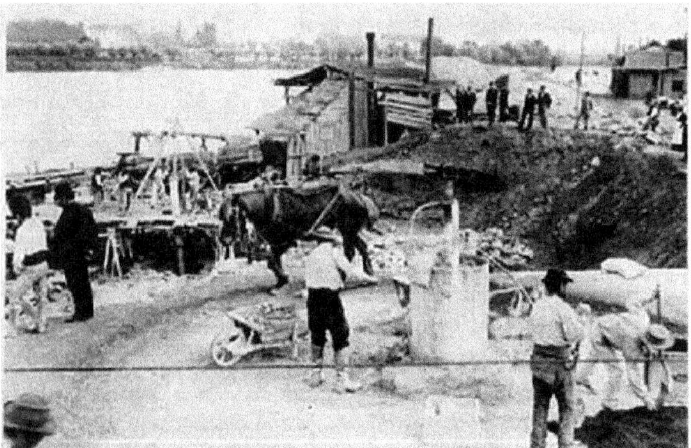

La construction du pont de l'Ile-Verte

Utilisation de la force d'un cheval pour fabriquer du béton pour la construction du pont : l'eau s'écoule dans un seau au centre du manège

©Coll. Bibliothèque Municipale de Grenoble, cliché B.M.G. *Vh* 6061 *Poulat* 011 *(tiroir* 28*)*

[453] Aucune allusion n'est directement faite à un micro climat particulier si l'on excepte celles faites par le docteur Girard et le président du Sénat dans leurs discours d'inauguration en septembre 1913 (cf. *infra* pages 72 et 147), et un article apologétique dont le contenu doit être analysé avec une grande prudence, publié à la même époque par le journal *le Petit Dauphinois* (du 12 septembre 1913) qui, parmi les avantages que présente la construction à La Tronche d'un hôpital civil, évoque *« le soleil de cette Tronche si méridionale »*. Au sujet des vents : cf. *supra*, p. 203.

[454] *Rapport de MM. Chatrousse et Ricoud*, cités par H. Daudignon, J.- L. Laborde et R. Giroud, *Hôpitaux de Grenoble*, La Tronche, 31 mars 1972.

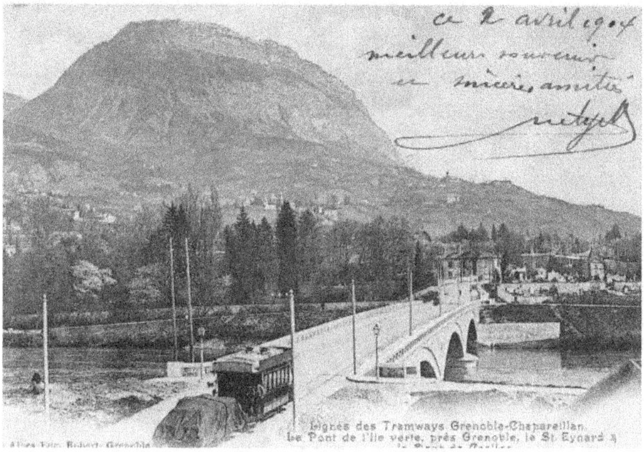

Le tramway sur le pont de l'Île-Verte, avant la construction de l'hôpital civil.
Au centre, à gauche du pont, le « *clos dépendant de la propriété Teisseire* » avant la construction de l'hôpital civil. (Après 1947 l'hôpital sera desservi par des autobus urbains, puis à nouveau par un tramway à partir de 1990, suite à un référendum local).
(Carte postale non datée, expédiée en 1904. Domaine public, scannée par Claude Villetaneuse).

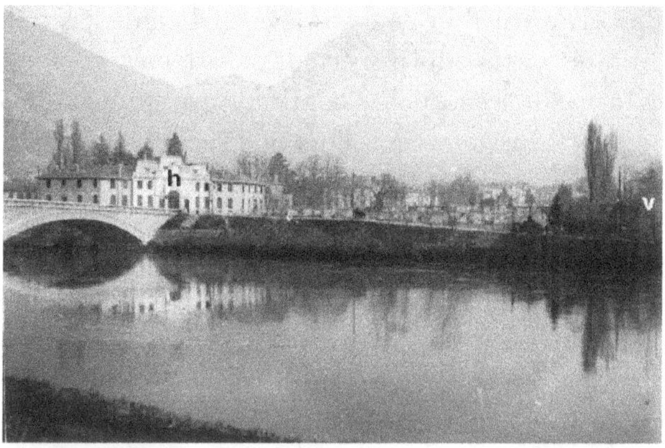

Le pont de l'Île-Verte et l'entrée de l'hôpital civil sur la commune de la Tronche :
L'hôpital civil (noté « h »). Lui faisant face l'hospice des vieillards (noté « v »).
Le photographe se trouve à Grenoble, sur l'Île-Verte.
© Collection Bibliothèque Municipale de Grenoble, B.M.G. Vh 6251 (2), Poulat, cliché n·46, boîte n·6

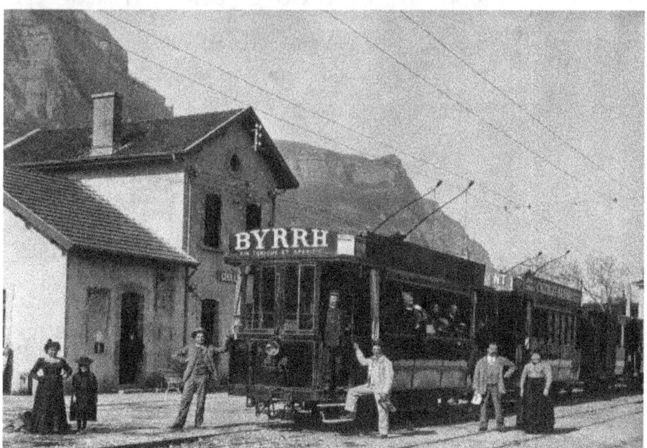

Tramway en direction de Grenoble à la gare de Crolles en 1901
(Deux voitures mixtes et un fourgon de 2ème classe.) Comme pour les futurs trolleybus deux perches sont nécessaires pour l'alimentation électrique bifilaire de la motrice (les perches, baissées, de la seconde voiture ne l'alimentent pas en électricité)
© Coll. Musée Dauphinois, auteur inconnu, 1901.

La crainte d'une contamination des eaux de l'Isère par un hôpital situé en amont de la ville semble réelle. Les membres de la Commission d'enquête qui veulent rassurer la population des deux villes concernées par le transfert expliquent que « *les eaux de l'Isère ne seront aucunement souillées en amont de la ville (de Grenoble) par des déjections de l'hospice projeté, puisque d'après les plans visés et approuvés par la Commission hospitalière, elles seront retenues dans deux grandes fosses et déversées sur les jardins potagers* » (sic)[455]. La peur d'une épidémie, toujours présente, conduit les enquêteurs, qui cherchent à l'évidence à convaincre tous azimuts, à expliquer dans un même texte que d'une part « *l'éloignement de la ville de Grenoble doit être très recherché en ce qui concerne le pavillon des épidémies* » mais que ce même pavillon, « *placé loin de toute habitation et vers le fond de la propriété Couturier ne paraît pas de nature à compromettre la santé publique ni même à inquiéter la population* » de la commune de La Tronche[456]. Cet avis n'est pas partagé par au moins 8% des habitants de cette commune qui signent en mai 1891 une pétition contre le projet de déplacement. Il est possible, comme nous le verrons un peu plus loin, que la crainte d'une contamination par l'air qui semble encore plus forte que celle d'une contamination par l'eau ait joué un rôle dans le choix, à première vue étonnant, de la construction de ces nouveaux bâtiments sur les alluvions de l'Isère. Ni les administrateurs ni l'inspecteur départemental ne font allusion en 1866 et 1867 à un possible risque de contagion par contact direct entre les hospitalisés et, lorsque l'inspecteur écrit alors que l'établissement « *n'a que deux cours destinées aux vieillards et aux malades civils qui communiquent sans obstacle* », il ne critique pas l'utilisation d'une même cour par les malades et les bien portants, mais seulement, nous l'avons vu, la possibilité de communication entre hommes et femmes. En décembre 1881, en s'opposant au projet de transfert des bâtiments hospitaliers, les membres de la Commission administrative de l'hôpital-hospice notent qu'aucune épidémie n'est jamais « *sortie de l'hôpital pour se répandre en ville* ». L'existence d'un pavillon spécialement réservé aux malades contagieux semble pourtant prouver que le risque d'une contamination intra-hospitalière avait été pris en considération. On peut également remarquer que le terme « *pestilentiel* » employé par l'inspecteur n'est

---

[455] La Commission administrative décide le 4 mai 1894, d'envoyer à Paris un jardinier de l'établissement « *pour étudier sur place le système d'épandage des eaux d'égout qui doit être appliqué au jardin potager des hospices* ». R.D.CHR. 1893-1896.

Lors du débat qui précède la mise en place du tout à l'égout à Paris, peu sensible aux arguments alarmistes d'une minorité qui, craignant une pollution de la Seine et des champs d'épandage par les germes contenus dans les matières fécales, réclame que des canalisations soient construites jusqu'à la mer, D. Bourneville fait remarquer en 1894 que « *les germes se livrent à des sélections naturelles et les terrains agricoles de la banlieue nord-ouest fournissent de beaux légumes* ». Léonard, J., *La médecine entre les pouvoirs et les savoirs*, page 255.

[456] *Avis de la Commission d'enquête instituée par arrêté préfectoral du 28 avril 1891, séance du 20 mai 1891*, B.M.G., V 5356 (17).

pas sans rappeler la peur des épidémies, bien antérieure aux découvertes de Pasteur sur la propagation des germes responsables des maladies infectieuses[457].

Le déplacement motivé par la crainte d'ordre aériste d'une propagation des épidémies ou par des considérations climatologiques

L'architecte du conseil général des hospices civils de Paris, Clavareau affirmait en 1805 : « *On regarde avec raison l'aspect de l'est comme le plus favorable à l'établissement d'un hospice de malades. En effet, il procure un air moins aigre et plus convenable à toutes sortes de maladies, parce que le vent d'est tourne plus généralement au nord qu'au midi et que le vent du nord chasse promptement les odeurs malsaines, au lieu de celui du sud, en facilitant l'évaporation, et par suite les émanations des corps, donne lieu à des miasmes dont les habitations voisines pourraient souffrir* ». Ce type de discours, tenu avant que la révolution pastorienne ne batte en brèche les différentes théories de l'aérisme résume, selon S. Borsa et C.-R. Michel « *l'opinion qui prévaudra pendant tout le XIXe siècle* » au sujet de l'orientation des terrains choisis pour la construction des hôpitaux[458] : Les vents auraient une responsabilité non seulement dans le transport, mais aussi dans l'élaboration des *miasmes*.

Au début du XIXe siècle les membres de la Société de Médecine de Bordeaux trouvent suffisant le critère moins complexe d'une bonne exposition au vent pour bien aérer les salles d'hospitalisation : ils souhaitent que le nouvel hôpital « *soit exposé de manière à recevoir sans obstacle les vents qui règnent le plus souvent, avec le plus de force et de constance possible, afin que le renouvellement salutaire de l'air puisse s'opérer dans ses salles, facilement et habituellement* »[459] ce qui n'est pas le cas, selon eux, pour l'hôpital Saint-André situé au centre de la ville. Mais c'est sans succès que le docteur Grassi, membre de la Commission des hospices, propose le choix d'un autre emplacement doté d'une « *belle exposition au bon air* et de *sources abondantes* »[460].

---

[457] Herzlich, C. et Pierret, J. in *Malades d'hier, malades d'aujourd'hui*, Paris, 1984, p.35, faisant référence à l'ouvrage de J.N. Biraben *Les hommes et la peste*, notent que l'idée de la contagion qui « *s'est peu à peu imposée, plus clairement d'ailleurs aux populations qu'aux médecins* » fut *théorisée par Fracastor au XVe siècle*. Cf. également Lévy, Jean-Paul, *Le pouvoir de guérir*, Paris, 1991, p.150 à 155 et p.197.

[458] Borsa (S.) et Michel (C.-R.) *La vie quotidienne des hôpitaux en France au XIXe siècle*, Paris, Hachette, 1985 ; p. 33.

[459] *Opinion de la Société de Médecine de Bordeaux* ; cité par Guillaume, Pierre, *Les Hospices de Bordeaux au XIXe siècle, (1796-1855)*, Bordeaux, 2000, p.22.

[460] Guillaume, Pierre, *Les Hospices de Bordeaux au XIXe siècle...*, p. 32.

Les considérations d'ordre *aériste*

À Grenoble, en 1878, juste avant que ne commence le débat sur du transfert de l'établissement hospitalier, l'inspecteur municipal semble faire écho aux propos de Clavareau, lorsqu'il dénonce l'emplacement du bâtiment des épidémies, *« sous le vent du Sud-Ouest habituel en nos régions, de sorte que tout l'hôpital et ensuite toute la ville sont exposés au danger d'un foyer pestilentiel »*. Mais la crainte d'une épidémie provoquée par des miasmes véhiculés ou développés par certains vents[461] n'est pas partagée par les administrateurs qui écrivent à ce propos que *« si toute la ville courrait les dangers signalés par* Monsieur *Martin, il y aurait lieu de démolir immédiatement l'hôpital et de le transporter du côté du cimetière »*. Leurs propos apparaissent cependant prémonitoires lorsqu'on sait que le terrain qui fut choisi quelques années plus tard pour construire les nouveaux bâtiments hospitaliers et un nouveau *pavillon des épidémies* étaient situés à l'est du centre-ville, en bordure de l'Isère, à faible distance du cimetière inauguré en 1810 sur l'emplacement de l'*hôpital des Infez* ou *hôpital Saint-Roch* qui avait été édifié à l'est de la ville, en 1493, pour accueillir les pestiférés et les malades contagieux. Le nouveau *pavillon des épidémies* sera lui-même bâti *« à l'extrême Est »* de ce terrain situé, à l'Est de Grenoble, au-delà de l'Isère, sur la commune de La Tronche.

Le choix de terrains à l'Est de Grenoble pour la construction des nouveaux hôpitaux ne semble pas cependant avoir été influencé par les propos de Clavareau. Le questionnement sur la direction des vents sera à nouveau d'actualité au cours du débat sur la question du transfert des hôpitaux de Grenoble qui occupent désormais le centre de la ville qui s'est étendue vers l'Ouest. Certains vents sont recherchés et d'autres craints, non pas pour les raisons indiquées par Clavareau mais parce qu'en fonction de leur direction, ils pourront chasser loin de la ville ou au contraire véhiculer vers elle, les miasmes contenus dans les salles d'hospitalisation. À ces raisons, bien que ce ne soit pas exprimé de façon explicite, s'ajoutent vraisemblablement des considérations liées à des microclimats existant dans la région grenobloise.

Comme le montre le tableau ci-dessous publié en 1962 par la Revue de Géographie Alpine les journées *« calmes »* où aucun vent ne peut être identifié, sont majoritaires (près de 60 % des journées étudiées). Pour les autres journées (40 %) le vent peut souffler dans des directions très différentes mais cohérentes, en basse altitude, avec l'orientation des vallées.

---

[461] Les miasmes ne sont pas imaginés comme étant des micro-organismes, mais comme des *poisons* produits par la putréfaction qui se répandent dans l'air et provoquent des épidémies. Cette théorie largement répandue donne une explication au phénomène des épidémies infectieuses avant la mise en évidence par Pasteur de la responsabilité de micro-organismes dans la propagation de certaines maladies.

Fréquence pour mille des vents à Grenoble (années 1947 - 1951)

	N.-N.-O. Nord	N.-N.-E. N.-E.	E.-N.-E. E.	E.-S.-E. S.-E.	S.-S.-E. S.	S.-S.-O. S.-O.	O.-S.-O. O.	O.-N.-O. N.-O.	calme
Moyenne :	36	55	8	2	38	19	18	229	595

Cf. Monin, M., *Vents locaux et vent généraux dans la région de Grenoble. Contribution à l'étude des vents dans une région de montagne*, Revue de Géographie Alpine, 1962, Volume 50, N°1, pp. 37-58 ; p. 41.

La diversité des directions de ces vents permet d'en trouver facilement, même en toute honnêteté, qui conviennent à ce que l'on souhaite démontrer : les vents de Sud-Ouest, par exemple, que l'inspecteur municipal décrit comme étant *habituels*, ne sont pas, certes, inexistants, mais demeurent peu fréquents (1,9+1,8 = 3,7 % selon le tableau ci-dessus).

En 1881, la Commission extra-municipale, favorable au déplacement, juge à son tour le pavillon des épidémies de l'ancien hôpital *« fort mal placé, sous le vent régnant* (elle ne précise pas sa direction) *en amont de l'hôpital, de sorte que tous les miasmes sont rejetés sur les diverses salles de malades »* ; elle illustre cette affirmation par l'exemple d'enfants décédés à la suite d'une variole contractée durant leur traitement dans l'établissement[462]. Un *« vent régnant »* dont la direction n'est pas indiquée est également évoqué dix ans plus tard dans une brochure hostile au déplacement de l'hôpital hospice sur la commune limitrophe de La Tronche. Les auteurs anonymes de cette brochure ne semblent pas informés du projet de construction à la Tronche d'un nouveau *pavillon des épidémies* sur le terrain choisi pour la construction du nouvel hospice. Ils décrivent de façon quelque peu ironique comment un *« excellent »* administrateur, *« si connu à Grenoble par son dévouement sans limite à toutes les œuvres philanthropiques de la cité »*, présenta *« avec des ménagements infinis et du tour le plus délicat, afin de ne blesser aucune susceptibilité »* une proposition de transfert des seuls malades, parce qu'il avait pris au sérieux les déclarations alarmantes du Chirurgien en chef, favorable au déplacement d'une partie de l'établissement hospitalier, mais qu'il avait également remarqué le *« manque de logique de l'éminent, si distingué et si clairvoyant docteur qui voulait transporter extra-muros des vieillards qui ne font de mal à personne et laisser sur place les malades qui, aidés du vent régnant, vont empoisonner toute la ville »*. Les administrateurs de cet établissement semblent, paradoxalement, avoir un avis assez proche, lorsqu'ils notent en 1888, quand ils deviennent, pour une courte période, favorables au déplacement de quelques bâtiments hospitaliers, que le bâtiment des épidémies *« n'aurait jamais dû exister sous le vent régnant, au centre de la Ville »*. Même si les vents dénoncés par l'inspecteur municipal sont à Grenoble peu fréquents et que la direction des

[462] Cette mémoire sélective trouve sans doute une explication dans le fait que le médecin rapporteur de la sous-commission médicale de cette commission extra-municipale, le docteur Girard, dont l'avis s'opposait, en 1881, à celui de la Commission administrative était depuis devenu le vice-président de cette même Commission.

« *vents régnants* » ne soit pas précisée, ces *avis* témoignent sans doute de la persistance d'une crainte ancestrale (ou qui renaît à la fin du XIXe siècle) de la propagation des maladies par les vents (dont on retrouve aussi la trace dans l'ancienne obligation faite aux lépreux de se mettre *au-dessous du vent* avant de répondre à aux personnes qui leur adressaient la parole[463]). Contrairement à ce qu'indiquait Clavareau, les membres de la Commission d'enquête chargée de trouver un emplacement pour un nouvel hôpital considèrent comme un élément favorable que le site de La Tronche soit protégé des vents du nord[464]. Ils pensent sans doute en écrivant cela aux vents globalement orientés Nord-Ouest (3,6 + 22, 9 = 26,5 jours pour cent jours consécutifs) provenant de la Cluse de l'Isère qui sépare les massifs préalpins de la Chartreuse et du Vercors, et dont la température peut être plus basse que l'air environnant[465]. Les administrateurs de l'hôpital-hospice notent en 1901 que les vents d'Ouest ont un effet favorable sur le *pavillon des épidémies* qui, « *vu sa destination spéciale* », a été « *relégué à la partie Est* » du terrain sur lequel ont été construits, à l'est de Grenoble, les nouveaux bâtiments de l'hôpital-hospice. Ce pavillon est « *soumis ainsi plus directement au vent régnant de la vallée de Grenoble* » ce qui permet, poursuivent-ils, de faire « *balayer par les vents d'ouest* » les salles ouvrant sur les deux façades de ce pavillon[466] et d'emporter loin de la ville et de l'hôpital l'air et les miasmes contenus dans les chambres des malades. Le tableau de la page 199 ne signale pas l'existence de ces *vents d'Ouest* ; s'il s'agit en fait de vents de Sud-Ouest, ils restent peu fréquents. Mais il s'agit plus vraisemblablement de vents Ouest-Nord-Ouest, les plus fréquents, qui peuvent être perçu à La Tronche, lorsqu'on s'éloigne des versants de la Chartreuse. Les administrateurs ne signalement pas l'existence de Vents de Nord-Est, qui, bien que peu fréquents, ont un effet inverse et peuvent donc, dans cette même logique, emporter vers Grenoble les miasmes des salles du nouveau *pavillon des épidémies.*

Les médecins, plus au fait des récentes découvertes pastoriennes, semblent partagés sur la question de l'influence des vents sur la propagation des maladies. Quatre des dix médecins de l'établissement trouvent, en 1890, l'emplacement de l'hôpital-hospice au centre de Grenoble « *contraire aux lois de l'hygiène et présentant des dangers au point de vue de la santé publique et de celle des malades et des vieillards*

---

463 Lallemand, Léon, *Histoire de la charité,* t. 3, Paris, 1906, p. 282.

464 Cf., *infra*, page 194, note 453.

465 Cf. Monin, M. *Vents locaux et vents généraux dans la région de Grenoble. Contribution à l'étude des vents dans une région de montagne,* Revue de Géographie alpine, année 1962, volume 50, n°1, pages 37 à 58 ; p.58.

466 *Exposé sur la gestion des hospices*, Commission administrative de l'hôpital-hospice de Grenoble, séance du 18 octobre 1901, B.M.G., V6427.

reçus dans l'établissement »[467] ; un autre avis médical, sur cette question, est donné en 1888 par les membres de la Société de Médecine et de Pharmacie de l'Isère qui ne jugent alors utile que le transfert à la campagne, dans des petits pavillons isolés, de *« l'infime minorité »* des malades atteints de *« maladies contagieuses, diphtérie, variole, etc. ».* Ils citent en exemple l'administration des hôpitaux de Lyon *« qui ne songe plus à déplacer ses établissements à la campagne, mais qui a fait une exception pour cette catégorie de malades en faisant construire à la Croix-Rousse un petit hôpital affecté aux maladies contagieuses, spécialement la variole »*[468]. Les théories de Pasteur sur la propagation des germes commencent également à être connues du grand public : les signataires de la pétition tronchoise, qui s'opposent au déplacement de l'hôpital-hospice sur le territoire de leur commune, ne semblent pas préoccupés par la direction des vents mais dénoncent le risque occasionné par le transport *« en voitures découvertes ou plus ou moins bien fermées »* des malades porteurs de maladies *« contagieuses et épidémiques »* qui exposerait la population de cette ville et surtout les jeunes enfants, à *« contracter la contagion ».*

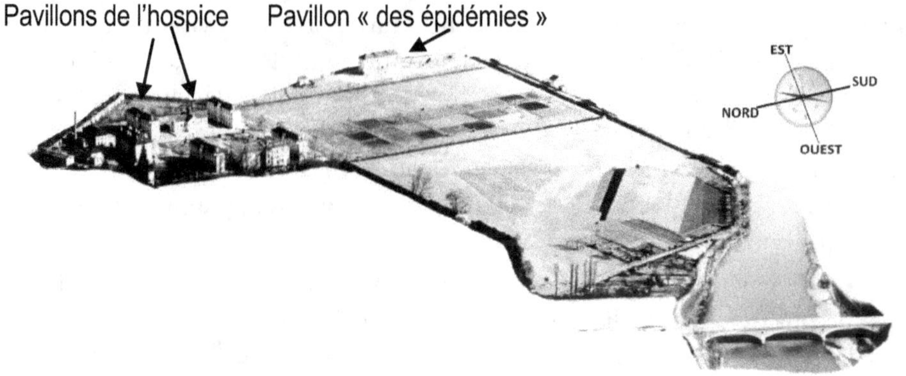

Vue d'ensemble de l'hospice

qui semble réfugié sur la partie non inondable du terrain. À droite, l'Isère.
En haut du cliché, à l'écart, le pavillon des épidémies qui abritera, plus tard, le service de pneumologie de l'hôpital de Grenoble.

©Collection Musée Dauphinois Cliché Lucien Poulat 21-03-1911 (recadré)

L'orientation à l'Est et à l'Ouest des façades principales du nouveau pavillon des épidémies est jugée *« fort convenable »* par les administrateurs qui trouvent pourtant très favorable à l'ensoleillement l'orientation nord-sud des autres

[467] *Extrait des Registres des délibérations de la Commission administrative des hospices de Grenoble, séance du vendredi 28 novembre 1890* ; B.M.G., V 5356 (13).

[468] *Société de médecine et de pharmacie de l'Isère, Rapport de la Commission sur le Projet de Transfert de l'hôpital-hospice*, pages 3, 7, et 8. Grenoble le 23 novembre 1888 ; B.M.G., V 5356 (6). (La Croix-Rousse est également située à l'est du centre-ville de Lyon).

pavillons de l'hospice. Tout a été réalisé de façon optimale, c'est du moins le message qu'ils entendent faire passer, en prenant en compte la nécessité hygiéniste d'une bonne aération et la prévention du risque éventuel d'une contamination de la ville par les miasmes provenant de l'hôpital dans une logique qui apparaît encore aériste. Il est pourtant possible que ces propos sur les vents qui traversent le pavillon des épidémies ne soient qu'une justification à postériori d'une orientation différente de l'orientation vers le sud vantée pour les autres pavillons, orientation Est-Ouest liée à des contraintes telles que la nécessité de le construire le long de la limite de la propriété, ou à l'endroit constructible le plus éloigné possible de Grenoble et des pavillons de l'hospice, compte tenu des contraintes liées aux inondations, ou effectivement, dans un endroit un peu plus dégagé, un peu plus proche de l'Isère et de ce fait un peu plus exposé aux vents de nord-ouest.

La coexistence un peu plus tardive de pavillons de l'hospice qui continuent à recevoir les vieillards et de ceux qui sont transformés en sanatorium ne semble pas, quelques années plus tard, poser problème, le pastorisme ayant peut-être alors vaincu les anciennes convictions aéristes, à moins que cela ne réponde à une autre logique visant à utiliser opportunément les ressources de l'environnement déjà existant. Quelques années plus tôt, le fait que le vent du Nord-Ouest, de la cluse de l'Isère, souffle sur les anciens hôpitaux avant de traverser Grenoble semble opportunément n'avoir posé problème qu'au moment où s'est ouvert le difficile débat sur le bien-fondé de leur transfert où tout argument étant peut-être alors, bon à prendre.

La problématique semble inversée en 1913, lorsque le docteur Girard juge utile de préciser dans le discours qu'il prononce le jour de l'inauguration d'un nouvel hôpital civil sur la commune de La Tronche que l'air respiré par les malades *« ne sera jamais contaminé par les poussières de la ville »*[469].

Les Considérations d'ordre climatologique

Les différents propos qui évoquent l'importance du choix du site de la construction de nouveaux bâtiments hospitaliers en fonction de la direction des vents ne semblent pas pour autant inappropriés pour la région grenobloise, si l'on prend en compte la question, sous-jacente, des températures induites par l'exposition à l'un ou l'autre de ces vents. Si un article du *Petit Dauphinois*, cité plus haut, qualifie *La Tronche* de *si méridionale,* c'est possiblement parce qu'elle est *protégée des grands vents du nord*[470] comme l'indiquent les membres de la

---

[469] Cf. *infra*, page 135. Cité par *la République de l'Isère*, 15 septembre 1913.

[470] En fait de Nord-Nord-Ouest provenant de la cluse de l'Isère, entre Chartreuse et Vercors, si on se réfère à ce même tableau reproduit p.199.

Commission d'enquête[471]. Le géographe auteur du tableau cité page 199, signale que la brise de montagne ou de vallée qui s'écoule vers Grenoble par la Cluse de l'Isère peut provoquer, en hiver, une très sensible chute des températures pouvant constituer pour les *nouveaux habitants* non informés de cela, *une amère déception*, alors qu'*on constate* au contraire *une corrélation presque parfaite entre les hausses de la température et l'établissement d'un courant de sud. « Le vent,* conclut-il dans l'étude qu'il publie en 1962, *est donc un facteur notable du climat grenoblois, et il convient d'en tenir le plus grand compte dans les plans d'urbanisme ».*

La crainte d'une contamination par l'air, héritage de peurs ancestrales, peut-être déjà perçues comme archaïques (bien que les mentalités ne se transforment pas au rythme des découvertes pastoriennes), semble avoir été assez forte si ce n'est pour influer sur le choix de l'emplacement d'un nouvel établissement hospitalier, du moins pour nourrir un discours au sujet du bien-fondé de ce choix d'un terrain en grand partie inondable sur les alluvions de l'Isère. Mais il est également possible que les membres de la Commission chargés du choix du terrain pour la construction des bâtiments hospitaliers aient été influencés, sous couvert d'aérisme, par un microclimat tronchois lié à une exposition au sud[472] et à l'absence de vents de Nord-Nord-Ouest susceptibles, localement, de *« rendre le climat beaucoup plus rude »*[473].

Le rejet de l'indigence et de la maladie et le désir d'éloigner ce qu'on ne veut pas voir

La forme du terrain, *« irrégulièrement rectangulaire dans l'ensemble »*, est jugée avantageuse par les membres de la commission d'enquête non seulement parce qu'elle *« permet de bâtir le pavillon des épidémies très loin de ceux des vieillards »*, mais aussi parce que *« dans les angles saillants, il est aisé de dissimuler les bâtiments destinés aux cadavres, à la confection des cercueils, aux filles syphilitiques »* (sic). Les services hospitaliers que les élus municipaux trouvent urgent de déplacer en premier hébergent les personnes les moins intégrées à la vie de la cité : vieillards indigents, enfants abandonnés, ou perçus comme un danger potentiel : filles syphilitiques, malades contagieux. Ces catégories d'hospitalisés sont très

---

[471] *Le Petit Dauphinois,* 12 septembre 1913 et déclaration des membres de la Commission d'enquête pour lesquels le rapport des *« grands vents du nord »* avec la température est peut-être alors évident, bien qu'ils ne l'indiquent pas de façon explicite). Cf. *infra*, p. 194.

[472] Du côté de l'adret.

[473] Monin, M. *Vents locaux et vents généraux dans la région de Grenoble. Contribution à l'étude des vents dans une région de montagne,* Revue de Géographie alpine, année 1962, volume 50, n°1, pages 37 à 58 ; p.58.

vraisemblablement porteuses d'une image perçue plus ou moins consciemment comme négative, voire déshonorante pour la population aisée qui peuple les quartiers du nouveau centre-ville. Le traitement d'exception fait aux prostituées malades donne également une image du peu de considération dont elles sont l'objet et atteste d'une évidente volonté de mettre à l'écart ce qu'on ne veut pas voir.

La pétition signée par environ 10% des habitants de La Tronche, hostile comme la pétition grenobloise, au déplacement, ne fait aucune référence aux conditions d'existence des personnes hospitalisées mais dénonce le droit que se donne abusivement la ville de Grenoble de transférer *« tout ce qui la gêne »* sur le territoire d'une autre commune.

Il paraissait peut-être, aussi, inconcevable aux élus du Conseil municipal, pour la plupart industriels ou commerçants, d'utiliser des terrains rendus disponibles par la démolition des remparts au centre d'une ville qui connaît une forte prospérité, pour l'agrandissement d'un établissement hospitalier destiné, encore à cette époque, à l'accueil de la population la plus pauvre : malades, enfants, ou vieillards dans tous les cas improductifs[474]. L'agrandissement de la superficie de la ville de Grenoble, et le déplacement des fortifications, en 1879, ont provoqué un changement dans la perception de la localisation du vieil hôpital-hospice qui, sans avoir changé de place, alors qu'il était, jusqu'à cette date, situé *« à l'extrême ouest de la ville, isolé et exposé aux quatre points cardinaux »*[475] à proximité des fortifications qui viennent d'être détruites, se retrouve désormais situé au cœur des quartiers qui constituent le nouveau centre de Grenoble. Les Conseillers municipaux critiquent en 1888, à la suite des inspecteurs et des administrateurs de l'hôpital-hospice, les bâtiments construits entre 1862 et 1865, parce que l'architecte qui les a édifiés n'a pas tenu compte *« des besoins d'économie qui s'imposent à toute administration du bien des pauvres »*[476] : la condition sociale de ces derniers n'apparaît pas compatible avec la construction pour l'hôpital de bâtiments luxueux, même s'ils n'hébergent que peu d'indigents[477]. Ces bâtiments trouveront, du reste, après 1918, une destination plus conforme aux normes sociales en devenant le nom moins luxueux *hôtel Majestic* au centre de la ville. La Banque de France, nous l'avons vu, fut édifiée à la place des bâtiments les plus anciens, au cœur d'un nouveau *quartier d'affaires*. La nouvelle affectation des bâtiments construits en 1865 permet de démontrer que ce n'est pas à cause de son aspect extérieur que l'ancien hôpital est qualifié *« d'affreuse*

---

[474] En 1888, le Conseil municipal considère encore l'hôpital-hospice comme étant : *« le bien des pauvres »*.

[475] *Correspondance avec la municipalité de Brest*, A.M.G., Q3, 1.

[476] *Conseil municipal, séance du 28 mars 1888*, B.M.G. V 5356 (7).

[477] Cf. *infra*, p. 151.

bâtisse dont il convenait de se débarrasser », dans un ouvrage écrit par J. Laurent[478]. Si l'hôpital est ainsi décrit, c'est probablement parce qu'il hébergeait des malades et des indigents au centre d'une ville riche et prospère où la maladie, l'indigence et la mort étaient difficilement acceptées.

Dans ce contexte, l'appui donné au transfert des services hospitaliers par le docteur Girard peut surprendre. Il ne faut pas oublier que ce chirurgien en chef, devenu vice-président de la Commission administrative, a commencé sa longue carrière d'administrateur comme délégué du Conseil municipal et qu'il partageait sur cette question, dès le début de son mandat d'administrateur, l'opinion d'autres élus municipaux. Il est cependant possible que les motivations du docteur Girard soient différentes de celles des commerçants et des industriels qui représentent la majorité des élus municipaux. Bien qu'il n'évoque pas le possible isolement des vieillards dans des bâtiments éloignés du centre-ville dénoncés par une partie des adversaires de ce projet, ce chirurgien ne semble pas indifférent aux conditions d'hébergement des personnes hospitalisés et montre attentif à l'amélioration de l'exercice de la médecine. Le déplacement des services dans des locaux neufs et répondant aux nouvelles exigences de l'hygiène hospitalière est vraisemblablement pour lui une chance à saisir. Ce républicain modéré défend de toute façon ici des idées qu'il a fait siennes, car il ne craint pas de manifester, sur d'autres sujets, son désaccord avec le point de vue du Conseil municipal.

En 1891, alors qu'il n'est plus question de déplacer rapidement que les vieillards et les malades atteints de maladies contagieuses, les membres de la Commission d'enquête reprennent sur ce sujet un argument de la Commission administrative qui en 1881 s'opposait au projet de déplacement de l'hôpital-hospice en indiquant que la proximité de l'établissement du centre de la ville permettait d'y amener les malades « *sans frais, sans difficulté et sans danger pour leur état* ».Pour les membres de la Commission d'enquête, l'éloignement du centre-ville de Grenoble « *gênant peut-être pour un hôpital, importe assez peu pour un hospice destiné surtout aux vieillards sans famille qu'il n'est pas possible de secourir à domicile* ». Des adversaires du déplacement défendent par contre, à la même date, une position diamétralement opposée. Ils notent dans une brochure au ton très polémique que « *les gens qui réfléchissent et veulent se rendre un compte exact des choses* » ont pensé « *qu'il ne serait peut-être pas inutile de prendre au sujet du déplacement l'avis des intéressés eux-mêmes* » et ont ainsi pu constater que les vieillards « *considéraient leur envoi à La Tronche comme un exil, une mort anticipée; qu'ils préféraient de beaucoup rester à Grenoble, où il y a de la vie et du mouvement, où leurs vieilles jambes les portent facilement, les jours de sortie, chez leurs parents et amis*

[478] Cf. Laurent, Jacques, *Grenoble d'hier et d'aujourd'hui, le prodigieux épanouissement d'une ville en moins de quatre-vingts ans*, Grenoble, 1948 ; p. 45.

qui, en les accueillant à bras ouverts, leur font voir qu'ils ne sont pas tout à fait isolés en ce monde »[479].

La création d'un pont sur l'Isère au niveau de l'établissement hospitalier suivi de la mise en service d'une ligne de tramway reliant la ville de La Tronche au centre-ville de Grenoble[480] (et aux villages situés sur la rive droite de l'Isère, le long du Grésivaudan, jusqu'à Chapareillan) n'empêche pas qu'un argument du même type soit également utilisé lors de l'inauguration d'un nouvel hôpital civil en 1913. Mythe désormais sans rapport avec une réalité objective, ou possible difficulté pour des indigents d'acquitter le prix du trajet ?... Un lecteur de *la Croix de l'Isère* conclut ses « *Impressions de Visite* » publiées dans la tribune libre de ce journal en déclarant : *« En résumé, il faut croire, puisqu'on nous l'a assez répété, que c'est là un hôpital modèle. S'il faut du calme aux malades, soyons assurés du moins qu'à pareille distance, ils ne seront guère visités. Aussi, malgré tous les encouragements d'une confortable installation, malgré la mécanothérapie, la physiothérapie, etc. je vous souhaite vivement de n'y jamais mettre les pieds »*[481].

Les modalités du déplacement progressif de l'établissement hospitalier de Grenoble vers la périphérie de la ville

Ces projets de déplacement relèvent d'initiatives locales prises au sein de la municipalité grenobloise et avec le soutien actif du chirurgien en chef vice-président de la commission administrative en ce qui concerne le déplacement de l'hôpital civil. Le pouvoir central n'intervient pas ici, si ce n'est par la voix des inspecteurs du ministère de l'Intérieur qui dénoncent les mauvaises conditions d'hospitalisation, mais il n'impose pas la reconstruction de l'établissement hospitalier, comme cela avait été, par exemple, le cas pour l'hôpital Saint-André, à Bordeaux, sous le Premier Empire (décret impérial de 1808)[482].

---

[479] *Brochure* non datée, B.M.G., V 5356 (2).

[480] En 1913, un départ de la place Notre-Dame en direction de Chapareillan, desservant l'hôpital, a lieu aux 10 et 40 minutes de chaque heure. Le billet coûte 0,10 francs. Ce service de tramway est géré par *la Compagnie de Grenoble à Chapareillan.*

[481] *La Croix de l'Isère,* 1er octobre 1913.

[482] Cf. Guillaume, Pierre, *Les hospices de Bordeaux au XIXe siècle, (1796 – 1855)*, Bordeaux, 2000 ; p. 32.

ENQUÊTE

Prescrite par l'arrêté préfectoral en date du 28 avril 1891

SUR LA

Translation de l'Hôpital-Hospice de Grenoble

SUR LE DOMAINE COUTURIER, A LA TRONCHE

Les soussignés, justement préoccupés des conséquences très fâcheuses à leurs yeux, du projet relatif au transfert de l'Hôpital-Hospice sur le terrain Couturier, sis à la Tronche, présentent à ce sujet les observations suivantes :

D'abord, au point de vue de l'utilité,

Le transfert de l'Hospice des vieillards n'est nullement nécessaire. Les intéressés eux-mêmes y sont opposés. D'ailleurs, la mise en pratique des secours à domicile devant avoir pour résultat de réduire sensiblement le nombre des vieillards admis dans l'établissement, c'est moins que jamais le cas de construire, à grands frais, des bâtiments neufs pour loger un personnel qui tend à diminuer.

Quant à l'Hôpital civil, qui ne tarderait pas à suivre l'Hospice à la Tronche, son éloignement de la ville donnerait lieu à de nombreux et sérieux inconvénients, sans avantages correspondants. Les médecins ont déclaré, à une très grande majorité, qu'aucune considération hygiénique n'exigeait son déplacement, et ils ont donné leur pleine et entière adhésion au projet de transformation sur place voté par l'ancienne Commission hospitalière.

L'Hôpital est actuellement à la portée des malades, de leurs familles, des médecins et des administrateurs chargés de sa surveillance ; sa situation sur un point central est la seule qui satisfasse à ces diverses nécessités et réponde aux besoins

L'emplacement Couturier, au contraire, se trouve à plus de 5 kilomètres de l'extrémité opposée de la ville, du côté du Drac. Il en sera encore à 4,300 mètres environ après la construction du pont projeté à l'Ile-Verte. Il n'est pas sur le territoire de Grenoble, mais sur celui d'une commune étrangère, ce qui privera la ville d'une recette d'octroi importante. En outre, cette situation anormale peut dans certaines circonstances, créer des embarras et des difficultés de plus d'une sorte.

En second lieu, au point de vue de la dépense, la construction d'un Hôpital-Hospice sur le terrain désigné ne coûterait pas moins de 4 millions, non compris l'Hôpital Militaire. La reconstruction sur place, qui comporte en même temps l'augmentation du nombre des lits, la création de bains médicamenteux à l'usage du public, et l'établissement d'une maison de convalescence, n'exigera, en nombres ronds, qu'une somme de moins de sept cent mille francs, d'où une économie de plus de trois millions qui permettrait d'exécuter dans le quartier de la gare, dans celui du cours Berriat, et surtout dans la vieille ville, des percées et des travaux d'assainissement indispensables pour l'arracher à la ruine qui la menace.

L'intérêt des pauvres et des souffrants se trouve donc ici d'accord avec celui de tous les habitants, propriétaires et commerçants, pour exiger le rejet absolu du projet de transfert de l'Hôpital-Hospice.

En conséquence, les soussignés demandent le maintien de cet établissement à son emplacement actuel, avec démolition et reconstruction sur place des bâtiments vieux et insalubres, prient la Commission d'enquête et le Conseil municipal d'écarter toute autre solution, et rejettent, en conséquence, l'acquisition du terrain Couturier.

Grenoble, le 30 avril 1891.

SIGNATURES	PROFESSIONS	ADRESSES

ENQUÊTE

Prescrite par l'arrêté préfectoral du 28 avril 1891

SUR LE

PROJET DE TRANSLATION

à La Tronche

De l'Hôpital-Hospice de Grenoble

Les habitants soussignés, de La Tronche, ont l'honneur de présenter, à l'occasion de cette enquête, les observations qui suivent.

D'après la loi, chaque commune a la charge de ses pauvres et de ses malades indigents. En décidant qu'il en serait ainsi, le législateur nous semble avoir décidé en même temps, et par cela même, que chacun serait obligé de les garder chez soi, et d'en supporter tous les inconvénients, au lieu de s'en débarrasser sur le voisin. L'établissement, dans une commune suburbaine, de l'hôpital d'une grande ville, constituerait un exemple peut-être unique en France et impossible à justifier, d'ailleurs, lorsque l'Hôpital existant est bien situé et suffisant comme celui de Grenoble.

Nous ne nous arrêterons pas à l'argument d'après lequel il ne s'agirait que de l'hospice et de divers services accessoires. Pour l'instant, oui, puisque les fonds manquent ; mais il n'est pas douteux que l'Hôpital entier ne suive à bref délai. L'étendue du domaine acquis et l'aveu contenu dans la délibération du 20 février 1891, pour ne parler que de celle-là, en sont une preuve irrécusable.

D'ailleurs, les constructions projetées ne comprennent pas seulement des pavillons de vieillards, mais encore d'autres bâtiments devant recevoir des malades et dépendant conséquemment, non de l'Hospice mais de l'Hôpital, entr'autres celui destiné aux maladies contagieuses et épidémiques, les plus dangereuses de toutes. De sorte que les Grenoblois atteints d'affections de cette nature devraient être transportés à La Tronche en voitures découvertes ou plus ou moins bien fermées et que nous serions exposés par ce fait, ainsi que nos familles et surtout les jeunes enfants, à contracter la contagion.

Il y a déjà à La Tronche les Petites-Sœurs des pauvres, dont les pensionnaires sont Grenoblois pour les trois quarts au moins. N'est-ce donc pas assez, et la ville de Grenoble a-t-elle le droit d'envoyer chez nous tout ce qui la gêne et de faire de La Tronche l'exutoire de Grenoble, parce qu'elle compte 60.000 habitants et que nous n'en avons que 2.500 ? Ce n'est pas ici une question de nombre. Nos droits sont intrinsèquement égaux aux siens et nous osons compter sur l'équité de la Commission d'enquête pour les faire respecter. Si La Tronche voulait établir son Hôpital à Grenoble, cette ville nous le permettrait-elle ? Non, certainement. Et cependant cela se justifierait beaucoup mieux, parce qu'il y a des médecins à Grenoble et qu'il n'y en a point chez nous.

Par tous ces motifs, les soussignés protestent avec énergie contre le projet, si malencontreux et si nuisible à leurs intérêts, conçu par la ville de Grenoble. Ils prient en conséquence la Commission d'enquête de vouloir bien, en accueillant favorablement leurs réclamations à cet égard, écarter les injustes prétentions de la Ville et l'obliger à garder son Hôpital-Hospice chez elle, où il est d'ailleurs fort bien.

La Tronche, le 8 mai 1891

SIGNATURES	PROFESSIONS	ADRESSES

Pétition Grenobloise du 30 avril 1891 **et** **Pétition Tronchoise** du 8 mai 1891

(s'opposant au transfert)

L'hospice

Les membres de la Commission d'enquête instituée en avril 1891 donnèrent à l'unanimité et *« sans réserve un avis favorable à la translation dans la propriété Couturier à La Tronche, de l'asile des vieillards et de divers services hospitaliers de la ville de Grenoble, (...) l'utilité du transfert de l'hospice, constaté et justifié tout à la fois par la Commission hospitalière et par le Conseil municipal ne semblant pas être véritablement contestable ni sérieusement contesté »*. L'adjudication des travaux fut fixée au 21 mai 1891. Les nouveaux bâtiments furent inaugurés trois ans plus tard, le 1er avril 1894, en présence du Ministre de la Justice.

Le déplacement de l'ensemble des services hospitaliers n'avait pas été exclu par la Commission extra-municipale réunie en 1881 sur l'initiative du maire de la ville de Grenoble. Les partisans du transfert d'une partie des bâtiments d'hospitalisation affirment pourtant haut et fort de 1881 à 1890, que les malades resteront dans les anciens bâtiments de l'hôpital-hospice situés près du centre-ville de Grenoble. Dès le 16 janvier 1891, les administrateurs notent cependant que l'hôpital *« avec sa surface trop restreinte, avec ses salles toutes attenantes, avec son système de chauffage et de ventilation... sera rendu tolérable, il est vrai, par l'exécution du projet de 1888*[483] *et les améliorations qu'il comporte ; mais néanmoins il ne répondra pas au plus grand nombre des desiderata de l'hygiène nosocomiale, il ne sera évidemment pas à la hauteur des constructions hospitalières récentes. Son déplacement et sa reconstruction resteront donc toujours désirables et devront être entrepris dès que de nouvelles ressources le permettront »*[484]. Les auteurs de l'une des deux brochures hostiles à tout déplacement se montrent persuadés que le transfert de l'ensemble de l'établissement était déjà prévu avant 1891 et dénoncent ce projet qui pour eux est alors volontairement dissimulé à la population par les conseillers municipaux et par les administrateurs de l'hôpital-hospice. Il s'agit pour eux d'un *« complot »* rendu évident par la façon dont le docteur Girard vient récemment de réagir à une proposition d'un autre membre de la Commission administrative qui avait pris au sérieux les déclarations alarmantes de ce chirurgien favorable au déplacement concernant les risques d'épidémies, et qui trouvait anormal de *« laisser sur place les malades qui, aidés du vent régnant, vont empoisonner toute la ville »*. Pour les auteurs anonymes de cette brochure, le docteur Girard démasqua ses batteries, jusque-là dissimulées, en votant contre la proposition de cet administrateur qui souhaitait déplacer les malades, à la grande surprise de ce dernier, *« parce qu'il se rendait parfaitement*

---

[483] Ce projet est consigné dans une convention entre la Commission administrative et la municipalité qui ne remet pas en cause le maintien sur place d'une partie des services hospitaliers.

[484] *Registres des délibérations de la Commission administrative, séance du 16-01-1891* ; B.M.G., V 5356 (22).

compte qu'il était impossible de commencer par l'hôpital, et qu'il était contrarié par cette proposition qui, effarouchant l'opinion publique et les conseillers municipaux, risquait de faire échouer la stratégie qui consistait à ne parler d'abord que des vieillards, pour mieux réaliser, par la suite, le transfert total de l'hôpital-hospice »[485].

Sans souscrire a priori à cette théorie d'un complot, on peut toutefois constater que les propos tenus par le docteur Girard lui-même peuvent laisser supposer, à moins qu'il ne s'agisse d'une réécriture opportuniste de cette histoire, qu'il avait d'emblée envisagé la reconstruction (impliquant vraisemblablement le déplacement, bien que ce ne soit pas dit explicitement) de la totalité de l'hôpital-hospice lors de sa participation à la commission extra-municipale instituée par le maire de Grenoble en 1881. Lorsqu'il expose à grands traits l'histoire, qui s'achève, de *« la transformation de l'hôpital-hospice »*, il déclare en effet en 1913 que le *« programme »* défini par cette Commission extra-municipale, qui envisageait la construction d'un asile pour les vieillards, d'un hôpital militaire et d'un hôpital civil, *« a été rempli de point en point »*[486].

Une donation permit en 1897 la construction sur la propriété Couturier d'un nouveau pavillon, le pavillon Chatin, destiné à l'hospitalisation de 80 vieillards. En 1900, le premier article du programme présenté aux électeurs par les candidats républicains promet *« l'agrandissement de l'hôpital et l'augmentation de la subvention de la ville à ses établissements hospitaliers »*, faisant ainsi apparaître cet agrandissement comme une préoccupation majeure du conseil municipal récemment réélu et d'une partie de la population. Les conseillers municipaux délégués au sein de la Commission administrative réclament, en juin, la construction à La Tronche d'un nouveau pavillon, pouvant accueillir soixante malades du fait du fort accroissement de la population ouvrière de la ville au cours des vingt années précédentes (la population totale de la ville étant alors estimée à 68000 habitants en 1900 alors qu'elle n'était que de 45426 habitants en 1878). Transformé en sanatorium, le pavillon Chatin de l'hospice dispose, en façade, de *cures* exposées au soleil où étaient installés les malades pendant la journée.

---

485 *Brochure non datée*, B.M.G., V5356 (2).

486 *Discours du docteur Girard à l'occasion de l'inauguration de l'hôpital civil*, cité par *la République de l'Isère*, 15 septembre 1913.

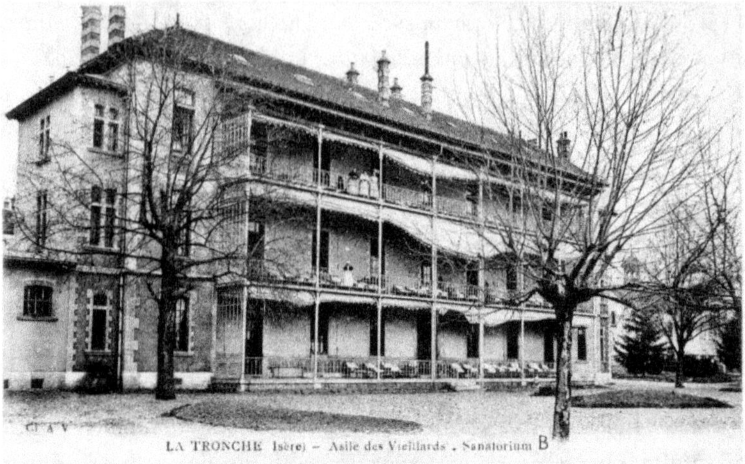

Pavillon *Chatin* transformé en *sanatorium* au début du XXe siècle

© Collection Musée Dauphinois, cliché A96-96
Carte postale, auteur inconnu, début XXe siècle

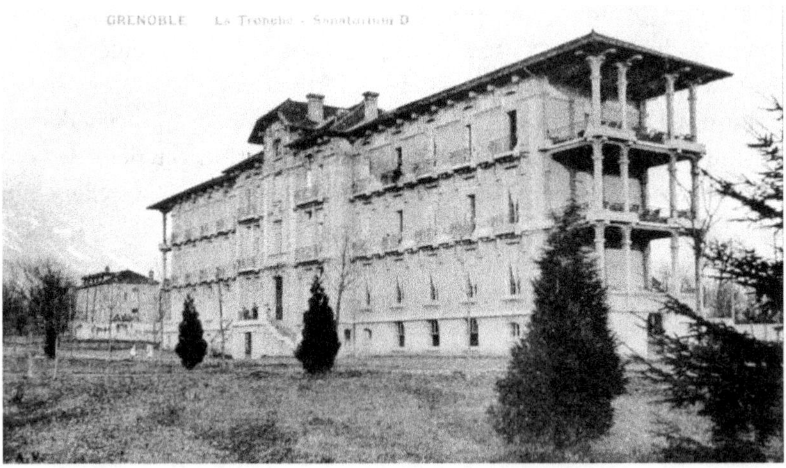

Pavillon *D* de l'hospice réservé au traitement des tuberculeux

(les *cures* sont disposées sur les côtés du bâtiment)

(Carte postale non datée, collection F.J.)

Le site des nouveaux hôpitaux et hospices de Grenoble

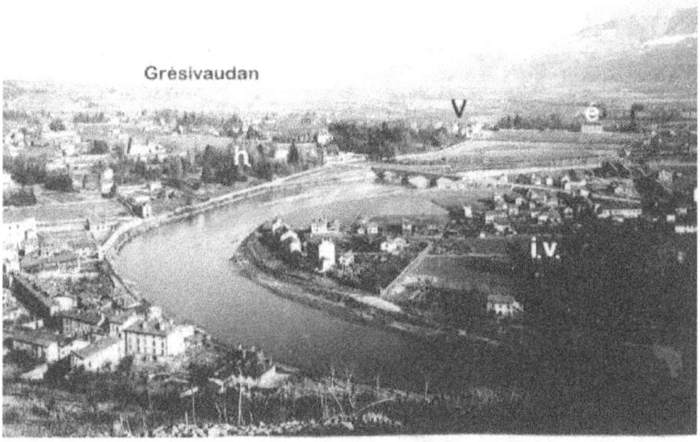

©*Collection du Musée Dauphinois, cliché A87.83 Photo. X*

Sur la rive droite de l'Isère (à gauche sur la photographie) **la ville de la Tronche** au Nord-Est de Grenoble, à l'extrémité Sud-Ouest du Grésivaudan, très légèrement surélevée sur la rive droite de l'Isère en direction du massif de la Chartreuse : l'hôpital militaire, l'hôpital civil et l'hospice des vieillards (notés **hm**, **hc** et **hv**), relié à Grenoble par le pont de l'Ile-Verte, à droite (notée **i.v.**).

Le pavillon des épidémies noté « **é** » a été édifié à distance de ceux des vieillards.

Plans de l'intérieur des bâtiments de l'hospice inauguré en 1894

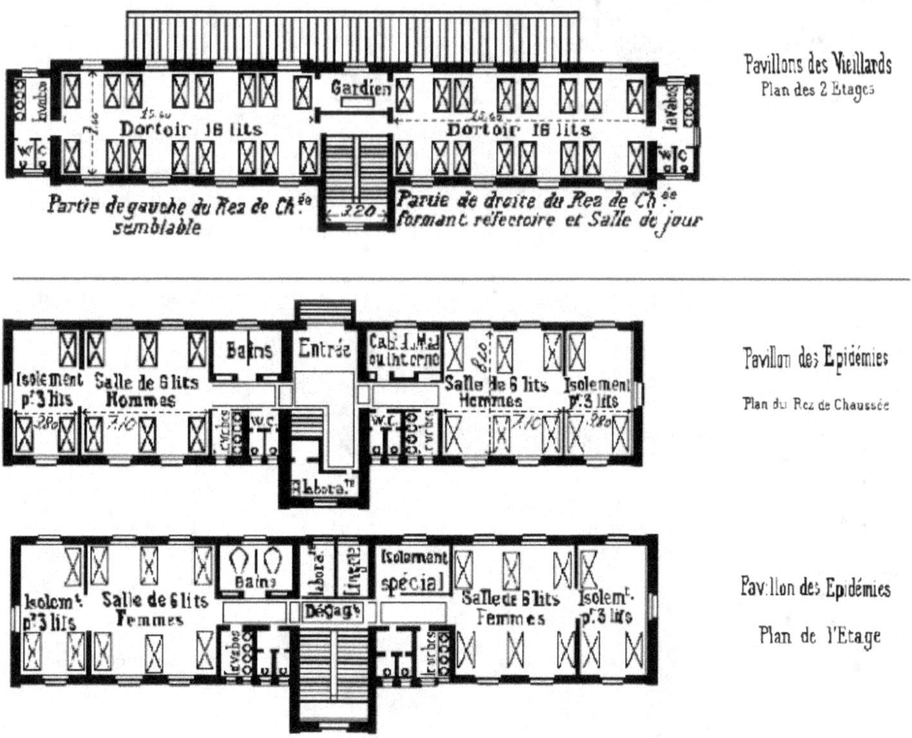

Hospice de la Tronche à Grenoble

L. Borne, *Études et documents sur la construction des hôpitaux*, tome 2, planche XXX.

Les photographies ci-après de l'hospice civil inauguré en 1894 ont été prises d'un *angle de vue* différent : Sur le premier cliché on distingue au centre, le pavillon administratif encadré par les pavillons de l'hospice. Au premier plan, une partie du vaste terrain utilisable comme lieu de promenade et jardin maraîcher. L'angle de vue, légèrement excentré ne permet pas de voir la chapelle, légèrement en retrait, entre les bâtiments de droite. Sur le second cliché, c'est la chapelle qui semble occuper une place centrale : le *point de vue* d'où l'on observe cet hospice permet de voir le bâtiment administratif ou la chapelle occuper une position centrale. Troisième cliché : sous le même angle de vue que le second cliché, la chapelle désormais transformée en musée. À sa droite un pavillon de l'hospice.

Église et Administration : Trois photos de l'hospice

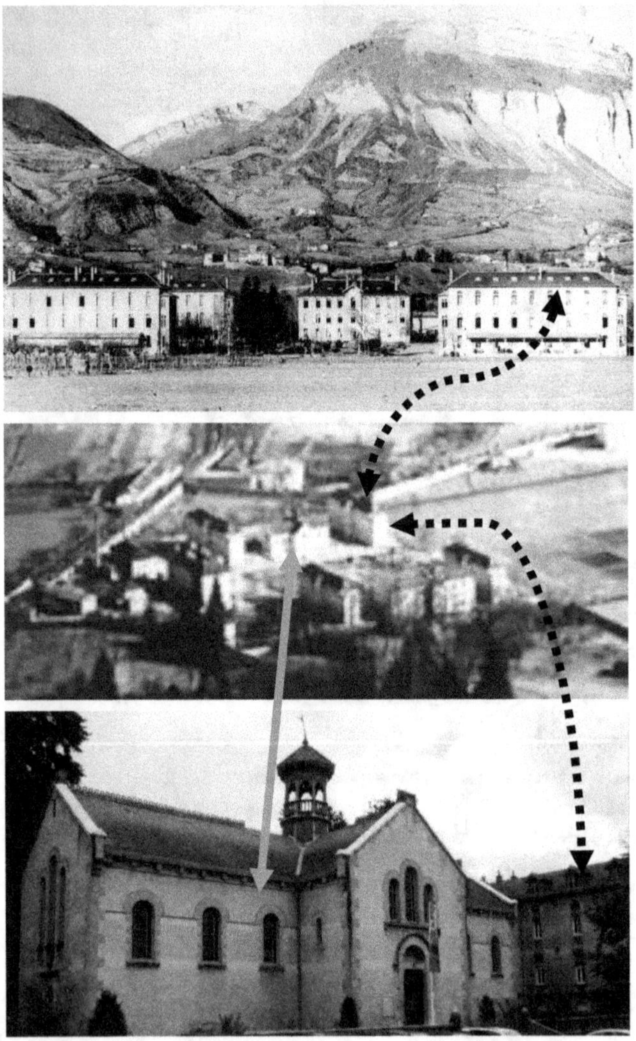

Au centre :
le bâtiment
administratif
(on ne voit pas
la chapelle)

Bibliothèque Municipale de Grenoble

Cliché Vh 6061, Poulat 0.113. 7/12/1910

Vue sous cet angle, la chapelle se trouve au centre de l'hospice et le bâtiment administratif, en retrait, à gauche.

©Collection Musée Dauphinois Photo Poulat non référencée (recadrée)

L'ancienne chapelle de l'hospice accueille depuis 1992 le Musée Grenoblois des Sciences Médicales

À droite, l'ancien pavillon de l'hospice également visible sur les deux autres clichés

photo F. Joffres 7-10-2015

Cuisine de l'asile des vieillards

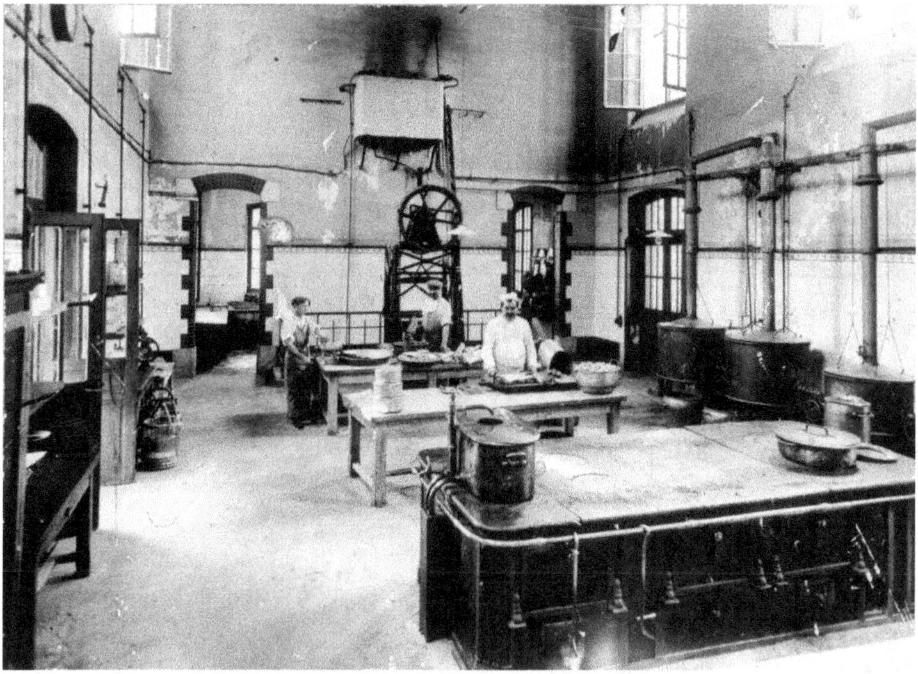

©Collection Musée Dauphinois cliché R96.1.31. non daté. Fonds C.H.U.

L'hôpital militaire

Le terrain choisi en 1891 (*la propriété Couturier*) avait été décrit comme étant assez vaste pour faire face à tous les besoins de l'avenir, mais les administrateurs proposèrent en 1902 l'achat d'un terrain de 27 950 mètres carrés (*la propriété Teisseire*) situé à proximité du premier terrain mais un peu plus en hauteur sur la commune de La Tronche (et de ce fait non inondable), pour y reconstruire l'hôpital militaire et « *dans l'espoir de construire un jour l'Hôpital civil dans le clos dépendant de cette propriété* »[487]. La reconstruction de l'hôpital militaire sur ce nouveau terrain fut décidée en décembre 1902, au sein d'une « *conférence mixte* », comprenant des militaires et des administrateurs civils. Les conclusions de cette conférence prévoyaient que la construction d'un hôpital exclusivement militaire, serait entreprise par le Service du Génie, et que les dépenses occasionnées par l'acquisition du terrain et les constructions évaluées à 1 250 000 francs seraient couvertes par « *une subvention ferme des Hospices* » de 200 000 francs, par une « *subvention ferme de la ville* » de 300 000 francs, et par le Ministère de la Guerre. Les militaires hospitalisés à Grenoble furent transférés en janvier 1910 dans ce

[487] Cf. *Rapport de la conférence mixte du 3 décembre 1903*, cité par H. Daudignon, J.- L. Laborde et R. Giroud, *Hôpitaux de Grenoble, des hôpitaux de Grenoble...* pages 48 et 49.

nouvel établissement qui « *donne aux défenseurs de la patrie des locaux très confortables, très bien aménagés et qui offrent toute sécurité aux familles pour leurs enfants* »[488].

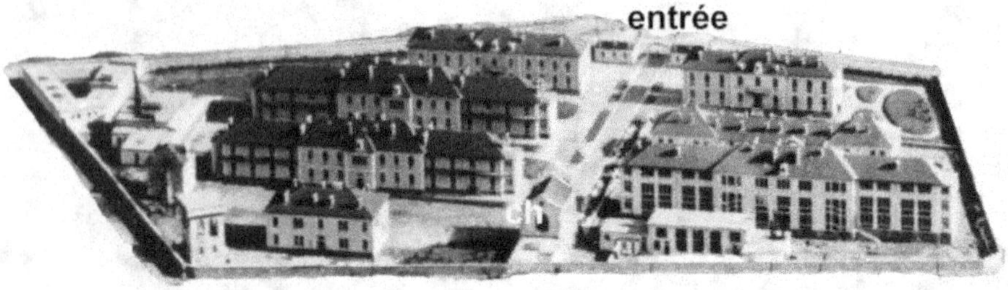

Vue d'ensemble du nouvel hôpital militaire à la Tronche

photo Poulat recadrée, 21-03-1911

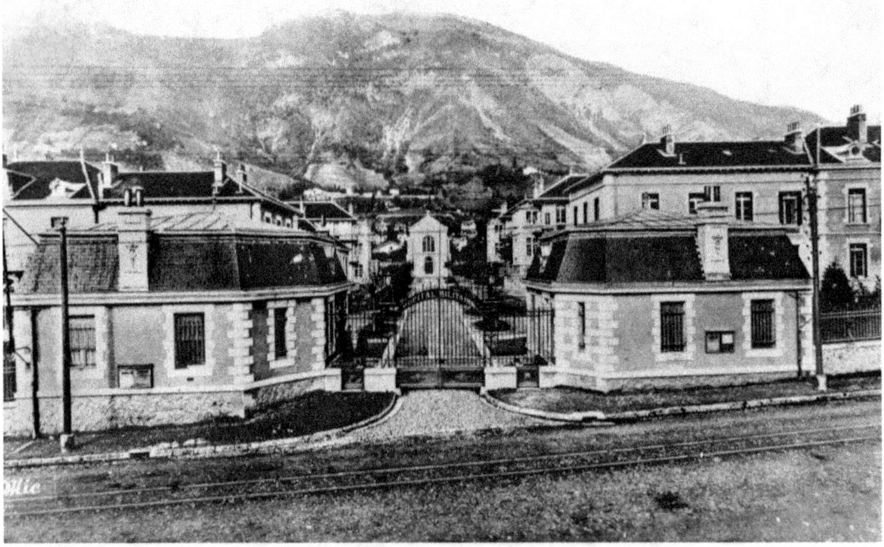

L'entrée du nouvel hôpital militaire à la Tronche

La chapelle occupe une position centrale, au fond de l'hôpital

©*Collection Musée Dauphinois* A96.136, *carte postale, cliché* E. Michalet, *début XXe s.*

[488] *Discours du vice-président de la Commission administrative des hospices de Grenoble*, cité par *la République de l'Isère*, 15 septembre 1913.

L'hôpital civil

Les administrateurs notent en 1900 que l'hôpital civil est devenu « *parfaitement acceptable* » et que seul « *un intérêt de voirie pourrait en exiger le déplacement* »[489]. Quatre ans plus tard ils jugent que le déplacement de cet hôpital est devenu nécessaire à cause de la forte augmentation du nombre des malades et des journées d'hospitalisation qui se poursuit depuis 1893[490], « *soit par suite de l'accroissement de la population, soit par suite de l'application des lois de 1893 et 1898 sur l'assistance médicale gratuite et les accidents du travail, soit enfin, parce que l'hôpital, mieux aménagé, n'inspire plus la répugnance qu'il inspirait autrefois* »[491].

Les membres du « *corps médico-chirurgical hospitalier* » furent convoqués par le maire, le 20 octobre 1904, pour donner leur avis sur le projet de reconstruction de l'hôpital civil à La Tronche, dans la propriété Teisseire, sur un terrain d'une superficie de 55 000 m². Ils adoptèrent ce projet par 15 voix et une abstention. Le Conseil municipal approuva le projet de construction d'un nouvel hôpital civil dans sa séance du 7 août 1905, et inscrivit pour cela une somme de 400 000 francs à l'emprunt effectué par la ville. À la suite de ce vote, la Commission administrative des hospices de Grenoble demanda « *à ses chefs de services administratifs et médicaux, un résumé de leurs desiderata pour l'organisation et le bon fonctionnement de leurs services respectifs* » qui fut soumis « *à tous les architectes de France* ». La construction du nouvel hôpital fut réalisée de 1909 à 1913. Sa capacité d'accueil fut fixée à quatre cent quatre-vingt-quatre lits d'hospitalisation alors que l'ancien hôpital n'en comportait que trois cents[492]. Le maître d'œuvre fut un architecte de l'Assistance Publique de la Seine, M. Gavet[493], originaire du Dauphiné, à qui l'on devait déjà l'hôpital de Berk-sur-mer, les maternités de Saint-Antoine et l'hôpital Hérold à Paris[494]. Une entreprise locale[495] construisit sur les plans qu'il avait élaboré les 21 pavillons de cet hôpital que le docteur

---

[489] *Exposé sur la gestion des hospices, Commission administrative de l'hôpital-hospice de Grenoble, séance du 18 octobre 1901*, B.M.G., V6427.

[490] Les administrateurs comptabilisent 2421 malades et 74 689 journées d'hospitalisation en 1893, et 3018 malades et 128 889 journées d'hospitalisation en 1903. (Chiffres donnés par H. Daudignon, J.- L. Laborde et R. Giroud, *Hôpitaux de Grenoble, Des hôpitaux de Grenoble...*, page 49.

[491] Comme le rappelle le Docteur Girard lors de l'inauguration du nouvel hôpital civil le 14 septembre 1913.

[492] Cf. *Discours prononcé par le du docteur Girard lors de l'inauguration de l'hôpital civil*, cité par *la République de l'Isère*, 15 septembre 1913.

[493] Cf. H. Daudignon, J.- L. Laborde et R. Giroud, *Hôpitaux de Grenoble...* (Ces auteurs nomment l'architecte M. *Rome* ; il est également nommé ainsi dans un article (s'inspirant partiellement de cette recherche), publié en 1997 par le CHU de Grenoble).

[494] La *République de l'Isère*, 15 septembre 1913.

[495] Il s'agit de l'entreprise Blanc et Caron, cf. *Le Dauphiné*, 4 mai 1913.

Girard, vice-président de la Commission administrative, compare à un *« un vrai petit village »*. Les administrateurs précisent que cet architecte fut choisi parce qu'il avait *« donné le maximum de satisfactions avec le minimum de dépenses »*, et notent que ce type de construction pavillonnaire, sur un terrain de plus de cinq hectares, rendait l'hôpital *« pour ainsi dire indéfiniment extensible »*, et apte à parer *« pendant longtemps aux besoins de l'avenir »*[496]. Le docteur Girard indique que l'architecte *« a été puissamment aidé, dans l'exécution, par la collaboration constante et dévouée des chefs de services médicaux, pharmaceutique, administratifs, par l'architecte des Hospices, et par les entrepreneurs qui, nous sommes heureux de le dire, n'ont point seulement vu dans leur entreprise une source de bénéfices à réaliser, mais encore une œuvre de patriotisme local à accomplir »*[497].

Un concert de louanges

À l'exception du socialiste *Droit du Peuple* et de la *Croix de l'Isère*, la presse manifeste sans réserve son enthousiasme lors de l'inauguration de ce nouvel établissement hospitalier, inauguration *officieuse* d'abord en présence de la presse et de notables locaux en mai 1913, puis *officielle* au mois de septembre, en présence de la population[498] des villes de Grenoble et de La Tronche, d'un Sous-Secrétaire d'État et du président du Sénat (le dauphinois Antonin Dubost).

« Il y a là, commente *le Progrès de Lyon*, *une installation absolument remarquable et réunissant le maximum du confort et de l'hygiène moderne. (...) Les matériaux de luxe ont été écartés, les bâtiments sont gais et solides ; l'hygiène la mieux comprise et le confort poussé à l'extrême ont présidé à leur construction »*[499]. Pour le *Nouvelliste de Lyon* l'architecture *« est sobre, mais non dépourvue d'élégance »*[500]. Pour *le Journal des Débats*, il s'agit *« du premier hôpital construit dans ces conditions »*[501]. Le *Lyon Républicain* note que *« les pavillons sont très espacés les uns des autres. Les beaux arbres de l'ancienne propriété, que l'on a respectés et les jardins qui ont été créés formant un ensemble agréable et reposant. De partout la vue est magnifique ; on embrasse la riante vallée de l'Isère et la superbe perspective des montagnes dauphinoises »*[502].

---

[496] Ce qui s'avéra exact comme en témoigne par exemple l'édification au début du XXIe siècle d'un *« hôpital couple-enfant »* au centre de ce terrain.

[497] Cf. *le Progrès de Lyon*, 4 mai 1913 et le discours prononcé par le docteur Girard cité par *la République de l'Isère* du 15 septembre 1913.

[498] L'hôpital n'accueille encore à cette date aucun hospitalisé mais sa mise en service s'effectue rapidement après la cérémonie d'inauguration : *la République de l'Isère* indique dans son numéro du 1er octobre que *« le service de la Maternité est désormais installé de façon complète au nouvel hôpital »* et que le *« transfert par automobile des malades de l'hôpital de Grenoble a commencé »*.

[499] *Le Progrès de Lyon*, 4 mai 1913.

[500] *Le Nouvelliste de Lyon*, 6 mai 1913.

[501] *Le Journal des Débats*, 13 mai 1913.

[502] *Le Lyon Républicain*, 4 mai 1913.

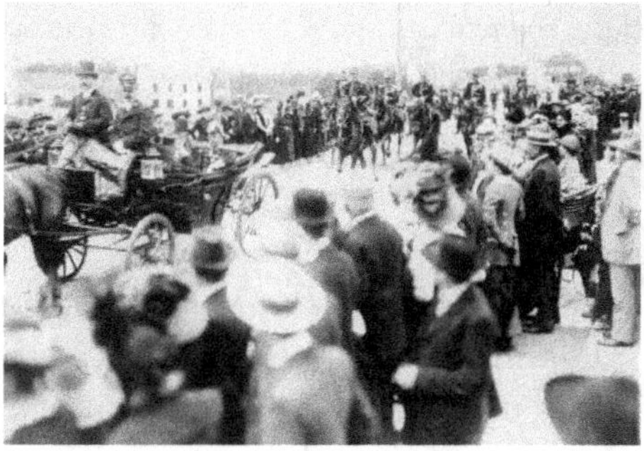

Cortège officiel et badauds le long du trajet lors de l'inauguration de l'hôpital civil le 15-09-1913

©*Collection* du Musée Dauphinois
Fonds TOMITCH
auteur inconnu cliché A83_786

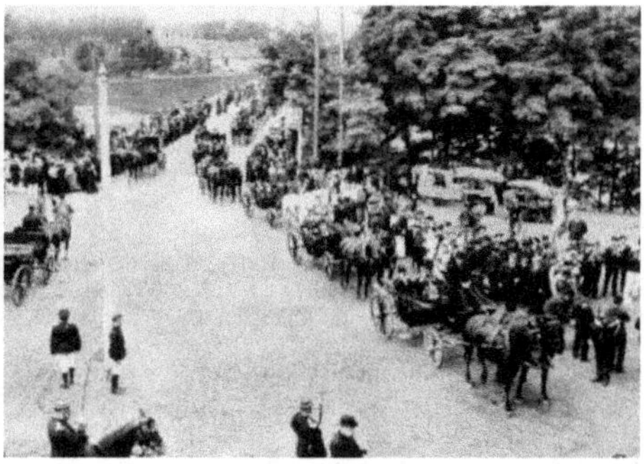

Arrivée du cortège officiel devant l'entrée de l'hôpital civil

©*Collection du Musée Dauphinois*
Fonds TOMITCH
auteur inconnu cliché C72_169 *(recadré)*

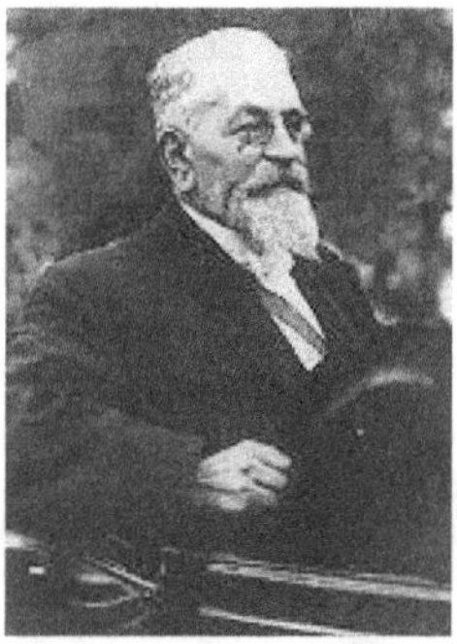

Antonin Dubost
(1844-1921)

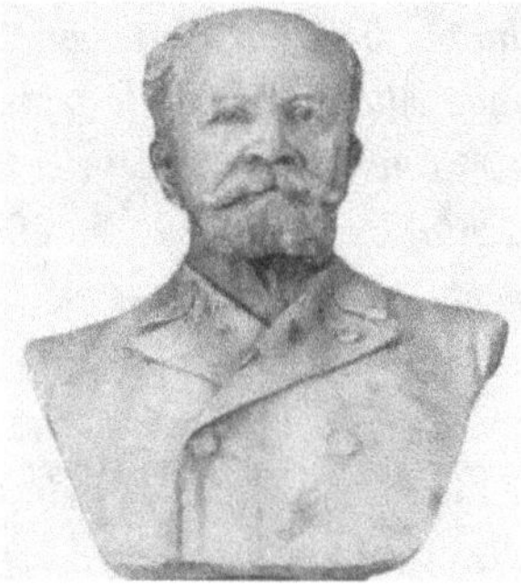

Jules Girard
(1847-1919)

La presse grenobloise consacre de longs articles à ce nouvel hôpital. *La Croix de l'Isère*, journal catholique, ne semble pas regretter que les bouquets d'arbres *« donnent à ce nouvel asile de la souffrance un aspect riant et poétique »* et note en mai 1913 : *« Tout est en harmonie (...). L'architecture des pavillons est simple et offre un heureux mélange de moellons appareillés et de céramique de couleur »*[503]. Pour le *Petit Dauphinois*, journal radical[504], cet hôpital a été réalisé *« avec un art sûr de lui-même »*. Son entrée principale *« rappelle quelques-uns de ces larges guichets du vieux palais du Louvre »*, et n'évoque en rien *« l'austère maison de la souffrance. Sitôt franchis les bâtiments réservés aux divers services de l'administration,* poursuit ce

---

503 *La Croix de l'Isère*, 3 mai 1913.

504 *Le Petit Dauphinois* comme l'indique du reste l'épithète *petit* est l'organe de presse des *républicains radicaux anticléricaux*, volontiers défenseurs des *petits industriels*, des *petits commerçants* etc...

journal, *on croit pénétrer dans le parc de quelque coquette station thermale* » offrant au regard « *d'immenses et verdoyantes pelouses, d'innombrables rangées et massifs de fleurs aux vives couleurs, des arbres séculaires aux futaies orgueilleusement touffues* »[505] d'où « *surgissent* » les pavillons[506].

Le *Petit Dauphinois* fait preuve de beaucoup d'éloquence dans le long article qu'il consacre au nouvel hôpital civil « *œuvre grandiose* » et « *couronnement d'une belle vie de travail et de volonté* » du docteur Girard. Cet article est publié la veille de l'inauguration officielle (et avant les articles de ses confrères, ce qui, outre le style employé par ce journal, ne manque pas de les irriter). Les extraits cités ci-dessous donnent un aperçu du ton particulièrement emphatique utilisé et de la nécessité de vérifier les informations données par ce type de source :

« *Grenoble inaugurera, dimanche, une des œuvres qui sont le plus à son honneur : son nouvel hôpital civil, à La Tronche.*

Si le cœur d'une cité peut se juger là où il palpite le mieux, c'est à dire dans ses services hospitaliers, on peut désormais sans crainte de démenti des faits, affirmer que nulle grande ville française n'a porté plus haut le souci de soulager la souffrance humaine et de relever ceux que la douleur et la maladie frappent dans la rude bataille de la vie. Le nouvel hôpital civil constitue, en effet, le summum de perfection que l'on puisse, en l'état de la science, de l'hygiène et de la thérapeutique médicale, réaliser non seulement à Grenoble, mais dans n'importe qu'elle ville de France ou de l'étranger. Les grenoblois sont seuls à posséder, en France, un grand hôpital vraiment moderne, l'on peut même ajouter vraiment humain. Et quel plus beau titre de gloire pour une grande cité démocratique, industrielle et travailleuse, que d'avoir mis aux mains des hommes de science l'instrument nécessaire qui préservera des vies humaines, évitera des deuils et permettra à plus de malheureux, à plus de déshérités, de trouver les conditions de guérison coûteuses jusqu'ici réservées aux privilégiés de la fortune (...) ». Après avoir « *tenté de décrire l'indescriptible rêve qui vient de se réaliser* », le *Petit Dauphinois* évoque « *l'écrasant et quotidien labeur accompli au sein de la Commission administrative par le docteur Girard, l'esprit de ténacité, énergique mais fine, intelligente et courtoise qu'il lui fallut incessamment déployer devant les successifs obstacles qui se dressaient sur sa route, – et aussi l'éloquence persuasive de l'apôtre qui a conscience de la grande mission sociale qui incombe à ceux qui ont pour devoir de soulager la souffrance* ». Pour le *Petit Dauphinois*, « *ce groupe hospitalier idéal porte la marque de la haute sollicitude grenobloise pour les déshérités de ce monde et sera une perpétuelle école d'hygiène physique et morale, c'est à dire de préservation sociale* »[507].

---

[505] Au sujet des vertus sanitaires de la végétation, cf. *infra*, page 147.

[506] *Le Petit Dauphinois*, 12 septembre 1913.

[507] *Ibid.*

Le docteur Girard, vice-président de la Commission administrative des hospices évoque lui aussi, dans le discours qu'il prononce lors de l'inauguration du nouvel hôpital civil, les thèmes récurrents de la moralisation des hospitalisés (que nous avons déjà vu, plus haut, page 33, à propos du travail demandé aux vieillards) et de leur reconnaissance à l'égard de leurs bienfaiteurs. Pour le vice-président de la Commission administrative *« en construisant cet hôpital, les administrateurs n'ont point seulement fait œuvre humanitaire, mais ils pensent avoir accompli, en outre, une œuvre moralisante et éducative »* car *« en habitant cette demeure, si propre, et en parcourant ce parc, que les heureux de la fortune pourrait leur envier, les malheureux se diront que la Société n'est pas toujours marâtre pour eux, qu'il s'est rencontré et qui se rencontre des bienfaiteurs généreux, dont les libéralités réunies ont permis de constituer le capital de trois millions nécessaire à la construction de cet édifice, et ils les confondront dans un immense élan de reconnaissance »*[508].

La *Dépêche Dauphinoise*, journal républicain modéré et fidèle porte-parole de l'administration hospitalière, se déclare quant à elle tout à la fois *« émue, attendrie, étonnée et ravie »* et, dans un article en partie commun avec le journal socialiste *le Droit du Peuple*, indique qu'une fois franchi le porche du bâtiment qui abrite l'administration ainsi que les appartements du personnel administratif (secrétaire général, secrétaire adjoint chargé des entrées, économe, sous-économe) et de l'aumônier, s'ouvre devant le visiteur *« une allée à carrosse que coupe perpendiculairement en son milieu, un bâtiment sans étage (la cuisine), autour duquel tous les autres vont se grouper selon la plus exacte régularité »*. *« L'ensemble,* précise *le Petit Dauphinois, donne l'impression très nette d'un losange »*. Dans une *tribune libre* publiée au mois d'octobre par *la Croix de l'Isère* un lecteur de ce journal semble s'étonner que ce *« beau bâtiment, avec sa cloche et son petit beffroi, placé face à la grande entrée »* ne soit pas la chapelle mais la cuisine de l'hôpital, alors qu'à l'hôpital militaire voisin, inauguré trois ans et demi plus tôt, *« la croix domine et la chapelle s'étale bien au centre, bien en vue et abordable de tous côtés »*[509]. La seule critique formulée au mois de mai par *la Croix de l'Isère* concernait également l'emplacement de la chapelle qui, dans le nouvel hôpital civil, avait *« l'air de se cacher »* bien qu'elle présente *« l'avantage d'avoir sa façade sur la rue et rachète par là le défaut d'être inaperçue de l'intérieur »*[510].

---

[508] *Le Petit Dauphinois*, 12 septembre 1913.
[509] *La Croix de l'Isère*, 1er octobre 1913.
[510] *Ibid.*, 3 mai 1913.

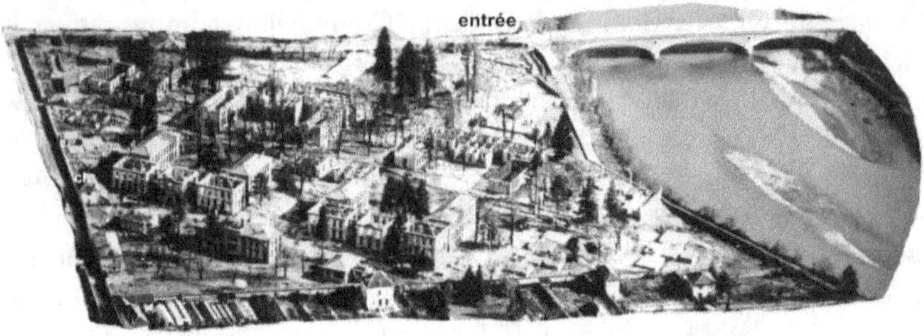

Vue d'ensemble de l'hôpital civil en construction

(Les bâtiments n'ont, pour la plupart, pas encore de toiture
et le bâtiment de l'entrée n'est pas encore construit). À droite, l'Isère

©Collection Musée Dauphinois ; Cliché Lucien Poulat 21-03-1911 (recadré)

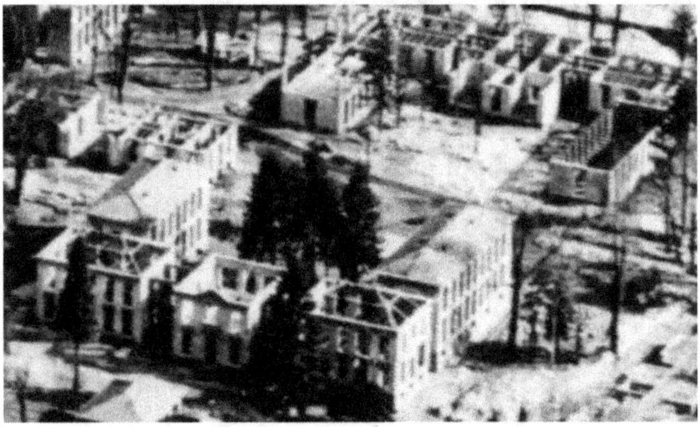

L'hôpital civil en construction (détail)

La proximité du massif de la Chartreuse a permis de photographier
les établissements hospitaliers d'un point de vue élevé.
(la définition remarquable de cette photographie permet de tels agrandissements).

©Collection Musée Dauphinois ; Cliché Lucien Poulat 21-03-1911 (recadré)

Le cliché du 21-03-1911 présenté ci-dessous dans son intégralité permet d'avoir une vue d'ensemble, deux ans avant l'inauguration de l'hôpital civil en 1913, des trois établissements hospitaliers grenoblois reconstruits sur la commune de La Tronche. En haut à gauche, l'hospice inauguré en 1894 ; au-dessous, l'hôpital militaire et en bas à droite, l'hôpital civil en cours de construction. Les *bulles* indiquent l'emplacement des chapelles et, pour l'hôpital civil, de la cuisine ; en ce qui concerne l'hospice, la flèche blanche souligne un axe aboutissant à la chapelle et la flèche noire un axe aboutissant au bâtiment administratif de l'hospice et aux cuisines de l'hôpital civil. La chapelle occupe un emplacement central dans les deux établissements construits en premier (position qu'elle partage avec le bâtiment administratif à l'hospice civil). Dans le nouvel l'hôpital civil, cette place est occupée par la cuisine (dont l'architecture s'apparente à celle d'une chapelle : on peut par exemple la comparer à la chapelle de l'hôpital Lariboisière inauguré en 1854, qui semble plus imposante du fait de la galerie sans étage située de part et d'autre alors qu'à Grenoble la cuisine est encadrée par des bâtiments pourvus d'un étage).

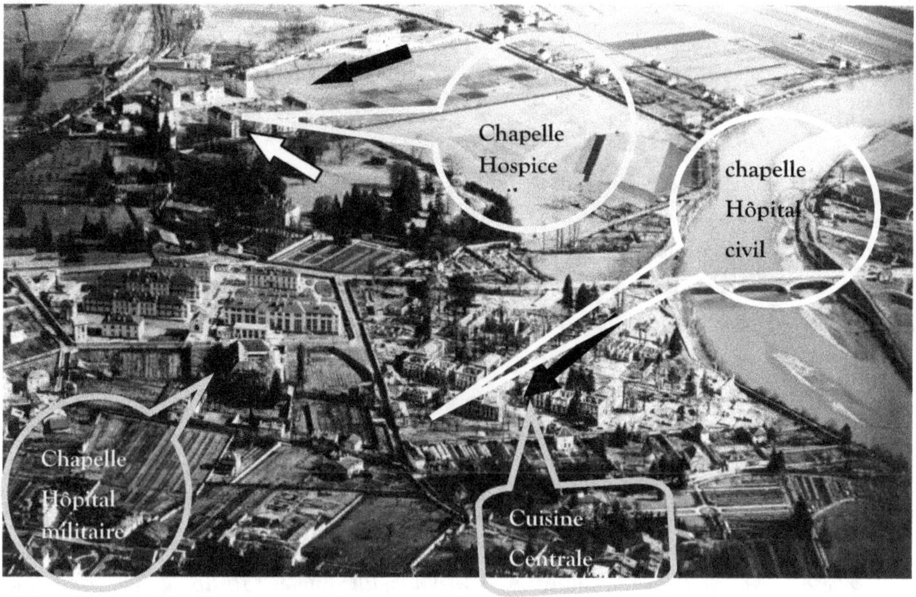

Vue d'ensemble des trois établissements hospitaliers grenoblois reconstruits sur la commune de La Tronche

On distingue l'emplacement des chapelles
de l'hospice civil, de l'hôpital militaire et du futur hôpital civil.

©Collection Musée Dauphinois
Cliché Lucien Poulat 21-03-1911 (dans son intégralité)

Le *Petit Dauphinois* remarque que la cuisine, qui occupe « *le point central de la cité hospitalière (...) semble commander le système (...) tout comme l'intestin et l'estomac président au ravitaillement de nos cellules* ». Pour ce journal, l'aménagement de cette cuisine « *fera l'admiration et suscitera l'envie de toutes les ménagères qui la visiteront le jour de l'inauguration. C'est la cuisine sans feu, la cuisine sans fourneau, la cuisine à la vapeur, avec ses immenses marmites qui se manient avec aisance, au moyen d'un léger mécanisme. La vapeur, qui circule à travers les flancs de ses récipients, provient d'une chaudière tabulaire située dans les caves et permet la soupe, les rôtis et les légumes, mais s'oppose au gratin dauphinois et à la côtelette sur le gril* »[511]. *La Dépêche* précise que cette cuisine où sont employés sept cuisiniers et « *qui dispose d'un double chauffage à la vapeur - pour les soupes et les légumes -, et à la flamme - pour les rôtis -, assurera dans les meilleures conditions d'hygiène et de rendement, l'alimentation de près de 550*

[511] *Le Petit Dauphinois*, 12 septembre 1913.

personnes » (ou, pour *le Petit Dauphinois*, « *la vie matérielle des 620 personnes qui peuvent constituer la garnison de la place* »). Poursuivant une visite guidée qui permet de connaître l'affectation première des bâtiments, *la Dépêche* indique que « *si, de l'escalier qui donne accès aux cuisines, on fait face au portail, on aperçoit sur le même plan à droite, le pavillon des enfants malades ; à gauche, le pavillon de physiothérapie ; en avant, répartis à droite et à gauche, les deux pavillons de chirurgie et les deux Maternités (femmes et filles)*[512] ; *plus en avant encore, les deux cliniques médico-chirurgicales. On a, derrière soi, les deux pavillons de médecine et la garderie d'enfant ; plus loin, la pharmacie, le laboratoire, le pavillon de désinfection. Le long du chemin de l'Agnelas, se trouvent l'Internat, la Chapelle, la maison du jardinier – qui seule, avec la serre, subsiste des bâtiments de la propriété Teisseire, – le pavillon d'observation pour les aliénés et l'abri des voitures* »[513]. *Le Petit Dauphinois*, plus synthétique et plus emphatique, remarque qu'autour d'un « *centre important, constitué par les quatre grandes cliniques médicales et chirurgicales dont les pavillons sont séparés par de larges et magnifiques avenues ornées, comme celle d'un château, d'arbres, de pelouses et de fleurs, gravitent, à l'instar des planètes autour du soleil, les divers services d'un hôpital qui se pique d'être complet* »[514].

La Dépêche et *le Droit du Peuple* notent que « *l'emplacement le plus agréable a été, comme il était naturel, réservé au pavillon de la Maternité des femmes. Car la distinction en usage à Grenoble : femmes mariées (34 lits) et filles-mères (36 lits) a été maintenue. Au rez-de-chaussée, celles qui attendent leur délivrance. Au premier étage, celle que déjà travaille la douleur. Au rez-de-chaussée encore, la pouponnière, avec 16 berceaux pour bébés de 0 à 2 ans* »[515] ; (ici s'arrête l'article du *Droit du peuple* qui souhaite présenter de façon *impartiale* le nouvel hôpital ; la *Dépêche* poursuit seule) « *et comme on veut faire de solides gamins, on leur a réservé un bout du parc où, par le beau temps, ils passeront toute la journée, les plus petits dans leur dodo, les plus grands sur l'herbe* ». Le *Petit Dauphinois* précise que cette Pouponnière dispose d'une « *salle de jeux* et d'un *joli jardin enclos d'une haie d'aubépines* »[516]. La *Dépêche* note que « *du premier étage, le regard des mamans s'étendra sur un panorama proprement romantique. Au premier plan, la moire lourde de l'Isère, puis le vaste horizon des prairies dans le plus émouvant des cadres : à droite le Rachais ; au nord l'Obiou, à gauche Belledonne. Repos de l'âme, joie des yeux (...)* »[517]. Le journaliste de la *Dépêche* tient également à

---

[512] Ces pavillons, situés devant la cuisine, et la cuisine elle-même ont été remplacés au début du XXIe siècle par l'*hôpital couple-enfant*.

[513] *La Dépêche Dauphinoise* et *le Droit du Peuple* du 14 septembre 1913.

[514] *Le Petit Dauphinois*, 12 septembre 1913.

[515] *La Dépêche Dauphinoise* et *le Droit du Peuple* du 14 septembre 1913. (Le nombre plus important des lits pour les *filles-mères* peut surprendre mais ces dernières accouchent sans doute moins à leur domicile que *les femmes mariées*).

[516] *Le Petit Dauphinois*, 12 septembre 1913.

[517] *La Dépêche Dauphinoise*, 14 septembre 1913.

souligner, avec une certaine condescendance dans le ton employé, la bienfaisante idée qu'a eue l'Administration hospitalière en prévoyant une garderie où seront accueillis « *les pauvres gosses dont la maman malade ou prolifique, ne peut momentanément s'occuper* ». Ce journal, qui semble découvrir, à l'occasion de l'inauguration, une possibilité déjà signalée trente ans auparavant[518], rappelle cependant à ses lecteurs le cas récent de « *cette jeune femme de la rue Abbé Grégoire, gravement souffrante et sans ressources qu'on dut hospitaliser avec ses quatre enfants - dont un nouveau-né* »[519].

Les hommes sont plus nombreux que les femmes dans les pavillons de médecine et de chirurgie qui comportent chacun quatre salles - deux au rez-de-chaussée, deux au premier étage - comprenant 72 lits - 30 lits *femmes*, 42 lits *hommes*[520]. « *Dans chaque clinique, une aile de l'édifice est consacrée aux femmes et l'autre aux hommes (...). Entre les deux services, et pour les séparer, se trouve la partie réservée aux infirmiers ou infirmières qui ont une installation de chambres, de vestiaires, de bains, de lavabos, etc., pour eux seuls* ».

Le *Petit Dauphinois* indique, seul, que les coquets réfectoires, « *ainsi qu'on le sait, se transforment après le repas en fumoir et en salle de jeux pour les malades* »[521]. Cette information est assez surprenante et n'a pas pu être vérifiée par un recoupement avec d'autres sources car les diverses descriptions de pavillons ne mentionnent pas l'existence de ces réfectoires. (C'est par contre le cas dans les bâtiments de l'hospice inauguré en 1894)[522].

Les journalistes reprennent les propos tenus devant eux par le vice-président de la Commission administrative en soulignant l'utilisation de technologies très modernes dans l'aménagement du nouvel hôpital. Certaines d'entre-elles améliorent de façon tangible les conditions dans lesquelles se déroule l'hospitalisation : les bâtiments « *sont éclairés à l'électricité et chauffés par la vapeur à basse pression. L'eau monte à tous les étages. Des wagonnets pourvus de bouillottes permettent un transport rapide et hygiénique des aliments*[523]. *Tous les pavillons de malades sont pourvus d'ascenseurs actionnés par la force électrique* » assez larges pour y installer un brancard ou un lit et qui évitent « *aux blessés tant de heurts douloureux* ». Les lits munis de roulettes « *permettent le transport facile et sans secousses des blessés ou des malades dans toutes les parties du bâtiment* ».

---

518 La possibilité d'accueillir des enfants à l'hôpital pendant la maladie de leurs parents est déjà mentionnée en 1880 dans l'activité de la crèche.

519 *La Dépêche Dauphinoise* et *le Droit du Peuple* du 14 septembre 1913.

520 *Ibid.*

521 *Le Petit Dauphinois*, 12 septembre 1913.

522 Comme le montre le plan de ce bâtiment.

523 Cf. *infra*, pages 126 et 145.

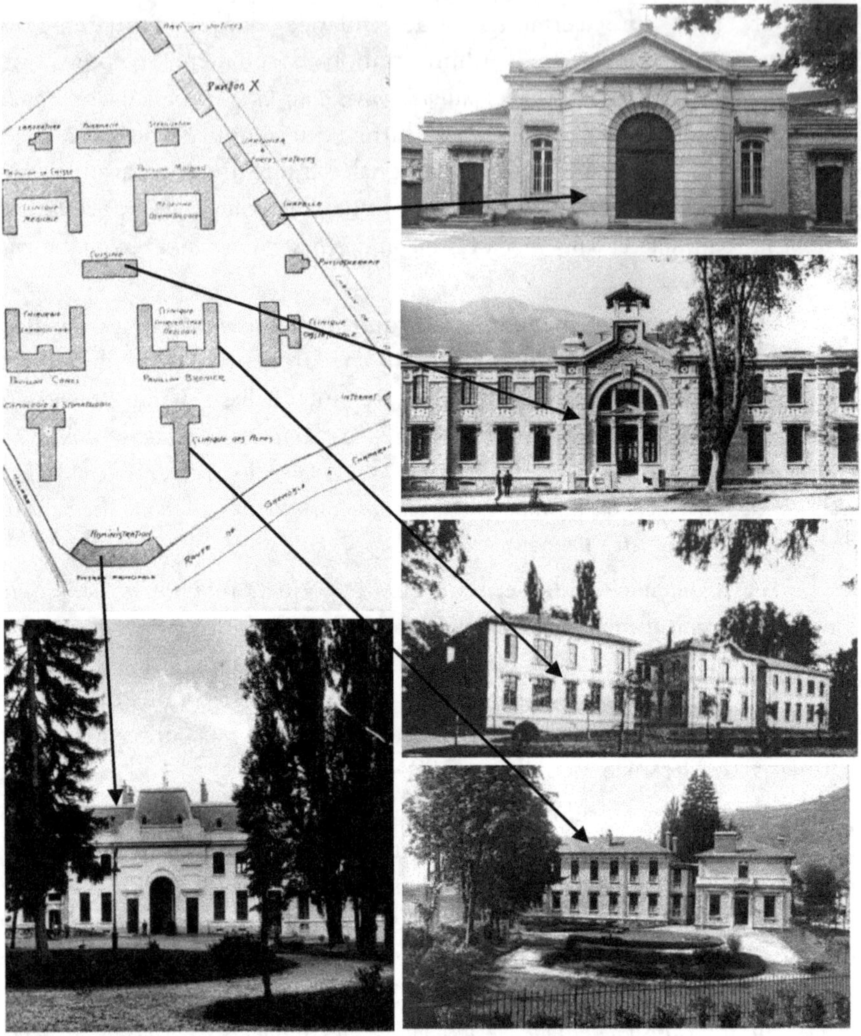

Pavillons de l'hôpital civil inauguré en 1913

De haut en bas, ***à gauche*** **: Plan de l'hôpital civil**
©Collection Musée Dauphinois A96.2072, auteur inconnu, début 20ème s. (recadré) ;
Pavillon administratif de l'hôpital civil,
©Collection du Musée Dauphinois, cliché R96.1.5 ;
à droite **: Chapelle,** (entrée à l'extérieur de l'hôpital civil) *Photo F. Joffres 7-10-2015* ;
Cuisine ***centrale*** **de l'hôpital civil** dotée d'un clocheton,
©Collection du Musée Dauphinois, cliché R96.1.10 ;
Pavillons de Chirurgie *« avec ascenseurs et lits à roulette pour le transport des blessés »* ; (de jeunes arbres ont été plantés devant ces pavillons qui furent par la suite surhaussés d'un étage) *Photo Michel* in *Les Alpes Pittoresques*, n° d'octobre 1913, p.3, article *« un hôpital modèle, un somptueux Refuge pour la Souffrance et la Misère »* **Clinique des Alpes,** avec jardin privatif dans l'enceinte de l'hôpital.
©Collection du Musée Dauphinois, cliché R96.1.2.

La presse précise que chaque pavillon « *jouit d'un fonctionnement qui lui est propre, et forme, avec son jardin, que limite une bordure d'arbustes, comme un hôpital distinct au milieu de l'hôpital général (...) ; il n'y a de service commun que ceux de la pharmacie, des cuisines, de la physiothérapie : (...) où l'on applique le massage, l'hydrothérapie, les douches, les tout modernes traitements de l'électricité médicale, et de la mécanothérapie (...), ceux de la stérilisation, radiographie et radioscopie* ».[524] (Le docteur Girard parle de « *radiothérapie* » mais ce terme est vraisemblablement pour lui synonyme des deux précédents ; il s'agit alors de technologies relativement récentes, les rayons X ayant été utilisés pour la première fois à Paris en 1895.). Ces différents services sont tous appelés des *laboratoires* par le docteur Girard, terme qui traduit bien le nouvel aspect scientifique de la médecine hospitalière. Il ajoute à cette liste ceux qui pratiquent les « *analyses bactériologiques, histologiques et chimiques* »[525].

La *Dépêche Dauphinoise* et le *Droit du Peuple* font une brève allusion au travail des ouvriers qui ont édifié les bâtiments de l'hôpital ; s'excusant pour « *l'irrévérence*, ils notent que *mieux que les toasts protocolaires, le pur encens des hommages des grenoblois qui vont parcourir, avec un sentiment de reconnaissance pour ceux qui furent les bons artisans de l'œuvre aujourd'hui accomplie, les allées verdoyantes ou les salles claires du nouvel hôpital (...), vaudra, pour la mémoire des ouvriers de chacune des heures pénibles de l'imposante tâche* »[526]. Cet hôpital dispose également d'une « *garderie* » dans un pavillon distinct, pourvu d'un jardin et d'une salle de jeux[527].

Salles d'hospitalisation

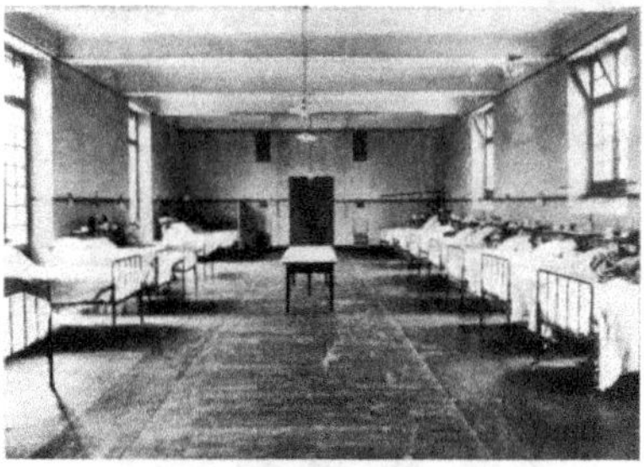

de l'ancien hôpital civil

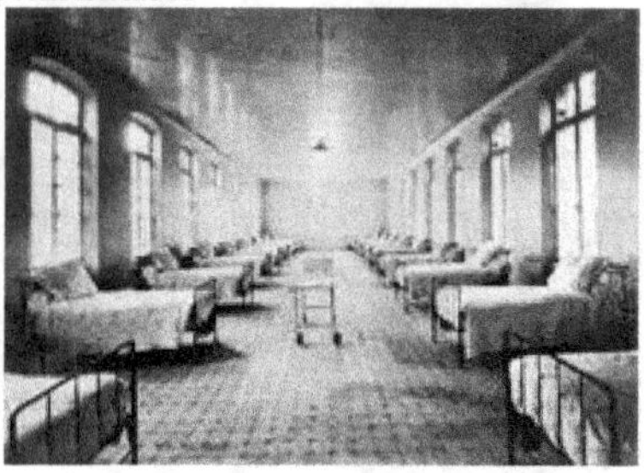

du nouvel hôpital civil

Ces salles, on le voit, ne présentent pas d'énormes différences. Dans le nouvel hôpital, l'espacement des lits est toutefois plus important : 1,50m au lieu de 70 à 80 cm (promiscuité un peu moins grande et meilleur « *cube d'air* » par lit).

Clichés Michel publiés en oct. 1913 dans la revue *les Alpes Pittoresques.*

---

[524] *La Dépêche*, *la Croix* de l'Isère et le Progrès de Lyon du 4-05-1913 ; *la Dépêche* et le *Droit du Peuple* du 14-09-1913, *le Petit Dauphinois*, 12-09-1913 ; Cf. J. Léonard, *La médecine entre les pouvoirs et les savoirs*, Paris, Aubier, 1981, p. 257.

[525] *Discours du docteur Girard* cité par *la République de l'Isère*, 15 septembre 1913.

[526] *La Dépêche Dauphinoise* et *le Droit du Peuple* du 14 septembre 1913.

[527] Cf. revue *les Alpes Pittoresques*, oct.1913, p.3.

La place réservée aux plus riches

La Dépêche, comme l'ensemble de ses confrères, signale l'existence *d'un coquet pavillon* à gauche des locaux de l'Administration, séparé par une barrière du reste du domaine hospitalier. Il s'agit d'une *« clinique médico-chirurgicale pour malades payants, dite clinique des Alpes où vingt-quatre malades ou blessés pourront trouver tout le confort que l'on ne rencontre que dans les établissements à l'usage des personnes favorisées de la fortune. Le prix de la journée variera, comme à l'hôpital de l'avenue de la Gare, entre cinq et dix francs*[528] ». Cette clinique dispose d'une cuisine et d'un économat particuliers[529]. Les malades ont accès, *« à trois vastes terrasses dont l'exposition est différente »*. À côté de chaque chambre, *coquette, presque gaie*, (et disposant, précise *le Petit Dauphinois*, *« d'une salle de bain particulière »*), se trouve *« une autre chambre qui communique avec elle, et où le parent soucieux, où l'ami compatissant pourra passer toutes heures du jour et de la nuit »*[530]. L'administration hospitalière s'est donné les moyens de séduire les classes aisées de la population en leur offrant des conditions d'hébergement sans commune mesure avec celles réservées à la population moins fortunée qui, encore au début du XXe siècle, fréquente traditionnellement les hôpitaux et les hospices.

Une chambre de la clinique des Alpes.

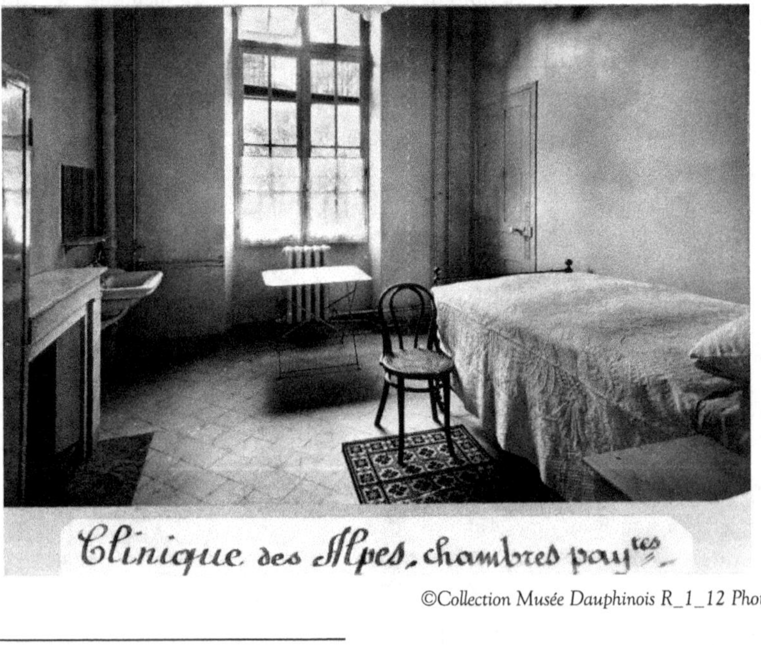

©Collection Musée Dauphinois R_1_12 Photo. Michel

---

[528] Ce montant paraît très faible au regard des tarifs pratiqués à la fin du XXe siècle ou au début du XXIe siècle car il est alors approximativement égal au montant d'une visite à domicile d'un médecin.

[529] *Le Petit Dauphinois*, 12 septembre 1913.

[530] *La Dépêche Dauphinoise*, 14 septembre 1913.

Quelques pavillons portent des noms déjà donnés aux salles de l'ancien hôpital, d'autres portent de nouveaux noms de personnes ayant effectué des legs (pavillons Chissé, Moidieu, Brenier...). La *Clinique des Alpes*, dont la clientèle aisée finance le fonctionnement échappe à cette pratique qui aurait peut-être, à ses yeux, trop donné de l'hôpital l'image d'un établissement réservé aux pauvres ayant besoin d'être secourus par les legs de bienfaiteurs. Ce nom laisse perplexe un lecteur de *la Croix de l'Isère* qui note : « *'Clinique des Alpes', on ne devine pas du premier coup ce que signifient ces trois mots* ». Ce lecteur qui se montre par ailleurs très critique à l'égard du nouvel hôpital, ne semble pas en désaccord avec le principe d'une clinique payante : car, écrit-il, « *nous avons beau avoir pris la Bastille, nous avons beau inscrire sur nos murs le mot : égalité, ces jolies chambres ne seront que pour les riches, mais ce sera un revenu qui profitera aux pauvres* »[531].

Quelques fausses notes

La *Dépêche Dauphinoise* veut souligner le ralliement de tous à « *l'œuvre accomplie qui apparaît non seulement méritoire, mais définitive* ». Avec la rhétorique qui caractérise alors un grand nombre d'article de presse, ce journal républicain modéré raille son confrère radical *le Petit Dauphinois*, « *il y a huit jours encore discret jusqu'au silence dont le fiel de la malveillance s'est transformé en miel de la plus douce louange, et qui découvre en l'arsenal de ses habiletés des prosopopées héroïques, des métaphores touchantes et des apophtegmes mellifus* (sic). *En vérité, nous aurions mauvaise grâce à nous plaindre de cet hommage tardif, mais éclatant sinon sincère, rendu aux meilleurs de nos amis. Tout vient à point à qui sait attendre. L'important est de n'être pas pressé* »[532].

Dans le compte rendu qu'il fait de la cérémonie d'inauguration du nouvel hôpital civil, le journal socialiste *le Droit du Peuple*, veut se montrer beaucoup moins enthousiaste que ses confrères et s'irrite du « *manque de modestie de certains personnages locaux, avides de réclame qui mettent à profit des occasions comme celle-là pour plastronner devant la presse* ». Ce journal indique qu'il « *se dispense de couvrir de fleurs qui que ce soit car un hôpital doit surtout, doit uniquement avoir pour objet d'adoucir les souffrances des malheureux et non point servir de piédestal à Pierre ou à Paul* » (notamment, semble-t-il, lorsqu'il s'agit d'adversaires politiques représentant le Conseil municipal au sein de la Commission administrative des

---

[531] *Tribune libre* publiée par *la Croix de l'Isère* du 1er octobre 1913. Les motivations qui ont conduit à la création de cette clinique ne semblent cependant pas, a priori, financières, contrairement au souhait formulé, une soixantaine années plus tôt, par la *Commission des hospices* de Bordeaux qui « *prônait, en 1852, l'ouverture des salles aux malades payants pour aider au financement* » de cet hôpital (Cf. Guillaume, P., *Les hospices de Bordeaux au XIXe siècle, (1796 - 1855)*, Bordeaux, 2000 ; p. 55).

[532] *La Dépêche Dauphinoise*, 14 septembre 1913.

hospices). *Le Droit du Peuple* ne se prive pas de railler, lui aussi, et avec un évident plaisir, *le Petit Dauphinois* qui deux jours auparavant, s'était réjoui du fait que le vice-président de la Commission administrative des hôpitaux de Grenoble ait su « *grouper autour de lui des concours venus de tous les pôles de l'opinion* » et permis ainsi que ce nouvel hôpital soit inauguré « *sous un ciel sans nuage, dans un azur d'apothéose, au milieu d'une affluence populaire reconnaissante, en présence d'une Commission administrative cordialement unie* »[533]. Le compte rendu du Droit du Peuple, intitulé « On *inaugure par une pluie torrentielle* » tourne en dérision les propos de son confrère en feignant de les prendre pour de simples considérations météorologiques : « *le journal, – n'est-ce pas le Petit Dauphinois ? – qui prédisait, avec son assurance coutumière, 'un ciel sans nuage et un azur d'apothéose' pour l'inauguration de l'hôpital civil de La Tronche, ne pourra, désormais, se prévaloir de l'infaillibilité de sa science divinatoire. Ah ! mes amis, toutes les écluses du ciel s'ouvrirent, hier sur nos têtes et transformèrent cette fête d'inauguration en une sorte de tohu-bohu, de 'sauve qui peut' général* ». « Ah ! *Ce ne fut pas gai, je vous assure* » note dans son compte rendu le journaliste du *Droit du Peuple* qui relate que l'orage éclata au moment où un premier discours était prononcé par le vice-président de la Commission administrative, et contraignit « *les invités de deuxième ordre et le public* » à se réfugier dans les pavillons encore vides de malades. D'après ce journal, qui seul signale ces difficiles conditions météorologiques, lorsque les discours et les remises de décorations furent terminés, les autorités demeurèrent prisonnières de l'estrade, pendant que « *la foule tournait, tournait sans cesse dans les pavillons, prisonnière elle aussi* ». *Le Droit du peuple* semble toutefois ici donner une description de ces faits volontairement exagérée si l'on en croit ce qui est dit plus loin, dans le même article, où il est signalé que le président du Sénat fut accueilli par une « *longue ovation* » lorsqu'il se leva pour prononcer son discours à la suite de celui du vice-président de la Commission administrative. Le ton de cet article demeure malgré tout railleur : le journaliste rapporte, plus loin, que lors de la remise de décorations, qualifiée ici de « *distribution de hochets* » il aurait entendu un spectateur abrité sous l'estrade dire que ce « *déluge* » ne pouvait que faire du bien aux « *poireaux* » c'est à dire aux porteurs du ruban vert des nouveaux promus dans l'ordre du mérite agricole[534].

Il s'agissait bien, effectivement, pour la municipalité grenobloise et pour la Commission administrative des hospices d'organiser une véritable fête qui avait commencé, la veille, par une retraite aux flambeaux dans les rues de la ville et par le pavoisement des édifices publics « *avec une profusion inusitée* ». La population avait été invitée à pavoiser également les maisons « *pour marquer l'intérêt porté aux déshérités de la fortune et pour honorer le président du Sénat notre*

[533] *Le Petit Dauphinois*, 12 septembre 1913.

[534] *Le Droit du Peuple*, 15 septembre 1913.

éminent compatriote, M. Antonin Dubost ». Plusieurs cortèges, qui semblent symboliquement marquer le rattachement à la ville de Grenoble de l'hôpital situé hors du territoire communal traversent cette ville : Les sociétés de gymnastique précédées d'une société de musique effectuent le trajet le plus long[535]. Le bataillon des sapeurs-pompiers, précédé de la musique du 4ème régiment du génie, part de l'ancien hôpital. Le cortège officiel, qui part de la Préfecture, effectue le trajet le plus court. Les pompiers et la fanfare de La Tronche se rendent directement à l'hôpital : la fête est beaucoup plus grenobloise que tronchoise[536]. Les communes du Grésivaudan desservies sur 40 Km par le tramway qui passe devant l'hôpital ne sont pas mentionnées.

Le public est invité *à « visiter un pavillon de chaque spécialité : médecine, chirurgie, maternité, enfants, etc. »* pendant qu'un concert est donné dans le parc par plusieurs sociétés musicales et la musique du régiment du génie. La presse signale qu'un buffet est installé à l'intérieur de l'Hôpital sans préciser s'il est offert au public ou réservé aux invités officiels. Un banquet est prévu pour ces derniers, dans un hôtel (l'Hôtel Moderne), le soir de l'inauguration. Le public est attendu nombreux, et pour faciliter son déplacement à l'hôpital, la compagnie de tramways a organisé un service spécial avec départ toutes les dix minutes environ du centre-ville et de l'hôpital.

Ce journal socialiste qui se déclare *« très heureux »* de la création du nouvel hôpital car *« l'on n'en fera jamais assez pour les malades et pour les pauvres »* a cependant trouvé la présentation qu'en a fait le docteur Girard lors de l'inauguration *« d'un optimisme extrême »*. Cet ancien chirurgien en chef est décrit comme étant très satisfait. Il présente lui-même cet hôpital comme *« œuvre personnelle »* et se déclare heureux *« que son rêve soit devenu une réalité »*. Il ne se montre prêt à n'accepter que *« quelques critiques de détail qui, demain, seront plus nombreuses encore, car la science médicale marche à grands pas »*[537]. Même s'il remercie chaleureusement *« les chefs de services qui l'ont admirablement secondé »* et qu'il ait signalé par ailleurs *« la collaboration constante et dévouée de tous les chefs de service »* notamment *« médicaux »* au travail de l'architecte[538], on peut s'interroger sur la réalité de l'accord de ces derniers avec le docteur Girard car ils sont absents des cérémonies d'inauguration. *Le Droit du Peuple* regrette à ce propos qu'aucun médecin susceptible d'émettre un avis critique devant les journalistes n'ai été invité à participer l'inauguration *officieuse* du mois de mai. Ce journal

---

535 Elles partent de la place Saint-Bruno, à proximité de la gare de chemin de fer.

536 Le communiqué que le maire de La Tronche, Eugène Charpenay, adresse à ses concitoyens est, également, beaucoup plus succinct que celui du maire de Grenoble Nicolas Cornier. Cf. *Le Petit Dauphinois* du 10 septembre 1913 et *le Droit du Peuple* du 11 septembre 1913.

537 *Discours du Docteur Girard*, cité par *la République de l'Isère*, 15 septembre 1913.

538 Cf. *infra*, p. 216.

constate quatre mois plus tard que parmi les « *docteurs en poste à l'hôpital* », seuls « *le docteur Girard fils* » et un autre médecin assistent à l'inauguration officielle et s'interroge sur les raisons de l'absence « *beaucoup remarquée* » de tous les autres[539]. Les autres titres de presse ne font aucune allusion à l'absence de ces médecins à l'exception de *la République de l'Isère*, qui en décembre 1913 publie une *tribune libre* dans laquelle un de ses lecteurs note que si les médecins « *dont on ne peut nier les compétences en matière d'hôpital, n'était pas là, c'est donc qu'ils savaient bien que le nouvel hôpital de La Tronche n'était pas un chef d'œuvre mirifique, comme on le criait sur les toits* »[540].

Ce possible désaccord n'est pas relaté dans les autres textes étudiés, à l'exception d'une brève allusion faite par ce même journal « *aux querelles des médecins* » lors de la démolition de l'hôpital militaire[541]. Cela ne signifie pas pour autant que ces questions n'aient pas été conflictuelles entre les médecins ou dans leurs rapports avec la Commission administrative. La presse colporte avec facilité le discours officiel mais, même lorsqu'elle se montre critique, n'apparaît pas en mesure d'apporter facilement des éléments précis sur des événements que les promoteurs du discours dominant ne souhaitent pas révéler à la population : elle est bien davantage une presse d'opinion qu'une presse d'investigation bien que les arguments, pas toujours vérifiables, ne soient pas absents, dans des tribunes libres notamment, pour justifier ce qu'elle avance. Ainsi, dans cette même tribune libre, le lecteur de *la République de l'Isère* fait également allusion à « *des fissures qui se montrent nombreuses et sérieuses dans les bâtiments, à ce point que M. le vice-président, qui seul a tout organisé, le déclare lui-même, mais en ajoutant que c'est la faute de son architecte, un incapable, dit-il. Ah ! la bonne histoire !* »[542].

Ce lecteur dénonce également l'insuffisance du personnel « *malgré son évidente bonne volonté et son réel dévouement* » et le manque de places d'hospitalisation. « *Dès les premiers jours, note-t-il à ce sujet, les salles ont été insuffisantes et les couchettes ont fait leur apparition. Et quelles couchettes ! Un mince matelas jeté par terre sur un sol de ciment. C'est un peu dur et un peu froid pour les malades. Ce sont des élèves-morts, disent les militaires, mais ce n'est pas une raison pour leur donner ainsi l'avant-goût du tombeau* ». Le nombre global des lits d'hospitalisation apparaît effectivement insuffisant dès 1913, même si les malades contagieux ne sont pas réintégrés sur le site du nouvel hôpital civil et

---

539 *Le Droit du Peuple*, 4 mai 1913 et 15 septembre 1913.

540 *Lettre d'un lecteur* publié par *la République de l'Isère*, 6 décembre 1913. (Deux jours après sa publication par *la République de l'Isère*, cette *tribune libre* est reproduite par *le Droit du Peuple* qui déclare qu'elle « *confirme les réserves* » qu'il avait « *seul, eu la fermeté de formuler en temps opportun* »).

541 Cf., *infra*, p. 185.

542 *Tribune libre* publiée par la *République de l'Isère* du 6 décembre 1913.

continuent à être hospitalisé à côté des vieillards, de l'autre côté de la nouvelle route qui sépare désormais l'hospice inauguré en 1894 et le nouvel hôpital civil. L'augmentation de la capacité de l'hôpital qui est passé, nous l'avons vu de 300 à 484 lits[543] (62% d'augmentation) semble avoir été largement sous-estimée dans une agglomération urbaine dont la population ne cesse d'augmenter et dont l'hôpital veut s'ouvrir davantage à une population plus aisée.

La place fait également défaut dans le bâtiment qui accueille les tuberculeux et, un mois après l'inauguration du nouvel hôpital, le vice-président de la Commission administrative des hospices s'adresse à nouveau à la population pour faire appel à la générosité publique :

« La Commission administrative des hospices, considérant que le nombre des tuberculeux envoyés à l'hôpital augmente sans cesse et que les salles du pavillon Chatin (42 lits) deviennent insuffisantes ;

considérant, d'ailleurs, que ce pavillon primitivement destiné à abriter des vieillards, n'a été détourné de sa destination que pour parer au plus pressé ; décide de mettre à l'étude :

1° l'installation dans la polyclinique d'un dispensaire pour les malades, présumés atteints de tuberculose ;

2° la construction d'un pavillon pour malades atteints de tuberculose fermée ;

3° la construction d'un pavillon pour malades atteints de tuberculose ouverte ;

En attendant la réalisation de ce programme, elle décide également : que toutes les salles du pavillon Chatin seront affectées aux tuberculeux.

La commission administrative espère que dans la lutte qu'elle entreprend contre la tuberculose, elle sera aidée par les pouvoirs publics et toutes les âmes généreuses, comme elle a déjà été aidée pour la lutte qu'elle mène contre la maladie et la mort, ces deux grands facteurs de la misère humaine ».[544]

Un hôpital sécularisé

Autre journal d'opinion, *la Croix de l'Isère* se démarque, au mois de septembre, du discours enthousiaste très largement majoritaire dans la presse. Au cours de l'été, ce quotidien avait soutenu les partisans d'un retour des congréganistes dans les hôpitaux de Grenoble qu'elles avaient quitté, comme nous le verrons plus loin, en 1905, et il rappelle une semaine avant l'inauguration officielle qu'il ne connaît pas encore quelle réponse va faire la Commission administrative aux 25 000 signataires qui lui demandent *« de*

---

[543] Cf. *infra*, p. 215.

[544] *Communiqué* publié dans la presse grenobloise le 19 octobre 1913. Cf. également, *infra*, p. 210, les *photographies* de pavillons affecté à aux tuberculeux.

confier à des religieuses infirmières tout au moins un pavillon dans le nouvel hospice ». Quelques jours plus tard, dans son numéro du 12 septembre 1913, ce journal indique à ses lecteurs qu'il boycottera la cérémonie de l'inauguration du nouvel hôpital civil. Cet article ne fait pas allusion à la demande d'un retour partiel des congréganistes dans les hôpitaux de Grenoble, mais constate avec amertume une laïcisation croissante de la société. À l'intérieur de cette société laïcisée, l'hôpital a changé de fonction, il n'est plus un lieu de pratique religieuse, mais d'une pratique médicale qui apparaît désormais (même aux yeux des catholiques, comme le déplore le journaliste) être en mesure de répondre, seule, aux attentes des hospitalisés. À ce journaliste qui regrette que l'évêque ne soit pas invité à bénir ce nouvel hôpital et que l'on ne traite pas *« en 'chose sainte' l'asile réservé aux malheureux »*[545], semble répondre le discours dans lequel lors de l'inauguration de ce même hôpital, le président du Sénat oppose la *« résignation, la prière, la souffrance et la mort »* au *« soleil et à la lumière »* auxquels sont désormais confiés les malades[546].

Le Petit Dauphinois, auquel *la Dépêche* reproche son *« zèle laïque »*, indique à ses lecteurs qu'à l'intérieur du nouvel hôpital civil *« se dresse, sous forme de chapelle l'indispensable monument élevé à la psychothérapie, aux consolants espoirs des au-delà réparateurs »* alors que l'auteur de la *tribune libre* publiée le 1er octobre par *la Croix de l'Isère* note avec une réelle amertume qu'un certain nombre de visiteurs ont *« même fini par découvrir la Chapelle, ce bâtiment là-bas, au bout, vulgaire, bas et honteux »* dépourvu de cloche pour annoncer les offices et dont la croix n'est visible que de l'extérieur d'un hôpital qui se trouve ainsi *« bien en règle avec cette variété d'apostasie qu'on appelle la neutralité »*. *Le Petit Dauphinois* emploie paradoxalement pour décrire cette chapelle un ton beaucoup plus élogieux. Mais s'il note *« la chapelle, c'est par là que l'on sort, mais on en sort les yeux encore éblouis, moins par son autel de marbre polychrome du XVIIIe siècle, par sa Vierge dorée, ses lambris et ses vantaux, toutes choses classées comme monuments historiques, que par la merveilleuse cité (...), ce palais hospitalier, avec ses villas et l'enchantement d'un des plus beaux sites qui soient (...) que l'on vient de découvrir »*, c'est pour situer nettement ici la religion dans le domaine du passé, et désormais supplantée par cette nouvelle manifestation de l'évolution de la science et de la fraternité humaine que représente le nouvel hôpital. Ce point de vue *radical* n'est pas développé dans les autres titres de presse.

*****

[545] *La Croix de l'Isère*, 12 septembre 1913.

[546] Cité par *la République de l'Isère*, 15 septembre 1913 (Ces deux textes ont été reproduits ci-dessus page 71).

En 1867, la Commission administrative de l'Hôpital-hospice de Grenoble ne semblait guère convaincue de la nécessité d'une « *maison de santé* » à la campagne et indiquait que « *le malade, entré dans la période de convalescence, sort de l'établissement pour achever son complet rétablissement chez lui* »[547]. La construction à Grenoble en 1865 de nouveaux bâtiments d'hospitalisation n'empêche pas que soit posée avec insistance, dès 1881, la question du déplacement de l'hôpital-hospice loin du centre-ville. Même si l'évolution de la pratique médicale entraîne une modification de l'aménagement de l'hôpital, elle n'explique pas, à Grenoble, la reconstruction de nouveaux bâtiments à la périphérie de la ville. Le déplacement de l'établissement hospitalier loin du centre-ville apparaît avant tout comme la conséquence du choix de la municipalité de Grenoble de ne pas utiliser une partie des terrains rendus disponibles par la démolition des fortifications pour agrandir un établissement hospitalier devenant trop petit. De nouveaux bâtiments tenant compte des nouvelles exigences de la médecine et améliorant les conditions d'existence des hospitalisés auraient pu être construits sur ce vaste espace au cœur du nouveau centre-ville alors que dans le discours officiel, qui devient très vite consensuel, la cause du déplacement est que la « *situation privilégiée* » des bâtiments hospitaliers, à proximité du centre-ville « *nuit cependant à leur croissance* »[548]. Ce déplacement, qui n'était pas inéluctable, n'en est pas moins un choix tout à fait logique pour la population aisée du nouveau centre-ville. L'opposition quasi permanente de la Commission administrative, jusqu'en 1890, et le long débat qui précéda le transfert à La Tronche des premiers bâtiments de l'hôpital semblent avoir été vite oublié par les administrateurs. Le docteur Girard, dans le discours qu'il prononce en 1913, lors de l'inauguration du nouvel hôpital civil, signale que le projet de construction d'un nouvel hôpital s'est accompagné d'une « *série de luttes que crée fatalement toute œuvre nouvelle, tout effort important* »[549]. Il n'évoque pas les dix années d'opposition de la Commission administrative au projet municipal de déplacement de l'établissement hospitalier et situe en 1891 le début du projet de « *transformation de l'hôpital-hospice* », c'est à dire l'année de son acceptation par la Commission administrative des hospices. À la question qu'il pose en commençant son discours : « *qu'était l'hôpital-hospice de Grenoble en 1890 et sa reconstruction était-elle nécessaire, indispensable ?* », il répond en rappelant, sans en préciser la date, les conclusions rendues dix ans plus tôt par « *la Commission médicale nommée par un des grands maires de Grenoble, M. Édouard Rey* » à laquelle il avait également participé. Les longs débats qui avaient suivi ces premières conclusions ne sont pas davantage signalés dans les notices rédigées par la

---

[547] *Réponse des administrateurs au rapport d'inspection de 1866*, A.M.G., Q3, 1.

[548] Cugnetti, Patrice, *L'hôpital de Grenoble*... op. cit. p. 681.

[549] *Discours du docteur Girard*, cité par *la République de l'Isère*, 15 septembre 1913.

Commission administrative en 1901, ni beaucoup plus tard, en 1972, à l'occasion de l'inauguration de l'hôpital *des Sablons* sur l'ancienne *propriété Couturier*. La brochure rédigée par la direction de l'établissement hospitalier, qui relate pourtant les conditions dans lesquelles s'est effectué le déplacement de l'établissement sur la commune de La Tronche, ne fait aucune allusion au débat qui a accompagné ce choix, comme si l'opposition des administrateurs à un premier projet de déplacement, pouvait ternir l'image d'une administration hospitalière qui n'aurait pas toujours choisi le camp défini a posteriori comme étant celui du *progrès*[550]. Selon les administrateurs de cet hôpital-hospice, les bâtiments construits à Meaux et à Grenoble au milieu du XIXe siècle n'avaient pas sensiblement amélioré les conditions d'existence des personnes hospitalisées. À la fin du siècle, alors que ces conditions d'existence n'ont été que rarement évoquées par les partisans du déplacement de l'établissement hospitalier, le transfert de l'hospice avait, au contraire, été décrit par les membres de la Commission administrative comme ayant grandement amélioré les conditions de l'hébergement des vieillards, notamment parce que par manque de place, certains d'entre eux étaient *« précédemment logés dans les greniers de l'ancien établissement »*[551]. En 1913, la presse locale se félicite, dans une quasi-unanimité, de l'amélioration des conditions d'hospitalisation des malades dans le nouvel hôpital civil, tant au point de vue de l'espace offert à chaque hospitalisé qui a été doublé (les lits sont distants d'un mètre cinquante dans le nouvel hôpital au lieu de soixante-dix à quatre-vingt centimètres dans l'ancien[552]), que du cadre de verdure dans lesquels ont été construits les pavillons. On ne peut pas savoir si la construction de pavillons (isolés les uns des autres comme sur la propriété Teisseire à la Tronche, ou réunis par des galeries comme pour le nouvel hôtel-Dieu de Paris) aurait été retenue si l'hôpital de Grenoble avait été agrandi, trente ans plus tôt, en utilisant les vastes terrains libérés par la démolition des remparts de la ville.

La variété des situations reste très grande. Si, à Grenoble, les bâtiments construits sous le Second Empire furent rapidement désaffectés, d'autres édifices hospitaliers, datant de la même époque (à Paris, à l'hôpital Lariboisière, par exemple, ou à l'hôtel-Dieu reconstruit, sous le Second Empire, de l'autre

---

[550] Cf. *« Exposé de la Gestion des Hospices de fin 1890 à fin 1900 »*, séance de la Commission administrative des Hospices du 18 octobre 1901, B.M.G., V 6427 ; et le n° spécial de *Hôpitaux de Grenoble, Des Hôpitaux de Grenoble au Centre Hospitalier Régional et Universitaire*, publié le 31 mars 1972, et rédigé par Henri Daudignon, Jean-Louis Laborde et R. Giroud, membres de la direction de ce Centre hospitalier.

[551] *Exposé sur la gestion des hospices*, Commission administrative de l'hôpital-hospice de Grenoble, séance du 18 octobre 1901, B.M.G., V6427.

[552] Cf. le *Progrès de Lyon* du 4 mai 1913, ou le discours du docteur Girard, cité dans *la République de l'Isère*, 15 septembre 1913.

côté du parvis de la basilique Notre-Dame) à quelques dizaines de mètres de son emplacement primitif restèrent affectés à un usage hospitalier. Ils furent réaménagés intérieurement, au cours de la seconde moitié du XXe siècle, sans modification de l'aspect originel : cloisonnements horizontaux et verticaux des anciennes salles communes d'hospitalisation créant des niveaux supplémentaires, des chambres à un ou deux lits, des bureaux et des locaux divers. En 1972, le choix architectural retenu à Grenoble pour construire l'hôpital *des sablons* (futur hôpital Michalon), fut celui d'un unique bâtiment composé de plusieurs éléments, édifié sur la partie autrefois inondable de la propriété Couturier, à proximité de l'hospice inauguré en 1894 et de quelques pavillons construits de 1922 à 1969. À partir des années 1970, un choix architectural du même ordre concerna également d'autres hôpitaux où l'on conserva, pour des usages divers, d'anciens bâtiments (figurant, pour certains d'entre eux, au patrimoine des monuments historiques), à côté d'un bâtiment monobloc (comme par exemple à Paris pour les hôpitaux Tenon et Saint-Louis à la fin du XXe siècle, ou Lariboisière au début du XXIe). Les constructions pavillonnaires ne furent pas pour autant abandonnées et se firent en fonction des besoins, du terrain disponible et, parfois, du souhait de réduire le risque d'une contamination nosocomiale comme en témoignent par exemple au début du XXIe, la construction d'un *hôpital Couple-Enfant* sur l'emplacement de l'ancienne cuisine de l' *hôpital-civil* de Grenoble, la reconstruction d'une maternité sur le site parisien de Port Royal, ou encore, pour d'autres raisons, à l'hôpital Cochin, l'édification d'un pavillon pour adolescents appelé *Maison de Solenn*[553].

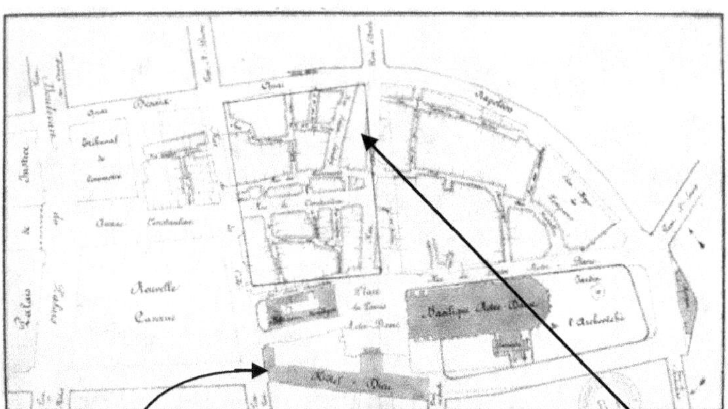

Reconstruction de l'hôtel-Dieu de Paris

document Gallica, (recadré),

©Bibliothèque Nationale de France)

Un bâtiment de l'ancien hôtel-Dieu et emplacement réservé au nouvel hôtel-Dieu.

---

[553] En souvenir du suicide en 1995, à l'âge de 19 ans, dans un contexte d'*anorexie mentale*, de Solenn, fille du journaliste et écrivain Patrick Poivre d'Avor et avec le concours de Bernadette Chirac dont l'une des filles avait souffert de la même pathologie.

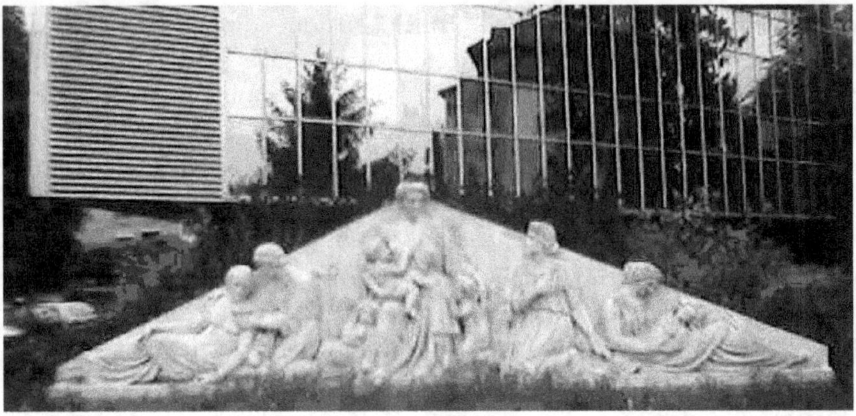

Un résumé d'histoire hospitalière grenobloise

Sur cette photographie, en arrière du fronton sculpté au *Second Empire* de la porte d'entrée de l'ancien hôpital-hospice du centre-ville de Grenoble on distingue, dans le reflet du vitrage d'un bâtiment datant de la fin du XXe siècle, le reflet du *pavillon* C de l'hospice édifié à la Tronche à la fin du XIXe siècle (situé, comme le *pavillon Gérin*, du même côté que la chapelle de l'ancien hospice. Les pavillons situés en face (dont le *pavillon Chatin*) ont été remplacés à la fin des années 1970 par un pavillon type *V 120*).

Cliché F. Joffres, 2003

Vue d'ensemble de l'hôpital nord de Grenoble sur la commune de La Tronche

(vue aérienne de 1971)

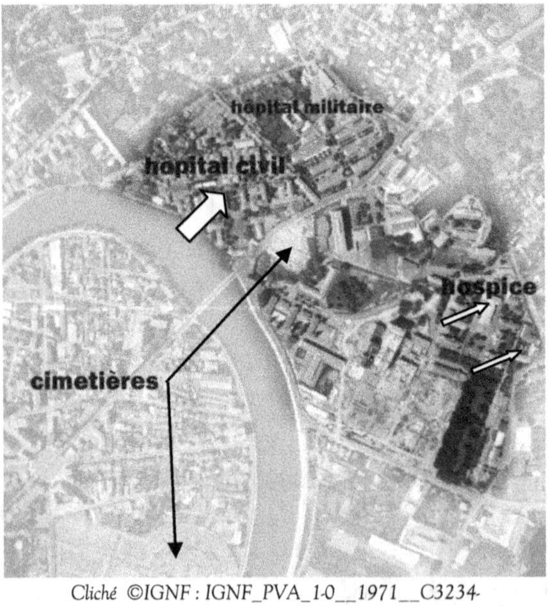

Cliché ©IGNF : IGNF_PVA_1-0__1971__C3234-0221_1971_CDP7436_0909

Cliché pris au début des travaux de construction de *l'hôpital des Sablons* (hôpital A. *Michalon*). La cuisine est au centre de *l'hôpital civil* (désignée par une flèche blanche). Sur le site de l'hospice, l'école d'infirmière occupe l'ancien bâtiment administratif et le prolonge en son centre par un édifice perpendiculaire ; on distingue aussi la chapelle (ces édifices sont désignés par les deux petites flèches blanche) On peut voir également le cimetière de Grenoble (sur l' *île verte* rive droite) et celui de La Tronche (rive gauche) à proximité des hôpitaux et de l'hospice.

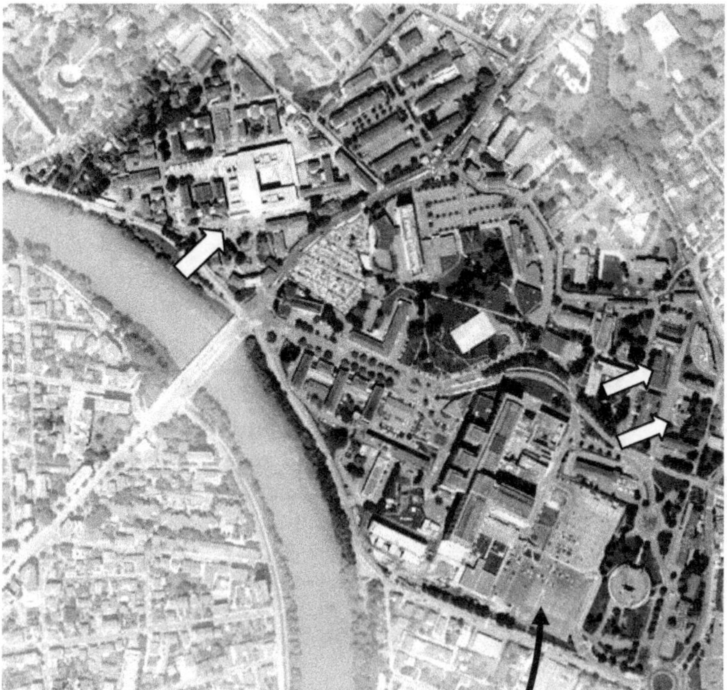

Vue aérienne de 2015

Sur le site de l''hôpital civil, la cuisine centrale ainsi que les pavillons Canel et Brenier situés devant elle ont été remplacés par ceux de *l'hôpital couple-enfant* (la flèche blanche indique le site de l'ancien hospice).

Cliché ©Google maps

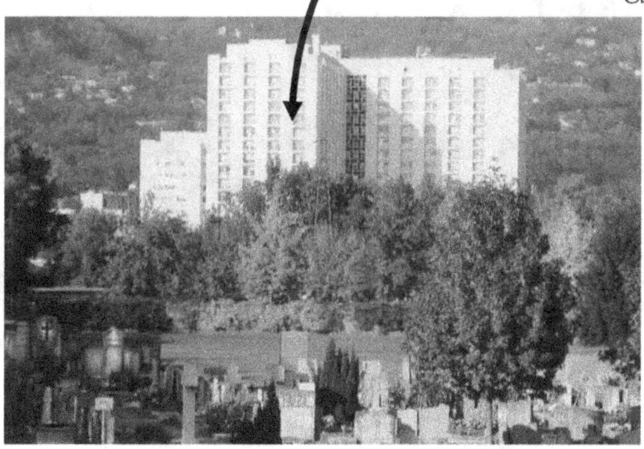

L'hôpital Albert Michalon

édifié de 1970 à 1975 sur l'ancienne partie inondable du terrain de l'hospice
Au premier plan, sur l'autre rive de l'Isère, le cimetière de Grenoble
Au premier plan, le cimetière de Grenoble

Cliché Milky, 10-10-2007, Free Art Licence.

Le site de l' *hospice civil* du début du XXe au début du XXIe siècle

De l'apparente douceur de vivre...

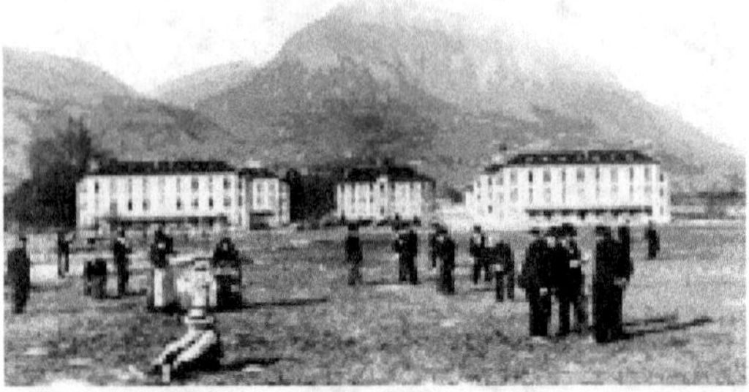

Cliché 1 :

Le vaste terrain devant l'hospice utilisé comme jardin maraîcher (à gauche) et comme lieu de promenade.

©Collection Musée Dauphinois
Cliché F 72.101. Poulat. 1910.

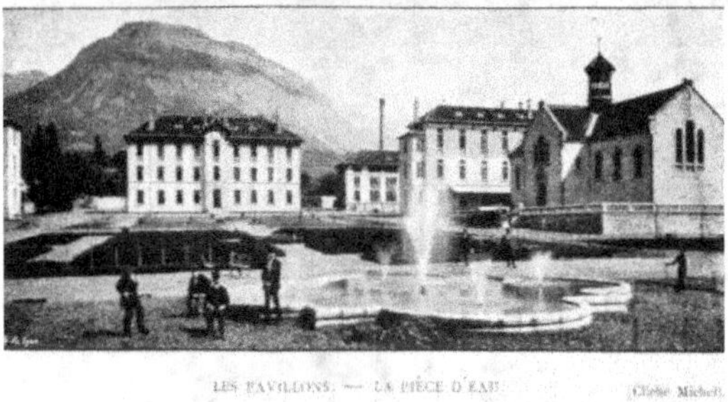

Cliché 2 :
L'angle de prise de vue permet à l'église et à l'administration de cohabiter sur une même photographie dans une apparente douceur de vivre à l'hospice des vieillards avant la guerre de 1914.

©Collection du Musée Dauphinois,
Cliché Michel A96_1790

... à l'encombrement pavillonnaire

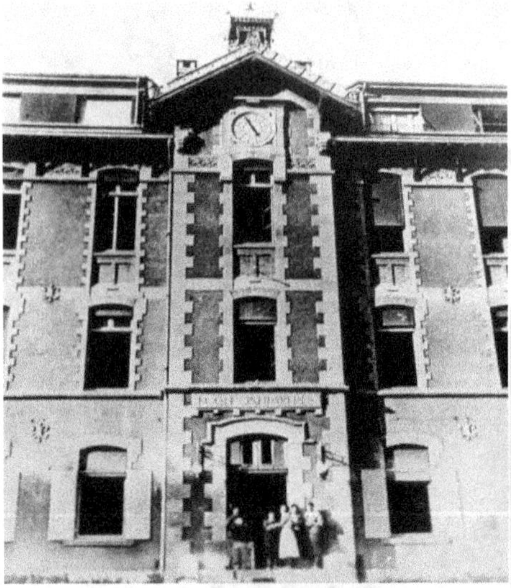

Cliché 3 :
Le bâtiment administratif transformé en *école d'infirmières* et doté d'un étage supplémentaire.

©Collection du Musée Dauphinois,
Cliché auteur inconnu A96.659.
Ecole d'infirmières, La Tronche. (1950).

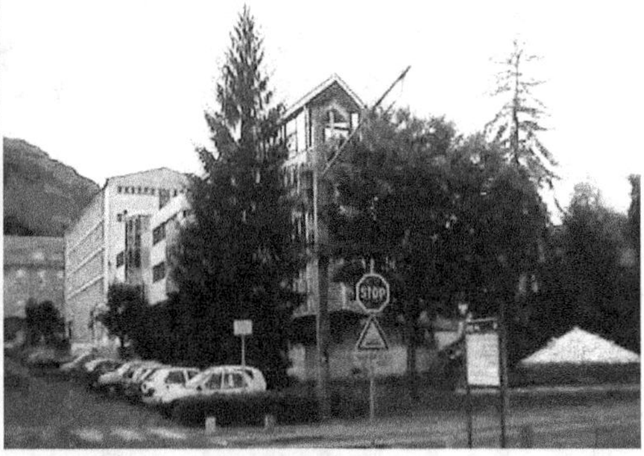

Cliché 4 :
Les bâtiments construits dans l'axe de l'ancien *bâtiment administratif* de l'hospice de la Tronche. Au fond, l'ancien bâtiment administratif transformé en IFSI, agrandi par le premier bâtiment perpendiculaire.

Cliché F. Joffres 2003

Au début du XXIe siècle, de grands éléments décoratifs ont été ajoutés dans l'allée conduisant de l'entrée de l' *hôpital civil* au nouvel *Hôpital Couple-Enfant* (maternité, gynécologie, néonatologie, pédiatrie) édifiée à l'emplacement de l'ancienne *cuisine centrale*.

Éléments décoratifs au début du XXIe siècle

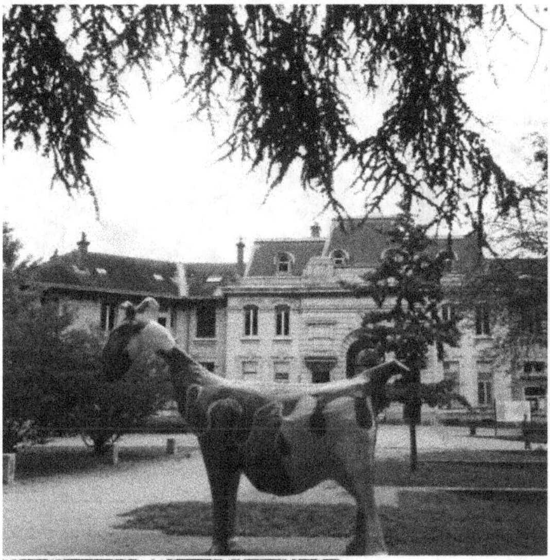

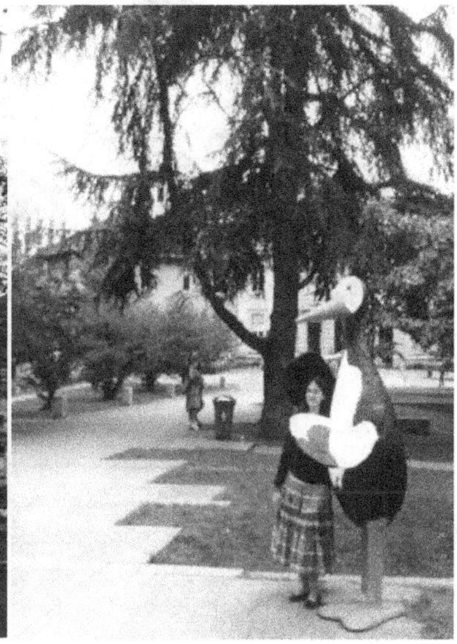

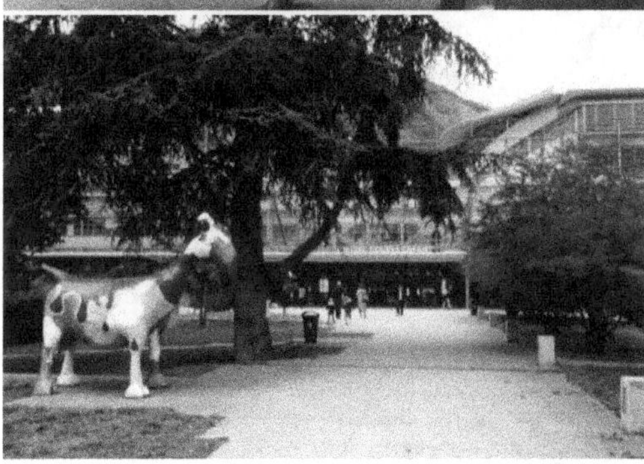

Clichés de gauche :
élément décoratif entre l'*entrée* et les bâtiments de l' *Hôpital Couple-Enfant*.

Cliché de droite :
autre élément décoratif de cette même allée.
Une personne adulte donne l'échelle.

Clichés F. Joffres 7-10-2015,
(avec l'aimable autorisation de Mme Carole Choquet pour le cliché de droite)

Autre exemple de la diversité des aménagements hospitaliers et de leur adaptabilité aux contraintes locales, alors qu'à Grenoble l'hôpital des Sablons venait de surgir de terre, à l'hôpital Lariboisière, dont les « *façades, toitures, galeries intérieures et chapelle* » des bâtiments inaugurés en 1854 étaient inscrites au patrimoine des monuments historique par arrêté du 15 janvier 1975, trois niveaux furent créés, de 1975 à 1979, sous la grande cour centrale, malgré des difficultés techniques liées à la présence d'un ruisseau souterrain et d'une nappe phréatique. Partiellement éclairés par la lumière du jour grâce à trois *puits de lumière*, ils accueillaient notamment, au début du XXIe siècle, des blocs opératoires, des services de radiologie, de réanimation et administratifs de cet établissement.

Agrandissements sous la cour d'honneur de l'hôpital Lariboisière

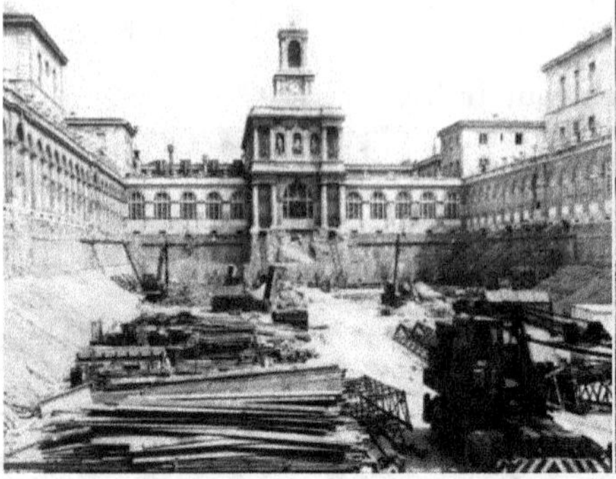

Construction des niveaux souterrains sous la cour d'honneur de l'hôpital Lariboisière (1977)

©Collection hôpital Lariboisière
Cliché auteur inconnu

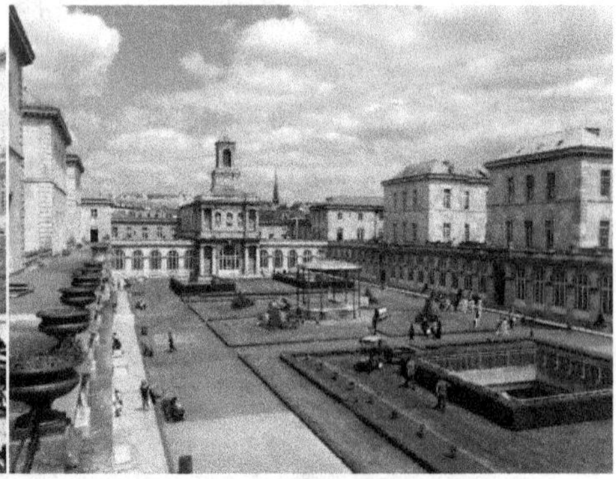

La cour d'honneur après la construction des niveaux souterrains

Cliché F. Joffres 1er juin 2015

Le *« nouveau Lariboisière »*, grand édifice prévu pour regrouper une partie importante de l'activité hospitalière (zone zébrée), ne modifiera pas l'aspect originel des édifices inaugurés en 1854.

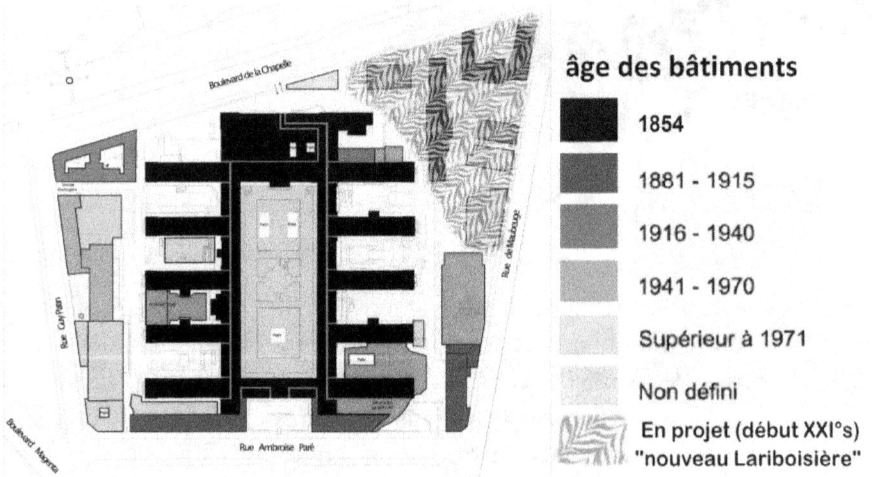

Âge des bâtiments de l'hôpital Lariboisière et espace requis pour la construction du « nouveau Lariboisière »

(cf. n° 13 de Passerelles, *journal des Hôpitaux Universitaires Saint-Louis, Lariboisière, Fernand-Widal, Mai 2015, document AP-HP).*

6. Le personnel employé auprès des hospitalisés et son évolution du fait de la création *d'écoles d'infirmières* et de quelques *laïcisations* d'établissements hospitaliers

Parmi le personnel employé auprès des personnes hospitalisées, l'aumônier ne s'intègre pas au système très hiérarchisé qui caractérise l'organisation du travail des autres catégories d'employés car il ne participe pas à l'organisation des soins corporels. Sa fonction est contestée de façon implicite par l'accroissement de la présence des médecins au sein de l'institution hospitalière où les soins des corps occupent désormais de plus en plus le terrain qu'ils partageaient autrefois avec les soins des âmes. Elle a perdu de l'importance aussi du fait que l'administration hospitalière n'exige plus la célébration perpétuelle des offices religieux demandés par les fondateurs et les donateurs[554]. La présence de l'aumônier est également contestée, essentiellement à Paris, à partir de 1880, par la politique de laïcisations des débuts de la Troisième République. Le service de l'aumônerie est supprimé dans plusieurs hôpitaux de l'assistance publique parisienne entre 1880 et 1883, mais, comme pour le départ des religieuses, il s'agit d'une situation locale[555]. Après la rupture, en 1905, du concordat de 1801, l'aumônier n'est plus un employé de l'établissement et ne perçoit plus de salaire. Il peut toutefois être indemnisé pour ses interventions au sein de l'institution hospitalière.

Les autres catégories d'employés, qui participent à l'organisation des soins, évoluent assez considérablement à la fin du XIXe siècle, sous l'influence d'une sécularisation de l'institution hospitalière et, dans les hôpitaux de Meaux et de

---

[554] En *action de grâce* (remerciement) ou pour le *repos de l'âme* des *bienfaiteurs* des hôpitaux.

[555] Hervé Guillemin en dresse la liste suivante : « *1880 : suppression d'une dizaine d'aumôniers dans la plupart des grands hôpitaux qui comptent plusieurs aumôniers (Salpêtrière, Saint Louis, Lariboisière, La Charité, Incurables, Bicêtre, Ménages) suppression de l'aumônier de Sainte-Anne ; 1881 : suppression des postes d'aumôniers dans les petits hospices, à Tenon et Saint-Antoine ; 1883 : suppression du service de l'aumônerie, à l'exception de quelques hôpitaux liés à une fondation religieuse* ». Il signale aussi la suppression de l'aumônerie et le départ des religieuses en 1892 de l'hôpital de Berck, rattaché administrativement à l'Assistance publique parisienne. Cf. Guillemain, Hervé, *la laïcisation des hôpitaux parisiens à la fin du XIXe siècle*, publication électronique, *http://hemed.univ-lemans.fr/cours2013/fr/co/grain_02_5.html.*

Grenoble, du débat sur le thème de la laïcisation des services public au nom du respect de la liberté de conscience et de la séparation des Églises et de l'État. Ces évolutions se manifestent notamment, à Grenoble en 1903, comme dans d'autres villes procédant une faculté de médecine, par l'ouverture d'une école d'infirmières. Elles se manifestent aussi, à Meaux en septembre 1882 et à Grenoble en décembre 1905, par le départ des congréganistes employées à l'hôpital et à l'hospice.

Le choix est fait, au niveau national, de poursuivre la féminisation du personnel *non médical*[556] employé auprès des personnes hospitalisées. (Les *servants* ou *infirmiers* non diplômés de genre masculin travaillaient jusque-là dans les salles où étaient hospitalisés les hommes et les *servantes* ou *infirmières* non diplômées dans des salles de femmes). Seul le personnel d'encadrement (aujourd'hui composé de *cadres infirmiers* ou de *cadres de santé* de divers grades, issus de diverses professions dites *paramédicales*) était, au XIXe siècle, très majoritairement féminin, composé de *directrices* ou de *surveillantes* le plus souvent congréganistes, parfois laïques lorsque cela résultait des vœux exprimés par la personne qui avait financé la *fondation* du lieu où elles travaillaient. À Grenoble, l'accès à la nouvelle école, dénommée volontairement *d'infirmières,* n'est toutefois pas refusé aux agents de genre masculin qui peuvent acquérir, au début du XXe siècle, avec leurs consœurs féminines, la qualification d'infirmier ou d'infirmière diplômé(e)s.

L'évolution de la place des aumôniers catholiques au sein de l'institution hospitalière

Bien que les soins corporels n'aient jamais totalement été négligés dans les hôpitaux, les aumôniers « *occupent jusqu'à la Révolution une place éminente en raison de la vocation de l'hôpital à soigner davantage les âmes que les corps* »[557] y compris, pour les établissements les plus anciens par la célébration perpétuelle d'offices religieux pour le repos de l'âme des bienfaiteurs qui en avaient fait l'une des conditions de leurs legs. Après avoir été exclus au cours de la période révolutionnaire, les aumôniers reviennent rapidement au sein de l'établissement hospitalier. L'importance de leur place n'en diminue pas moins progressivement alors qu'augmente celle des médecins.

---

[556] Expression anachronique : on aurait dit, au XIXe siècle, *personnel secondaire*.

[557] Cugnetti, Patrice, *L'hôpital de Grenoble des origines à la fin du Second Empire (XIe siècle-1870)*, Thèse de Doctorat d'Etat en Droit, Grenoble 1978 ; p. 677.

Une première laïcisation sous la Convention, en 1793, provoque, à Grenoble, l'interdiction du culte à l'intérieur de l'établissement hospitalier et le renvoi des deux prêtres assermentés qui avaient remplacé l'ancien aumônier révoqué en 1791 pour n'avoir pas prêté serment en sa nouvelle qualité de fonctionnaire public. Les ornements du Culte sont vendus comme *« objet de faste insultant aux principes de simplicité et d'égalité républicaine »*[558]. Dix ans plus tard, les aumôniers sont réhabilités par le Concordat de 1801 qui leur donne un statut d'employés dont le travail est réglementé par la Commission administrative même pour des tâches faisant traditionnellement partie de leurs attributions comme, par exemple, l'accompagnement des décédés jusqu'au cimetière[559]. Le concordat qui ne concernait que le clergé séculier est cependant concomitant d'un fort développement des congrégations religieuses, notamment féminines et hospitalières.

Sous le Concordat, l'aumônier est *« nourri, chauffé, blanchi et éclairé »* gratuitement mais sa présence dans l'établissement, ou celle du sous aumônier, est obligatoire. Ils ne peuvent s'absenter sans l'autorisation de la Commission. Le sous-aumônier est logé dans l'établissement lorsqu'il remplace l'aumônier absent ou malade. Ils bénéficient d'un salaire mais ne perçoivent pas de rémunération supplémentaire pour les services religieux qu'ils célèbrent à la chapelle de l'établissement. Leur salaire à Meaux est jugé trop élevé par l'inspecteur général en 1837 comme en 1850. En 1837, les administrateurs n'en justifient pas le montant, comme pour les médecins, par la nature du travail effectué, mais notent qu'il a été déterminé *« en raison du prix effectif des divers moyens d'existence à Meaux »*. Un traitement annuel de 800 francs est versé en 1847 à l'aumônier de l'hospice général de Meaux, auquel s'ajoute, outre le bénéfice des repas et d'un logement, une *« subvention pour faire face aux secours qu'il peut donner aux malheureux »*. Le traitement du sous-aumônier est de 600 francs. En 1850 l'aumônier perçoit un salaire de 1000 francs par an, identique à celui du médecin et du chirurgien en chef. En 1888, l'aumônier de l'hôpital-hospice de Grenoble reçoit également un salaire annuel de 1000 francs par an, et les administrateurs offrent une rétribution proportionnellement deux fois plus élevée mais sans le bénéfice d'un logement, au clergé d'une paroisse de la ville qui a assuré pendant près de deux mois le service religieux à l'hôpital-hospice[560]. Jusqu'à la séparation des Églises et de l'État, les aumôniers catholiques, à Meaux comme à Grenoble sont nommés par l'Évêque sur une liste de candidats présentés par la Commission administrative, en application de

---

558 *Ibid.*, p. 513 à 515.
Cf. *délibération du 23 Frimaire An IV* ; A.D. Isère, série H suppl. 1 L 3.

559 *Règlement de 1847 de l'hôpital de Meaux*, A.D. Seine et Marne, 1x305.

560 *Registres des délibérations de la Commission administrative*, séances des 10 mars, 13 mars et 3 avril 1888, R.D.CHR., 1885 - 1888.

l'ordonnance du 31 octobre 1821[561]. Après la victoire électorale des républicains en 1877, ces diverses réglementations semblent protéger les aumôniers d'une éventuelle contestation de leur présence au sein de l'établissement hospitalier. En 1888, le Maire radical de Grenoble, Édouard Rey, président de droit de la Commission administrative tente sans y parvenir de faire assurer le service religieux de l'établissement hospitalier non pas par un aumônier résident sur place mais par le clergé d'une paroisse auquel il prévoit de donner pour cela *« une juste rémunération »*. Cette proposition, rejetée par les administrateurs, en l'absence du maire qui ne participe que très exceptionnellement aux réunions hebdomadaires de la Commission administrative, n'était pourtant pas présentée comme une contestation du principe de la présence permanente d'un prêtre au sein de l'établissement, mais de nature à permettre la réalisation d'une *« économie annuelle »* et donnant la possibilité de *« disposer des pièces affectées au logement de l'aumônier »*. Peu avant la fin du Concordat, l'aumônier de l'hospice de Grenoble est contraint de démissionner, mais il ne s'agit pas, nous allons le voir, d'une remise en cause du principe de sa présence au sein de l'hôpital, mais de la sanction d'un manque de tact et d'une liberté d'expression jugée incompatible avec le *devoir de réserve* auquel il est soumis en tant qu'employé de l'établissement, au cours d'une période où l'on ne transige pas avec un autre grand principe, celui de la *liberté de conscience.*

L'évolution des tâches relevant de la compétence des aumôniers

Au XIXe siècle, la compétence des aumôniers est strictement définie et limitée. Le règlement de 1827 précise à Meaux qu'ils n'ont *« aucune inspection »* sur *« la conduite »* des sœurs hospitalières ou *« sur l'administration de la maison »*. Il est tout d'abord demandé à l'aumônier ou *chapelain* de l'hôtel-Dieu de Meaux de réaliser un travail administratif d'enregistrement du mouvement journalier des malades qu'il doit faire parvenir, au début de chaque trimestre, au secrétaire de la Commission administrative[562].

Un autre aspect du travail des aumôniers, pourtant davantage en rapport avec leur ministère religieux, est lui aussi quasiment administratif car il a pour objet d'honorer les engagements de l'administration de l'établissement à l'égard de ses bienfaiteurs. Le chapelain est ainsi *« tenu de l'acquit des messes, services et*

---

[561] Cf. *Règlement de 1847 de l'établissement hospitalier de Meaux*, A.D. Seine et Marne, 1x305, et *Registres des délibérations de la Commission administrative de l'hôpital-hospice de Grenoble, séances des 10 mars, 13 mars et 3 avril 1888*, R.D.CHR., 1885-1888.

[562] *Règlement de 1827 de l'hôpital de Meaux*, A.D. Seine et Marne, 1x305.

obits[563] *anciennement fondés »*. Le règlement de 1847 prévoit toujours *« l'exécution par l'aumônier et le sous-aumônier des fondations religieuses dont l'administration se trouve chargée »*. Les administrateurs indiquent en 1827 que le nombre des offices religieux a récemment été réduit grâce à une ordonnance épiscopale[564], car ils étaient *« si nombreux que l'hospice ne pouvait pas remplir entièrement les instructions des donateurs »*[565]. Les administrateurs notent en 1850 qu'il n'y a plus que 600 messes à dire par an mais jugent que l'emploi d'un sous-aumônier, contesté par l'inspecteur général, reste encore pleinement justifié par l'importance du service religieux[566].

Seul le troisième aspect de leur travail, *« l'instruction aux enfants, la consolation aux vieillards, les secours spirituels à tous et particulièrement aux malades »*[567] leur permet de rencontrer des personnes hospitalisées. L'aumônier est responsable de l'instruction religieuse donnée aux enfants deux fois par semaine et pendant une demie heure, à partir de l'âge de sept ans et jusqu'à l'âge de leur première communion, à 12 ans. Il les interroge sur le catéchisme. Les enfants protestants peuvent recevoir une instruction d'un pasteur, une fois par semaine, en dehors de la présence des autres enfants. Un changement de religion est toutefois possible pour toutes les personnes admises à l'hospice, mais le règlement de 1847 prévoit qu'une *abjuration* doit se faire en présence de deux membres de la Commission administrative. Les parents des enfants mineurs doivent être préalablement consultés[568].

Les échanges que les aumôniers peuvent avoir avec les hospitalisés n'étant qu'exceptionnellement consigné par écrit reste difficile à appréhender. Ces échanges semblent cependant relativement réduits à la veille de la séparation des Églises et de l'État, car en 1905, nous le verrons plus loin, un aumônier se plaint à Grenoble de n'être *« plus qu'un croque-mort qui fait les enterrements »*[569]. Leur contenu est d'autre part contrôlé par la Commission administrative lorsqu'il est public (mais le *secret de la confession* (tout comme, du reste, pour les médecins, le *secret médical*) n'est jamais remis en cause malgré le statut d'employé dévolu à l'aumônier du fait du concordat). Un blâme est infligé en 1905 à cet aumônier grenoblois qui *« dans un prêche fait dans*

---

563 Les *obits* sont les services religieux au bénéfice de l'âme d'un bienfaiteur défunt.

564 Il s'agit de l'*ordonnance épiscopale* du 16 novembre 1823.

565 *Rapport de l'Inspecteur Général du Ministère de l'Intérieur* et *Réponse des Administrateurs des Hospices de Meaux, inspection de 1850*, A.D. Seine et Marne, 1X310.

566 *Réponse des administrateurs des hospices de Meaux au rapport de l'Inspecteur Général du Ministère de l'Intérieur, inspection de 1850*, A.D. Seine et Marne, 1X310.

567 *Règlement de 1847* de l'hôpital de Meaux, A.D. Seine et Marne, 1x305.

568 *Ibid.*

569 Cf. *supra*, page 248.

l'établissement, a pris la liberté de critiquer l'administration municipale et une partie du personnel hospitalier ».

Contestation de la présence de l'aumônier catholique de l'hospice de Grenoble à la suite d'incidents survenus en 1905

L'aumônier catholique de l'hospice de Grenoble se trouve dans l'obligation de démissionner en 1905, à la demande de la Commission administrative, car il s'est montré incapable d'assurer ses fonctions avec la réserve et le tact requis au moment où le débat sur la séparation des Églises et de l'État déchaînait les passions à l'intérieur comme à l'extérieur de l'établissement hospitalier.

Trois mois après avoir reçu le blâme qui sanctionnait les critiques formulées dans un prêche, cet aumônier est accusé par le concierge d'avoir baptisé contre son gré son enfant malade.

Le texte du compte rendu de la séance de la Commission administrative où cette question fut débattue, intégralement retranscrit ci-dessous, montre également la façon dont les administrateurs peuvent régler des litiges au sein établissement hospitalier : Le 2 août 1905 les administrateurs se réunissent en séance extraordinaire *« à la suite d'une plainte déposée entre les mains de* M. *l'économe de l'asile des vieillards contre* Monsieur *l'aumônier »*, par le concierge de cet établissement, *« au sujet des paroles injurieuses et grossières qui lui auraient été adressées »*. Le rapport de l'économe est lu à l'aumônier par le secrétaire général :

« Le concierge de l'Établissement est venu hier soir à 9 heures me porter la plainte suivante :

- Me trouvant ce soir à sept heures et demie, par hasard au pavillon des épidémies où j'étais allé prendre des nouvelles de mon enfant, j'ai constaté que sans m'en prévenir, ni prévenir ma femme, Monsieur l'aumônier a tenté de baptiser mon enfant, sous le prétexte mensonger que son état était plus grave. Ayant protesté contre ces agissements et lui faisant remarquer ce que sa conduite avait d'incorrect, au lieu de s'excuser, il m'a répondu « allez-vous faire foutre ! »

Monsieur l'aumônier que j'ai fait appeler ce matin, interrogé à ce sujet, m'a répondu :

- J'étais de bonne foi en allant aux épidémies pour baptiser l'enfant de cet imbécile de concierge dont la tête ne me plaît pas, la religieuse m'ayant fait appeler. Furieux de me trouver en présence d'un homme qui d'un ton arrogant, m'a demandé ce que j'allais faire, j'ai répondu : « Oh ! je m'en fous, je ne veux pas le faire baptiser malgré vous votre petit ! ».

Lui ayant fait remarquer que toutes les idées me semblent respectables, il m'a répondu :

« Ne pas faire baptiser son enfant n'est pas une idée, c'est une lâcheté. J'aurais voulu que cet enfant meure et j'aurais refusé d'assister à son enterrement ».

Monsieur l'aumônier c'est ensuite répandu en diatribes contre le concierge qu'il a appelé un « déraciné d'Allemont[570] *».*

Je lui ai ensuite fait observer qu'au lieu de se fâcher, il aurait dû expliquer le motif de sa conduite. Monsieur l'aumônier m'a alors quitté sur ces mots :

« Lui expliquer quoi ? Je n'avais rien à lui expliquer à cet imbécile ! »

La religieuse chargée du service des épidémies a été appelée, et voici le résultat de notre entretien :

- Madame, dans quelles conditions et pourquoi a-t-on voulu baptiser l'enfant du concierge sans le prévenir ?

- Monsieur l'économe, j'ai vu cet enfant assez malade. J'ai demandé à la mère s'il était baptisé. Elle m'a répondu : « Non mais Monsieur l'aumônier n'a pas ce qu'il faut ». « C'est vrai, ai-je expliqué, mais on pourrait donner de l'eau à votre enfant, cela ne l'empêcherait pas de le faire baptiser plus tard ». À cela, elle m'a répondu « Oui ». J'en ai immédiatement avisé sœur Béatrix qui a prévenu l'aumônier.

- Le concierge prétend cependant que sa femme n'a pas demandé à ce qu'on donne de l'eau à son enfant ?

- Monsieur l'économe, je vous assure que tout s'est passé ainsi que je viens de vous le dire.

Mise en présence de la femme du concierge, cette dernière fait la déclaration suivante :

« La première partie de la déposition de la sœur est exacte, mais quand elle m'a proposé de faire ondoyer mon enfant, j'ai baissé la tête, mais je n'ai pas répondu. J'ai été très étonnée quand j'ai vu arriver Monsieur l'aumônier ».

Les propos tenus par la religieuse et par la femme du concierge ne sont pas commentés par l'administrateur qui préside la séance de la Commission administrative. Cet administrateur qui remplace, ce jour-là, le vice-président, se montre uniquement préoccupé par la nature des propos tenus par l'aumônier :

Monsieur le président : *- Monsieur l'aumônier, vous venez d'entendre la lecture du rapport de Monsieur l'économe de l'Asile. Je vous prie de nous faire connaître si, en réalité, vous avez tenu le langage indiqué ?*

Monsieur l'aumônier : *- Je reconnais avoir en effet tenu au concierge les propos que j'ai répétés à Monsieur l'économe. En ce qui concerne ce que j'ai pu dire à Monsieur l'économe, je pensais avoir avec lui un entretien particulier et je ne pensais pas que cela*

---

[570] Petit village de montagne situé dans le massif de l'Oisans, 50 km à l'est de Grenoble.

vous fût répété. Que voulez-vous, j'étais de mauvaise humeur, énervé par la pression anti-religieuse qui depuis quelques temps se manifeste dans l'asile. Je ne suis plus qu'un croque-mort qui fait les enterrements.

Monsieur le président : *- De quoi s'agit-il ? Avez-vous des faits à nous signaler ?*

Monsieur l'aumônier : *- Je n'en ai aucun présent à la mémoire mais c'est un état d'esprit que je constate.*

Monsieur le président : *- Vous savez très bien que nous entendons assurer dans les établissements hospitaliers le respect de la liberté de conscience et que dès qu'un fait nous est signalé nous ouvrons immédiatement une enquête. D'ailleurs, à la date du 27 mai dernier, la Commission administrative, par l'organe de son vice-président, vous adressait un blâme pour avoir, dans un lieu public, à la chapelle, critiqué l'administration municipale et une partie du personnel hospitalier et elle vous invitait à ne plus recommencer. La commission espérait bien qu'à l'avenir vous vous abstiendriez de tout écart de langage ; écarts absolument déplacés et d'autant plus regrettables que leur auteur occupe une situation telle que la vôtre ; son espoir a été déçu.*

Monsieur l'aumônier : *- Je répète que je croyais avoir une simple conversation avec Monsieur l'économe, et je n'aurais certainement pas tenu ces propos devant l'administration. Enfin, la chose est arrivée ; que me reste-t-il à faire ? Faut-il me retirer ? J'en avais du reste l'intention.*

Monsieur le président : *- Je crois, à mon avis, que ce serait la meilleure des solutions, vous devez comprendre qu'après de pareils faits, votre situation à l'Asile devient très difficile.*

Monsieur l'aumônier : *- En effet, Monsieur le président. Et bien ! c'est entendu, je partirai, mais je vous demande un certain délai pour en conférer avec Monseigneur.*

Monsieur le président : *- La Commission administrative prend acte de votre réponse ».*

Au-delà de l'anecdote relatée par le compte rendu de cette séance extraordinaire de la Commission administrative du 2 août 1905, la démission de l'aumônier doit être replacée dans le contexte du débat déjà commencé à la Chambre des députés sur la loi de séparation des Églises et de l'État car, de la même façon que l'*ordre moral* avait été remplacé par une idéologie prônant la laïcisation des écoles, au temps de Jules Ferry, aux élections législatives de 1902 les républicains modérés et *opportunistes* peu combatifs sur ce terrain de la laïcisation ont été remplacés par le *bloc des gauches* beaucoup plus intransigeant sur cette question du « *respect de la liberté de conscience* ». Le débat est exacerbé par l'affaire Dreyfus qui divise profondément les Français. À Grenoble, les congréganistes dont la présence est contestée depuis une dizaine d'année par le Conseil municipal, viennent de prendre la décision de quitter l'établissement hospitalier. Même s'il s'agit d'événements ayant un caractère local, moins spectaculaires que l'expulsion des chartreux de leur monastère préalpin, voisin de Grenoble, deux ans auparavant, ils attestent de l'influence sur les comportements de l'idéologie (l'aumônier parle d' *« état d'esprit »*) véhiculée par le courant politique alors majoritaire et par le phénomène, qui s'inscrit dans une beaucoup plus longue durée, d'une sécularisation progressive de la société française.

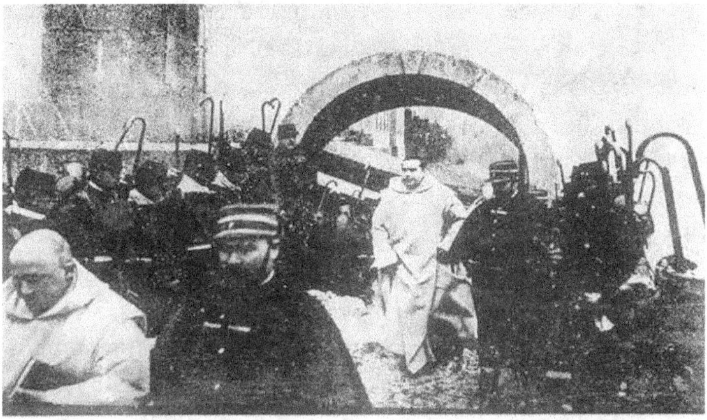

Expulsion des Chartreux le 29 avril 1903

Carte postale © Editions Grenoble-Photo-Hall

Les Chartreux, qui échappèrent en 1880 aux premières expulsions des congrégations non autorisées, avaient déposé une demande d'autorisation dans le cadre des mesures prévues pour les congrégations par la loi du 1901 sur les associations. Malgré l'ancienneté de leur congrégation et de son implantation dans le massif de la Chartreuse (en 1084), cette autorisation leur fut refusée par un vote de la chambre des députés le 26 mars 1903. Les moines furent expulsés le 29 avril 1903. Ils se réfugièrent dans le monastère de Farneta en Italie, et ne réintégrèrent le monastère de la *Grande Chartreuse* qu'en 1940, sous le régime de Vichy.

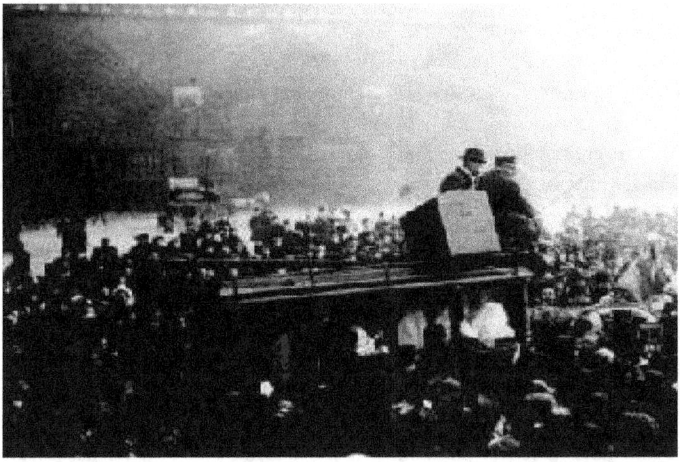

Départ des Augustines de l'Hôtel-Dieu de Paris le 15 janvier 1908

Photo recadrée, collection particulière 15-05-1908

Les différentes catégories du personnel *non médical* employé auprès des malades et des indigents

Plusieurs catégories d'employés travaillent dans les salles d'hospitalisation : des hommes et des femmes laïques[571] non diplômés, appelé *servants*, *domestiques* ou *infirmiers* ; des congréganistes[572], jusqu'à 1882 à Meaux et 1905 à Grenoble, appelées *infirmières* ou *adjointes* ; des *infirmiers et des infirmières diplômés*, à Grenoble, à partir de 1903. Les termes d'*infirmiers* et d'*infirmières* désignent donc des catégories différentes d'employés. Ils sont très souvent synonymes de *domestiques* ou *servants* et *servantes* laïques non diplômés mais désignent également les congréganistes qui ne sont pas directrices de salles. À Grenoble, à partir de 1903, ces termes d' *infirmiers* et d' *infirmières* ne désignent plus que le personnel diplômé de l'école *« d'infirmières »*. Les responsables directs de ce personnel sont des femmes, congréganistes ou laïques, fréquemment désignées par le terme de *« directrices »*, ou parfois par celui de *« surveillantes »*. La supérieure de la communauté des sœurs occupe le plus souvent une fonction de *surveillante générale*, responsable de l'ensemble du personnel des salles, mais semble également parfois avoir un rôle plus effacé et moins nettement défini par les administrateurs. À Grenoble, après le départ des congréganistes, la surveillance générale de l'établissement n'est pas assurée par un infirmier mais par un employé spécialement recruté pour faire régner l'ordre et la discipline dans les salles d'hospitalisation.

---

[571] Comme indiqué au début de ce livre, note 5, page 12, le terme de *« laïque »* désigne ici les personnes qui n'appartiennent pas à une communauté ou à une congrégation religieuse.

[572] J'utilise le plus souvent dans les pages qui suivent le terme de *congréganiste* pour désigner le personnel appartenant à une communauté religieuse. Ce terme, ainsi que ceux de *sœurs* ou de *religieuses* sont indifféremment utilisés dans les textes étudiés. Claude Langlois appelle *sœurs* ou *congréganistes* les femmes qui vivent *« dans les congrégations à supérieure générale »* et réserve le nom de *religieuses*, comme le fait le droit Canon au XIXe siècle, aux femmes vivant dans des communautés indépendantes : Carmélites, Ursulines, Bénédictines ou Augustines. Cf. *Le catholicisme au féminin, les congrégations françaises à supérieure générale au XIXe siècle*, Paris, Cerf, 1884, page 16.

Dans un ouvrage écrit en 1901, Anna Hamilton fait le choix d'utiliser le terme de congréganiste pour ne pas *« faire des sentiments religieux une prérogative de ces sortes d'associations »*. Pour ce médecin, *« il y a des religieux et des religieuses partout, dans les congrégations comme ailleurs, animés de ces beaux sentiments de dévouement et de pitié, de courage et de persévérance qui puisent leur force dans cet immense amour de Dieu et du prochain dont le grand Vincent de Paul nous a donné un si bel exemple ! »*. Cf. *Les gardes malades*, éd. Vigot, Paris 1901. (Texte reproduit dans la revue *Soins*, T.22 n°23, 5 déc. 1977).

En 1827, à Meaux, les *dames* ou *sœurs* sont recrutées par l'administration hospitalière après avoir travaillé à l'hôpital ou à l'hospice comme *postulantes* puis comme *novices*. Les postulantes et les novices sont *« logées, nourries, chauffées, éclairées et blanchies »* mais elles ne reçoivent qu'un traitement égal au quart (pour les postulantes) ou à la moitié (pour les novices) de la rémunération allouée aux *dames hospitalières*. Les administrateurs, dans le règlement qu'ils rédigent en 1827, insistent sur le rôle de l'administration de l'établissement hospitalier dans ce recrutement comme s'ils craignaient qu'il échappe à son contrôle ou qu'il soit utile d'affirmer leur ascendant sur la supérieure de la communauté à laquelle, nous allons le voir, ce même règlement donne beaucoup de responsabilités. Les administrateurs jugent ainsi nécessaire de préciser à plusieurs reprises que le *« consentement »* de l'administration est indispensable pour recruter une *postulante*, pour lui donner par la suite le voile blanc des *novices* et pour lui permettre de prendre le voile noir des *dames hospitalières*, après au moins six mois de noviciat, nécessaires pour s'assurer de son *« zèle »*, de son *« aptitude »* et de son *« état de santé »*. (Ce qui ressemble un peu, toute proportion gardée, à l'actuel statut de *stagiaire*, avant une *titularisation* dans la *fonction publique hospitalière* mais qui reproduit aussi le mode de recrutements habituel des ordres religieux). Une fois leur recrutement effectué les sœurs hospitalières semblent bénéficier d'une certaine autonomie dans l'organisation de leur vie communautaire car elles choisissent elles-mêmes leur supérieure.

Ce recrutement n'est plus effectué par l'administration hospitalière après qu'une convention ait été signée, en 1847, entre les administrateurs de l'hôpital et de l'hospice de Meaux et la congrégation (à supérieure générale) des Sœurs de Saint Vincent-de-Paul[573]. Une convention est également signée à Grenoble, dès 1812, entre l'administration hospitalière et la congrégation (également à supérieure générale) de Saint Thomas de Villeneuve : les congréganistes ne sont pas issues d'un recrutement local contrôlé par la Commission administrative, mais elles sont affectées à l'hôpital-hospice par la supérieure générale de leur congrégation.

Il ne sera pas question ici du personnel employé dans les services généraux (lingerie, cuisine) constitué par des catégories d'employés semblables à celles des salles d'hospitalisation mais qui ne sont pas directement en relation avec les personnes hospitalisées.

---

[573] Cette importante Congrégation à Supérieure Générale est préférée par les administrateurs à *la Communauté des Augustines de l'hôtel-Dieu de Meaux* (cf., *infra*, p. 15, et note 10).

La surveillance générale du personnel et des personnes hospitalisées

À Meaux en 1827 la supérieure de la communauté des religieuses effectue, comme l'aumônier, un travail administratif. À cette date, elle est employée en qualité d'économe. C'est à ce titre qu'elle « *veille à l'exécution des règlements qui ont rapport à l'intérieur, rend compte de ce qui peut subvenir d'extraordinaire, et propose les changements et les améliorations qu'elle croit utile au bien du service* ». La supérieure est également « *responsable de tout le mobilier de l'hospice ainsi que des denrées et matières qui s'y trouvent* », mais comme s'ils craignaient qu'elle utilise ces prérogatives à des fins personnelles, les administrateurs notent que la supérieure « *ne peut prendre chez elle aucun objet mobilier sans y avoir été autorisée par un membre de la Commission, toute livraison faite contrairement à cette disposition restant à sa charge* ». Elle ordonne et comptabilise « *les menues dépenses journalières de l'hospice* » et en communique aux administrateurs à la fin de chaque mois les états détaillés, certifiés par elle, qui sont « *divisés en autant de titres que peut l'exiger les classifications du budget afin*, précisent les administrateurs, *qu'une dépense faite pour la buanderie ne soit pas confondue avec telle autre faite pour la cuisine, ou qui aurait rapport au mobilier* ». Elle communique au chapelain, qui effectue lui aussi un travail administratif, et au secrétaire de l'administration « *les renseignements nécessaires à la tenue exacte des états de mouvement* » des personnes hospitalisées. C'est en cette qualité d'économe, précise le règlement intérieur, qu'elle « *a sous ses ordres tous les employés et gens de service* ». Elle donne au portier des consignes relatives à la conservation des denrées et du mobilier, ainsi qu'à « *l'ordre et à la tranquillité de l'hospice* », elle peut renvoyer tous les employés, remplacer elle-même les femmes, et demander aux administrateurs de remplacer les employés de sexe masculin qu'elle a eu à renvoyer. Cette *supérieure-économe* n'est, elle-même pas recrutée par la Commission administrative, mais « *choisie* » par les *dames hospitalières* qui travaillent au sein de l'établissement, les administrateurs abandonnant ainsi entre les mains de personnes qu'ils ne recrutent pas eux-mêmes, et qui n'ont pas, a priori, été formées à ce travail de gestionnaire, la majeure partie de la gestion quotidienne de l'hôpital et de l'hospice.

Quelles hypothèses peut-on formuler pour tenter d'expliquer cette étonnante situation ? Première hypothèse, la charge réelle de ce travail est faible et une personne dotée d'un minimum d'instruction peut aisément en venir à bout tout en ayant le temps de vaquer à des tâches plus *spirituelles*. Deuxième hypothèse, l'établissement hospitalier relève encore largement du domaine de la charité chrétienne et de l'Église, ce qui se traduit, dans le quotidien de son fonctionnement, par une absence de séparation entre les domaines temporels et spirituels, et leur prise en charge globale par une personne investie d'une importante autorité morale. Les administrateurs se déchargeraient ainsi, et à moindre frais, de la gestion du quotidien pour ne s'intéresser qu'à de la gestion à moyen terme et à long terme du patrimoine de l'hôpital et de l'hospice. Cette situation n'a cependant rien d'exceptionnel. S. Borsa et C.-R. Michel remarquent que *« les administrations hospitalières se déchargent volontiers sur les sœurs de l'ensemble des problèmes de gestion »* et que *« dans de nombreux hôpitaux, la supérieure devient la directrice économe »*. Une circulaire ministérielle du 26 septembre 1839, sous la Monarchie de Juillet (moins favorable à l'Église catholiques que les autres régimes politiques du XIXe siècle, à l'exception de la Troisième République à partir de 1877) précise cependant, comme s'il s'agissait de ne pas laisser les sœurs prendre trop d'ascendant sur l'administration des hôpitaux, que *« la sœur hospitalière doit prodiguer des soins et gérer le quotidien sans empiéter toutefois sur les compétences de l'économe »*[574].

Jusqu'au départ des congréganistes, à Meaux comme à Grenoble, la supérieure de la communauté religieuse apparaît pratiquement toujours responsable de la surveillance générale des hommes et des femmes qui travaillent dans les salles d'hospitalisation ou dans les services généraux. Elle partage parfois cette responsabilité avec l'économe ou un autre employé administratif. Elle joue un rôle très important dans l'organisation de la vie des indigents non malades car elle contrôle l'organisation de leur emploi du temps, décide des jours et des heures de leur travail, de leur promenade dans les préaux, et signe leurs bulletins de permission de sortie.

Les administrateurs de l'hôpital-hospice de Grenoble signalent en 1880, que la supérieure *« dirige intelligemment »* le travail des membres de la communauté des sœurs, ce qui lui donne implicitement une fonction de surveillante générale, puisque les directrices des salles et des services généraux sont encore toutes des congréganistes. On peut se demander si la supérieure assure toujours ce rôle quelques années plus tard car en 1886 l'inspecteur général note que les servants ne font pas toujours convenablement le travail qui leur incombe parce qu'ils ne sont pas assez surveillés. Le rapport d'inspection indique que la surveillance de ces employés pourrait être réalisée par trois personnes : l'économe, le secrétaire général ou la supérieure des congréganistes. Si l'on en croit l'inspecteur, la supérieure des congréganistes *« reste confinée dans son appartement, tandis qu'elle pourrait, sans violer le respect dû à la liberté de conscience, s'occuper davantage de la surveillance générale »*, tandis que l'économe *« ne peut suffire à ses multiples occupations »* et que le secrétaire général *« très occupé dans son cabinet, compte sur Madame la supérieure qui sans doute, compte sur lui »*[575]. (Il n'est pas certain que ces

---

574 Borsa (S.) et Michel (C.-R.) *La vie quotidienne des hôpitaux en France au XIXe siècle*, Paris, Hachette, 1985 ; pages 164 et 165.

575 *Rapport de l'inspection de 1886*, A.M.G., Q3, 1.

propos, même en ce début de Troisième République, reflètent un certain anticléricalisme car le *secrétaire général*, - fonction qui évoluera par la suite pour devenir celle de *directeur* – est ici tout autant critiqué que la *supérieure* par l'inspecteur). Moins d'un an plus tard, en janvier 1887, le refus des administrateurs de créer à l'hôpital-hospice de Grenoble un emploi d'« *infirmier chef* » ou de « *surveillant général* » chargé de diriger le personnel servant homme montre que le renforcement de cette surveillance générale ne leur apparaît pas indispensable car pour eux « *la dépense qu'occasionnerait ce sous-employé*[576] *ne serait pas en rapport avec les services qu'il pourrait rendre* »[577].

Au mois de juin 1906, six mois après le départ des congréganistes, un employé nommé chef du service de désinfection est également chargé de la « *surveillance générale de l'établissement* ». Les registres des délibérations de la Commission administrative indiquent que cet employé démissionnaire en 1912 est remplacé par un *surveillant général* qui n'occupe plus que cette seule fonction, ce qui peut laisser croire qu'elle est devenue plus importante pour les administrateurs.

Les *directrices* surveillantes des salles d'hospitalisation

Cette fonction était également exercée par des hommes, au siècle précédent, dans les services hommes où n'étaient employé que des hommes. En 1780 Jean-Baptiste Pussin est ainsi nommé « *gouverneur* »[578] dans le quartier des aliénés de la « *maison* » de l'hôpital-général qui reçoit les hommes, à Bicêtre ; *gouverneur* est alors simplement le masculin de « *gouvernante* », responsable du personnel *servant* ou *secondaire* employé dans un *service*, hospitalier ou domestique. Les *directrices* ou *surveillantes* congréganistes ou laïques occupent au XIXe siècle une fonction similaire de surveillance dans les services hospitaliers. Sous le Concordat, lorsque la gestion du personnel hospitalier est confiée à des congrégations religieuses, cette fonction est le plus souvent occupée par une congréganiste. Cela permet d'éviter que d'autres religieuses, qui occupent des fonctions d'infirmières adjointes, soient dirigées par une *directrice* laïque. À Grenoble, une

---

[576] Les administrateurs utilisent ce terme d'*employé* pour désigner le personnel *subalterne* ou « *servant* » employé dans les services administratifs.

[577] *Registres des délibérations de la Commission administrative, séances du 18 janvier 1887*, R.D.CHR., 1885 - 1888.

[578] Pussin fut ensuite possiblement promu dans une fonction à connotation plus médicale d'officier de santé (ou même de docteur en médecine selon Richard Émile, *Histoire de l'hôpital de Bicêtre, 1250-1791*, Paris, 1889, p.112) avec le soutien de Pinel qui approuvait sa façon d'agir avec les aliénés.

directrice laïque est nommée en 1898 pour que soit respecté le testament d'un donateur, Élisée Chatin, qui avait demandé qu'aucune congréganiste ne soit employée dans le pavillon construit, grâce à son legs, à côté des récents bâtiments de l'hospice, à La Tronche. Les administrateurs ne précisent pas la profession antérieure de cette première directrice laïque, native du département, et âgée de 39 ans lors de sa prise de fonction. Ils indiquent par contre qu'elle *« sera nourrie, éclairée, chauffée et blanchie » et* qu'elle *« jouira en outre, d'un traitement annuel de quatre cent cinquante francs »*[579]. Le salaire versé à cette directrice laïque dont les services sont jugés *« très satisfaisants »* est augmenté *« à sa demande »* de 50 francs en 1900, et de 100 francs en 1901. Cette rémunération annuelle de 600 francs est trois fois plus importante que l'*« indemnité de vestiaire »* de 200 francs que perçoivent les directrices congréganistes.

En juillet 1905, deux ans après la création de l'école qui prépare au diplôme d'infirmier, et six mois avant le départ des congréganistes, six des quatorze directrices employées dans les salles d'hospitalisation sont *laïques*. Les huit autres sont des *congréganistes* qui dirigent le personnel de six services de l'hôpital, et de deux services de l'hospice de Grenoble. Les directrices laïques dirigent les deux salles de la maternité, la crèche, les salles d'aliénés et de malades vénériens. La plupart de ces services accueillent des catégories de malades dont les congréganistes ne souhaitent pas s'occuper, comme l'attestent les débats qui précèdent leur départ de l'Hôpital-hospice. La prise en charge d'unités de soins par des directrices laïques est devenue, juste avant le départ des congréganistes, une pratique bien établie. Elles sont logées sur place (comme le personnel qui travaille sous leur responsabilité). Ce logement est un avantage en nature qui permet une rémunération moins importante. Il est remplacé par une indemnité compensatrice dite *d' « externement »* en cas de logement à l'extérieur. Il permet aussi le cas échéant à l'administration hospitalière de conserver un personnel toujours présent sur place en cas de nécessité.

Dans le nouvel hôpital civil inauguré à Grenoble en 1913, les directrices disposent d'un téléphone qui leur donne la possibilité, si elles le jugent opportun, de joindre à leur domicile, *« à toute heure du jour ou de la nuit »* les médecins de la ville pour l'un de leur malade hospitalisé[580]. Ce titre de *directrice* ne leur confère cependant qu'une autorité strictement limitée au personnel servant et infirmier[581].

---

[579] *Registres des délibérations de la Commission administrative, séance du 4 mars 1898, R.D.CHR.*, 1896 - 1898.

[580] Cf. *infra*, page 116.

[581] Cf. *supra*, page 263.

Les servant(e)s et les infirmier(e)s « *laïques* » non diplômés

Le personnel *servant* ou *infirmier non diplômé* travaille sous la responsabilité d'un personnel infirmier congréganiste et/ou diplômé et des directrices des services de l'établissement hospitalier. Au moment du départ des congréganistes de l'hôpital-hospice de Grenoble, le personnel servant non diplômé est composé de 22 hommes (12 à l'hôpital et 10 à l'hospice) et de 38 femmes (16 à l'hôpital et 22 à l'hospice).

En 1866 les administrateurs de l'hôpital-hospice de Grenoble notent que « *presque tout le personnel peut être considéré autant comme servi que servant*[582] ». Ce personnel est alors en majeure partie recruté parmi les jeunes indigents hébergés à l'hospice « *auxquels l'établissement serait au cas d'accorder un secours s'il ne les utilisait pas, car beaucoup parmi eux ne pourraient gagner leur vie par leur travail* ». Pour les administrateurs, les employer comme servants « *c'est faire une œuvre de charité et d'économie et de plus, c'est faire une œuvre de préservation à l'égard des filles* »[583].

Les vieillards de l'hospice occupent également assez fréquemment, nous l'avons vu, des emplois de servants. Ils peuvent notamment être employés comme concierge : À Meaux le portier, qui fait partie du « *personnel servant* », peut être ponctuellement remplacé par un vieillard ; cela semble plus habituel à Grenoble où le compte rendu d'une séance de la Commission administrative signale, en 1900, le « *remplacement par un jeune employé du vieillard occupant les fonctions de concierge* »[584]. Les vieillards sont également employés comme veilleurs de nuit dans les salles d'hospitalisation[585].

Un échange de correspondance entre le préfet, le maire de Grenoble et les administrateurs de l'hôpital-hospice donne un exemple de recrutement d'un infirmier dans les dernières années du XIXe siècle et de la place du travail d'infirmier dans la hiérarchie des emplois : le candidat au poste d'infirmier est un homme sans emploi qui se déclare prêt à accepter tout travail lui permettant de subvenir à son existence. Le préfet qui a reçu la lettre de candidature la transmet au maire, président de la Commission administrative qui la fait parvenir aux administrateurs. La lettre de candidature est ainsi rédigée :

---

[582] Souligné dans le texte rédigé par les administrateurs de l'hôpital-hospice de Grenoble.

[583] Souligné dans le texte. *Réponse des administrateurs de l'hôpital-hospice de Grenoble au Rapport de l'inspection de 1866*, A.M.G., Q3, 1.

[584] *Registres des délibérations de la Commission administrative, séance du 6 avril 1900*, R.D.CHR., 1898 - 1900.

[585] Cf. *infra*, page 31 et suivantes.

« Grenoble le 16 novembre 1896,

« Monsieur le Préfet du département de l'Isère,

« Je viens auprès de vous adresser une demande me trouvant sans travail avec de faibles moyens d'existence et sans appui de personne, vous demander, Monsieur le Préfet, si cela était possible de me faire obtenir un emploi que vous voudrez bien me désigner tel que infirmier des Hôpitaux ou autre emploi pour pouvoir subvenir à mon existence par un travail quel qu'il soit. Me trouvant en bonne santé je ne demande que le travail que Monsieur le Préfet pourrait me faire obtenir. »

À la réception de cette lettre, le maire fait répondre à la personne à la recherche d'un emploi que seule la Commission administrative peut attribuer un poste d'infirmier à l'Hôpital-hospice, mais qu'il lui fait parvenir cette *demande « avec un avis très favorable »*. Le maire informe dans un même temps par courrier les administrateurs de cette candidature en leur demandant *« de l'examiner avec la plus grande bienveillance »*. Les administrateurs répondent au maire le 3 décembre qu'ils ont fait convoquer immédiatement le candidat afin de voir s'il était apte à remplir ces fonctions d'infirmier, mais que ce dernier ne s'étant pas présenté, sa demande n'a pu être examinée utilement[586]. Sans préjuger de la réponse qu'auraient pu donner les administrateurs, on peut constater qu'une telle candidature est jugée tout à fait acceptable par le maire, président de la Commission administrative.

Le rapporteur du Conseil municipal note en 1885 les difficultés du recrutement des *infirmiers* ou *servants* qui sont pour lui liées au manque de considération de la population grenobloise à leur égard. Le rapporteur réclame pour eux *« une tenue qui les obligerait à mieux se respecter et à se faire respecter »*. Deux ans plus tard les administrateurs décident que *« le personnel servant homme* des hôpitaux de Grenoble *sera pourvu d'une tenue uniforme, qui comprendra un veston de drap gris foncé et une casquette, et sur les extrémités du collet du veston seront brodés en laine rouge les initiales H.G. »*. Cette tenue, qui sera donnée tous les ans à chaque servant n'est pas à proprement parler une tenue de travail. La première année de sa délivrance elle n'est en effet portée que le dimanche, et pas forcément dans l'établissement car si elle est *« obligatoire »*, c'est parce que *« le personnel ne pourra, sous peine d'amende, sortir de l'établissement sans en être revêtu »*[587]. L'auteur d'une tribune libre publiée en 1913 par un journal grenoblois note avec humour que les infirmiers qu'il a rencontrés en visitant l'hôpital *« arborent sur leur casquette un H.C. assez reluisant »* mais qu'il a été *« étonné de voir tant de braves serviteurs Hors Concours »* avant que l'un d'eux lui *« explique que cela signifie*

---

[586] *Correspondance entre la mairie de Grenoble et la Commission administrative de l'hôpital-hospice*, A.M.G., Q3, 3.

[587] *Registres des délibérations de la Commission administrative, séance du 8 mars 1887*, R.D.CHR., 1885 - 1888.

simplement : Hôpital Civil »[588]. Bien que ces inscriptions H.G. ou H.C. témoignent de leur rattachement à l'hôpital, ces *serviteurs* ne semblent pas avoir profité autant que le corps médical de l'accroissement du prestige de l'institution hospitalière. On peut au passage noter que le souhait de voir un uniforme hospitalier renforcer le prestige de la personne qui le porte est également présent dans la circulaire ministérielle du 28 octobre 1902 demandant la création d'écoles d'infirmières ; son port au dehors est possible mais pas obligatoire : *« un uniforme simple et seyant sera donné aux élèves ; elles pourront le porter même dans leurs sorties. L'esprit professionnel y trouvera profit, et le port de cet uniforme, en inspirant l'estime, constituera une sauvegarde ».*

En 1905, le montant de la rétribution annuelle des infirmiers non diplômés est de 360 francs en moyenne alors que celui des diplômés qui sont comme eux nourris et logés sur place, varie de 400 à 600 francs[589]. Le règlement de l'établissement hospitalier de Meaux prévoit en 1847 la possibilité de donner aux *servants*, sur le rapport de la supérieure ou du médecin chef, des gratifications s'ajoutant à leur salaire. Ils s'exposent par contre à un renvoi immédiat s'ils acceptent de recevoir de l'argent des personnes hospitalisées, que ce soit *« à titre de dépôt ou de cadeau »*[590].

Les servants civils employés à l'hôpital militaire ne sont *« ni logés, ni nourris »*, mais leur salaire mensuel est plus élevé (60 francs par mois en 1880). Leur recrutement est jugé *« toujours fort difficile »* par les administrateurs et leur emploi est plus précaire que dans les services civils car il *« subit nécessairement des mutations perpétuelles par suite des variations constantes du nombre des malades »*. Ces servants sont ainsi embauchés ou congédiés en fonction du nombre d'hospitalisés. Il existe également, au sein de l'armée, un service de santé dont les soldats, dont l'emploi n'est pas soumis aux mêmes aléas, sont appelés d'*infirmier* ce qui ne veut pas dire pour autant que tous aient reçu une formation sanitaire.

Patrice Cugnetti note que depuis 1820 les servants bénéficient, comme tous les employés des administrations, de l'équivalent d'un régime de retraite lorsqu'ils cessent d'exercer leur activité professionnelle après *« trente années de service effectif dont dix ans minimum dans le service des hospices, le reste pouvant avoir été effectué dans une autre administration »*[591]. En 1874 à Grenoble, le montant du *« secours annuel »* octroyé à un ancien servant est de 150 francs, en guise de *retraite*, dans l'attente qu'il se détermine lorsqu'il le souhaitera, à *« entrer*

---

[588] Lettre d'un lecteur publié par *la Croix de l'Isère*, 1er octobre 1913.

[589] *Registres des délibérations du Conseil municipal, séance du 12 mai 1905*, A.M.G.

[590] *Règlement de 1847 de l'hôpital de Meaux*, articles 72, 73 et 117, A.D. S et M, 1x305.

[591] *Ordonnance du 6 septembre 1820* ; cf. Arch. Nat. F15 137, *dossier Isère,* cité par Patrice Cugnetti *L'hôpital de Grenoble...*, page 646, note 479.

à l'hospice comme pensionnaire à titre gratuit »[592]. Il n'est pas précisé si l'attribution de ce *secours* est faite en référence à la loi du 9 juin 1853 qui avait organisé un régime de pension par répartition pour les fonctionnaires gérés par l'Etat (ce qui ne sera le cas que progressivement, au XXe siècle, pour le personnel hospitalier[593]) et fixé le départ à la retraite[594] à 60 ans (ou à 55 ans en cas de travaux pénibles).

Le personnel infirmier congréganiste non diplômé

En 1850, les *dames* ou *sœurs* hospitalières sont chargées, à Meaux, du *« service intérieur »* sous l'autorité de la Commission administrative. Elles travaillent sous le contrôle de la supérieure de leur communauté et sont chargées de la réalisation de tâches très variées qui vont des soins aux malades à l'éducation des enfants.

À Grenoble, les congréganistes qui ne sont pas des directrices de salles sont des *adjointes*, également appelées *infirmières*. Bien que leurs attributions soient très proches de celles des *servantes*, elles sont dispensées de certaines tâches qui incombent à ces dernières, notamment de certains soins corporels. Elles

---

592 *Registres des délibérations du Conseil municipal, 1874*, A.M.G. ; des dispositions similaires sont également mentionnées lors de la *séance de la Commission administrative du 24 juillet 1894*, *Registres des délibérations de la Commission administrative*, R.D.CHR., 1893 - 1896.

593 Cf. *loi du 21 décembre 1941* et *décret du 17 avril 1943*, *décret du 20 mai 1955* (et *livre IX du code de la santé publique*), loi du *13 juillet 1983* et *loi du 9 janvier 1986* précisant les dispositions propres à la Fonction Publique Hospitalière.

594 Ce terme de *retraite*, sous la Révolution française et le Premier Empire, a une connotation militaire. L'article premier du titre 1 de l'*arrêté du 8 floréal an II* (27 Avril 1794) indique que *la solde de retraite est la récompense de services militaires. Elle s'acquiert : 1° par ancienneté de service ; 2° par des blessures reçues en présence de l'ennemi, 3° par des infirmités provenant des blessures et des évènements de la guerre. Le mot 'solde de retraite', comme on le voit, a le même sens que le mot 'pension militaire'*. Cet arrêté est précisé par la *loi du 28 fructidor an 7* (15 septembre 1804) qui, dans son article 2 indique que *« la solde de retraite, étant la récompense des services rendus à la patrie, est personnelle et viagère »*. On peut noter, par exemple, que pour les *officiers de santé attachés au corps* des armées, *la durée du service pour la solde de retraite est de 30 ans effectifs*. Cf. notamment, *Mémorial de l'officier d'infanterie, livre 1er*, Paris 1813 : p. 486.
Quelques initiatives patronales (comme par exemple celle du patron de la fonderie Godin qui en 1880 souhaite *« assurer l'ouvrier et sa famille contre la misère »*) permirent la création au XIXe siècle de caisses de retraites d'entreprise avant que la charte de la mutualité n'accorde, en 1898, une entière liberté d'exercice aux sociétés de secours mutuels (très développées, nous l'avons vu, à Grenoble) qui sont désormais dispensées de l'agrément de l'administration de l'Etat. Il faut attendre ensuite le début du XXe siècle pour que la loi du sur l'*assistance aux vieillards, infirmes et incurables* ne leur accorde des secours en espèce et une hospitalisation gratuite et que la *loi du 5 avril 1910* créant les *retraites ouvrières et paysannes* ne tente, sans réel succès, de mettre en place un régime de retraite obligatoire pour tous les salariés.

constituent une catégorie d'employées distincte et ne sont classées parmi le personnel *« servants »* que par un conseiller municipal qui inspecte l'Hôpital-hospice en 1878 et dont l'ensemble du rapport, rédigé sur un mode polémique, est vivement contesté par les administrateurs. Les congréganistes qui travaillent à l'Hôpital-hospice de Grenoble sont par contre toutes assimilées à des *directrices* dans les décomptes du personnel joints aux comptes moraux et administratifs bien que certaines d'entre elles soient des infirmières *adjointes*. Les index des registres des délibérations de la Commission administrative classent toutes les congréganistes sous une même rubrique, alors que les autres membres du personnel sont répertoriés en fonction de l'emploi qu'ils occupent au sein de l'établissement. Un tel classement peut laisser supposer que leur statut commun de congréganiste est plus important aux yeux des administrateurs que leurs différentes fonctions dans les salles d'hospitalisation. Elles perçoivent toutes, à Meaux comme à Grenoble, un traitement annuel uniforme quelles que soient leurs fonctions. À Meaux leur salaire est de 200 francs par an en 1850[595]. À Grenoble ce salaire, appelé *indemnité de vestiaire* est porté de 170 à 200 francs par an en octobre 1898.

Le personnel infirmier diplômé

La circulaire du 28 octobre 1902 qui insiste sur *« l'obligation absolue »* de créer ces écoles, indique que l'infirmière diplômée se détache du *« bas de l'échelle »* où avant la création d'un diplôme les termes d'infirmier(e)s et de servant(e)s étaient confondus. Selon cette circulaire, *« En bas de l'échelle, et pour les gros ouvrages, l'on emploiera des serviteurs et des servantes »*. Pour les diplômés, *« les traitements devront être honorables ; (...) les exigences professionnelles étant supérieure, il est juste que la rémunération le soit aussi »*. La formation et le diplôme semblent donc, a priori, induire une élévation dans l' *« échelle »* sociale et des rémunérations. Mais s'il est d'une part incontestable que ce nouveau personnel n'est plus totalement en bas de la hiérarchie hospitalière, son image, dans l'opinion publique, ne sera modifiée que progressivement en devenant plus positive que celle que l'on avait du *servant* ou de la *servante* sans instruction, peut-être en partie à cause des images véhiculées notamment au temps de la première guerre mondiale.

Quant au terme d'infirmier, au masculin, il tardera à devenir l'équivalent féminin du terme d'infirmière dans sa signification actuelle et restera longtemps, dans les représentations mentales qu'il évoquera, rattaché, aux fonctions de brancardier ou d'ambulancier, peut-être en partie également à cause de ces mêmes images et du sens identique donné aux termes d'infirmier

---

595 *Réponse des administrateurs des hospices de Meaux au rapport de l'Inspecteur Général du Ministère de l'Intérieur, inspection de 1850*, A.D. Seine et Marne, 1X310.

et de brancardier. Le « *guide pratique de l'infirmière hospitalière et de l'infirmier brancardier* » en témoigne, paradoxalement, car réédité de 1911 à 1939 par l'*Union des femmes de France de la Croix Rouge Française*, il rassemble avec un apprentissage des mêmes soins d'urgence deux facettes d'une même profession, exercée par des hommes et des femmes, car « *pour que les blessés qui couvriront les champs de bataille ne périssent pas faute de soins, il faut former un personnel instruit, (breveté) et très nombreux d'infirmières et d'infirmiers qui, suivant les places qui leur seront assignées en temps de guerre puissent, sous la direction de médecins militaires et civils dévoués à cette tâche, les disputer à la mort et les guérir pour les rendre ensuite à leur famille et à la Patrie. Je dirais même qu'il est à désirer que chaque soldat sache arrêter une hémorragie et donner les premiers soins d'urgence* » même s'il n'est pas *infirmier brancardier breveté.* Les fonctions du brancardier et de l'infirmier sont distinctes dans le *Manuel de la Dame de Charité, du brancardier et de l'infirmier* » publié en 1870 par les « *sociétés de secours aux blessés* » qui contient des « *instructions pratiques* » pour les « *hommes de cœur qui se proposent de s'enrôler comme brancardiers ou infirmiers volontaires* ». Le brancardier « *va sur le champ de bataille* » pour « *porter secours aux blessés* » et les transporter au moyen de brancards jusqu'à l'ambulance (hôpital provisoire) après leur avoir prodigué des soins d'urgence : arrêter l'hémorragie par divers moyens détaillés dans le manuel, faire boire de l'eau… Alors que l'infirmier « *reste à l'ambulance pour donner assistance aux chirurgiens et préparer le matériel dont ses derniers auront besoin* », les dames de charité prodiguant ensuite leurs soins aux blessés et aux malades hospitalisés[596].

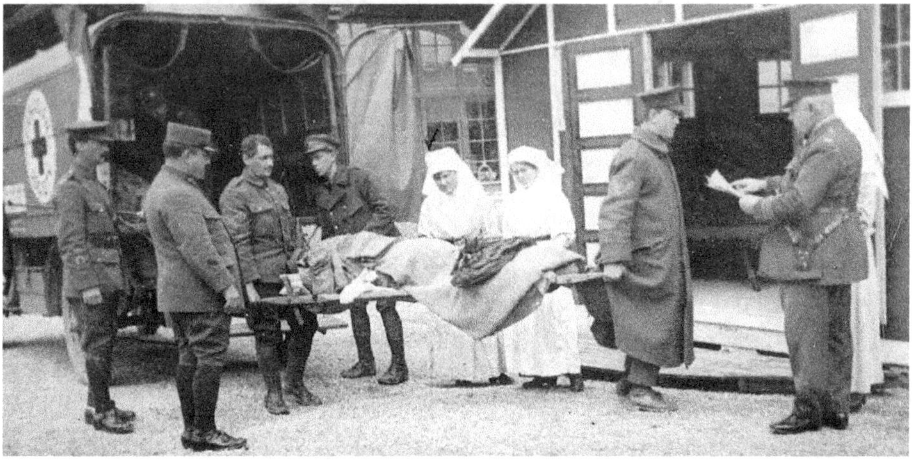

***Infirmiers brancardiers* et *infirmières hospitalières* devant une ambulance avec blessé au cours de la guerre de 1914-1918**

©Ici Radio Canada, « 14-18 La grande guerre des canadiens »

[596] Dr Chenu, *Manuel de la Dame de Charité, du brancardier et de l'infirmier », Sociétés de secours aux blessés*, Paris, éditions Hachette et G. Masson, 1870.

Bien que distinguée de l'ancienne servante, l'*infirmière diplômée* ou *breveté* reste dans un positionnement socioprofessionnel d'exécution de tâches prescrites par une *élite* médicale positionnée socioprofessionnellement très largement au-dessus d'elle. Pour se conformer au discours tenu à son sujet s'ajoute à ce positionnement dans l'exécutions de tâches la nécessité, d'intégrer dans son comportement les valeurs de *dévouement* et d'*abnégation* qui, dans la pensée collective caractérisent la religieuse dont elle est perçue comme étant l'héritière. Elle se retrouve également de ce fait, comme pour rendre évident cet héritage, affublée d'un costume qui reste pendant les premières décennies du XXe siècle, très proche de celui d'une religieuse[597]. Elle peut toutefois se prévaloir de compétences techniques qui sont reconnues par un diplôme, même si elles sont volontairement limitées par l'enseignement que leur donne les médecins dans les écoles d'infirmières afin de ne pas créer à nouveau de potentiels concurrents comme l'avaient été, au XIXe siècle, pour les docteurs en médecine, les *Officiers de Santé*[598].

Mais leur diplôme ou même le grade de surveillante ne les autorise pas à émettre un avis critique sur un acte réalisé par un membre du corps médical : en 1911, les administrateurs de l'hôpital hospice de Grenoble blâment le comportement d'une infirmière diplômée, qui plus est directrice de pavillon, qui ne se cantonne pas dans le rôle de facilitatrice de la pratique médicale et se positionnent clairement, par la même occasion en alliés inconditionnels des médecins. Une délibération de la Commission administrative de l'hôpital de Grenoble datant de 1911 fait ainsi état du règlement d'un conflit ayant opposé la directrice du pavillon des épidémies et un étudiant en médecine. Cette directrice infirmière est entendue par la Commission administrative à la suite d'une discussion sans doute un peu vive avec un externe, étudiant en médecine qui remplace un interne qui a obtenu un congé. Cette infirmière reconnaît, devant la Commission, avoir dit à l'externe *« en présence de deux servantes non étrangères au service »*, que ses tentatives de tubage[599] paraissaient faire souffrir un enfant. Dans cette situation précise, les préoccupations de l'infirmière diplômée apparaissent différentes de celles du futur médecin. Les propos qu'elle déclare avoir tenu à l'étudiant manifestent d'un intérêt pour la façon dont un malade peut ressentir la mise en œuvre d'un traitement médical, mais ne constituent pas une critique de l'intérêt de l'acte médical lui-même. Malgré les accusations de l'externe, elle nie en effet énergiquement avoir déclaré que les tentatives de tubage aggravaient la situation de l'enfant.

---

[597] Cf. *supra*, p.318.

[598] Cf. *infra*, p. 12, note 8.

[599] Un grand nombre d'actes techniques, tel ce probable *tubage* gastrique, fut d'abord réalisé par le corps médical avant d'être délégué sur prescription médicale au personnel infirmier.

Il est étonnant de constater qu'à aucun moment le point de vue de l'infirmière, pourtant formée à aider les médecins et habituée à leur travail, ne puisse être entendu. Ses propos qui montrent une approche différente de l'état du malade de celle des médecins n'ont visiblement pas été compris par l'étudiant en médecine qui les a, par contre, interprétés comme une remise en cause inacceptable de sa supposée compétence par une personne qui n'appartient pas au corps médical. La pratique médicale hospitalière qui apparaît ici exclusivement axée sur le traitement d'une maladie ne semble pas pouvoir s'ouvrir à une approche de la relation à la personne soignée différente de la sienne. Les administrateurs qui défendent le corps médical semblent réagir ici comme s'il existait pour eux un dogme d'infaillibilité médicale, alors que le bon sens commun pourrait au contraire aisément concevoir qu'un praticien novice ait pu commettre quelques erreurs d'appréciation ou de technique. Après avoir entendu un membre du personnel qui confirme pourtant les propos que la directrice prétend avoir tenu à l'étudiant externe, la Commission administrative juge utile de « *rappeler à nouveau que tout le personnel hospitalier doit assister les médecins ou leurs suppléants, mais qu'il doit rigoureusement s'abstenir de toute critique à l'égard des pratiques médicales, soit parce qu'il est radicalement incompétent pour les juger, soit parce que des appréciations risquées peuvent ébranler la confiance des malades et par conséquent nuire en quelque sorte à leur propre guérison* ». Cette dernière remarque témoigne, paradoxalement, des limites de la pratique médicale qui aurait besoin pour être perçue comme efficace de trouver chez les malades une confiance totale. Les administrateurs infligent un blâme à la directrice du pavillon des épidémies qui n'a pas tenu compte des recommandations qu'ils viennent de rappeler. Le groupe des médecins, étudiants externes inclus, bénéficie par contre du soutien inconditionnel des administrateurs ; par principe, d'abord, un membre du *personnel hospitalier*[600], n'étant pas autorisé à s'opposer à un futur médecin, malgré la crédible expertise du premier et la probable inexpérience de second ; par solidarité, peut-être aussi, entre membres de classes socialement proches ; ou, comme ils le déclarent, en tant que garants du « *fonctionnement du service médical* ». Les administrateurs concluent en effet leur délibération en s'associant aux sentiments exprimés au sujet de l'attitude de la directrice infirmière par « *le corps médico-chirurgical hospitalier* », car il est évident pour eux, que « *si des pratiques semblables venaient à se généraliser, il deviendrait vraiment impossible d'assurer le fonctionnement du service médical hospitalier* »[601].

---

[600] En 1903, la *Commission du Conseil de Surveillance de l'Assistance Publique de Paris* avait proposé de remplacer l'expression *Personnel secondaire* par *personnel hospitalier « pour mieux ménager les susceptibilités du personnel d'élite que l'on veut recruter »*. Cité par Véronique Leroux-Hugon, *Des saintes laïques... op. cit*, p.83.

[601] *Registres des délibérations de la Commission administrative*, R.D.CHR., 1911 - 1912.

L'émergence de nouvelles professions non médicales

L'hôpital qui favorise l'exercice de la nouvelle *« science »* médicale se doit, comme l'indique en 1913 le vice-président de la Commission administrative des hôpitaux de Grenoble, de mettre à la disposition du corps médical *« tous les moyens de diagnostic et de traitement appliqués à la science moderne »* grâce à la création de nombreux *« laboratoires »* de radiothérapie et radioscopie, d'électricité médicale, de mécanothérapie, de massage et hydrothérapie, d'analyses bactériologiques, histologiques, chimiques... *Les « hommes compétents »* placés à *« la tête de ces laboratoires »* exercent de nouvelles professions *paramédicales*. Ils n'empiètent pas sur les compétences médicales car ils ont pour seule mission d'apporter *« leur aide à nos médecins, dont le savoir et le dévouement sont éprouvés, mais qui n'ont pas tout le temps nécessaire pour exécuter tous les traitements prescrits et faire toutes les recherches nécessaires à l'établissement d'un diagnostic »*[602].

*****

Le personnel infirmier, même s'il contribue lui aussi à l'exécution d'une partie des prescriptions médicales, ne se voit pas, alors, confier des tâches aussi spécialisées. Son statut est donc, de fait, inférieur à celui de ces nouveaux professionnels malgré l'accroissement de ses compétences techniques consécutives aux récentes évolutions de la médecine hospitalière et à la formation dispensée par les médecins dans les *écoles d'infirmières* lorsqu'elles existent. Les rares allusions faites au personnel infirmier dans les articles de presse consacrés à Grenoble, en 1913, à l'inauguration du nouvel hôpital, ne signalent pas, juste avant la guerre de 1914-1918, une modification du statut socioprofessionnel de ce personnel ni un accroissement de ses compétences techniques.

---

[602] *Discours du Docteur Girard* lors de l'inauguration du nouvel hôpital civil, cité par *la République de l'Isère*, 15 septembre 1913.

Nature du travail réalisé

Le travail du personnel employé auprès des vieillards et des enfants de l'hospice

Les administrateurs de l'établissement hospitalier de Meaux estiment en 1850 que le personnel employé dans les salles de vieillards doit surtout faire de la surveillance, alors que chez les enfants, il doit réaliser à la fois la surveillance et l'instruction[603].

Les congréganistes veillent effectivement auprès des vieillards, avec l'aide des servants, au respect du règlement intérieur concernant le travail, les visites, les sorties ou l'interdiction d'introduire de la nourriture. Leurs plaintes au sujet de la conduite d'un vieillard peuvent entraîner, nous l'avons vu, des sanctions allant de la privation de vin à la privation de sortie ou au renvoi[604]. Elles sont chargées, avec l'aide les servants, des soins aux vieillards malades hospitalisés dans les infirmeries des salles de l'hospice. Les sœurs de Saint Vincent de Paul qui sont également chargées de faire la classe aux enfants leur donnent à l'hospice de Meaux, jusqu'à leur départ en 1882, une éducation à plus forte connotation religieuse que ne le font à Grenoble les sœurs de Saint Thomas de Villeneuve. Les congréganistes sont chargées de surveiller l'hygiène des mains des enfants qu'ils doivent laver avant et après chaque repas. Le reste de la toilette des enfants, nous l'avons vu, semble très succinct, si ce n'est leur conduite aux bains en été, par des servantes laïques[605]. Les enfants sont par contre conduits en promenade par deux congréganistes. À Meaux, les enfants font le matin une prière en commun avant de quitter le dortoir, et sont ensuite conduits à la messe sous la direction d'une sœur avant de se rendre au réfectoire où ils récitent, ensemble, la prière du « *Bénédicité* » avant chaque repas et celle de « *Grâce* », à la fin. La religieuse chargée de la classe choisit *« dans l'histoire de l'ancien et du nouveau Testament »* une lecture faite par l'un d'entre eux au cours du dîner et du souper. Le règlement de 1847 prévoit également le chant de cantiques au commencement et à la fin des cours. Comme chez les vieillards, la supérieure est responsable de l'organisation de l'emploi du temps de la journée. Elle conserve à Meaux, le livret de caisse d'épargne des enfants alors qu'à Grenoble ce livret est gardé par l'administrateur tuteur des enfants[606].

---

603 *Réponse des administrateurs des hospices de Meaux au rapport de l'Inspecteur Général du Ministère de l'Intérieur, inspection de 1850*, A.D. Seine et Marne, 1X310.

604 Cf. *infra*, page 54 et suivantes.

605 Cf. *infra*, page 129.

606 Cf. *infra*, page 39.

Le travail réalisé auprès des malades

Les différentes tâches effectuées

L'un des rôles essentiels du personnel employé dans les salles de malades est d'assurer « *la salubrité et la propreté* », même avant la révolution pastorienne. Cet objectif est très clairement défini dans le règlement de 1827 de l'hôpital de Meaux[607]. Les procédures définies par la Commission administrative doivent être respectées. Ainsi pour le nettoyage des sols, « *on évitera les balayages à grande eau. Ce mode est vicieux, il nuit aux bâtiments, répand une humidité mal saine et n'enlève pas toute la malpropreté : on emploiera de préférence un torchon mouillé ou de la sciure de bois, ou du grès pillé* »[608].

Les congréganistes sont chargées de diriger la pharmacie et le laboratoire, en respectant l'arrêté du 28 ventôse an 8 (19 mars 1800), d'exécuter les préparations officinales les plus simples et toutes les préparations magistrales. À Grenoble, deux religieuses sont exclusivement chargées de la pharmacie de l'hôpital-hospice. Le règlement de 1847 précise à Meaux qu'elles ne peuvent vendre ou distribuer des médicaments au dehors sans l'autorisation de la Commission administrative. Les sœurs sont présentes dans chaque salle de malades à partir de cinq heures ou de huit heures du matin jusqu'à 8 heures du soir et elles assurent à tour de rôle une veille. À Meaux comme à Grenoble, une sœur de veille est chargée d'effectuer plusieurs rondes générales au cours de la nuit. Les congréganistes sont responsables de la distribution aux malades de leur salle des vêtements, des aliments et des médicaments. Elles délèguent cependant une partie de ces tâches au personnel *infirmier* ou *servant*. Ce personnel exécute également sous leur contrôle d'autres actes qu'elles ne souhaitent pas réaliser elles-mêmes, notamment les soins d'hygiène corporelle (les servants sont même appelés « *baigneurs* » par l'un des articles du règlement de 1847 de l'hôpital de Meaux). Même s'il s'agit de la situation la plus répandue, cela n'est toutefois plus vrai partout à la fin du XIXe siècle : En 1890 « *les religieuses hospitalière de Lyon* qui, *ne sont point encore, faute d'instruction professionnelle spéciale, des auxiliaires aussi précieuses qu'on peut le désirer pour le chirurgien n'ont-elles pas fait un grand pas en soignant les femmes en couche, en pratiquant même les accouchements ; car 29 de ces religieuses sont actuellement pourvues du brevet de sage-femme de première classe et sont attachées au trois grand services d'accouchement de cette ville* »[609]. Dans les hôpitaux qui ne furent pas laïcisés à la fin du XIXe siècle ou au cours de la première décennie

---

[607] Cf. *infra*, page 119.

[608] *Règlement de 1827 de l'hôpital de Meaux*, A.D. Seine et Marne, 1x305.

[609] Napias, Henri, *l'Assistance publique dans le département de Sambre-et-Loire*, Paris, 1890, réédition. de 1893, p. 63.

du XXe siècle, dont le nombre est plus important que celui des hôpitaux laïcisés, les religieuses qui obtinrent de plus en plus fréquemment le diplôme d'infirmière effectuèrent progressivement, au XXe siècle, tous les soins relevant de leurs compétences d'infirmières. Celles qui continuèrent à exercer une fonction de directrice, comme du reste les directrices laïques, restèrent par contre plus éloignées des soins directs aux personnes. À la fin du XIXe siècle, des laïques occupent également nous l'avons vu, selon les vœux de certains fondateurs de pavillons hospitaliers, et même exclusivement en cas de laïcisation, cette fonction de directrice. Ces directrices, qu'elles soient congréganistes ou laïques sont chargées de surveiller les tâches réalisées par le personnel servant et de veiller à ce qu'il respecte le règlement, comme par exemple, l'interdiction de faire passer de l'eau de vie ou de la nourriture supplémentaire aux malades.

Avant la réfection des pansements ne soit confiée au personnel diplômé des écoles d'infirmières ce sont les médecins ou les chirurgiens qui font les pansements pendant la visite au cours de laquelle l'infirmière (ce mot est déjà noté au féminin) suit le médecin, le chirurgien ou l'interne, *« munie d'un panier ou vase en veillant scrupuleusement à ce qu'il ne tombe ni sur les lits, ni à terre aucun linge à panser, résidu de compresse ou charpie.* Ce panier ou vase étant *« emporté des salles aussitôt le pansement terminé »*[610].

Les appréciations de la qualité du travail fourni

Le point de vue des médecins et des administrateurs

Anna Hamilton considère, dans sa thèse de médecine que seules les femmes peuvent être aptes à prodiguer des soins aux malades et juge les hommes infirmiers à la fois grossiers, brutaux et *« naturellement inaptes à ces fonctions de garde-malades »* ; Elle indique qu'ils *« ont disparu partout où l'on s'est préoccupé d'assurer les bons soins aux malades, quels que soient leurs sexes »*[611]. À Grenoble, les avis émis par les médecins et les administrateurs sont très divers au sujet de la qualité du travail du personnel employé dans les salles d'hospitalisation.

Le **médecin en chef** des services de fiévreux rend hommage, en 1880, au travail du personnel de ce service. *« Un enfant de 16 ans,* écrit-il, *convalescent de la*

---

[610] *Règlement de 1827 de l'hôpital de Meaux*, A.D. Seine et Marne, 1x305

[611] Hamilton, Anna, *Considérations sur les infirmières des hôpitaux*, Thèse de médecine, Montpellier, 1900 ; pages 144-145.

fièvre typhoïde, est encore dans mon service après huit mois de maladie ; il marche avec des béquilles par suite des escarres profondes et nombreuses qui avaient envahi le sacrum et les articulations des hanches. Cet enfant a été l'objet des soins les plus attentifs de la part des sœurs et des infirmiers, mais il doit surtout la vie à un infirmier (...) qui l'a soigné avec un dévouement et une intelligence au-dessus de toute éloge, lavant et épongeant vingt fois par jour ce petit malheureux qui, pendant quatre mois, a tout fait sous lui et devenait ainsi un objet de dégoût ». Un autre médecin en chef, responsable du service de la crèche, indique-lui aussi en 1880 qu'il n'a qu'à se louer du personnel du service, notamment de l'infirmière principale dont il apprécie les *« bons et loyaux services »* et de la religieuse *« dont le dévouement et le zèle sont au-dessus de tout éloge »*[612].

Le **chirurgien en chef** du service des blessés qui n'a pas du personnel servant la même opinion que le médecin en chef, ne trouve *« assez bon serviteur »* qu'un seul des cinq *infirmiers* qui travaillent en 1880 chez les hommes blessés, et signale que les autres *« ont une tenue médiocre, s'enivrent trop fréquemment, et ne présentent pas les garanties qu'on est en droit d'attendre d'hommes à qui nous confions parfois la vie de nos malades »*. Pour ce chirurgien, *« il est impossible que des hommes recrutés au hasard, et dont la moyenne de séjour dans l'établissement est de quatre à cinq mois, puissent remplir convenablement les fonctions de garde malade »*. Il note que *« trois infirmiers bien choisis* (qui) *tiendraient à leur position, pourraient faire le service des hommes blessés, qui en occupe cinq actuellement »*. Les deniers de l'hôpital, indique le chirurgien *« ne souffriraient guère ou pas du tout de cette amélioration, et les malades y gagneraient considérablement en sûreté et en bons soins »*.

Le chirurgien en chef critique également, en 1880, l'emploi comme veilleurs de *« vieillards de l'hospice, impotents, manquant de la force physique nécessaire. Ils entrent dans les salles à huit heures du soir et en sortent dès l'aube, de telle sorte qu'ils ne voient jamais le chirurgien en chef, ne peuvent apprendre de lui les soins à donner, les précautions à prendre, de telle sorte qu'ils ne donnent pas directement au chef de service les renseignements dont ce dernier aurait besoin. Nous estimons,* conclut-il, *qu'il serait préférable d'avoir un infirmier de nuit jeune et vigoureux, qui commencerait son service à huit heures du soir et le quitterait après la visite du matin »*[613]. Il faut attendre 1900 pour que les administrateurs retirent le service des veilles aux vieillards qui n'avaient, jugent-ils alors, *« ni la résistance, ni la force physique, ni les compétences techniques nécessaires à l'emploi d'un pareil rôle »*. Ils notent que ce service a été confié à des hommes et à des femmes *« jeunes et valides, dont le recrutement se fait avec soin malgré une dépense supplémentaire de près de 5000 francs »*.

Les **administrateurs** notent en 1887 que l'épidémie de variole a touché une religieuse et six servants, entraînant deux décès et prouvant *« surabondamment*

---

[612] *Rapport sur le compte moral et administratif de 1880*, B.M.G., V 5351 (1881).
[613] *Ibid.* Cf. le chapitre consacré au travail à l'hospice, *infra*, page 31 et suivantes.

que tout le personnel hospitalier en général a fait courageusement son devoir ». Les administrateurs adressent à ce personnel, à l'occasion de la publication du compte moral et administratif, « *les félicitations qu'il a mérité pour le dévouement qu'il n'a cessé de montrer durant la période épidémique* ». Le chapitre consacré à ce personnel est toutefois un peu plus nuancé : « *Il est de tradition, paraît-il, qu'on doit leur donner des éloges à la fin de chaque année. Tous, à une seule exception près, les ont mérités d'après le compte moral de 1886 et le compte moral de 1887 les leur accorde également. Je reconnais, - et certes bien volontiers, - que les actes qui témoignent en leur faveur dépassent de beaucoup ceux qui leur vaudraient des observations et des réprimandes. Il y a d'ailleurs, dans quelques-uns de leurs écarts que vous connaissez bien des circonstances atténuantes. Ils sont en général moins rétribués qu'ils devraient l'être, moins récompensés de leurs peines qu'ils ne le mériteraient. D'un autre côté, les malades, les vieillards, les enfants sont souvent exigeants, capricieux, insupportables. Mais, assez fréquemment aussi, la discipline est oubliée, les règlements sont méconnus et cela sans motif plausible, par conséquent, sans excuse. Redoublons de vigilance administrative afin de prévenir les abus, si nous voulons nous épargner le désagrément de les punir* »[614].

Pour Anna Hamilton, en 1900, « *les congréganistes présentent des garanties de moralité* » mais « *souvent, un grossier infirmier est appelé à prendre part à des soins que seules la science et l'éducation peuvent faire accepter sans froissement, d'un homme par une femme honnête. Si ces circonstances ne nuisent pas directement au succès du traitement, il n'en est pas moins vrai que l'hôpital devient un lieu qui fait horreur ce qui pousse les malades à attendre souvent qu'il soit trop tard pour venir s'y faire soigner* »[615]. À la même date, à Grenoble, les administrateurs de l'hôpital - hospice louent sans aucune réserve « *le dévouement et la parfaite correction* » des religieuses, mais n'adressent ces mêmes éloges « *qu'à un certain nombre* » d'employés laïques. Ils constatent que « *malgré les efforts de la Commission administrative qui a doublé les appointements des infirmiers et des infirmières, et amélioré leur régime matériel, le personnel laïque n'est pas stable* ». La durée moyenne de l'emploi de ce personnel indifféremment appelé *infirmier*, *garde malade* ou *servant* est alors inférieure à six mois[616]. Pour eux, on ne s'improvise pas infirmier et ce rôle de « *garde malade est bien difficile à remplir car il faut joindre des qualités de cœur à la force physique et aux connaissances techniques* » que seule une longue expérience peut permettre de les acquérir. Ils décident, par une délibération du 22 septembre 1900, suite à la réception en 1899 d'une circulaire ministérielle le suggérant, d'organiser avec l'aide de la Ville et du Département une *école d'infirmiers*[617] qui leur permettrait de *stabiliser* le personnel laïque.

---

[614] *Rapport sur le compte moral et administratif de 1887*, B.M.G., V 5351 (1887).

[615] Hamilton, A., *Considérations...*, thèse pour le doctorat en Médecine, Montpellier, 1900, p.93.

[616] *Exposé de la Gestion des Hospices de fin 1890 à fin 1900*, B.M.G., V 6427.

[617] En utilisant encore, à cette date, le masculin.

Le point de vue des personnes hospitalisées

Le point de vue de quelques **hospitalisés** sur le travail réalisé à Grenoble par le personnel infirmier et congréganiste est connu en 1904 grâce au compte rendu d'une enquête réalisée à la suite d'une pétition de cinq malades et huit vieillards qui se plaignent en 1904 de leurs conditions d'existence à l'hôpital-hospice. Les administrateurs demandent aux pétitionnaires de préciser ce qu'ils pensent *« de la façon dont le service est fait par les infirmiers »*. Les malades ne formulent aucune remarque au sujet du travail réalisé par ce personnel. Quatre des cinq vieillards qui s'expriment sur cette question se déclarent satisfaits des infirmiers. L'un d'eux précise qu'ils sont très gentils, un autre qu'il n'a *« jamais vu un infirmier maltraiter un malade »*, mais les deux autres remarquent que par le passé, certains infirmiers *« laissaient à désirer »* ou se montraient *« grossiers et brutaux »*. Un seul vieillard trouve que *« quelques infirmiers sont rudes, surtout un qui a frappé sur les fesses un vieillard qui s'était sali dans son lit »*. Cet incident, déjà ancien lors de cette enquête, avait fait l'objet, en son temps, d'une plainte du vieillard concerné qui avait entraîné la convocation immédiate de l'infirmier devant l'économe. Ce dernier ayant niés les faits, l'incident n'avait pas donné lieu à une sanction disciplinaire. Le fait qu'il soit à nouveau évoqué ici traduit vraisemblablement le caractère exceptionnel de ce type d'incident. L'avis des pétitionnaires qui sont tous des hommes concerne le personnel masculin. À la date de cette enquête, une seule promotion est sortie de l'école, et les *infirmiers* ne sont pas tous diplômés.

Quelques employés, interrogés par les administrateurs pour donner leur avis sur le contenu de la pétition signée par les hospitalisés, ne formulent aucune remarque sur le travail réalisé par les *infirmiers*. Le concierge, anticlérical notoire, croit seulement utile de signaler aux administrateurs que deux *infirmiers* sont sortis le jour de Pâques en lui disant : *« nous allons faire nos Pâques ! »* alors qu'il a appris plus tard *« qu'ils étaient allés faire la noce »*.

La pétition qui avait été envoyée au maire en sa qualité de président du Conseil d'administration des hospices, voulait sans doute être aussi une contribution au débat sur la laïcisation de l'hôpital-hospice. Les hospitalisés s'y plaignaient en effet d'une part *« de la direction de l'établissement par les religieuses »*, formule quelque peu étrange, mais résultant vraisemblablement de leur fonction ou de leur titre de *directrices*, et d'autre part du non-respect de la *« liberté de conscience »*. Les pétitionnaires sont conviés par les administrateurs à préciser leur plainte *« en toute franchise »*.

Les critiques font référence à des faits touchant d'autres personnes que celles qui sont interrogées : des vieillards parlent ainsi des infirmiers qui *« vont à la chapelle pour être agréables aux sœurs »*. L'enquête est minutieuse, et un infirmier cité par l'un des vieillards pour avoir fait cette confidence est convoqué par les administrateurs, mais nie avoir tenu de tels propos. Deux autres hospitalisés affirment que les congréganistes ont des préférences pour ceux qui vont à la messe : elles changent les chaussettes et les mouchoirs plus souvent à leurs *« amis »*, et au moment des repas, proposent à ceux qui vont à la chapelle de se resservir alors que ceux qui n'y vont pas sont obligés d'en demander l'autorisation. Un autre pétitionnaire indique qu'elles cherchent à entraîner les nouveaux arrivants à la chapelle tout en remarquant qu'elles n'insistent pas en cas de refus. Grenoble fait-il en cela exception ? Cela semble peu probable, bien qu'on puisse se le demander à la lecture de ce qui est généralement écrit sur ce sujet, comme par exemple par É. Diébolt et N. Fouché qui, après avoir tenu des propos un peu plus nuancé en indiquant qu'il s'agit du discours tenu par les détracteur des religieuses, semblent reprendre à leur compte ce discours : *« Les républicains désapprouvent par-dessus tout leur prosélytisme religieux et leur volonté inébranlable de sauver les âmes (aux dépens des corps), et cela malgré la volonté de certains hospitalisés. Sous le régime des sœurs hospitalières, des athées, des agnostiques, des protestants et des juifs sont fréquemment obligés d' accepter la consolation de sacrements qui leur sont étrangers et auxquels ils se sont déclarés hostiles ».*[618]

À Grenoble, au cours de cette enquête, les hospitalisés tiennent des propos encore plus nuancés quand ils ne font pas référence aux autres mais à leur vécu personnel : quatre d'entre eux indiquent que les congréganistes ne leur ont jamais proposé d'aller à la messe ni fait la moindre remarque au sujet de la *« liberté de conscience »*. L'un d'entre eux signale cependant qu'aux *« derniers moments »* de sa femme, une sœur lui a dit qu'elle *« allait faire faire ses devoirs »* à sa femme, qu'il a protesté, et qu'elle n'a rien fait. Un dernier vieillard trouve seulement les congréganistes *« désagréables à voir avec leur croix en forme de poignard sur leur ventre »*. (Cette dernière remarque n'est pas commentée par les administrateurs, la tenue vestimentaire ne constituant pas alors, en elle-même, une entorse à la laïcité).

Les hospitalisés ainsi interrogés paraissent faire preuve d'une réelle spontanéité dans leurs réponses. Les griefs formulés à l'encontre des congréganistes par ceux des hospitalisés qui, a priori, dans le contexte du débat sur la laïcisation, leur sont hostiles, apparaissent au total bien minces. Quatre d'entre eux ne parlent d'ailleurs même pas des sœurs, mais profitent de l'occasion qui leur est donnée de s'exprimer pour se plaindre de la directrice laïque de leur salle qui tente toujours de faire renvoyer ceux qui lui déplaisent. L'un des vieillards interrogés qui fait remarquer aux administrateurs qu'il a,

---

618 Diébolt Évelyne, Fouché Nicole, *Devenir infirmière en France, une histoire atlantique (1854, 1938)*, Éditions Publibook, Paris, 2011, page 96.

avant son admission à l'hospice, encouru une peine de huit mois de prison pour vol, se plaint d'avoir été renvoyé quelques jours pour avoir jeté une pierre sur le chat de cette directrice. Un dernier pétitionnaire prend au contraire la défense de cette directrice laïque qu'il ne croit « *pas capable de faire des faveurs ou des misères à l'un ou à l'autre* », mais qui est seulement critiquée parce qu'elle « *a voulu rétablir l'ordre* » dans le pavillon de l'hospice dont elle est responsable. Ces griefs montrent que tout responsable de salle peut attirer sur lui le mécontentement d'hospitalisés peu enclins à se plier à son autorité et permettent de situer dans ce contexte les plaintes formulées à l'encontre des congréganistes qui occupent souvent cette fonction de directrice. Les administrateurs jugent à l'issue de leur enquête qu'en ce qui concerne la liberté de conscience, aucune des personnes interrogées « *n'a apporté une accusation formelle, un fait précis qui aurait pu motiver une réprimande à son auteur* ». Ils ne prennent qu'une mesure concrète visant à satisfaire les pétitionnaires : « *attribuer un nombre plus important de chaussettes à chaque service afin que les hospitalisés puissent en changer plus souvent* »[619].

[619] *Registres des délibérations de la Commission administrative*, R.D.CHR., 1903 - 1907.

L'effectif du personnel employé dans les salles

En 1827 l'établissement hospitalier de Meaux emploie des *filles de service*, des *dames hospitalières* titulaires (même si ce terme est ici anachronique), novices ou postulantes, mais la polyvalence est aussi de rigueur : un boulanger fait fonction de charretier et de garçon de service, un garçon de bureau, nourri par l'hôpital les jours des séances de la Commission administrative est également fossoyeur, un portier est tailleur, et un jardinier charretier.

À Meaux, en 1850, le nombre des employés qui est *« de 44 pour 328 administrés »* paraît considérable à l'inspecteur général. Les administrateurs s'opposent néanmoins à une réduction du nombre des employés demandée par l'inspecteur général parce qu'elle *« serait contraire aux bons soins à donner aux malades et aux indigents et à la bonne administration de la maison »*. À cette date, les administrateurs jugent que l'établissement n'occupe alors que *« peu de monde, soit en sœurs, soit en infirmiers, soit en domestiques divers »*. La Commission administrative *» ne croit pas le nombre des sœurs exagéré ; elle croit au contraire n'avoir que le nombre exact nécessaire et en demeure convaincue surtout quand elle compare ce nombre avec celui des divers hôpitaux de Paris »*[620]. L'inspecteur regrette qu'une religieuse supplémentaire venue pour aider les sœurs lors de la dernière *« invasion »* de choléra soit restée dans l'établissement une fois l'épidémie terminée mais les administrateurs indiquent qu'ils sont soucieux d'une bonne adéquation du nombre d'employés aux tâches à effectuer : *« Quant aux dames hospitalières, notent-ils dans leur réponse au rapport d'inspection, il est vrai que, dans l'origine, elles étaient au nombre de seize; mais lors d'une épidémie extraordinaire qui en 1847 atteignit les régiments en garnison de Meaux, la commission en a demandé une de plus, ce qui porta leur nombre à 17 ; cette religieuse supplémentaire fut ensuite placée à l'école gratuite, puis elle retourna à la communauté générale. Lors de l'invasion du choléra en 1849, la Commission fut encore forcée de demander une sœur supplémentaire qui il est vrai, est restée depuis. La Commission pense que le nombre de 17 religieuses est nécessaire pour suffire aux diverses obédiences de la maison, tant chez les malades que les vieillards et les enfants, et aussi pour que l'école externe soit bien tenue »*. Les administrateurs de l'établissement hospitalier de Meaux jugent, en 1850, que les sœurs sont réparties équitablement dans les différents services. Trois congréganistes sont employées dans les salles de malades, pour un maximum de cent quatre-vingt-quatre personnes hospitalisées. À l'hospice, chaque sœur est responsable d'une salle de cinquante lits. Le remplacement d'une sœur *« qui*

---

620 *Réponse des administrateurs des hospices de Meaux au rapport de l'Inspecteur Général du Ministère de l'Intérieur*, inspection de 1850, A.D. Seine et Marne, 1X310.

serait empêchée à quelque obédience que ce soit » peut être assuré par une sœur supplémentaire chargée tout à la fois d'aider la supérieure et de suppléer ses compagnes. En 1857, les administrateurs de Meaux refusent de suivre l'avis de l'inspecteur général qui préconise, cette fois, d'employer une seule religieuse à la pharmacie. Pour eux, *« n'est pas une obédience ordinaire qui peut être tenue par telle ou telle sœur indistinctement, or, répondent-ils à l'inspecteur, si nous n'avions qu'une sœur à ce service, qu'arriverait-il le jour où elle serait empêchée ? »*. Les congréganistes ont également, à Meaux, à cette date un rôle de directrice. Elles sont entourées par un nombre d'infirmiers et infirmières difficile à apprécier, car les chiffres donnés par les administrateurs incluent également le personnel employé dans les services généraux. Cinq membres de ce personnel au minimum, appelés *infirmiers*, sont employés dans les salles d'hospitalisation.

À Grenoble, les textes écrits par les administrateurs de l'hôpital-hospice et les tableaux d'affectations du personnel sont souvent peu précis, et donnent parfois des informations contradictoires qui rendent difficile une analyse du détail de la répartition du personnel dans les différentes unités d'hospitalisation. On peut toutefois estimer qu'en 1880 et en 1888, dans les services d'hommes, deux congréganistes, la *directrice* et son *adjointe*, travaillent dans la salle des fiévreux où sont employés quatre servants, alors qu'il n'y a chez les blessés plus nombreux qu'une seule congréganiste et quatre servants. Les administrateurs remarquent que le service est presque entièrement fait par des religieuses dans les salles de femmes de l'hôpital, où sont seulement affectées une ou deux infirmières ou servantes laïques. Une infirmière est plus particulièrement chargée des soins à donner, à la maternité, aux *« femmes-mères »*, alors que les soins aux *« filles-mères »* sont assurés par des congréganistes. En 1880, les administrateurs qui indiquent qu'un vieillard a toujours suffi à soigner convenablement les rares malades hospitalisés dans le service des maladies contagieuses, notent que l'emploi de servants dans ce service *« aurait été nécessaire si le nombre des malades avait été plus élevé »*. Les huit veilleuses chargées de la surveillance des salles de femmes pendant la nuit sont en 1880, *« d'anciennes enfants assistées privées de famille que leur âge ou leurs infirmités laisseraient dans la misère et qui sont ainsi utilisées jusqu'à leur admission définitive dans l'hospice »*. Dans les salles d'hommes les veilleurs sont tous, jusqu'en 1900, des pensionnaires de l'hospice, les administrateurs trouvant *« dans les hommes reçus de l'hospice, un nombre de vieillards suffisant pour satisfaire au service des veilles chez les malades hommes sans prendre de servants spéciaux »*. Les administrateurs remarquent qu'à l'hospice un plus grand nombre de servantes travaillent dans les salles de femmes *« généralement plus infirmes que les hommes »*[621]. Huit congréganistes et quatorze servantes sont employées en 1880 dans les salles

---

[621] *Rapport sur le compte moral et administratif de 1880*, B.M.G., V 5351 (1881). Sur cette question, cf., *infra*, le chapitre consacré au *travail des vieillards*, page 35 et suivantes.

de femmes de l'hospice. Deux congréganistes sont affectées à l'infirmerie des salles d'hommes de l'hospice où elles dirigent vraisemblablement le travail de six servants et de trois pensionnaires de l'hospice. Les administrateurs notent que quatre de ces *servants « remplissent en même temps d'autres fonctions »* et ils se félicitent d'avoir observé une grande *« parcimonie »* pour leur affectation à l'hospice.

La mauvaise répartition du personnel soignant est dénoncée par le chirurgien en Chef des services de blessés, le docteur Girard, qui, dans le compte rendu qu'il fait en 1880 du fonctionnement du Service chirurgical, *« appelle de nouveau l'attention de l'Administration sur le service beaucoup trop considérable »* qui incombe à la sœur employée dans le service des hommes blessés, et de nature à *« légitimer quelques négligences »*. Cette sœur est chargée de trois salles, pour un total de 76 lits, alors que *« la sœur des femmes blessées ne surveille qu'une salle à 54 lits, la sœur des femmes fiévreuses qu'une salle à 49 lits, la sœur des hommes fiévreux qu'une salle à 48 lits »*[622]. Les administrateurs ne modifient cette situation que neuf ans plus tard en décidant de demander *« à Madame la Supérieure Générale des religieuses hospitalières, une religieuse en plus du nombre actuel pour être affectée au service des hommes blessés, un des plus importants, et qui n'est dirigé que par une seule religieuse »*[623]. Au mois de décembre 1913, un lecteur de *la République de l'Isère* trouve que dans le nouvel hôpital civil de Grenoble inauguré trois mois plus tôt, *« le personnel infirmier est absolument insuffisant comme nombre : il est en outre au-dessous de son rôle, malgré son évidente bonne volonté et son réel dévouement. Il faudrait doubler le nombre des infirmiers et infirmières »*[624]. Cet avis n'est pas commenté par le quotidien qui publie cette lettre ni par les autres journaux grenoblois.

Le personnel infirmier diplômé, logé à proximité des salles d'hospitalisation, reste en permanence disponible, même la nuit, où il intervient dans les salles lorsqu'il est sollicité par les veilleurs. En 1913, pour le journaliste du *Petit Dauphinois* qui assiste à l'inauguration du nouvel hôpital civil de Grenoble, le personnel qui loge dans le pavillon où il est affecté, *« n'a aucune raison de quitter son service et de sortir sans autorisation »*[625]. La journée de travail, de 10 heures, peut effectivement *être suivie d'astreintes pour ce personnel logé sur place* (comme c'est toujours le cas pour le personnel ouvrier ou administratif logé dans les hôpitaux publics) car l'hôpital fonctionne 24 heures sur 24 sept jours sur sept. La journée de repos hebdomadaire n'est pas forcément le dimanche.

---

[622] *Ibid.*

[623] *Registres des délibérations de la Commission administrative, séance du 7 juin 1889*, R.D.CHR., 1888 - 1991.

[624] *Lettre d'un lecteur* publié par *la République de l'Isère*, 6 décembre 1913.

[625] *Le Petit Dauphinois*, 12 septembre 1913.

L'exemple donné par Margueritte Bottard (1822 - 1906), *surveillante* à l'hôpital parisien de la Salpêtrière dans le service du Neurologue Jean Martin Charcot (1825 - 1893), qui n'aurait pris aucun jour de congés pendant trois ans d'activité semble cependant exceptionnel. Décorée des Palmes académiques en 1889 et de la Croix de la Légion d'Honneur en 1898, elle n'en fut pas moins pour les partisans de la laïcisation, une figure emblématique d'un personnel laïque dont le *dévouement* n'avait rien à envier aux congréganistes.

La création d'*écoles d'infirmières*

L'existence de divers manuels datant du début du XIX siècle (dont le *« manuel du garde-malade, des gardes des femmes en couche et des enfants au berceau »* rédigé par François-Emmanuel Foderé (1764 - 1835), professeur de médecine titulaire des chaires de médecine légale et d'hygiène publique de la faculté de médecine de Strasbourg, publié en 1815), attestent, dès le début du XIXe siècle, d'une volonté médicale de donner une formation au personnel chargé de prodiguer des soins. De façon marginale, des cours *« à l'usage des infirmières »* furent créés par la *Société Française de Secours aux Blessés militaires*, reconnue *« établissement d'utilité publique par décret du 3 juillet 1866 »* avant que le médecin neurologue aliéniste et politicien radical Désiré Magloire Bourneville (1840-1909), ne fasse voter au Conseil Municipal de Paris le 22 novembre 1877 la création d'écoles d'enseignement primaire destinées au personnel *servant* ou *infirmier*. Cette société aurait ainsi *fondé*, après la guerre de 1870, *« pour la formation du 'personnel hospitalier', des écoles de brancardiers,* (vraisemblablement assimilé ici au personnel de sexe masculin) *et ouvert, à l'usage des infirmières* (ce terme désignant sans doute ici le personnel féminin), *des cours et des conférences »*[626].

En ce qui concerne la création d'écoles professionnelles sur l'ensemble du territoire national, on peut retenir trois textes :

1° l'adoption *« à l'unanimité, le 19 mars 1898 »*, par le *Conseil supérieur de l'Assistance Publique*, des *« propositions du Docteur Henri Napias* (nouveau directeur) *prônant l'instruction d'un personnel dont la compétence devra être constatée par l'obtention d'un certificat ou diplôme spécial dans des écoles créées par les municipalités ou les Commissions administratives hospitalières des Principales villes disposant de grands hôpitaux aux services variés. L'enseignement y serait théorique et pratique, d'une durée*

---

[626] *Almanach national, annuaire officiel de la République Française pour 1885-1886*, Présenté au Président de la République, Paris, Berger-Levrault, 1886 ; p. 1529.

d'un an au moins, confié aux médecins et chirurgiens selon le programme commun à toutes les écoles, clôturé par un examen »[627].

2° La circulaire du 17 juillet 1899 du ministre de l'intérieur et des cultes Waldeck-Rousseau, qui préconise la création d'école d'infirmiers et d'infirmières et recommande également de *« relever le salaire des infirmiers et infirmières, et leur assurer une retraite ».*

3° La circulaire du 28 octobre 1902 demandant avec insistance la Création de nombreuses écoles d'infirmières et n'employant plus que le féminin pour désigner le personnel diplômé de ces écoles.

Les écoles parisiennes

L'évocation rapide des créations d'écoles d'infirmières au sein de l'Assistance Publique parisienne[628] permet de montrer les différences essentielles entre les créations d'écoles d'infirmières à Paris et en Province. Les circulaires de 1899 et 1902 qui eurent comme conséquence la création d'*écoles d'infirmières* en province furent promulguées alors que les questions de la laïcisation des hôpitaux de l'Assistance Publique et de l'existence de ces écoles étaient, à Paris, fortement liées. Ces circulaires ne semblent pas avoir eu cependant en province, une grande incidence sur les laïcisations d'hôpitaux.

À Paris, Bourneville mit tout d'abord en place dès le mois d'avril 1878, pour le *« personnel secondaire »* des hôpitaux de l'Assistance publique parisienne, avec un succès relatif, un enseignement élémentaire, équivalent, sans être obligatoire, à celui qui sera dispensé quelques années plus tard dans les écoles laïques et gratuites de la Troisième République[629]. Cet enseignement *« porte (...) sur la lecture, l'écriture, le calcul et l'orthographe pour les divisions inférieures et, pour les divisions supérieures, sur l'arithmétique, le système métrique, l'orthographe et la rédaction, l'histoire de France et la géographie »*[630]. L'enseignement du français utilise cependant des supports qui permettent d'amorcer un enseignement professionnel grâce à l'utilisation, pour la lecture et les dictées, d' *extraits de traductions de manuels »* (dont le manuel de l'infirmière de Bourneville copié

---

627 Cf. Petrequin, J. *1903 – 2003 La formation des infirmières à l'hôpital de Grenoble,* éditions Alzieu, Grenoble, 2003 ; p.21.

628 Pour traiter cette question nous utilisons surtout l'historiographie existante.

629 La *loi Guizot* du 28 juin 1833 (sous la Monarchie de Juillet) avait imposé le financement d'une école de garçons aux communes de plus de 500 habitants, obligation étendue aux écoles de filles par la loi du 10 avril 1867 (sous le Second Empire) avant que les *lois Ferry* du 16 juin 1881 et du 28 mars 1882 (sous la Troisième République) n'instituent un enseignement primaire public laïque, obligatoire et gratuit.

630 Administration générale de l'A.P. à Paris : *Programme de l'enseignement dans les écoles municipales d'infirmiers... Distributions de prix.* Bicêtre, Imprimerie typographique des enfants, Archives Fosseyeux, cité par Leroux-Hugon, Véronique, *Les saintes laïques... op. cit* ; p.70.

par les enfants idiots de Bicêtre[631] dont Bourneville est le médecin), d'extraits aussi « *de discours, d'articles du* journal *le Progrès médical* »[632]. Véronique Leroux Hugon note que « *l'enseignement bénéficie* (du moins à Bicêtre) *du personnel enseignant déjà en place : les instituteurs et institutrices des écoles d'enfants idiots* ». Véronique Leroux-Hugon souligne que, dans ces écoles déjà appelées *écoles d'infirmières* (bien qu'elles soient ouvertes au personnel masculin et qu'elles ne soient pas des écoles professionnelles), « *l'ambition est d'amener les candidats à l'obtention du certificat d'études primaires. Peyron, directeur de l'A.P.*, poursuit-elle, *proclame en 1888 les résultats obtenus : le certificat est délivré cette année à six infirmiers et neuf infirmières de Bicêtre* ». L'organisation de l'enseignement primaire au plus près du niveau scolaire des élèves apparaît complexe. Bourneville, présent lors de cette remise des *certificats d'études primaires* précise à ce sujet que « *l'inégalité des élèves a nécessité plusieurs subdivisions dans chaque cours, soit au total 8 classes. 115 élèves ont bénéficié à la Salpêtrière de l'école primaire, dont 11 n'avaient absolument aucune notion et pouvaient à peine parler français* ». Cet enseignement semble avoir été fructueux : « *vingt ans après, en 1905, 1906, 36 certificats d'études sont délivrés, ce qui porte à 893 le total des certificats obtenus depuis le début des écoles primaires* » qui existent alors dans huit hôpitaux de l'Assistance publique (dont sept parisiens) à Bicêtre, la Salpêtrière, la Pitié, Lariboisière, Enfants assistés, Tenon, Saint Louis, ainsi qu'à Berck, dans le Pas de Calais[633]. Cet enseignement primaire constitue un préalable à l'enseignement professionnel devant être dispensé à ce personnel *infirmier* et *servant*, (désigné sous le vocable générique d'*infirmières*) car, « *avant de leur donner une instruction professionnelle, il fallait les mettre en mesure de lire les livres consacrés à cet enseignement* »[634]. Bourneville n'a pas eu, cependant, le monopole de ce type d'organisation : Anna Hamilton signale l'existence, vingt ans avant l'écriture de sa thèse, d'écoles élémentaires pour les novices des hôpitaux de Lyon et semble le déplorer car cela « *montre le niveau intellectuel où se fait le recrutement* ». Elle note aussi la création, cinq ans plus tard, de « *cours professionnels pour les sœurs* » principalement axés sur l'hygiène[635].

À Paris, les écoles professionnelles coexistèrent rapidement avec les écoles primaires : Michel Poisson remarque ainsi que la première école

---

[631] Ce qui présente pour eux, selon Bourneville, un intérêt pédagogique, est peut être également une source d'économie, et permet in fine de familiariser les lecteurs de ces manuels recopiés à l'écriture manuscrite utilisée pour les prescriptions médicales).

[632] Leroux-Hugon Véronique *Les saintes laïques... op. cit* ; pp.70-71.

[633] « *Discours prix Bicêtre, 1888* » cité par Leroux-Hugon, Véronique, *op. cit.* p.71.

[634] Fond Fosseyeux, (archives de l'AP-HP) cité par Poisson, Michel, *histoire de la profession infirmière en France, origine républicaine d'un modèle infirmier (1870-1900)*, Paris, Éditions hospitalières, 1998 ; p. 68.

[635] Hamilton, A., *Considérations...*, Thèse pour le doctorat médecine, Montpellier 1900, p.76.

professionnelle « *ouvrit ses portes* (à la Salpêtrière) *le 23 juillet 1878, soit près de 4 mois après l'ouverture de l'école primaire* »[636]. Trois autres écoles professionnelles furent ensuite ouvertes à Paris : « *quelques semaines plus tard, c'est au tour de l'école de Bicêtre, plus spécialement destinée aux hommes*[637]*. Celles-ci seront suivies de celles de La Pitié, puis celle de Lariboisière en 1881* »[638].

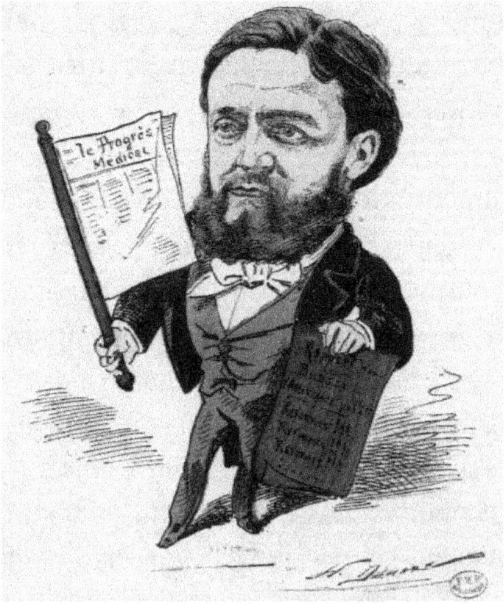

Désiré Magloire Bourneville

présentant le journal *Le Progrès médical* (dont la publication débute en 1873).

Dessin de Demare

Publié dans la revue les Hommes d'Aujourd'hui, 3e volume n°157

Collection de portraits

L'enseignement primaire, non obligatoire, était dispensé cinq fois par semaine, sous la forme de cours du soir. Quant à l'enseignement professionnel, il « *n'est pas plus obligatoire* (même) *si le personnel est fortement incité à le suivre, promesses d'avancement à l'appui. Il s'agit également de cours du soir, 2 heures, puis 3 heures hebdomadaires, avec exercices tous les après-midi, sanctionnées par des épreuves pratiques et des compositions (...). À partir de 1883, on délivre un diplôme, ou 'certificat d'aptitude', en fonction de critères 'rigoureux' (...). On accorde plus d'importance à l'examen pratique (20 pts), à l'administration et l'hygiène (15 pts) qu'à l'anatomie ou à la physiologie (10 pts). Ce diplôme est remis lors de solennelles distributions de prix dans chaque établissement* »[639].

Véronique Leroux-Hugon note que l'auteur anonyme d'un article « *paru dans la Revue des Deux-Mondes* », dénonce l'anticléricalisme exprimé dans les cours d'administration et dans le manuel utilisé pour les cours rédigé par Bourneville. L'auteur de cet article note également qu' « *en pratique, si les infirmières signent le registre de présence, elles ne suivent pas la totalité des leçons, ennuyeuses et trop compliquées pour des élèves fatiguées (...). Les examens sont très (trop) faciles, sans aucun rapport avec le métier futur. Il s'agit 'd'une systématique*

---

636 Poisson, Michel, *ibid.*, p. 68.

637 Contrairement, donc, selon ce qu'indique cet auteur, à l'école primaire de Bicêtre (Cf. *infra*, page précédente, note 633.)

638 *Ibid.*

639 Leroux-Hugon, Véronique, *Des saintes laïques... op. cit.* ; p. 70.

mystification' ». Léonie Chaptal, auteur elle aussi d'un article publié dans la *Revue des Deux Mondes* au sujet de l'école dont elle a suivi les cours juge notamment, quant à elle, « *les prix décernés enfantins et anticléricaux* »[640]. Ces critiques semblent en parti partagées par les partisans de ces écoles : dans un article de 1903 du *Progrès Médical* « *J. Noir qui,* note Véronique Leroux-Hugon, *a pris le relai de Bourneville, vieilli et désenchanté, reconnaît que si les écoles ne sont pas mauvaises, le recrutement est toujours médiocre* ». Cela, poursuit-elle, n'empêcha pas la poursuite de cet enseignement, « *jusqu'en 1914, sans grand changement* »[641]. En 1902, le directeur de l'Assistance Publique de Paris, Charles Mourier, constate lui aussi que malgré les efforts précédemment entrepris, « *la réorganisation du personnel est urgente pour le bien des malades, et parce que le personnel est d'avis unanime mal rétribué, mal nourri, très mal logé et astreint à un travail excessif. Augmenter le nombre des infirmiers,* poursuit Véronique Leroux-Hugon, *n'est pas la vraie réforme : il faut les choisir mieux, améliorer leur instruction technique, développer leur valeur humaine et professionnelle, le tout en s'inspirant de l'exemple des hôpitaux anglais. Deux principes sont énoncés : - substitution du personnel féminin au personnel masculin*[642] *; - séparation du personnel en deux catégories. Gros travaux et nettoyages seraient confiés aux garçons et filles de service : personnel servant. Le soin des malades serait réservé à un corps d'élite : le personnel soignant, composé de personnes présentant des garanties morales effectives et des titres professionnels vraiment sérieux : « des femmes, d'une tenue morale élevée et d'éducation supérieure qui, célibataires ou veuves, seraient toutes disposées à consacrer leur vie au soulagement de la misère* »[643]. On se rapproche ici, dans le discours du moins, du modèle promu en Angleterre par Florence Nightingale et qui exista à Bordeaux du fait d'Anna Hamilton. « *L'idéal de la bonne infirmière* » est à la même époque, différent pour Bourneville, qui préfère la choisir « *parmi ces vaillantes filles du peuple qui à force d'intelligence et d'énergie sont parvenues à s'instruire (...). Nous la désirerions,* poursuit-il, *mariée et mère de famille, car il est des délicatesses de sentiment pour les faibles et les enfants qui ne s'épanouissent complètement que dans le cœur des mères ... Ayant encore en mémoire les difficultés de la vie de son enfance, cette infirmière plébéienne d'origine serait dépourvue de morgue et de dédain (...) elle saurait se faire respecter sans se faire haïr. Ses conseils seraient plus écoutés que ceux de la bourgeoise. L'infirmière plébéienne prendrait au sérieux*

[640] *Ibid.*, pages 75 et 76.

[641] *Ibid.*, p. 78.

[642] La préférence pour un personnel féminin est officialisée dans la circulaire ministérielle du *28 octobre 1902.*

[643] Leroux-Hugon, Véronique, *Des Saintes laïques..., op. cit*, p.81.

toute sa tâche (...). Le flot des hautes influences et des puissantes relations viendrait se briser au seuil de l'hôpital (...). L'avancement se ferait au mérite et à l'ancienneté »[644].

L'ouverture de cette école exclusivement réservée aux femmes fut préparée par une commission de 21 personnes, dont Messieurs Bourneville et Navarre, entre 1905 et 1907.

É. Diébolt et N. Fouché notent que dans cette école, ouverte à la Salpêtrière en 1907, *« les élèves (jeunes filles et jeunes femmes célibataires de 18 à 25 ans) sont pensionnaires. (...) Elles sont immergées dans un climat militant : on attend d'elles qu'elles contribuent au prestige moral ainsi qu'à l'image patriotique et laïque de la République. (...) Elles sont censées remplacer progressivement les religieuses. L'Assistance publique espère ainsi pallier les difficultés de recrutement du personnel civil, voire rendre possible la laïcisation de tous les établissements hospitaliers de France ! »*[645].

On peut remarquer également que l'Assistance Publique n'eut pas à Paris le total monopole de la création des écoles d'infirmières : une *école d'infirmières à domicile* fut créée, rue de la Garancière, le 29 janvier 1900 par l'*Association pour le Développement de l'Assistance aux Malades.* Cette école déménagea la même année au 10 de la rue Amyot, dans le 5ème arrondissement. Léonie Chaptal, diplômée en 1904 de l'école de la Salpêtrière, participa à la création en 1905 de la *Maison École d'infirmières privées* située 66 rue Vercingétorix dont elle fut la directrice de 1907 à 1929.

La création d'une *école d'infirmières* à l'hôpital de Grenoble

À Grenoble, l'initiative de la création d'une *école d'infirmières* fut prise par la Commission administrative des hospices au mois de septembre 1900. La Commission administrative se réfère à la circulaire ministérielle du 17 juillet 1899 pour solliciter de la Ville et du Département des subventions permettant la création à l'hôpital de cette école destinée à favoriser le recrutement d'un personnel qualifié pour l'établissement hospitalier[646]. Il s'agit également de lutter contre l'instabilité du personnel non qualifié. « *À Grenoble,* note Jacqueline Petrequin, *sur un personnel de plus de 50* infirmiers *celui-ci est renouvelé tous les six*

---

644 Bourneville, *discours de la distribution des prix à l'école de Bicêtre, 1905*, cité par Leroux-Hugon, Véronique, *Des saintes laïques... op. cit.*, p.68.

645 Diébolt, Évelyne, Fouché, Nicole, *Devenir infirmière en France, une histoire atlantique (1854, 1938)*, Éditions Publibook, Paris, 2011, pages 103-104.

646 *Registres des délibérations de la Commission administrative, séance du 22 septembre 1900* ; R.D.CHR.

mois, ce qui rend impossible de le former aux nouvelles exigences médicales, au détriment des habitants de la ville et du département qui en souffrent »[647].

Dans sa séance du 6 décembre 1900, le Conseil municipal de Grenoble répond à cette demande de façon unanimement favorable, en s'engageant à verser à la Commission administrative une subvention annuelle de mille francs représentant le quart de la dépense totale estimée *« tant pour les indemnités à allouer aux professeurs que pour les fournitures d'objets de pansement, matériel scolaire, chauffage et éclairage des locaux, fournitures de bureau, confection des diplômes, récompenses aux candidats les plus méritants »*. Le Conseil municipal considère qu'il s'agit là d'une *« dépense de première utilité pour nos malades nécessiteux »*, (car l'établissement hospitalier est toujours, à cette date, essentiellement destiné à l'accueil des plus pauvres). Au moment où sa création est décidée, cette école n'apparaît pas menacer la présence des congréganistes au sein de l'établissement hospitalier. Malgré les interventions de quelques conseillers qui jugent que la création d'une école d'infirmières permet de s'acheminer vers la laïcisation totale de tous les services hospitaliers, le conseiller municipal qui dans d'autres débats, se montre le plus fortement opposé au départ des congréganistes, M. Tartari, se déclare lui aussi favorable à la création de cette école qui *« a pour seul but de permettre aux conseillers d'exercer leur devoir »* en garantissant *« par tous les moyens en leur possession, le bien-être des malades »*[648]. La prise de position de ce conseiller municipal conservateur laisse supposer que cette école n'est pas créée, à Grenoble, dans le but de laïciser l'hospice et l'hôpital. La création de cette école en 1903 permit toutefois aux partisans d'une laïcisation d'espérer un recrutement plus aisé de directrices laïques pour remplacer les congréganistes.

La mise en place d'écoles d'infirmières que pouvoir central voulut créer partout où il existait une faculté de médecine permit de former le personnel infirmier à faciliter davantage que par le passé le travail des médecins. Ces cours ne furent pas les premiers à être organisés par les administrations hospitalières qui avaient déjà créé par le passé des enseignements destinés aux élèves médecins se préparant au doctorat ou à l'officiat de santé[649] comme par

---

[647] Petrequin, Jacqueline, *1903-2003 La formation des infirmières à l'hôpital de Grenoble*, éditions Alzieu, Grenoble, 2003, p.22.

[648] *Registres des délibérations du Conseil municipal de Grenoble, séance du 6 décembre 1900*, A.M.G.

[649] Ou à l'*« officiat »*, ce terme renvoyant au grade d'*Officier de santé* (dictionnaire *Le Littré*). L'enseignement également dispensé par des médecins que propose, à partir de l'An 8, la Commission des hospices de Bordeaux, forme des *officiers de santé* par des cours de *clinique*, de *matière médicale* et des *exemples de maladies et d'opérations chirurgicales* (alors que dans cette même ville des enseignements *d'anatomie humaine et de médecine opératoire* viennent d'être mis en place, trois ans plus tôt, par des membres de diverses sociétés de médecine). Cet enseignement sous l'égide des Commissions hospitalières est encouragé par le pouvoir central qui, par décret, *« établit* officiellement *dans les hospices de Bordeaux des cours pratiques de médecine, de chirurgie et de*

exemple en l'an VIII par la commission administrative des hôpitaux de Bordeaux.

À Grenoble, lors de la création de l'*école d'infirmière* en 1903, les employés attachés au service des salles d'hospitalisation qui en firent la demande furent admis de droit à suivre les cours qui y étaient dispensés. Les candidats extérieurs à l'hôpital durent par contre passer un examen d'entrée comprenant une dictée, une addition, une multiplication et une division c'est-à-dire les bases d'un enseignement primaire. Dès la première année, les directrices, les congréganistes adjointes et un grand nombre de servants et de servantes suivirent la formation proposée par l'école et obtinrent au bout d'un an, leur diplôme[650]. Par contre dès la deuxième année de fonctionnement de l'école cet examen d'entrée fut obligatoire pour tous les candidats afin de limiter le nombre d'abandons au cours de la formation. L'âge des élèves se situe approximativement dans une fourchette allant de 16 à 45 ans.

L'enseignement *infirmier*, dispensé alternativement par deux *médecins* de l'hôpital, n'occupe les élèves qu'une heure par jour et ne les empêche pas de continuer à exercer leur activité professionnelle dans les salles d'hospitalisation. Il accroit cependant la lourdeur de la journée de travail.

La recommandation de la circulaire du 17 juillet 1899 de relever le salaire des infirmiers et des infirmières est suivie à Grenoble ou les diplômés reçoivent un salaire reçoivent un salaire mensuel de 50 francs. *« Il sont également le droit de porter un insigne distinctif qui* affirme *aux yeux de tous leur valeur professionnelle et leur prééminence sur les autres* infirmiers[651] ».

En 1903, quatre-vingts personnes, soit trente-cinq femmes et vingt-cinq hommes employés de l'hôpital auxquels s'ajoutent dix hommes et dix femmes venant de l'extérieur sont admis à suivre l'enseignement dispensé par l'école. Ils ne sont plus que vingt-neuf (dix hommes et dix-neuf femmes) l'année suivante, et 31 en 1905 (26 femmes et cinq hommes), l'examen d'entrée désormais obligatoire pour tous ayant éliminé près de la moitié des candidats à l'entrée à l'école. Les demandes d'inscription à l'école diminuent sensiblement après quelques années de fonctionnement, mais le nombre des femmes reste en général plus élevé que celui des hommes, sauf en 1907 où huit hommes et six

---

pharmacie spécialement destinés à l'instruction des officiers de santé ». Cf. Guillaume, Pierre, *Les hospices de Bordeaux*... pp. 78 et 79.

Les infirmières diplômées ne peuvent y pas accéder par promotion ou concours ou à une fonction médicale. Les officiers de santé qui occupaient une fonction subalterne rattachée au corps médical, pouvaient par contre devenir, par concours, *élève interne*, *externe* ou *expectant*. Cf. Guillaume, Pierre, *Les hospices de Bordeaux*... pp. 78 et 79.

[650] Qui n'est pas encore le *Diplôme d'Etat* créé par le décret du 27 juin 1922 uniformisant le programme de formation de l'ensemble des écoles d'infirmières.

[651] Petrequin, Jacqueline, *1903-2003 La formation des infirmières à l'hôpital de Grenoble*, éditions Alzieu, Grenoble, 2003, p.22.

femmes se présentent à l'examen d'entrée. Le pourcentage d'abandon en cours de formation reste cependant toujours très élevé. Plus de la moitié des hommes et un tiers des femmes inscrits en 1903 ont abandonné la formation avant les épreuves finales. Cette proportion d'abandon ne baisse pas même lorsque le nombre des entrées à l'école diminue. Ainsi en 1908, sur les cinq admis à l'examen d'entrée, seulement deux élèves se présentent aux épreuves de fin d'année. Au cours des dix années qui suivent sa création, les taux de réussite sont, en moyenne, d'environ 80% chez les femmes et de 65% chez les hommes. Ce pourcentage de réussite à l'examen final qui est légèrement plus élevé chez les femmes que chez les hommes renforce, dès les premières années du fonctionnement de l'école, la féminisation du personnel infirmier diplômé[652].

Jusqu'en 1914 la mixité du *personnel servant* de l'hôpital-hospice de Grenoble provoque logiquement une mixité du *personnel diplômé*. Les *infirmières adjointes* congréganistes et les *directrices* congréganistes ou laïques continuent à être affectées indifféremment dans des salles d'hommes et de femmes alors que les anciens *servants, devenus infirmiers diplômés* retournent dans leurs salles d'origine, les hommes dans les salles d'hommes et, jusqu'au départ des congréganistes, les femmes dans les salles de femmes. Les congréganistes, nous le verrons plus loin, quittèrent l'établissement au mois de décembre 1905, deux ans après l'ouverture, en 1903, de l'école d'infirmières. Elles furent remplacées dans leurs postes de directrices par des infirmières diplômées car aucun homme ne semble accéder à un grade équivalent à celui de *directrice* de salle d'hospitalisation.

La profession d'infirmier qui intéresse déjà un plus grand nombre de femmes que d'hommes se féminise de façon encore plus importante durant la première guerre mondiale à cause du départ des hommes vers le front. De 1919 à 1925, l'école *d'infirmières*, au nom prédestiné, ne reçoit plus que des femmes.

---

652 Ces renseignements concernant le fonctionnement de l'école d'infirmières de l'hôpital de Grenoble sont fournis par un registre regroupant des informations sur les promotions d'élèves pour la période 1903 - 1925. J'ai consulté ce registre à Grenoble à l'institut de formation en soins infirmiers de l'hôpital nord où il était conservé lorsque j'étais moi-même étudiant en soins-infirmiers au début des années 1980 dans cet établissement encore appelé *école d'infirmières*. Pour l'histoire de cette école, cf. Petrequin, Jacqueline, *1903-2003 La formation des infirmières à l'hôpital de Grenoble*, éditions Alzieu, Grenoble, 2003.

Les liens entre création d' *écoles d'infirmières* et féminisation de la profession infirmière

Nous avons vu Désiré Magloire Bourneville définir son *« idéal de la bonne infirmière »* qu'il *« désire »* notamment, *« mère de famille, car il est des délicatesses de sentiment pour les faibles et les enfants qui ne s'épanouissent complètement que dans le cœur des mères »*. Ces propos tenus en 1905 lors de la distribution des prix à l'école de Bicêtre, semblent venir du cœur et ont toutes l'apparence de la sincérité. Il est vraisemblable que Bourneville croit alors réellement à ce qu'il exprime. On peut toutefois se demander s'il ne s'est pas, au fil du temps, laissé prendre à un jeu, initié en 1879, consistant à promouvoir la féminisation de la profession infirmière pour d'inavouables raisons économiques. Le discours tenu par ce promoteur parisien des écoles d'infirmières, change en effet entre 1878, où il emploi le masculin et le féminin, et 1979 où il ne parle plus que *d'écoles d'infirmières*. En 1978, si le travail effectué par les hommes est souvent de mauvaise qualité, cette *« déplorable situation »* tient, selon lui, *« à l'insuffisance des salaires, qui éloigne de cette profession, déjà peu attrayante pour elle-même, les hommes laborieux et intelligents »*. Bourneville indique alors, logiquement : *« Pour remédier à un état de choses aussi fâcheux, il serait nécessaire de prendre les deux mesures suivantes : 1° augmenter le traitement des infirmiers el des infirmières ; 2° créer à Bicêtre pour les hommes, à la Salpêtrière pour les femmes, une sorte d'École professionnelle qui pourrait servir à un bon recrutement des infirmiers et des infirmières des hôpitaux. Ce serait parmi eux que l'on prendrait ensuite les surveillants et les surveillantes, dont les salaires, ainsi que vous pouvez le constater, sont également insuffisants »*[653].

Aucune allusion n'est faite à l'a priori probablement partagée par un grand nombre de personnes, d'une *naturelle douceur féminine* à une tout aussi naturelle *rudesse masculine* incompatible avec les soins aux malades.

Les propos tenus par Bourneville ont radicalement changé l'année suivante dans son *« rapport sur le projet de Budget de l'Assistance Publique »* : la nécessaire augmentation du salaire des infirmiers tenus l'année précédente est, purement et simplement, remplacée par la nécessaire féminisation de cette profession : *« Jamais l'idée ne viendra à l'esprit d'une personne sensée, de faire soigner des femmes malades par des hommes. Eh bien, pour les hommes, la question n'est pas moins nettement tranchée. Interrogez les hommes qui ont été malades, interrogez surtout ceux que le dénuement conduit dans nos hôpitaux, tous seront unanimes à déclarer sans*

[653] Bourneville, *rapport sur le budget de l'Assistance Publique pour l'exercice 1878*, Fonds Fosseyeux, v.23, PP. 48-49, cité par Poisson, Michel, *Histoire de la profession infirmière en France : Origines républicaines d'un modèle infirmier (1870-1900)* ;1998 ; p. 109.

hésitation qu'ils préfèrent les soins de la garde-malade ou de l'infirmière à ceux de l'infirmier. Interrogez les soldats qui ont été soignés par des infirmiers militaires, ils vous diront que c'était un bonheur pour eux de voir auprès de leur lit la religieuse, non pas parce que c'était une religieuse, mais parce que c'était une femme qui leur rappelait une mère, une sœur dévouée (...) Il suit de ces remarques que l'Administration de l'Assistance publique devra remplacer successivement les infirmiers par les infirmières, partout où ce remplacement peut s'opérer sans inconvénient »[654].

L'influence de Florence Nightingale sur la pensée de Bourneville peut-elle expliquer ce changement de discours ? Ne peut-on pas émettre plutôt l'hypothèse que ce choix de féminiser cette profession aurait été, pour Bourneville, un choix économique, possiblement dicté par l'administration de l'Assistance Publique de Paris qui ne souhaitait pas le suivre sur ce terrain d'une augmentation du budget alloué au *personnel secondaire* et se rajoutant à l'augmentation des salaires provoqué par les laïcisations ? Ne plus vouloir former que des infirmières permettait de se contenter, pour les femmes, de rémunérations nettement inférieures à celles qu'il aurait fallu accorder à des *« hommes laborieux et intelligents »* selon les dires mêmes de Bourneville en 1878, et dotés, de plus d'une formation professionnelle leur permettant de fournir un travail de meilleure qualité. Même à Paris, cette féminisation fut progressive, car le personnel servant masculin fut formé, comme le personnel féminin, dans les *écoles d'infirmières*, sauf d'ans l'école ouverte en 1907 à la Salpêtrière, qui, peut-être seulement parce qu'elle propose un internat à ses élèves, ne forme plus que du personnel infirmier féminin. L'évolution du discours du docteur Bourneville est, pour Michel Poisson vraisemblablement due, d'une part, à des considérations d'ordre économiques car *« il n'est pas douteux que cette question des salaires avait fortement influencé Bourneville lorsqu'il avait jeté son dévolu sur les femmes. Démocrate, il se voulait généreux, mais républicain il se voulait réaliste et économe. Les femmes étaient moins demandeuses de salaires acceptables que les hommes, il le savait et il en profitait. De toute façon, celles-ci ne votaient pas »*. Elle aurait également permis, d'autre part, de lutter contre l'instabilité et l'indiscipline du personnel masculin qui changeait beaucoup plus souvent de lieu de travail et se montrait moins discipliné que le personnel féminin : *« Découlant de ce problème salarial*, poursuit Michel Poisson, *une autre question apparaissait, c'était celle de la mobilité de la main d'œuvre et de l'ordre social au sein même de l'hôpital. Bourneville était conscient de ces deux problèmes, et il semble bien qu'il avait misé sur les femmes pour assainir un personnel hospitalier particulièrement indiscipliné »*[655].

---

[654] Bourneville, *Rapport sur le projet de budget de l'Assistance Publique* ; Fonds Fosseyeux, v.23, p.118. Cité par Poisson, Michel, *op. cit*, p. 112.

[655] Poisson, Michel, *Origines républicaines d'un modèle infirmier, 1870 – 1900*, Éditions Hospitalières, Vincennes, 1998, p. 122.

Une autre féminisation dans le discours, presque aussi rapide que celle que nous avons constaté pour Bourneville, concerne la différence entre les termes employés dans la circulaire du 17 juillet 1899[656] et ceux de la circulaire du 28 octobre 1902[657]. La première demandant *la création d'écoles d'infirmiers et d'infirmières*, et la seconde *la création d'écoles d'infirmières.* Peu d'écoles avaient été créés en province, comme celles de Lyon et de Grenoble, à la suite de la publication de la circulaire de 1899 si l'on en croit Emile Combes en 1902 qui indique que la première circulaire *« est restée à peu près sans effet »*. D'où la nécessité, selon lui, de publier en 1902 une seconde circulaire, plus contraignante : *« Je me vois forcé d'insister et de vous dire qu'il ne s'agit pas ici de conseils que les commissions hospitalières sont libres de ne pas suivre, mais d'une obligation absolue à laquelle elles doivent se soumettre »*. Mais, pour quelle raison avoir profité de la publication de cette seconde circulaire pour limiter le recrutement de ces écoles au personnel féminin ? Waldeck-Rousseau, auteur de la première circulaire était un républicain modéré politiquement moins proche de Bourneville que le radical-socialiste Émile Combes qui vient de lui succéder à la fois comme président du Conseil et comme ministre de l'Intérieur et des cultes dans le gouvernement issu des élections législatives de 1902. Il est probable qu'Émile Combes se soit montré plus réceptif aux souhaits de Bourneville, notamment à son projet de féminisation de la profession infirmière et que la publication cette circulaire ait eu aussi pour objectif un réajustement sur ce sujet. La circulaire de 1899 avait du reste été publiée alors que le républicain modéré Henri Napias, directeur de l'Assistance publique préconisait la formation de l'ensemble du personnel servant. Le Ministre de l'Intérieur Émile Combes et le directeur de l'Assistance Publique Gustave Mesureur qui prirent leurs fonctions en 1902 étaient politiquement beaucoup plus proche du docteur Bourneville et sans doute plus enclins que leurs prédécesseur Waldeck-Rousseau et Napias à donner un écho à son souhait de voir se féminiser à la formation dans les écoles et la profession infirmière. Il n'est pas possible de confirmer cette plausible hypothèse par la lecture de la circulaire de 1902 qui ne dit pas grand-chose pour justifier le choix d'une profession exclusivement exercée par des femmes. Cette circulaire indique seulement qu'il s'agit d' *« un débouché ouvert aux activités féminines sur le terrain où elles peuvent se déployer le plus utilement »*. Il s'agit donc peut-être aussi d'une volonté tout aussi politique de créer pour les femmes de condition sociale modeste (ou même relativement

---

[656] *Circulaire du Ministère de l'intérieur relative au « recrutement du personnel secondaire des établissements hospitaliers. – instructions pour le recrutement de ce personnel et pour la création d'écoles d'infirmiers et d'infirmières »* faisant suite aux *rapports d'H. Monod et H. Napias* sur le même sujet.

[657] *Circulaire du 28 octobre 1902 « adressée par le président du Conseil, ministre de l'Intérieur, aux préfets, au sujet de l'application de la loi du 15 juillet 1893 sur l'assistance médicale gratuite et la création d'écoles d'infirmières ».*

élevée comme le souhaite, à Bordeaux, Anna Hamilton) qui ont reçu une instruction primaire et professionnelle, un métier qui convienne au statut social de la femme tel qu'il est alors défini par les classes dirigeantes de la société.

Ce qui est dit sur l'instruction pourrait tout aussi bien s'appliquer à un personnel masculin : *« l'instruction des infirmières n'est pas moins exigible que la salubrité des locaux ; elle est même plus nécessaire, car les malades courent plus de dangers, soignés dans des locaux irréprochables par des infirmières ignorantes, que soignés par des infirmières instruites dans des locaux insuffisants ».* Au moment où est rédigée la circulaire, cette nouvelle profession reste cependant pour beaucoup une vue de l'esprit, un modèle vers lequel on tend mais qui n'existe pas encore dans un grand nombre d'hôpitaux tant que le recrutement de ces nouveaux professionnels, soit en créant sur place *« une école d'infirmières, soit en traitant avec un autre hôpital pourvu d'une telle école »* n'a pas permis leur recrutement. Une profession exclusivement féminine est aussi une vue de l'esprit dans le sens où une partie du personnel servant de genre masculin a reçu ou va recevoir, comme à Grenoble, une formation dans une *école d'infirmières.* La circulaire de 1902 ne remet pas en question l'existence du personnel *servant* car, nous l'avons vu, *« en bas de l'échelle, et pour le gros ouvrage, l'on emploiera des serviteurs et des servantes ».* L'*infirmière diplômée* est désormais le seul membre du personnel non médical habilité à donner des soins aux malades. *« L'infirmière telle qu'on doit la concevoir est absolument différente de la servante employée aux gros ouvrage de cuisine, de nettoyage, etc. etc. Elle est réservée aux soins directs des malades ; c'est la collaboratrice disciplinée, mais intelligente, du médecin et du chirurgien ; en dehors de sa dignité personnelle qu'il est essentiel de sauvegarder, elle doit éprouver une légitime fierté d'un état que relèvent à la fois son caractère philanthropique et son caractère scientifique ».* Le fait que la formation professionnelle soit donnée dans des écoles dites d'*infirmières* n'incitait pas les hommes à suivre cette formation. Etre appelé *« infirmière »* dans les manuels et dans les cours n'en blessait-il pas certains dans leur égo, ne les ridiculisait pas auprès d'autres hommes dans leur vie sociale et peut-être aussi familiale ?

Vouloir un personnel infirmier féminin ne revint-il pas à nier la filiation de cette profession avec le personnel servant ? On constate souvent cette disparition de l'origine *servante* de la profession infirmière dans les *historiques* qui lui sont consacrée et qui n'évoquent généralement qu'une filiation féminine essentiellement, mais pas uniquement, religieuse[658], à cause de l' *« hybridation »* avec le modèle Anglais également féminin de Florence Nightingale, *« relayé en*

---

[658] Les *frères*, équivalent masculins des *sœurs* ou religieuses, n'exercent pratiquent plus dans les hôpitaux depuis la Révolution française Anna Hamilton indique en 1900 que *les frères de Saint Camille* ne desservent plus qu'*une maison de santé* et ceux de *Saint Jean de Dieu, sept couvents hôpitaux en France*. (Hamilton, A., *Considérations*... Thèse doctorat médecine, Mtp. 1900, p.83.)

France par Anna Hamilton (1820-1910) – à Bordeaux et dans les écoles des Maisons de santé protestante, à Nîmes par exemple, qui s'inspirent du même modèle - *et Léonie Chaptal (1873-1937)*[659] – à Paris – . Les infirmières seraient plus ou moins parvenues, du reste, à se libérer de la filiation religieuse. Le slogan des grèves de 1988 « *Ni bonne, ni nonne, ni conne* » transformé en 2012 en « *Ni bonne, ni nonne, ni pigeonne* » faisait pourtant, semble-t-il, référence à cette double filiation. Il fut pourtant parfois compris différemment, toujours dans le sens d'une filiation unique comme le montre ces propos optimistes relevés sur internet : « *Ni bonne, ni nonne, ni conne c'était le slogan, dans le bon vieux temps, de mes collègues infirmières qui se sont battues pour que l'image sépia de l'infirmière à cornette disparaisse et soit remplacée par la professionnelle d'aujourd'hui* »[660].

Le fait d'avoir confié à des femmes, congréganistes ou laïques, les postes de *directrices* ou de *surveillantes* et *surveillantes générales,* (puis de *cadres* ou *cadres supérieurs de santé*) eut notamment pour effet de faire exister pendant la majeure partie du XXe siècle le *couple symbolique*[661] (et respecté) du professeur chef de service et de la surveillante générale, chargés, chacun avec ses compétences spécifiques, et dans une stricte répartition des rôles, de *diriger* les services d'hospitalisation. (On retrouve toujours cela au début du XXIe siècle dans certains services de soins encore dirigé par un médecin habitué à un fonctionnement de ce type ou dans la gouvernance des *pôles* hospitaliers, malgré une *féminisation* du personnel médical qui tarde à se généraliser chez les médecins chefs de services, la masculinisation relative du personnel infirmier, même dans des postes d'encadrement, ne s'opérant quant à elle que très lentement).

Les différences majeures qui existent au début du XXe siècle, pour le logement, dans les établissements hospitaliers entre les internes en médecine et les élèves infirmières (même s'il s'agit ici, pour les premiers, d'une situation locale qui n'existe peut-être pas de la même façon ailleurs alors qu'il s'agit pour les secondes de consignes générales données dans une circulaire ministérielle) donnent une image concrète de la différence du statut de ces deux catégories de personnes : on impose aux élèves infirmières, une discipline impensable pour les internes, pour la plupart alors, de sexe masculin. En 1902, pour les élèves

---

[659] Cf. Carbuccia Hervé, Eymard Chantal, Roux Christian, *Modèles professionnels et identification des élèves infirmiers(es) au début du XXe siècle en France,* , Université Provence, Département des Sciences de L'éducation in Sciences-Croisées N° 2-3.

[660] Cf. *Le blog de Mamzelle Snouc*, article *ni bonne ni nonne ni conne* publié le 3 octobre 2008, http://mamzellesnouc.over-blog.com/article-23431484.html

[661] Et parfois même réel et officiel, comme pour Désiré Magloire Bourneville « *marié à une surveillante de l'assistance publique* » cf. Diébolt, Évelyne et Fouché, Nicole, *Devenir infirmière en France, (1854-1938)*, Publibook, Paris, 2011 ; p.100, note 261.

infirmières, « *on ne saurait exclure l'externat* » bien que l'internat soit préférable car il permet mieux « *d'inculquer l'esprit professionnel* ». Il « *ne doit d'ailleurs avoir rien de rigide ni de morose ; l'installation sera gaie et attrayante ; chaque élève devra avoir sa chambre séparée meublée sans luxe mais avec goût (...). Elles pourront recevoir leurs parents ou leurs amies du dehors(...). Les sorties doivent être libéralement accordées (...). Il ne faut pas que les élèves se sentent cloîtrées. Une sortie règlementaire sera accordée au moins tous les quinze jours. L'heure de la rentrée sera fixée de façon à concilier le bon ordre de la maison avec la possibilité pour les élèves de conserver des rapports de société* »[662]. Une telle organisation, bien que relativement libérale, est impensable pour des internes en médecine. À l'hôpital civil inauguré à La Tronche en 1913, ces derniers disposent de « *la plus enviable indépendance qui fait le rêve de la jeunesse* »[663] même si un lecteur de *la Croix de l'Isère* se montre peu enthousiaste de cette situation : « *Ce grand pavillon isolé, très indépendant, près d'une porte favorable, c'est l'Internat, qui sera, je le crains, mâtiné de beaucoup d'Externat. Les Internes sont de jeunes gens sérieux, c'est connu, mais vraiment, on a trop visé à rendre toute surveillance impossible* »[664]. Ces derniers, qui jouissent d'une bien plus grande liberté que les élèves infirmières, sont a priori membres d'un groupe *social* plus élevé (sauf si l'on prenait pour référence, ce qui n'est pas le cas ici, le modèle inspiré de Florence Nightingale) : on peut penser qu'ils se disciplineront d'eux-mêmes en étant soucieux de maintenir l'ordre social et qu'il n'est pas nécessaire de les discipliner autant qu'une frange plus modeste de la population, plus prompte à au désordre, plus facile à cadrer lorsqu'elle est exclusivement féminine (et qu'il convient aussi de protéger), plus difficile à réduire à l'obéissance lorsqu'elle est masculine (bien que l'armée, pourtant, parvienne en 1914 à la *mettre au pas* tous les hommes, au sens figuré comme au sens propre, quelles que soient leurs origines sociales).

On peut aussi se demander dans quelle mesure la volonté du docteur Bourneville de féminiser la formation et la profession infirmière a eu une réelle influence sur le processus de féminisation de cette profession (qui fut également voulue par d'autres personnes dans quelques lieux particuliers comme à la maison de santé protestante de Bordeaux-Bagatelle où Anna Hamilton dirigeât une école de *garde-malades* sur un modèle d'Hôpital-École hérité de Florence Nightingale où à la *Maison École d'infirmières privées* créée en 1905 et dirigée par Léonie Chaptal de 1907 à 1929.). Lors de l'arrivée au pouvoir du *bloc des gauches* une nouvelle circulaire avait demandait avec insistance en 1902 la création d'*écoles d'infirmières* sur le territoire national en rectifiant, sur ce point, la circulaire de 1899 qui prônait la création *d'écoles d'infirmiers et d'infirmières* plus

---

662 *Circulaire du 23 octobre 1902 au sujet de la création d'écoles d'infirmières.*
663 *Le Petit Dauphinois*, 12 septembre 1913. (Cf. également, *infra*, page 275.)
664 *Tribune libre* publiée par *la Croix de l'Isère* du 1er octobre 1913.

en phase avec la volonté de donner une formation professionnelle au personnel servant des deux sexes employé dans les services d'hospitalisation. Dans un État centralisé où les circulaires ministérielles diffusées aux Préfets doivent être partout appliquées, on constate pourtant, nous l'avons vu, qu'à Grenoble, de 1903 à 1913, l'*école d'infirmières* accueille non seulement des femmes *congréganistes* et *servantes* mais aussi des *servants* de sexe masculin. Plus étonnant encore, un « *Mémento de l'infirmière et de l'infirmier* » publié en 1914 par André Mesureur « *Chef du service de la direction de l'Assistance Publique* » et Paul Cornet, « *Médecin en chef de la Préfecture de la Seine* », dont la préface, après avoir rendu hommage à Bourneville décédé quatre ans plus tôt, et évoqué la profession d'*infirmières*, indique qu'il veut « *répondre aux nécessités de l'enseignement réalisé dans les hôpitaux et asiles de Paris et de la Seine pour toute une partie du personnel agents masculins, agents mariés – auxquels l'accès des écoles-internats sera toujours fermé ; mais l'art de soigner de même que l'administration se retrouvent identiques en tout lieu. Notre mémento s'adresse donc,* poursuivent les auteurs, *à tous ceux qui, en ville ou à l'hôpital, sont destinés ou préposés à donner des soins aux malades* ». Mémento, peut-être, mais de 681 pages, « *avec 228 figures dans le texte* », diffusant pour les infirmières et les infirmiers le contenu des cours donnés dans les écoles préparant au diplôme professionnel infirmier : « *administration hospitalière, notions d'anatomie, notions de physiologie, soins de médecine, soins de chirurgie, soins de grossesse, soins d'accouchement, puériculture, notions d'hygiène, médicaments* ». La volonté de féminisation a-t-elle survécu à Bourneville ? Est-elle alors, si tant est qu'elle persiste, liée au souhait de doter les écoles, comme à la Salpêtrière, d'un internat qui en interdit l'accès aux hommes en favorisant l'accès de cette profession aux femmes comme le laisse entendre cette préface ? Le peu d'attrait de cette profession pour les hommes (ou, peut-être, pour les médecins ou les administrateurs de son exercice par des hommes), auxquels sont refusées les écoles de femmes avec internat, rend-t-il inutile la création d'écoles d'infirmiers pour hommes, avec ou sans internat, comme la loi du 9 août 1879 l'exigeait pour les écoles normales afin que certaines forment des instituteurs et d'autres des institutrices ?

Les choix d'Anna Hamilton et de Léonie Chaptal de former des femmes à une profession féminine apparaît beaucoup plus profond que celui que l'on retrouve, finalement, à l'Assistance Publique parisienne malgré la création d'une école d'infirmière dotée d'un internant et strictement réservées aux femmes. Ce constat, ainsi que l'énumération des « *pionnières* » de France, de Grande Bretagne et des États-Unis fait même écrire à É. Diébolt et N. Fouché que « *le métier d'infirmière a été inventé par des femmes, pour des femmes* ».

Quoi qu'il en soit, comme l'indiquent également É. Diébolt et N. Fouché, « *il est clair que la professionnalisation des soins infirmiers ouvre une fenêtre aux femmes en leur permettant d'accéder à un salaire personnel, à un emploi stable et à l'indépendance économique »*[665]. Ce n'est cependant pas la seule profession qui le fasse. Celle d'institutrice, par exemple, le permet alors également après une formation dans une école normale d'institutrices, mais sans la volonté qui s'affirme à plusieurs reprises pour la profession infirmière d'en réserver son exercice à des femmes à une époque où la non-mixité de l'école demande la formation d'instituteurs et d'institutrices.

On peut remarquer également que les infirmières ont alors au-dessus d'elles une double hiérarchie : hiérarchie essentiellement masculine des médecins dont elles exécutent les prescriptions et hiérarchie essentiellement féminine de surveillantes et surveillantes générales chargées de leur encadrement. Les écoles d'infirmières, dont les cours sont faits par des médecins et des administrateurs, et les pratiques réalisées sous le contrôle de surveillantes enseignantes reproduisent ce double cadrage des *infirmières* par un personnel masculin, exerçant des professions auxquelles elles n'accèderont pas, et féminin, exerçant des professions auxquelles certaines d'entre-elles pourront accéder.

Les liens entre création d' *écoles d'infirmières* et laïcisation

Sans être totalement inexistants, les liens entre création d'écoles d'infirmière et laïcisation ne sont pas constants : il peut y avoir comme à Meaux laïcisation sans création d'une école d'infirmière ou comme à Lyon, création d'une école d'infirmière sans laïcisation ou encore comme à l'Assistance Publique de Paris, réalisation d'écoles pour favoriser le recrutement et la formation d'un personnel *laïque* pouvant remplacer le personnel *congréganiste*. C'est également le cas à Rouen, où la question de la laïcisation des hospices est soulevée dès la fin de l'année 1878 par le journal radical *le Petit Rouennais* dans un article sur *les infirmières laïques* qui relate la création d'une école d'infirmière à Paris et demande que le projet de création d'une telle école, soit mené à terme avec pour objectif, comme à Paris, de préparer le départ des sœurs. Mais, même à l'Assistance Publique de Paris, la laïcisation ne fut pas l'unique but de la création des écoles d'infirmières.

L'enseignement pour les gardes malades institué en 1884 à la maison de santé protestante de Bordeaux qui prendra pour nom *École Florence Nightingale* et dont le docteur Anna Hamilton deviendra la directrice en 1902, ou la création à Paris en 1900 de l'*école d'infirmières à domicile* par l'Association pour

---

[665] Diébolt Évelyne, Fouché Nicole, *Devenir infirmière en France, une histoire atlantique ? (1854, 1938)*, Éditions Publibook, Paris, 2011, page 318.

le Développement de l'Assistance Malades se situent totalement en dehors de la volonté « *laïcisatrice* » républicaine.

La création d'une école d'infirmière put donner des arguments aux partisans de la laïcisation, comme à Montpellier « *où*, (si l'on en croit l'article publié le 14 janvier 1899 dans le journal conservateur *La France Libre, l a France aux français*) *les francs-maçons font grand bruit autour de la création d'une école d'infirmières qui vient d'ouvrir ses cours. Ils espèrent bien enlever tout crédit aux sœurs hospitalières et surtout aux sœurs garde-malade dont il existe ici une congrégation très influente et très populaire. Ils espèrent bien que dans trois ans, les laïques diplômées prendront au chevet des malades à l'hôpital et dans les maisons particulières, la place des sœurs* »[666]. On peut en dire autant pour Grenoble dont l'école, nous l'avons vu, fut créée avec l'assentiment d'un conseiller municipal conservateur hostile aux laïcisations ; mais cela n'empêcha pas les conseillers radicaux de trouver, comme à Montpellier dans cette création, un argument en faveur de la laïcisation de l'hôpital-hospice.

À Lyon (où Anna Hamilton signale en 1900 l'existence dans les hôpitaux *depuis plus de vingt ans d'écoles élémentaires pour les novices* et, *depuis 15 ans*, de *cours professionnels pour les sœurs, faits par des médecins et chirurgiens*) il ne s'écoule que six mois entre la publication de la circulaire du 17 juillet 1899 et l'ouverture d'une *école d' infirmières* à l'hôpital de la Charité, le 4 décembre, « *pour répondre au vœu exprimé par le Conseil supérieur de l'Assistance publique et à l'invitation du Ministre de l'Intérieur* ». La création de cette école n'est pas réalisée ici non plus pour faciliter le départ des religieuses : l'École « *a pour but de donner aux personnes qui veulent soigner les malades soit à domicile, soit à l'hôpital, un enseignement professionnel qui les rendra capables de seconder efficacement les médecins et de donner aux malades des soins éclairés* ». Pendant sa première année d'existence, cette école « *a compté quarante inscriptions* ». Les cours ont été suivis par de nombreuses religieuses : « *outre les sœurs de nos hôpitaux* », indique le journal catholique *la semaine religieuse*, « *plusieurs religieuses des Congrégations Saint Charles et N.D. du Bon secours de Lyon, Saint-Joseph de Chambéry, ont suivi les cours de l'école avec l'approbation de leurs supérieurs hiérarchiques. Les examens ont eu lieu le 13 août dernier à l'hospice de la Charité et ont été couronnés d'un plein succès* ». *À l'unanimité le jury a attribué aux 39 candidates, religieuses ou laïques, le certificat d'aptitudes professionnelles. Nous avons tenu à enregistrer ces résultats et à appeler l'attention sur cette école, dont nous devons l'établissement à l'éminent Président du Conseil d'administration des Hospices civils de Lyon, M. Hermann Sabran. Nous la croyons appelée à rendre de grands services, en particulier aux Communautés de Religieuses gardes malades, qui y trouveront de précieuses ressources pour la formation professionnelle de leurs sujets* »[667].

---

[666] Article « *juives et chrétiennes* » du journal catholique conservateur, *La France libre, la France aux français !* (qui titre ce jour-là, en pleine affaire Dreyfus, sur les « *révélations d'Esterhazy* »).

[667] Hamilton, *op. cit.* p. 76, et *La semaine religieuse du diocèse de Lyon*, 12 oct. 1900, pp. 557-558.

Entre 1903 et 1905, la plupart des congréganistes suivent, à Grenoble, les cours de la nouvelle école d'infirmières et deviennent ainsi des *infirmières diplômées*. Le processus de laïcisation ne concernera pas dans cette ville des *religieuses hospitalières peu qualifiées* comme l'indique d'une façon synthétique Christian Chevandier pour qui *« le principal objet du processus de 'laïcisation', pour user d'un terme simple, fut la substitution à un groupe de religieuses hospitalières peu qualifiées d'un corps professionnel d'infirmières laïques diplômées »*[668].

On pourra objecter que le texte de la circulaire du 28 octobre 1902 fut écrit par Émile Combes président radical du Conseil, Ministre de l'Intérieur et des Cultes qui avait probablement pour objectif non avoué, en se référant à la situation parisienne, de faciliter la laïcisation des hôpitaux par la création des Écoles d'infirmières. On peut également remarquer que, l'année où il fit sa demande pressante de création d'écoles d'infirmières dans toute la France, Émile Combes avait également publié, le 20 juin, une autre circulaire dans laquelle il écrivait aux Préfets : *«Si, dans votre administration, vous devez la justice à tous, sans distinction d'opinion ou de parti, votre devoir vous commande de réserver les faveurs dont vous disposez seulement à ceux de vos administrés qui ont donné des preuves non équivoques de fidélité aux institutions républicaines. Je me suis mis d'accord avec mes collègues du cabinet pour qu'aucune nomination, qu'aucun avancement de fonctionnaire appartenant à votre département ne se produise sans que vous ayez été au préalable consulté »*[669]. Mais cette préférence semble ici bien davantage destinée aux fonctionnaires des institutions républicaines qu'aux agents des hôpitaux (du reste non encore fonctionnaires)[670]. On pourra remarquer, enfin, qu'Émile Combes, qui bien que docteur en théologie n'avait rien d'un enfant de cœur, reprit la politique de laïcisation un temps oubliée par des gouvernements républicains qualifiés d'opportunistes) en refusant des demandes d'autorisation déposées par des congrégations religieuses ce qui aboutit, par exemple, à l'expulsion des chartreux en 1903 et à la fermeture d'environ quinze-mille écoles catholiques.

La circulaire du 28 octobre 1902 ne fait pourtant aucune allusion à la présence des congréganistes dans les hôpitaux et sa demande de placer une femme en haut de l'échelle hiérarchique pour diriger le personnel n'est pas incompatible avec le maintien à ce poste de *directrices* congréganistes pourvu qu'elles aient obtenu le diplôme d'infirmière. La féminisation du vocabulaire

---

[668] Chevandier, Christian, *Laïciser les hôpitaux : les rythmes de la société et du politique* ; p. 389 ; in sous la dir. de Weil, Patrick, *Politiques de la laïcité au XXe siècle*, Paris, Puf, 2007.

[669] Cf. *Circulaire du 20 juin 1902.*

[670] Elle n'est pas non plus sans rapport avec *l'affaire des fiches* qui donna aux antidreyfusards l'occasion de se *venger* de la réhabilitation du capitaine Dreyfus et qui fut fatale, en 1905, à la carrière politique d'Émile Combes.

dans la circulaire de 1902 est en effet cohérente avec l'un des points de cette même circulaire indiquant : *« il est très désirable qu'en haut de l'échelle, et pour diriger le personnel, l'on place une femme »*[671]. Cette demande perpétue la présence de *directrices* de sexe féminin, ce qui était déjà, sauf de rares exceptions, le cas, qu'elles soient congréganistes ou laïques. Cette circulaire de 1902 ne remet pas en cause, ni explicitement, ni par les modalités nécessaires à son application, la présence de congréganistes qui reçurent en grand nombre, nous l'avons vu, la formation dispensée dans les *écoles d'infirmières.*

Ce qui change vraiment par rapport à la situation antérieure c'est l'obligation de ne confier ces fonctions d'encadrement qu'à un personnel diplômée d'une école d'infirmière. Émile Combe met en effet cette demande de création d'écoles d'infirmières directement en rapport avec la loi du 15 juillet 1893 dont la circulaire de 1902 est sensée contribuer à l'application. Cette loi, selon lui *« en rendant obligatoire l'assistance médicale aux malades dénués de ressources, en faisant de cette assistance un service public placé sous le contrôle et la direction de l'État, a imposé à celui-ci le devoir de veiller à ce que les malades pauvres soient non seulement soignés, mais bien soignés. Plus la science progresse, plus apparaît l'importance du rôle de l'infirmière ; plus aussi il devient manifeste que, pour remplir ce rôle, le bon vouloir, le dévouement, l'abnégation même ne suffisent plus : il faut de plus une instruction technique. Les commissions hospitalières ont l'obligation morale très étroite de ne confier des malades qu'aux infirmières qui ont justifié avoir acquis les connaissances indispensables à l'exercice de leur état »*. Comme on le voit, le ministre ne rejette pas, non plus, les valeurs traditionnellement décrites chez les congréganistes, mais aussi chez des laïques montrées en exemple par la République[672], le *dévouement* et l'*abnégation*, auxquelles, comme Bourneville, il veut rajouter l'instruction.

La connexion entre création d'une école d'infirmière et laïcisation de l'hôpital public put toutefois se faire que lorsque l'administration municipale locale fut majoritairement en mesure d'imposer cette laïcisation. Elle ne se réalisa pas dans de nombreuses villes de province dont les hôpitaux ne furent pas laïcisés, même lorsque la création d'une *école d'infirmières* était liée à l'application de cette circulaire. Le cas grenoblois, comme nous le verrons, montre également que même dans une ville dont l'établissement hospitalier fut laïcisé peu de temps après la création d'une école d'infirmières, on ne peut pas toujours lier de façon évidente la création de cette école et le départ des congréganistes.

---

[671] Cf. *Circulaire du 28 octobre 1902.*

[672] Telle Margueritte Bottard, surveillante du service de Charcot à la Salpêtrière : cf. *infra*, p. 276 et Poisson, Michel, *Origines républicaines d'un modèle infirmier, 1870 – 1900*, Éditions Hospitalières, Vincennes, 1998, pages 140 à 144.

Mais si l'on considère que les circulaires ministérielles de 1899 et 1902 furent en partie inspirées par la situation parisienne, on peut cependant estimer, malgré tout, que la politique de laïcisations des établissements de l'Assistance publique parisienne eut une influence indirecte sur la création des écoles d'infirmières de l'ensemble du territoire national et suivre sur ce point É. Diébolt et N. Fouché pour qui *« la laïcisation des hôpitaux de Paris est le point de départ de la professionnalisation du métier de l'infirmière républicaine française »*[673]

Quelques *cas particuliers* de laïcisations d'établissements hospitaliers

Les modalités des laïcisations hospitalières sont très différentes à Meaux, à Paris et à Grenoble où elles ne peuvent être considérées que comme des cas particuliers, aucunement généralisables à l'ensemble du territoire national. Malgré les difficultés qui surgissent dès le début de la Troisième République, comme le remarque Jean Imbert, *« entre les Commissions administratives à tendance anticléricales et les congrégations de sœurs hospitalières »* le départ des sœurs ne semble pas le cas le plus fréquent. Jean Imbert note à ce sujet *« à Paris, l'éviction des sœurs fut totale mais en province les sœurs furent maintenues dans un grand nombre de maisons, soit en raison de la bienveillance de la municipalité, soit pour des motifs plus intéressés »*[674]. Jacques Léonard qui remarque que de 1878 à 1908 le nombre des religieuses dans les hôpitaux français augmente de 9,5%, note que *« l'anticléricalisme sait opportunément rentrer ses griffes »*[675]. Olivier Faure note quant à lui qu'après l'échec de deux tentatives de limitation du pouvoir des sœurs, en 1831 et sous la Monarchie de Juillet, *« aucun gouvernement ne s'attaque plus aux religieuses hospitalières. Celles-ci, poursuit-il, franchissent très aisément les deux vagues anticléricales des années 1880 et 1900 qui différencie toujours les sœurs enseignantes, honnies, des hospitalières »*[676].

Les congréganistes quittent les établissements hospitaliers de Meaux en 1882 et de Grenoble en 1905. Leur départ s'effectue, à ces deux dates, dans un contexte national propice aux laïcisations mais n'en reste pas moins un

[673] Diébolt Évelyne, Fouché Nicole, *Devenir infirmière en France, une histoire atlantique (1854, 1938)*, Éditions Publibook, Paris, 2011, page 91.

[674] Imbert (Jean), *Les Hôpitaux en France*, P.u.f., Paris 1958 - rééd. 1994, page 95.

[675] Léonard (J.) *La médecine entre les pouvoirs et les savoirs, op. cit.* note 25 page 288.

[676] Olivier Faure signale que sous la Monarchie de Juillet, une série de circulaires cherche à limiter le pouvoir des Sœurs en demandant aux établissements hospitaliers de signer des traités en bonne et due forme avec les religieuses qui les desservent et d'adopter un règlement conforme au modèle ministériel. Cf. Olivier Faure, *La médicalisation de la Société Lyonnaise au XIXe Siècle, (1800-1914)*, Thèse de Doctorat d'État, Lyon 1989 ; page 530.

événement qui garde un caractère spécifique et local. Le Journal Officiel du 20 août 1904 donne la liste des établissements hospitaliers de plus de cent lits qui en province n'emploient à cette date qu'un personnel laïque[677]. Sur un total de 310 établissements, seulement un peu plus de 3 % ont déjà été laïcisés (sept hôpitaux et trois hospices). Ces établissements sont l'hôpital thermal de Méris (Allier), l'hôpital de La Fère (Aisne), l'hôpital de Macon (Saône et Loire), l'hôpital-hospice d'Issoudun (Indre), l'hôpital d'Auxerre (Yonne), l'hôpital Pasteur de Rouen (Seine Inférieure), l'hôpital-hospice de Meaux (Seine et Marne), l'hospice de Beauvais (Oise), l'hospice de Blois (Loir et Cher) et l'hospice général de Reims (Marne). Au moins deux autres établissements sont laïcisés peu de temps après, à Béziers et à Grenoble. À Cosne (Nièvre), la majorité du Conseil municipal nouvellement élu annule in extremis la laïcisation de l'hôpital votée deux mois plus tôt par les conseillers devenus minoritaires, malgré l'opposition du Préfet qui refuse, dans un premier temps, de ratifier la décision du nouveau Conseil municipal avant que l'ordre lui en soit intimé par le Conseil d'État saisi par la commune. Il faut rajouter à cette liste quelques hospices, tels l'hospice de Luzy (Nièvre), ou de Meulan (Seine et Oise), laïcisés en 1892[678]. L'hôpital maritime de Berck, rattaché administrativement à l'Assistance Publique parisienne est également laïcisé en 1892.[679]. Les laïcisations hospitalières concernèrent également des hôpitaux établis dans les colonies, notamment à la suite de la publication le 25 novembre 1903 par le Ministre des Colonies, Gaston Doumergue, d'une circulaire demandant la laïcisation de tous les établissements dépendant de son ministère.

Nous nous attarderons un peu plus qu'à l'accoutumé sur la situation parisienne en ce qui concerne, surtout, le départ en 1908, des Augustines de l'hôtel-Dieu, 20 ans après une première vague de laïcisations d'hôpitaux parisiens de 1878 à 1888. Nous avons souhaité ainsi montrer sa singularité par rapport aux exemples Meldois et Grenoblois. En aucun cas, la situation parisienne ne représente sur ce sujet un archétype, un modèle pour l'ensemble du territoire national : les modalités de ces laïcisations parisiennes sont aussi peu généralisables que celles des hôpitaux de Meaux et de Grenoble.

---

[677] Comme indiqué au début de ce livre, p. 12 note 5, ce terme de « *laïque* » signifie toujours, ici, « *qui est indépendant d'une religion* » ; le contraire étant *religieux*, *confessionnel*, ou pour le personnel hospitalier, « *congréganiste* ».

[678] Il ne m'a malheureusement pas été possible de consacrer le temps nécessaire à la consultation des archives de l'ensemble de ces hôpitaux pour connaître les circonstances de leurs laïcisations.

[679] Guillemain, Hervé, *la laïcisation des hôpitaux parisiens à la fin du XIXe siècle*, publication électronique http://hemed.univ-lemans.fr/cours2013/fr/co/grain_02_5.html

Le départ des congréganistes des hôpitaux de l'Assistance publique parisienne

Non n'entrerons pas ici dans le détail des laïcisations qui concernent les hôpitaux rattachés à l'Assistance Publique.

Elles furent essentiellement réalisées entre 1878 et 1888.

« 1878 : départ des sœurs de Laennec[680] ;

« 1880 : départ des sœurs de la Pitié ;

« 1881 : départ des sœurs des petits hospices : La Rochefoucauld, Petits ménages, Saint-Antoine ;

« 1882 : départ des sœurs à Tenon et à Lourcine ;

« 1885 : départ des sœurs aux Incurables et à Cochin ;

« 1886 : départ des sœurs à Necker, aux enfants assistés ;

« 1887 : départ des sœurs à Lariboisière, à Trousseau, à Beaujon ; « 1888 : départ des sœurs à la Charité ».[681]

L'arrêté du préfet de la Seine du 25 août 1888 pour la laïcisation de l'hôpital Saint-Louis au 1er décembre 1888 ne fut pas suivi d'effet. Les religieuses augustines qui desservaient cet hôpital et l'hôtel-Dieu de Paris refusèrent d'obtempérer car leur congrégation avait été instituée dans ces deux établissements non pas par une simple convention révocable par l'une ou l'autre des parties, mais par un arrêté impérial qui, selon elle, ne pouvait pas être annulé par un simple décret, de poids juridique inférieur. Le Conseil d'Etat leur donna raison par un arrêt du 5 mai 1893. L'hôtel-Dieu et l'hôpital Saint-Louis, furent néanmoins laïcisés en 1908.

L'hôpital Boucicaut inauguré en novembre 1897 ne fut pas laïcisé pour que l'Administration de l'Assistance publique n'ait pas à rembourser la dotation faite par la fondatrice à condition que cet établissement reste desservi par des congréganistes.

Un autre établissement de l'Assistance publique échappa aux laïcisations pour les mêmes raisons : l'hospice Debrousse, pour vieillards hommes et femmes, créé en 1885 dans le XXe arrondissement grâce à un legs à l'Assistance publique par la baronne Marie-Catherine Alquier, née Debrousse, à la mémoire de son père.

---

[680] Cet ancien *hospice des incurables*, qui prend en 1878 le nom d'*hôpital Laennec*, fonctionne de façon intermittente entre 1869 et 1874 est encore nommé *« hôpital temporaire »* lors de l'intervention au Sénat le 30 mai 1881 de Lambert de Sainte Croix (*supra*, p.299). Cf. également Bourée, P., *Heurs et malheurs de l'hospice des incurables* ; *Revue des sciences médicales* année 1974, V 3, p.539.

[681] Guillemain, Hervé, *la laïcisation des hôpitaux parisiens...* publication électronique http://hemed.univ-lemans.fr/cours2013/fr/co/grain_02_5.html

Contrairement à ce que nous constaterons plus loin pour les hôpitaux de Meaux et de Grenoble, les « *sœurs* » ne partirent pas de leur plein gré des hôpitaux parisiens laïcisés au début de la Troisième République, sauf à l'hôpital de la Pitié.

Les deux premières laïcisations d'hôpitaux (Laennec et La Pitié) se firent sans expulser les religieuses de l'hôpital où elles travaillaient comme l'explique le sénateur Lambert de Sainte Croix le 30 mai 1881 : « *La question du renvoi des sœurs fut posée pour la première fois le 30 novembre 1875 dans un rapport fait au conseil municipal,* relate-t-il. *Ce rapport, dont les conclusions furent adoptées par le conseil municipal, exprimait le désir de voir la surveillance de nos hôpitaux confiée à des laïques. Il admettait bien que des critiques nombreuses avaient été dirigées de tout temps contre les surveillantes laïques, mais il pensait que cela tenait au mode de leur recrutement. En conséquence, il invitait l'administration à créer un corps d'infirmières et à présenter un personnel laïque lors de l'ouverture d'un hôpital qui était en construction à Ménilmontant. Quand cet hôpital fut près de s'ouvrir, - c'était l'hôpital Tenon - le conseil de surveillance* (de l'Assistance publique) *se prononça pour les religieuses (...) et lorsque l'hôpital Tenon s'ouvrit* (en 1878, sous le nom d'hôpital de Ménilmontant[682]) *on y plaça un personnel congréganiste qui faisait alors le service de l'hôpital temporaire établi rue de Sèvres. Il est vrai,* poursuit le sénateur, *que le vœu du conseil municipal ne resta pas sans recevoir une certaine satisfaction. Dans cet hôpital* (rue de Sèvre) *qui était temporaire, on prit un personnel laïque. C'était, comme vous le voyez, un essai de laïcisation, mais ce n'était pas une expulsion. Au mois d'octobre dernier (...) les sœurs de Sainte Marthe qui desservaient l'hôpital de la Pitié, avaient fait connaître qu'elles ne pouvaient plus continuer leur service. C'était un Ordre particulier, obéissant à d'anciennes règles et dont le recrutement ne se faisait plus. (...) On s'empressa de mettre à la Pitié un personnel laïque ; et, par un motif tiré des circonstances, sur le prétexte allégué qu'il s'agissait d'un remplacement immédiat, le conseil de surveillance laissa faire »*[683].

Le sénateur Lambert de Sainte Croix, hostile aux laïcisations, qui n'est contredit sur ces points ni par le ministre, présent, ni par les autres sénateurs, et recueille tout au long de cette *interpellation* les applaudissements de la droite de l'assemblée sénatoriale, indique que les laïcisations suivantes se firent au contraire sans l'assentiment des sœurs : « *C'est alors que,* note-t-il, *s'armant d'un assentiment ou plutôt d'une tolérance qui ne s'appliquait qu'à un cas particulier, qu'à un établissement déterminé* (la Pitié), *l'administration crut pouvoir agir en grand et, ce qui ne s'était jamais fait, M. le préfet de la Seine pensa, – c'est lui-même qui l'a expliqué dans une lettre qui fut rendue publique – qu'une fois la première*

---

[682] Il ne prendra le nom d'*hôpital Tenon* que l'année suivante, en 1879.

[683] Extrait de l'Interpellation de M. Lambert de Sainte Croix, séance du Sénat du lundi 30 mai 1881.

transformation faite, la question de principe avait été tranchée, et que le reste n'était que la conséquence inévitable du premier fait[684]*. Aussi crut-il devoir, sans consulter, comme le voulait la loi, le conseil de surveillance*[685]*, prendre un arrêté daté, si je ne me trompe, du 1*er *décembre, qui renvoyait à bref délais les sœurs de deux hospices importants : celui de Larochefoucauld et celui des ménages (...) »*[686].

« *La communauté* » à l'hôpital Tenon
(plaque explicative de l'Assistance Publique)

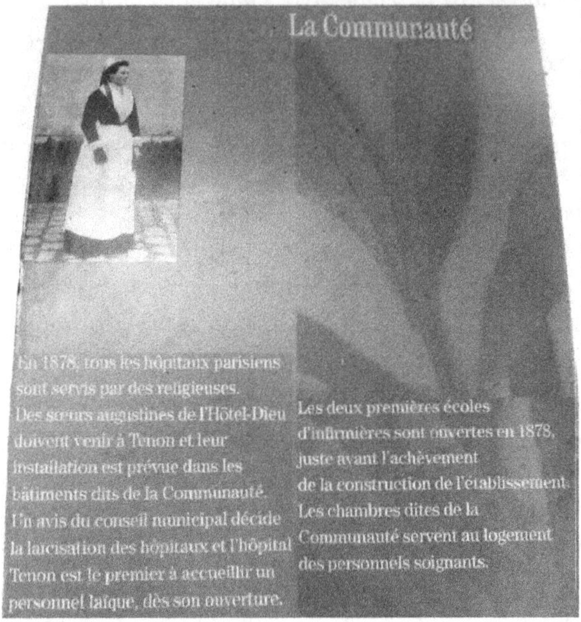
La Communauté
En 1878, tous les hôpitaux parisiens sont servis par des religieuses.
Des sœurs augustines de l'Hôtel-Dieu doivent venir à Tenon et leur installation est prévue dans les bâtiments dits de la Communauté.
Un avis du conseil municipal décide la laïcisation des hôpitaux et l'hôpital Tenon est le premier à accueillir un personnel laïque, dès son ouverture.
Les deux premières écoles d'infirmières sont ouvertes en 1878, juste avant l'achèvement de la construction de l'établissement.
Les chambres dites de la Communauté servent au logement des personnels soignants.

Une plaque explicative apposée au XXIe siècle sur un mur du bâtiment *la communauté,* situé à l'arrière de la chapelle de l'hôpital Tenon indique, que cet hôpital *« est le premier à accueillir un personnel laïque dès son ouverture »* Indication erronée, si l'on en croit le sénateur Lambert de Sainte Croix, a priori bien informé des laïcisations d'hôpitaux, qui indique que l'hôpital Tenon fut ouvert avec un personnel congréganiste (qui serait resté présent dans cet hôpital de 1878 à 1882). (Le *centre de loisir* situé dans ce bâtiment au début du XXIe s. s'appelle, ironie de l'histoire *« les petits diables »* !)

D'autres hôpitaux furent ensuite laïcisés de la même façon, comme par exemple l'hôpital Cochin, dont les religieuses, après avoir été félicitées par le préfet de la Seine, Poubelle, en juillet 1885, pour leur *« dévouement »* lors de la précédente épidémie de choléra furent *remerciées,* si l'on peut dire, quatre mois plus tard, le 7 novembre, par une lettre du directeur de l'Assistance

---

684 C'est-à-dire les laïcisations de l'*hôpital provisoire* situé rue de Sèvre, et de *la Pitié.*

685 La réorganisation en 1849 du Conseil général d'administration des Hospice de Paris en Administration générale remplace une administration collégiale par un *directeur* doté de pouvoirs étendus, nommé par le ministre de l'Intérieur sur proposition du préfet de la Seine. Le *conseil de surveillance* qui n'avait qu'une compétence *consultative* était présidé par le préfet de la Seine et notamment composé du Préfet de Police, de deux Conseillers municipaux, d'un conseiller d'État, d'un membre de la cour de cassation, d'un médecin, d'un chirurgien, d'un professeur de médecine, d'un représentant de la Chambre de commerce et d'un membre du Conseil des Prud'hommes.

686 Extrait de l'*Interpellation de M. Lambert de Sainte Croix,* séance du Sénat du lundi 30 mai 1881.

Publique à leur supérieure générale, lui indiquant qu'il venait de décider, avec ce même préfet, *« de dénoncer le traité en vertu duquel les sœurs de votre congrégation desservent l'hôpital Cochin. J'ai l'honneur,* poursuit-il, *de vous notifier cette décision en vous priant de prendre les décisions nécessaires pour qu'elle reçoive son exécution le 21 décembre prochain »*[687]. Les congréganistes quittèrent l'hôpital le 21 décembre 1885. Les héritiers de la famille du fondateur de l'hôpital Cochin perdirent en décembre 1888 le procès intenté contre cette décision qu'ils jugeaient contraire aux vœux de Jean Denys Cochin.

La question des laïcisations de l'hôpital Saint-Louis et de l'hôtel-Dieu, juridiquement plus complexe, fut régulièrement débattue par le Conseil municipal, votée sans être exécutée lorsque la majorité du Conseil était de gauche et repoussée lorsqu'elle était de droite comme, par exemple, dans sa séance du 30 décembre 1900 : Après avoir fait voter par ses collègues un vœu exonérant l'Assistance publique de la taxe de 2,50 francs sur le revenu net imposable des propriétés bâties à Paris, un Conseiller socialiste, Louis Navarre[688] s'adresse à nouveau à ses collègues : *« Messieurs, une autre question. Vous avez entendu l'éloge qui a été fait du personnel secondaire de nos hôpitaux, des infirmiers et infirmières laïques. Or, vous savez que la laïcisation n'est pas complète. Je dépose donc le projet de vœu suivant pour lequel je demande le scrutin : 'Le Conseil, Invite l'Administration à prendre les mesures nécessaires pour laïciser, à bref délais, l'Hôtel-Dieu et Saint-Louis' ».*

Ce à quoi le *rapporteur* de cette séance rétorque : *« Vous savez bien que les deux hôpitaux en question sont soumis à un régime exceptionnel et que le Conseil d'État a rendu un arrêt déclarant que la laïcisation ne pouvait être opérée. Le vœu que vous émettez sera donc forcément stérile ».* M. Navarre n'en poursuit pas moins son argumentation : *« Je serai bref, Messieurs. Je répondrai simplement (...) que le vœu déjà émis par le Conseil a été suivi d'un arrêté de M. le Préfet de la Seine ordonnant la laïcisation de l'hôpital Saint-Louis et de l'Hôtel-Dieu. Pour les autres hôpitaux, une décision de M. le directeur de l'Assistance publique suffisait, parce que le contrat liant la Ville à la congrégation des sœurs Augustines, réservait la dénonciation du traité dans le délai de huit jour. (...) Nous savons qu'une ordonnance* (impériale) *du 26 décembre 1810 a installé les sœurs Augustines dans ces* deux *hôpitaux. La congrégation s'est pourvue contre l'arrêt de M. le Préfet de la Seine et le Conseil d'État a décidé qu'un simple arrêté ne suffisait pas pour renvoyer les religieuses installées en vertu d'un décret.*

Mais ce qu'un décret fait, un autre peut le défaire.

---

[687] Cité par Graftiaux Marc, *Contribution à l'histoire de l'hôpital Cochin de sa fondation à nos jours*, thèse pour le doctorat en médecine, Paris, 1990, p. 56.

[688] Louis Navarre (1853-1921), docteur en médecine. Il fut également député de la Seine inscrit au groupe socialiste de la SFIO de 1914 à 1919.

Je demande donc que M. le Préfet de la Seine soit invité à solliciter du Gouvernement un décret l'autorisant à laïciser l'Hôtel-Dieu et Saint-Louis. (...) Je demande l'urgence ».

M. *Alpy* (conseiller opposé à la laïcisation) : « *C'est une manifestation annuelle ; vous la renouvelez depuis 10 ans* ».

M. *le Président : « Je consulte le scrutin sur l'urgence ».*

(...) « Le scrutin auquel il a été procédé sur l'urgence en faveur de la proposition de M. *Navarre donne les résultats suivants :*

Nombre de votants 75, Majorité absolue 38

Pour 36, Contre 39. Le conseil n'a pas adopté »[689].

On sent poindre une certaine lassitude au sein du Conseil municipal lorsque cette question est à nouveau abordée sans être, là non plus, suivie d'un vote positif, au mois de juin de l'année suivante par un autre conseiller, M. Arthur Rozier, avec les mêmes arguments : « *(...) Ce qu'un décret a fait, un autre peut le défaire. Et il appartient au Conseil municipal de manifester sa volonté à cet égard (...).*

M. *Grébauval : ...) mais tous les ans nous votions la laïcisation de Saint-Louis et de l'Hôtel-Dieu. (...)*

M. *Paterne : Nous pouvons voter une fois de plus sur la laïcisation (...).*

M. *Grébauval : (...) ce dont je doute, c'est de la suite donnée par le ministre de l'Intérieur... »*[690].

En juin 1902 M. Navarre sollicite à nouveau un vote en faveur d'un décret que ne pourrait que promulguer le *nouveau ministère radical-socialiste.* Nouveau vote négatif du Conseil municipal : la majorité de droite du conseil municipal ne donne pas suite à cette demande.

La Gauche à nouveau majoritaire au Conseil municipal de Paris à l'issue des élections municipales de 1904[691]. La question de la laïcisation de l'hôtel-Dieu et de l'hôpital Saint Louis est remise à l'ordre du jour du Conseil municipal en 1905. Elle est longuement débattue au cours de trois séances consécutives, à partir du 10 novembre (un mois avant le vote, le 9 décembre 1905, de la *loi de séparation des Églises et de l'État*). L'un des arguments de M. Navarre, en faveur de la laïcisation, est que « *M. le directeur de l'Assistance publique peut punir directement une surveillante laïque, tandis qu'il ne peut punir directement une surveillante congréganiste sans en référer à la supérieure » (...), « le directeur de l'hôpital représente un officier subalterne dont la prieure serait le*

[689] *Conseil Municipal de Paris, Séance du 30 décembre 1900*, B.N.F.

[690] *Ibid. Séance du 24 juin 1901*, B.N.F.

[691] 25 conseillers socialistes 19 conseillers radicaux. La présidence du bureau est assurée alternativement par les radicaux en 1904 et 1906 et par les socialistes en 1905 et 1907. Cf. Nobuhito Nagaï *Les conseillers municipaux de Paris sous la IIIe république (1871-1914)*, Paris, Publications de la Sorbonne, 2002, p. 66.

commandant. C'est la suprématie du pouvoir religieux sur le pouvoir laïque, administratif, qui se trouve en fait dépossédé de ses attributions et de ses prérogatives ». Cette inversion d'un pouvoir décisionnel au bénéfice de la congrégation religieuse lui apparaît, par principe, inacceptable, même si elle ne concerne qu'une partie du personnel.

Le conseiller municipal Henri Marie Alpy[692], qui s'exprime au nom des adversaires de la laïcisation indique, habilement, tout en précisant qu'il ne parle que de la question purement professionnelle car leurs convictions respectives en matière de religion ou de politique restent très éloignées, (propos qui déclenchent dans l'assistance des exclamations et des rires), *« M. le directeur tient ses services dans sa main, celui des congréganistes comme celui des laïques, et moi, qui ai vu plusieurs fonctionnaires passer à la tête de l'assistance publique, je suis obligé de déclarer que jamais je n'ai vu directeur qui ait tenu son service avec plus de résolution et de fermeté que* M. Mesureur[693]. *(...) si* M. *le directeur de l'Assistance publique a des rapports avec la prieure,...* poursuit-il, tout en sachant la partie perdue, quels que soient ses arguments, car le conseil municipal dispose d'une majorité de gauche, et suscitant, volontairement ou non le rire de quelques membres de l'assemblée et l'ire de quelques autres :
- M. Navarre, (l'interrompant) « *C'est indécent.* » - M. Alpy (continuant) *...ces rapports sont nécessaires et légitimes, et étant donné que celle-ci n'a jamais opposé aucune résistance à ses demandes,* M. *le directeur de l'Assistance publique ne peut se plaindre d'aucune entrave à son service* (Exclamations. Rires.) *Je vous prie, Messieurs, de ne pas égayer outre mesure cette question si sérieuse, au fond, et si grave* (Approbation). *Quoi qu'il en soit, je provoque M. le Directeur à donner ses explications sur ce point et je suis sûr qu'il rendra hommage à la docilité absolue de la prieure des Augustines et de toutes ses sœurs »*. Les autres arguments sont la répression immédiate de tout acte d'une congréganiste contraire à la liberté de conscience, la formation d'infirmière donnée aux novices à l'école de la Salpêtrière, le coût financier élevé des laïcisation (salaires plus élevés et logements plus grands pour les surveillantes laïques) entraînant une dépense supplémentaire de 62000 francs par an selon l'estimation (contestée) d'un autre Conseiller défavorable aux laïcisations. Nécessité, enfin, de pouvoir proposer aux hospitalisés un personnel en harmonie avec leurs convictions,

---

692 Henry Marie Alpy (1848-1928), docteur en droit, magistrat, avocat à la cour d'appel, se définissant politiquement comme libéral. Hostile aux laïcisations, il publia en 1892 un ouvrage intitulé : *Le coût de la laïcisation des hôpitaux de Paris*.

693 Gustave Mesureur (1847-1925), Franc-maçon depuis 1869 et plusieurs fois élu grand maître de la Grande Loge de France à partir de 1903, Ministre du Commerce, de l'Industrie et des P.T.T. du 1er novembre 1895 au 29 avril 1896, Député du département de la Seine de 1887 à 1902, **président en 1901 du Parti radical-socialiste** (anticlérical), Directeur Général de l'Assistance Publique de 1902 à 1917.

un catholique préférant les religieuses qui, au besoin, l'avertiront de la nécessité d'accomplir ses devoirs religieux en cas de risque de décès (confession de ses péchés, extrême onction). « *Le régime idéal, en pareille matière, est celui qui laisserait chaque malade libre de choisir la garde malade qui le soignera. Au libre penseur, l'infirmière laïque ; au croyant la religieuse* » (ce qui serait selon M. Alpy, possible en redéfinissant le découpage déjà existant en 14 circonscriptions des quartiers relevant de tel ou tel hôpital pour en attribuer la moitié à des hôpitaux desservis par des laïques et l'autre moitié à des hôpitaux desservis par des congréganistes). Lors de la séance suivante, cette proposition, soumise au vote à la demande de M. Alpy, est rejetée par 43 voix contre 17. Par contre, le Conseil municipal, par 45 voix pour et 28 voix contre, « *émet le vœu que le décret de 1810 soit abrogé ; invite son bureau à faire auprès du gouvernement des démarches pressantes pour que le décret abrogatif soit rendu dans les plus bref délais* » et « *délibère : Le directeur de l'Assistance Publique est invité à remplacer les sœurs de l'Hôtel-Dieu et de Saint-Louis par des surveillantes laïques dans le délai de trois mois, à dater de la promulgation du décret à venir. En aucun cas les religieuses Augustines ne seront admises à continuer leur service sous un costume laïque* ». Cette interdiction finale, en forme de revanche contre des congréganistes qui leur ont résisté, et qui apparait « *odieuse* » aux conseillers opposés aux laïcisations, « *ne s'applique* précise M. Navarre, *qu'à l'hôtel-Dieu et à Saint-Louis et le directeur de l'Assistance publique est d'accord avec nous pour le cas échéant donner des emplois d'infirmières dans d'autres hôpitaux et à titre individuel aux anciennes Augustines qui, une fois dépourvues de leurs attributions congréganistes, lui en feront la demande* ». Elle est nuancée par le directeur de l'Assistance publique M. Mesureur, qui assiste à ce débat et qui précise en prenant la parole à cette occasion : « *Cette délibération ne saurait porter atteinte au droit que possède l'Administration de nommer le personnel ; et si cette délibération n'était pas dans son texte conforme à ce droit, il est bien entendu que les religieuses Augustines redevenues laïques, qui demanderaient à rester dans nos services, pourront être réintégrées (...)* ».

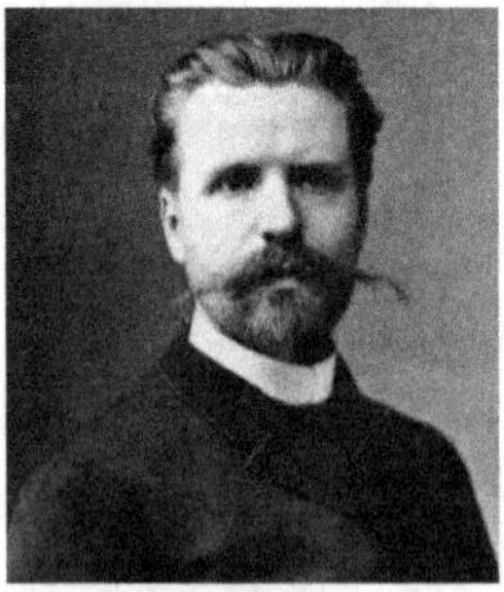
Louis Navarre

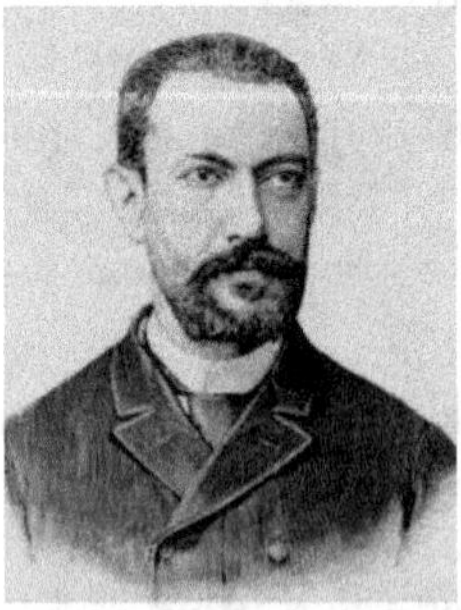
Henry Marie Alpy

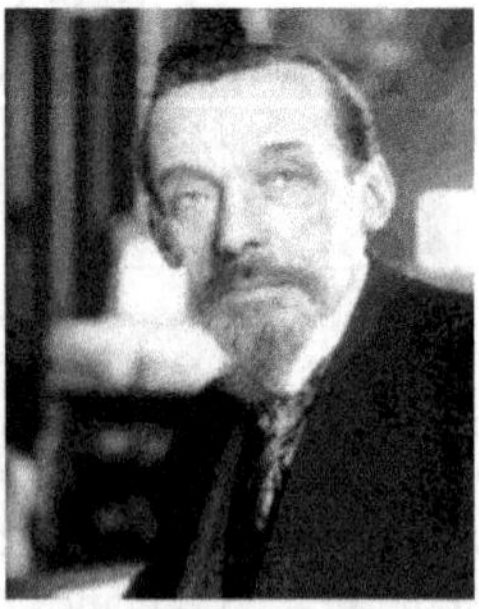
Gustave Mesureur

La question du départ des Augustines de l'hôtel-Dieu de Paris est à nouveau abordée au Conseil municipal de Paris, un an plus tard, le 16 novembre 1906 : le Gouvernement qui a été saisi de la précédente délibération du conseil municipal d'abrogation du décret impérial empêchant le départ des sœurs Augustine, se montre, indique M. Navarre, *« résolu de mettre fin à un état de choses incompatible avec la neutralité religieuse et avec les prorogatives que l'Assistance publique tient de la loi du 7 août 1851 et du droit commun qui lui reconnaissent le droit de choisir son personnel d'infirmiers et d'infirmières »*. (Nous sommes donc toujours ici dans la logique d'un conflit de pouvoir. La question du respect ou non de la liberté de conscience qui n'est pas ré-abordée semble moins essentielle). *« En conséquence,* poursuit-il, *les sœurs furent invitées, en raison de la laïcisation prochaine de l'hôtel-Dieu, à adresser au ministre de l'Instruction publique et des Cultes une demande d'autorisation pour chacun des établissements de leur congrégation à créer* dans quatre hôpitaux non laïcisés (deux administrés par l'Assistance publique, Boucicaut et Debrousse, ainsi que l'hôpital Notre Dame de Bon Secours, rue des plantes et son annexe à Epinay-sur-Seine). Les congréganistes répondirent, entérinant le fait que la laïcisation était inéluctable, en demandant des autorisations pour s'installer dans ces quatre établissements. Elles demandèrent également le transfert du Siège de leur congrégation *« dans l'hôpital Boucicaut et subsidiairement à l'hôpital du Bon-Secours »*. L'implantation de la *maison-mère* n'avait pas été prévue dans les clauses du legs de Mme Boucicaut et la demande faite par les Augustines fut rejetée par un vote du Conseil municipal par 41 voix contre 32. M. Fribourg conseiller municipal radical, commenta son vote de façon imagée en déclarant : *« nous tolérons les abeilles, nous ne voulons pas de la ruche »*[694]. Elles établirent leur maison-mère à l'hôpital Notre-Dame de Bon Secours, tout en desservant l'hôpital Boucicaut (qui ne fut *laïcisé* que par la décision prise par *la mère prieure de l'Ordre* d'arrêter d'y faire travailler des *sœurs* à partir du 1er octobre 1975 à cause de *« difficultés de recrutement »*)[695].

Le 15 janvier 1908, malgré le froid, (le thermomètre descend jusqu'à -12,5° à Paris en janvier 1908) le départ des sœurs ne se déroula pas dans l'indifférence générale comme, nous le verrons, à Grenoble deux ans plus tôt. Le journal du soir *le Petit Parisien* rapporte, tout en restant somme toute assez factuel, que le départ étant prévu le mercredi 15 janvier en début d'après-midi, *« dès midi, une foule compacte (...) avait envahi le parvis Notre Dame*

---

[694] *Bulletin municipal officiel de la Ville de Paris*, 17 novembre 1906, p.3826.

[695] L'ancien médecin de cet établissement, André Mayer regretta, comme il l'indique dans un article, cette décision qui leur fit *« du même coup, effacer définitivement leur rôle dans les hôpitaux de l'Assistance Publique »*. Meyer, André, *les religieuses Augustines de l'Hôtel-Dieu et leur passage à l'hôpital Boucicaut 1897-1975) ; Histoire des Sciences Médicales*, année 1978 v. 3 pp. 277-281.

et entonnait des cantiques. Un député et deux conseillers municipaux obtinrent, après une discussion animée avec le directeur de l'Assistance publique, M. Mesureur, l'autorisation de pénétrer, avec le Chapitre de Notre Dame *« dans la cour d'honneur ou quatre omnibus étaient rangés. À ce moment,* poursuit le journaliste, *certains manifestants, qui avaient réussi à se faufiler dans le couloir donnant accès à la cour intérieure, prirent à parti le directeur de l'Assistance publique : - Les sœurs sont chez elles, leur dit M. Mesureur, nul n'a le droit d'entrer. Ces mots furent accueillis par de véritables vociférations ; les agents, ayant à leur tête M. Bouvier, commissaire divisionnaire, ne parvinrent qu'avec les plus grandes difficultés à dégager M. Mesureur (...). Parmi les perturbateurs, on remarquait les généraux Récamier et de Charrette ; la marquise de Vasselot, qui prirent une part active aux manifestations organisées lors des inventaires, ainsi que de nombreuses personnalités royalistes. M. Denys Cochin, député, et une vingtaine d'édiles parisiens, appartenant à la droite du conseil municipal, avaient rejoint leurs collègues au parloir. (...) Quand les véhicules débouchèrent, enfin, sur le parvis de Notre Dame, les agents furent de nouveau débordés et les manifestants réussirent à refouler une fois encore les omnibus dans la cour de l'hôtel-Dieu... ' les sœurs sont chez elles ! ' Criaient-ils, reprenant la phrase prononcées quelques instants auparavant par M. Mesureur, ' elles ne sortiront pas ! ' Décidé de mettre un terme à ces manifestations, M. Bouvier donna alors l'ordre de dégager, coûte que coûte, les omnibus, de l'intérieur desquels les religieuses envoyaient des baisers aux manifestants. Les agents chargèrent. Une bagarre se produisit : M. Bouvier reçut un coup de canne sur la tête. Son agresseur fut arrêté, ainsi qu'un autre des individus qui ne cessait de crier ' À bas la République ! '. Tous deux furent conduits au poste le plus voisin. Finalement, la place put être déblayée et les voitures filèrent, à toute allure, dans la direction de la rue des Plantes, où elles arrivèrent à deux heures. Là, quelques cris de : 'À bas la République ! À bas la République ! ' furent encore poussés, mais aucun incident sérieux ne se produisit. Le manifestant arrêté pour avoir frappé M. Bouvier est M. Eugène Bourgeois, étudiant, âgé de dix-sept ans et demi. Il a été envoyé au dépôt »*[696].

Le ton est très différent, comme on peut s'y attendre, dans l'article publié par le journal catholique *la Croix* : *« Les Sœurs Augustines viennent de quitter l'Hôtel-Dieu, où, depuis douze siècles, elles se dévouaient, où la Révolution les avait laissées. Elles sont brutalement arrachées du chevet des malades par un décret signé Fallières*[697] *protecteur des forçats, contresigné Clémenceau, le premier des ' flics '*[698] *(...). La consigne est de ne laisser pénétrer personne. Les représentants du peuple protestent contre cet ordre qui laisse percer la peur des expulseurs. M. Alpy* (conseiller municipal) *va, dans un téléphone voisin et dit ce qu'il pense de cette mesure inique au*

[696] *Le Petit Parisien*, jeudi 16 janvier 1908. (Ces événements se sont produits la veille).

[697] Armand Fallières est Président de la République de 1906 à 1913.

[698] Le médecin radical Georges Clémenceau fut nommé ministre de l'intérieur en 1906, se désignant lui-même comme *« premier flic de France ».*

directeur de l'Assistance Publique. M. Mesureur arrive, bientôt, dans un superbe coupé, payé sur le budget des pauvres. Il permet qu'on laisse pénétrer les conseillers municipaux et députés et les membres du Chapitre de Notre-Dame, mais c'est tout. Une vive altercation se produit, alors, entre le directeur de l'Assistance publique et les représentants de la presse. – Messieurs, nous dit M. Mesureur, les Sœurs sont chez elles, veuillez les laisser tranquilles. – Ah ! répond-on, les Sœurs ont chez elles et vous les chassez ! c'est l'aveu de votre infamie ! Le malheureux directeur de l'Assistance publique devient rouge, blanc, passe par toutes les couleurs. On crie : « vive le IIe arrondissement »[699] *(...) On conspue la Maçonnerie. Le directeur de l'Assistance doit se cacher. Cependant, une première scène émouvante avait lieu, au fond de l'hôpital, dans la partie où les religieuses avaient leur communauté. Le doyen du Chapitre de Notre-Dame, entouré de ses chanoines (...) s'avance vers les sœurs rassemblées dans une salle du rez-de-chaussée, et d'une voix que l'émotion rend tremblante, fait ses adieux (...). Mais il est déjà une heure et quart (...). Les Sœurs, précédées et suivies des conseillers municipaux, des députés, des membres du chapitre, des médecins, internes et infirmières s'avancent vers la grande cour ou trois omnibus les attendent. (...) Les malades en vêtement de bure bleue et en bonnet blanc sont sur les terrasses. Ils acclament les Sœurs. Et, du dehors s'élèvent les chants du ' Parce Domine '*[700] *qui sortent de plusieurs milliers de poitrines ; puis ce sont les accents d'un cantique : ' Nous voulons Dieu ! ' qui viennent jusqu'à nous. Tout le monde pleure. Les religieuses sont dans les omnibus ; les chevaux se mettent en marche. Ils ne partiront pas encore. Du fond de l'hôpital, les malades accourent. Ils se jettent sur les chevaux, les détellent aux cris mille et mille fois répétés de : ' vivent les Sœurs ' ; quelques infirmières se joignent à eux et bientôt les omnibus sont sans chevaux. ' Nous voulons les Sœurs, crient-ils. Elles ne partiront pas. Nous les voulons parce qu'elles nous soignent pour rien ; tandis qu'il faut donner des pourboires aux infirmières '*[701]*. Trois fois les policiers réattellent les chevaux, trois fois ils sont detelés. La police, sur l'ordre de M. Mesureur qui vient de reparaître, brutalise les malheureux malades. Des cris d'indignation s'élèvent de tous les côtés ; mais la force brutale triomphe. Alors, on voit des malades et des manifestants qui se couchent à terre. – Roulez ! crie un policier. Et les voitures roulent, brisant la jambe d'un jeune homme. On relève le blessé, on le transporte dans une salle voisine pendant que les omnibus gagnent la place du parvis. Mais là, ils se heurtent à une formidable barrière humaine. À nouveau, les chevaux sont detelés et les voitures repoussées vers l'hôpital. Il faut trois charges d'agents et de municipaux pour dégager les omnibus. Mais voici que les chevaux eux-mêmes semblent complices des*

---

[699] Arrondissement dans lequel M. Mesureur s'était présenté aux élections législatives.

[700] Cantique implorant le pardon de Dieu : « *Parce, domine, parce populo tuo...* » « Pardonne, Seigneur, pardonne à ton peuple ».

[701] Selon une accusation fréquente mais, semble-t-il, peu crédible : outre les enquêtes diligentées en cas de plainte, comme nous l'avons vu à Grenoble, le règlement de 1847 de l'hôpital de Meaux prévoit, par exemple, le renvoi immédiat des servants qui qui accepteraient de recevoir de l'argent des personnes hospitalisées. ; cf. *infra*, p.258.

manifestants. Effrayés par la foule, ils refusent d'avancer. Cela permet de les dételer une quatrième fois[702]*. Force reste donc finalement à la police. Les voitures disparaissent vers le Petit-Pont aux cris de ' Vivent les Sœurs ! Elles reviendront ! liberté ! Liberté ! ' Il est deux heures un quart. À l'hôpital Bon Secours*[703] *: Les omnibus qui ont amené les religieuses arrivent rue des Plantes à l'asile Notre-Dame de Bon Secours, suivis de quelques fiacres. Les amis des Sœurs qui attendent devant l'hôpital acclament les persécutées. Dans le vestibule où elles arrivent processionnellement,* M. *Thomas, vicaire général, un très grand nombre d'ecclésiastiques, de dames, de jeunes filles, et des amis, parmi lesquels* M. *Lerolle, député su VIIe arrondissement, les accueillent aux cris de 'vive les Sœurs' qu'entrecoupent des sanglots. Des larmes inondent les visages des malades qui remplissent les couloirs. Le spectacle est douloureux de ces religieuses chassées par les élus d'un peuple auquel elles se sont consacrées et qui, résignées, viennent se remettre au service des pauvres. La chapelle est pleine quand y arrivent les Sœurs. Le cantique 'Nous voulons Dieu les accueille'. (...)* L'évêque coadjuteur, qui accompagne le cardinal porté dans un fauteuil, après avoir rappelé les treize siècles de dévouement des sœurs depuis la fondation de l'hôtel-Dieu de Paris par l'évêque Saint Landry, conclue ainsi ses propos : « *demandons qu'un jour la vraie liberté revienne en notre pays de France et que l'Hôtel-Dieu, à qui on n'osera pas retirer ce nom, vous voie bientôt rentrer dans ses murs, vous, les épouses et les filles de Dieu pour y soigner les enfants de Dieu* »[704].

Henri Napias, directeur de l'Assistance Publique parisienne de 1898 à 1901, juste avant le retour au pouvoir des républicains radicaux, avait imaginé, avant d'occuper ce poste, ce qui lui semblait être la solution la plus sage en matière de laïcisation hospitalière : En Sambre et Loire[705] « *la Commission hospitalière de Saint-Harmony, suivant l'exemple de celle du Havre, avait laïcisé son hôpital et conservé dans ses hospices les anciennes congrégations* ». Pour le préfet de ce département, « *les hôpitaux sont des personnes civiles qui ont le droit de choisir tels servites qui leur convient ; (...) Il ne souhaitait rien tant que de voir l'État demander que les médecins des hôpitaux fussent partout nommés au concours, et que les personnes qui les aident auprès des malades fussent tenues de faire la preuve de la compétence nécessaire à leur fonction. C'est ainsi,* poursuit-il, *qu'on faisait en divers pays de l'étranger sans qu'il en résultât de scandale. D'ailleurs, et sous conditions d'études spéciales et d'examens probatoires, il considérait comme absolument libéral de laisser les Commissions hospitalières libres d'exiger que les infirmières se coifferaient d'un bonnet ou d'une cornette* »[706].

---

[702] Cf. *infra*, p. 249, photographie du départ des Augustines de l'hôtel-Dieu de Paris.

[703] Où la congrégation des Augustines de l'hôtel-Dieu avait établi sa maison-mère.

[704] *La Croix*, jeudi 16 janvier 1908.

[705] Cf., *infra*., p. 174.

[706] Napias, H, *L'assistance publique dans le département de Sambre et Loire*, Paris, 1893, p.51.

Le départ des congréganistes de l'hôpital de Meaux

Le traité conclu en 1845 entre les Sœurs de Saint-Vincent-de-Paul et l'administration hospitalière prévoyait que ces congréganistes seraient chargées de tout le « *service intérieur de l'hospice* ». Ce service intérieur comprenait les soins aux malades et aux vieillards ainsi que « *la direction des classes des enfants des deux sexes élevés dans l'intérieur de l'établissement* ».

Au mois de septembre 1881, sur une proposition du Maire de la ville de Meaux, la Commission administrative décida, à une voix de majorité, de remplacer « *les institutrices congréganistes* » par des « *instituteurs et institutrices laïques pour l'instruction et l'éducation des enfants* ». L'instauration d'une école laïque est, nous l'avons vu[707], un objectif prioritaire pour les républicains. La loi du 16 juin 1881 vient d'instaurer la gratuité de l'enseignement primaire et, l'année suivante, celle du 28 mars 1882 le rendra obligatoire et laïque. Les administrateurs partisans de cette laïcisation sont le maire de Meaux, les deux représentants du conseil municipal au sein de la Commission administrative et un administrateur de religion protestante. Pour l'auteur anonyme d'une brochure favorable aux congréganistes, le maire de Meaux, M. Modeste, est un « *fervent apôtre du laïcisme qui s'est donné la mission d'en mettre partout où il peut* ». Les deux administrateurs représentant le Conseil municipal qui « *ayant déjà voté contre les Frères et Sœurs de nos écoles, ont naturellement apporté leurs préjugés d'instruction laïque jusque dans l'hospice* ». On peut, au passage, remarquer le vocabulaire à connotation religieuse (fervent apôtre, mission) employé ici, avec humour ou par dérision, pour décrire le comportement du maire. Pour l'auteur de cette brochure, le motif officiellement invoqué par les administrateurs pour justifier cette décision applicable l'année suivante est la nécessité « *de mettre l'instruction et l'éducation des enfants de l'hospice en concordance avec le programme actuel imposé aux écoles municipales* ». L'auteur de la brochure anonyme note que pour prouver leur esprit de conciliation et « *dans leur grand désir de ne pas abandonner les pauvres malades* » les congréganistes se seraient « *résignées à ce qu'un instituteur laïque vînt instruire les jeunes garçons, sous la réserve que, après l'heure de la classe, les enfants rentreraient sous leur autorité* ». L'enjeu apparaît ici encore plus important que dans une école ordinaire, car il ne s'agit pas ici d'apporter seulement l'instruction, mais l'ensemble de l'éducation que les enfants de l'hospice ne peuvent recevoir au sein de leur famille d'origine et qu'ils reçoivent d'éducateurs qui se substituent à cette famille inexistante. La décision prise par la Commission administrative qui décide de placer « *jour et nuit* » les enfants

[707] Cf. *infra*, page 70.

« sous l'autorité et la responsabilité des maîtres et maîtresses laïques » et de *« suppléants »* charger de les surveiller au dortoir et au réfectoire va totalement à l'encontre du souhait des congréganistes. Cette décision fut prise *« afin sans doute,* commente l'auteur de la brochure hostile à cette laïcisation, *que les enfants puissent manger et dormir selon le programme actuel ».* Malgré son humour, ce meldois anonyme s'indigne : *« C'est un pareil état de choses qu'on voudrait imposer aux sœurs ! Dans cette maison hospitalière où le vieillard et l'enfant se sont rencontrés des deux extrémités de la vie, on voudrait que les Sœurs consentissent à livrer la plus chère moitié de leur famille d'adoption, les enfants, qu'elles verraient grandir près d'elles en dehors de leur action, en dehors de Dieu ! ».* La Supérieure Générale de la congrégation des Sœurs de Saint Vincent de Paul écrivit au maire au mois d'avril 1882 qu'elle se *« trouvait dans la nécessité »* de retirer l'ensemble des sœurs le 1er septembre suivant. Le maire, président de la Commission administrative, fit afficher à la porte de la mairie une note qui rejetait toute la responsabilité de la laïcisation sur les congréganistes en indiquant qu'*« il demeurera entendu que le retrait des Sœurs et du fait seul de l'Ordre de Saint Vincent de Paul et nullement du fait de la Commission des hospices ».* L'auteur de la brochure anonyme favorable aux sœurs chercha par contre à rejeter sur cette Commission la responsabilité du départ des congréganistes en affirmant que *« le traité avec les Sœurs, ayant subi une si grave atteinte, était devenu inexécutable »*[708]. Aucun des protagonistes n'a cherché à faire de concession. Cette laïcisation précoce se produit au cours d'une première période de laïcisation qui, au début de la Troisième République, concerne ici spécifiquement l'enseignement. La laïcisation hospitalière meldoise n'apparaît pas, dans ses modalités, avoir directement été influencée par la situation parisienne bien que Meaux soit le chef-lieu d'un département voisin. Elles puisent cependant à la même source d'une contestation au début de la Troisième République, de l'influence réelle ou supposée des congrégations religieuses sur les personnes qu'elles éduquent et qu'elles soignent.

Le départ des congréganistes de l'hôpital de Grenoble

La *laïcisation* de l'hôpital de Grenoble donne un exemple du débat, national, qui opposa les républicains modérés ou opportunistes aux républicains socialistes et radicaux, les premiers se déclarant favorables au grand principe de la laïcité de l'État, tout en considérant qu'il ne fallait pas prendre le risque de trop contrarier l'opinion publique et l'Église catholique par une politique trop

[708] *Brochure anonyme* publiée à Meaux entre le mois d'avril et le mois de septembre 1882, 16 pages ; A.D. de Seine et Marne, AZ 5654.

radicale de séparation des Églises et de l'État, alors que les seconds en étaient les vigoureux partisans.

La question de la laïcisation de l'hôpital-hospice fut posée pour la première fois à Grenoble en 1884 au sein du Conseil municipal par l'un des deux conseillers délégués la Commission administrative des hospices, mais le maire Édouard Rey avait alors refusé d'organiser un débat sur ce sujet. Cette question ne fut débattue qu'à partir de 1893. Ce nouveau débat remplaça au sein du Conseil municipal celui sur le déplacement de l'établissement hospitalier. Il fut provoqué par les membres de la société *la libre pensée* qui pressèrent la *« majorité républicaine »* du Conseil municipal d'affirmer son indépendance vis à vis des cultes en prenant *« toutes les mesures nécessaires pour laïciser les hospices et assurer ainsi à tous les vieillards admis la liberté de conscience »*. Il s'agit alors pour eux d'appliquer *« le grand principe républicain de la liberté de conscience »* dans *« une institution qui accueille les vieillards »* comme il l'a été quelques années plus tôt, dans les écoles accueillant les enfants. Les libres penseurs ne relâchent pas la pression sur le Conseil municipal. Ils renouvellent au mois de novembre leur demande de laïcisation de l'asile des vieillards, premier pas vers la *« laïcisation de tous les services »*, tout en félicitant le Conseil et la Commission administrative *« pour la pensée généreuse de donner aux salles du futur asile des vieillards des noms pris parmi les donateurs à l'hospice »* alors que les salles de l'ancien hôpital-hospice sont désignées par des noms de saints. Au cours du débat au sein du Conseil municipal qui débute en décembre 1893, un petit groupe de Conseillers accuse les congréganistes de faire obstacle à la liberté de conscience des pensionnaires de l'Hôpital-hospice surtout des vieillards qui sont susceptibles d'être influencés comme le seraient des enfants par la vision de leurs costumes auxquels sont accrochés des crucifix. D'autres conseillers municipaux, républicains, se déclarent favorables au principe d'une laïcisation, mais se font également les porte-paroles des administrateurs de l'Hôpital-hospice qui déclarent que d'une part, ils n'ont rien à reprocher aux congréganistes qui respectent la liberté de conscience, et que d'autre part, l'emploi, à leur place, d'un personnel laïque, serait cause d'une augmentation non négligeable des dépenses. Ce groupe de conseillers municipaux, longtemps majoritaire, demande en conséquence, de surseoir à cette laïcisation. Un troisième groupe de conseillers municipaux conservateurs, toujours minoritaire, s'oppose catégoriquement à toute idée de laïcisation. Ce débat qui dura une douzaine d'année, nous donne, dans les lignes qui suivent, un exemple des prises de positions et des alliances au sein d'un conseil municipal sur la question de la laïcité d'un service public dans les années qui précèdent le vote de la loi des Églises et de l'État et des relations, sur ce thème, entre le Conseil Municipal et la Commission administratives de l'établissement hospitalier.

Le débat débute à l'instigation de cinq conseillers qui présentent sous la forme d'un vœu à soumettre au vote du Conseil les demandes formulées par la société *la libre pensée.* La Commission administrative des hospices, questionnée sur ce sujet par le Conseil municipal, se déclare majoritairement opposée à la laïcisation du nouvel hospice des vieillards. La minorité des conseillers qui s'opposent à toute laïcisation déclarent qu'aucune infirmière laïque ne peut faire preuve d'autant d'abnégation et de dévouement qu'une congréganiste. Les autres conseillers se déclarent attachés au grand principe de la laïcisation des services publics mais trouvent le moment mal choisi pour décider d'une laïcisation qui risque de poser à la Commission administrative des problèmes financiers difficiles à résoudre car les salaires à verser aux laïques sont bien supérieurs à *« l'indemnité de vestiaire »* perçues par les sœurs. Ils déclarent tout à la fois que le principe de la laïcité de l'hospice *« est aussi solide et aussi indiscutable que ceux de la laïcité de l'Instruction publique et de la séparation de l'Église et de l'État »* mais qu'il n'est nullement urgent de réaliser cette laïcisation car les congréganistes respectent la liberté de conscience des hospitalisés dont elles ont la charge. Ce point de vue est partagé par le vice-président de la Commission administrative, le docteur Girard qui avait été comme eux, partisan du transfert de l'établissement sur la commune de La Tronche. Ce premier vœu de laïcisation est rejeté par le Conseil municipal en mars 1894 par 13 voix contre 12. Dix conseillers qui ont voté contre la demande de laïcisation immédiate de l'hospice des vieillards se déclarent favorables à une laïcisation progressive par la *« substitution d'infirmières laïques aux infirmières congréganistes au fur et à mesure des vacances et suivant les ressources budgétaires des Hospices »*. L'un d'eux, M. Eymard, dépose même un amendement au vœu de laïcisation stipulant que *« le grand principe de la laïcité des services publics ne sera pas compromis parce que quelques religieuses seront conservées à l'hospice de la Tronche* (car) *leur situation est transitoire et l'application du grand principe sera réalisée lorsque les circonstances et les ressources disponibles le permettront »*. Le rejet de cet amendement par deux conseillers opposés à toute laïcisation et par les douze conseillers favorables à une laïcisation immédiate témoigne de leur détermination. Cette question est alors provisoirement close par l'adoption à une voix de majorité d'un amendement déposé en fin de séance dans lequel des conseillers opposés à toute laïcisation et quelques conseillés partisans d'une laïcisation progressive déclaraient que *« le Conseil, partisan convaincu de la liberté de conscience, mais convaincu aussi que* MM. *les Administrateurs des Hospices sauront la faire respecter sans qu'il soit nécessaire de modifier l'organisation actuelle, leur renouvelle l'expression de son entière confiance »*. Trois ans plus tard, les partisans de la laïcisation immédiate déposèrent à nouveau un vœu demandant la laïcisation de l'ensemble des services de l'hospice lors de l'ouverture d'un nouveau pavillon qui n'employait qu'un personnel laïque conformément au désir du donateur qui en avait permis la construction, mais comme en 1894, ce vœu fut rejeté. Un amendement déposé par les conseillers municipaux partisans d'une laïcisation progressive et demandant la laïcisation du service des cuisines de l'hospice fut par contre adopté malgré l'opposition des adversaires de toute laïcisation et le peu d'enthousiasme des partisans d'une laïcisation immédiate. La laïcisation du service des cuisines de l'hospice est présentée comme de nature à permettre *« un essai complet du service laïque et de puiser dans cet essai les renseignements nécessaires, indispensables, pour aboutir à la laïcisation générale »*[709]. Ce principe de la laïcisation des cuisines, adopté par seize voix contre onze ne fut suivi d'aucun effet car, dans sa séance du 22 novembre 1897, la Commission administrative des Hospices refusa de donner suite au vœu émis par le Conseil municipal. Un mois plus tard, les conseillers partisans de la laïcisation immédiate qui prirent acte, comme leurs collègues de la décision de la Commission administrative, s'interrogèrent sur les moyens que le Conseil municipal pouvait se donner pour faire, dans le futur, prévaloir ses décisions, mais le maire, partisan de la laïcisation progressive, refusa d'ouvrir un débat sur ce sujet, laissant ainsi le Conseil municipal dans l'incapacité de faire appliquer ses décisions par la Commission administrative des hospices. Un nouveau vœu de laïcisation de l'établissement hospitalier fut déposé au mois de juin 1900 au nom de six conseillers municipaux *« ouvriers »* à l'occasion de la demande de la construction d'un pavillon supplémentaire formulée au Conseil municipal par les deux conseillers délégués à la Commission administrative[710]. Au mois de décembre, le Conseil municipal adopta successivement le principe de la laïcisation du pavillon construit avec les deniers de la ville, voté sans discussion, et un simple vœu de laïcisation de l'ensemble des services de l'asile des vieillards ne donnant aucune précision sur la date et les modalités de sa réalisation. Ce dernier vœu est le résultat d'un compromis entre les partisans d'une laïcisation progressive, qui au début de la discussion souhaitait avant tout vote demander à la Commission administrative si cette laïcisation lui semblait réalisable, et les conseillers partisans de la laïcisation immédiate et *membres de la Société Républicaine Radicale* qui demandaient au Conseil municipal de vouloir bien *« voter et rendre exécutoire le plus tôt possible »* la laïcisation de l'Asile des vieillards, *« afin d'aider le gouvernement dans la suprématie de l'école laïque envers les congrégations »* (sic). Le principe de la création d'une *« école d'infirmiers laïques »*, fut adopté au cours de la même séance, ralliant tous les suffrages, y compris celui des conseillers farouchement opposés à toute laïcisation et malgré, nous l'avons vu[711], les propos tenus par un conseiller radical au cours de la discussion qui

---

[709] *Compte rendu de la séance du Conseil municipal de Grenoble du 13 octobre 1897, amendement de M. Fayn, Registres des délibérations du Conseil municipal,* Archives Municipales de Grenoble.
[710] *Registres des délibérations du Conseil municipal, séance du 27 juin 1900,* A.M.G.
[711] Cf., *infra,* page 282.

précéda le vote pour qui la création de cette école était « *un acheminement vers la laïcisation totale de tous les services hospitaliers* »[712]. Au cours de ce débat, les administrateurs de l'hôpital-hospice de Grenoble restent majoritairement hostiles à cette laïcisation. Ils affirment haut et fort leur volonté du respect de la liberté de conscience et de faire s'arrêter « *la mêlée des partis* » à la porte de l'hôpital-hospice. Ils se défendent de l'accusation portée contre eux par les partisans de la laïcisation qui affirment qu'en refusant de laïciser l'hôpital-hospice, la Commission administrative porte atteinte au « *grand principe* » de la liberté de conscience. En 1900, ils dressent la liste des décisions qu'ils ont prises en faveur de la liberté de conscience et pour « *planter résolument le drapeau de la Croix de Genève au-dessus des établissements qu'elle dirige* ». Ils énumèrent en premier toutes les décisions qui ont permis d'enlever à l'hôpital « *son aspect de couvent* » : Suppression des messes et des prières en commun dites dans les salles de malades, des bénédicités récités aux repas des vieillards ; remplacement des noms de saints que portaient les salles par ceux des bienfaiteurs des Hospices ; suppression de la bannière qui précédait le cortège des vieillards quand ils se rendaient aux enterrements. Ils indiquent également les décisions prises, dans un souhait d'équilibre et avec le désir de ne pas heurter, non plus, les croyants. La Commission administrative qui « *ne devait pas rendre obligatoire les prières et les emblèmes religieux, pour ceux qui ne le désirait point* », ne devait également pas s'opposer « *aux sentiments religieux des autres. Aussi l'aumônier catholique, le pasteur protestant, le rabbin juif peuvent-ils*[713] *pénétrer dans les salles d'Hôpital, à toute heure du jour et de la nuit, quand leurs coreligionnaires les y appellent. Aussi existe-t-il, à l'Hôpital et à l'Asile, une chapelle où les malades et les vieillards peuvent aller prier, quand il leur convient, et où le personnel peut se rendre, autant de fois qu'il le désire, en dehors des heures de service* »[714]. Cette volonté d'équilibre se manifeste également dans le discours prononcé lors de l'inauguration du pavillon Chatin en 1897. Le docteur Girard, vice-président de la Commission administrative, déclarait alors : « *Le pavillon Chatin fait face au pavillon chanoine Gérin, que les libéralités de cet autre homme ont permis d'édifier. Le prêtre et le libre-penseur, séparés sur tant d'autres points, se sont rencontrés sur le terrain de la charité, de la philanthropie* ; (la Commission administrative) *tient en égale estime tous ceux qui l'aident à soulager la misère et la souffrance. Elle appelle tous les concours dévoués, elle sait leur rendre justice ; elle n'a que faire des opinions politiques ou religieuses, en présence des malades qui implorent un soulagement, et des vieillards qui demandent un asile. Elle tient à la liberté de conscience, de toutes les consciences, elle en a le respect absolu ; et elle exige que ce respect soit par tous et partout exercé autour d'elle. En agissant ainsi, elle répond à ses sentiments*

---

[712] *Registres des délibérations du Conseil municipal, séance du 6 décembre 1900*, A.M.G.

[713] La présence de personnes de religion musulmane n'est pas évoquée, sans doute parce qu'elle était vraisemblablement alors rarissime à Grenoble.

[714] *Exposé de la Gestion des Hospices de fin 1890 à fin 1900*, B.M.G., V 6427.

intimes, et elle croit être en communion d'idées avec l'immense majorité de nos concitoyens. Les dons et legs qu'elle a reçu depuis dix ans, et qui viennent de toutes les âmes élevées, à quelque religion qu'elles appartiennent, quelques opinions politiques qu'elles professent, la confirment dans cette croyance ».

Au mois de mai 1905, la majorité du Conseil municipal *« émet le vœu que la laïcisation de tous les services hospitaliers soit assurée dans les plus brefs délais possibles et manifeste le désir qu'elle soit complètement achevée, au plus tard, le 1er janvier 1908 »*. Le ton est plus impératif qu'à l'accoutumée et un délai fixé. Le choix idéologique des conseillers majoritaires l'emporte sur les considérations d'ordre économique. La Commission administrative de l'hôpital se montre, lorsqu'elle examine ce vœu dans sa séance du 26 mai 1905, tout aussi réticente que par le passé à procéder à une laïcisation de l'établissement. Son vice-président, le docteur Girard, tente en habile négociateur de ne pas s'opposer de front aux décisions du Conseil municipal en indiquant qu'il *« estime que le meilleur moyen de démontrer à l'assemblée communale la plus haute importance que les Administrateurs des hospices attachent au vœu qu'elle a émis, est d'y faire une réponse loyale et précise »*. La Commission administrative répond en effet, sans fixer aucun délai en pensant peut-être que la volonté laïcisatrice ne résistera pas à l'épreuve du temps, que *« la laïcisation se fera par étapes »*, mais seulement à partir de 1908, *« au fur et à mesure des vacances et au fur et à mesure aussi que le recrutement du personnel laïque le permettra »*, les administrateurs se réservant le droit de conserver les congréganistes dans un pavillon dont la laïcisation serait contraire au vœu d'un généreux bienfaiteur. À son grand regret, le docteur Girard ne parvient à négocier aucun compromis avec la supérieure générale de la congrégation de Saint-Thomas de Villeneuve à laquelle il indique pourtant qu'il est disposé à accorder une pension annuelle viagère aux congréganistes qui pourraient être renvoyées après 1908, et à regrouper les autres dans les mêmes services, *« afin qu'elles ne se trouvent pas placées sous la direction de laïques ou trop au contact avec elles »*. La supérieure générale ne se montre pas du tout convaincue par ces arguments et répond au contraire au vice-président, indiquant ainsi qu'il s'agit bien là d'une crainte majeure, que la laïcisation qui devrait débuter en 1908 ne manquerait pas au contraire de mettre les religieuses qui resteraient en dernier lieu *« non seulement en contact direct avec les laïques, mais encore sous leur surveillance et leur contrôle »*[715]. Il s'agit là d'une crainte logique pour une personne qui considère que ce qui est de l'ordre du religieux est, de fait, dans son principe et de façon évidente, d'une nature supérieure, et ne peut pas être placé dans une

---

[715] *Lettre du 29 août 1905*, citée intégralement par les administrateurs dans leur *« réponse aux pétitionnaires demandant en 1913 le remplacement des infirmières laïques par des sœurs infirmières »*, *séance de la Commission administrative du 11 juin 1913* ; brochure imprimée.

relation de dépendance et hiérarchiquement inférieure à ce qui n'est pas religieux.

Au mois de juillet 1905, la supérieure générale dénonce la convention signée en 1812. Un délai de six mois prévu par cette convention fait coïncider le départ des congréganistes avec le vote de la loi de séparation des Églises et de l'État. Leur départ se produit alors dans l'indifférence quasi complète de la population. La *Semaine Religieuse du Diocèse de Grenoble* évoque dans son numéro du 30 novembre 1905 le départ *« presque furtif »* des plus anciennes, par le train de huit heures et demie du matin pour la maison mère d'Aix en Provence, *« dans l'humilité, dans la pauvreté évangélique. Pas de cortège, pas de fleurs offertes, peu de monde, très peu de monde pour saluer ces servantes des pauvres* (qui) *sont parties les larmes aux yeux et le sourire aux lèvres avec une simplicité et une grandeur qu'elles ne soupçonnent pas »*. Le numéro du 4 janvier 1906 signale que l'évêque et une centaine de personnes sont venus saluer à la gare, le 30 décembre 1905, le départ d'un deuxième et dernier groupe de congréganistes. Ce départ dans l'indifférence de la population contraste étrangement avec le nombre très élevé des 25000 signataires d'une pétition qui, dans les semaines qui précède l'inauguration d'un nouvel hôpital civil, demandent en 1913 le retour des congréganistes. La pétition ne semble pas pour autant traduire un mécontentement général à l'égard du personnel laïque, indiquant seulement, de façon peu précise, que la laïcisation *« a eu pour résultat de rendre souvent plus pénible la situation des malades reçus dans cet établissement »*.

Les membres de la Commission administrative hospitalière publient une brochure de 36 pages en réponse à la demande du Conseil municipal *de « statuer sur la suite à donner à cette pétition »*. Dans cette brochure le docteur Girard, toujours vice-président, n'évoque pas la question régulièrement posée par la presse catholique ou conservatrice[716] des conséquences financières de la laïcisation. Il indique par contre qu'il est tout à fait satisfait du travail fourni par le personnel laïque et qu'il n'entend pas davantage que par le passé céder à une quelconque pression politique. Il s'agit sans doute de sa part ici tout autant d'une prise de position idéologique que d'un pragmatisme qui le conduit à ne rien faire qui puisse le contraindre à se débarrasser d'un personnel qu'il lui serait difficile de remplacer au pied levé. Les administrateurs se montrent toutefois sensibles au mouvement d'opinion exprimé par les pétitionnaires. Ils jugent utile de se défendre, textes de correspondances et de délibérations à l'appui, d'avoir favorisé le départ des congréganistes dont, pour eux, toute la responsabilité revient à la supérieure de la congrégation qui a pris la décision *« de retirer hâtivement les religieuses hospitalières »*. Ils indiquent également qu'ils n'ont reçu jusqu'à ce jour aucune demande provenant de religieuses, mais que

[716] Par exemple dans le numéro du 27 février 1911 de *la République de l'Isère*.

si cela venait à se produire, il serait tout à fait possible « *pour donner satisfaction aux pétitionnaires* » sans « *sacrifier* » le personnel laïque de « *confier le service d'un ou plusieurs pavillons à des religieuses* ». Le journal *la Croix de l'Isère* qui déclare au début du mois de septembre 1913 qu'elle espère et ne veut pas douter qu'on lui « *réserve cette surprise - et cette justice - pour le jour de la cérémonie* » de l'inauguration du nouvel hôpital civil[717] ne verra pas ses espoirs se réaliser et, nous l'avons vu, boycottera, une semaine plus tard, l'inauguration d'un hôpital qui lui apparaît totalement sécularisé.

Bien qu'il s'agisse de villes dont les hôpitaux furent laïcisés au début de la Troisième République, ce qui n'est pas le cas le plus général en province, certains éléments retrouvés à Grenoble et à Meaux sont sensiblement différents, sur des points essentiels concernant par exemple la laïcisation ou la mise en place d'une école d'infirmières, de ceux que l'on peut constater à Paris. De nombreux ouvrage tendent pourtant à généraliser à l'ensemble du territoire national les réflexions que leur inspire l'étude de la spécificité parisienne. Véronique Leroux-Hugon indique par exemple, dans son étude sur les *Infirmières des Hôpitaux Parisiens de 1871 à 1914*, que la sécularisation des hôpitaux, à partir de 1881, associée à la laïcisation de l'enseignement et à la séparation des Églises et de l'État « *représente le point de départ de la profession d'infirmière, puisqu'elle implique le remplacement du personnel congréganiste par des femmes laïques qu'il faudra recruter et former* »[718].

Le nombre relativement faible des laïcisations d'hôpitaux, sauf à Paris, ainsi que dans les colonies où elles semblent avoir été proportionnellement, après 1903, plus nombreuses que sur le territoire métropolitain (ou européen) de la France, ne doit pas occulter le phénomène beaucoup plus profond d'une laïcisation progressive de la société française. Peu d'hôpitaux, nous l'avons vu, furent laïcisés en province au début de la Troisième République, et la création d'écoles d'infirmières, même si elle répond au souhait d'une partie des médecins, n'apparaît directement liée aux laïcisations que dans quelques rares cas de laïcisation d'hôpitaux coïncidant avec l'ouverture d'une école d'infirmières. La Province, majoritairement, n'a pas suivi l'exemple parisien et les deux villes choisies ici (Grenoble et Meaux) constituent presque un contre-exemple d'une situation plus générale où, comme à l'hôpital parisien Boucicaut, les sœurs partirent lorsqu'au XXe siècle, leur recrutement devint insuffisant pour assurer leur maintien à l'hôpital tout en ayant cédé progressivement la place, à un personnel laïque pour les fonctions d'encadrement, sans heurt

[717] *La Croix de l'Isère*, 7-8 septembre 1913.

[718] Véronique Leroux-Hugon, *Infirmières des hôpitaux parisiens, 1871 - 1914, ébauche d'une profession*, Thèse de doctorat de 3ème cycle, Paris VII 1981, page 58.

particulier, et en se conformant à l'évolution de la règlementation[719]. Leur maintien ou leur départ n'a du reste aucune incidence sur le choix qui fut fait, au niveau national (politique et médical) de supprimer le personnel médical auxiliaire des *officiers de santé* dont on aurait pu logiquement attendre qu'ils secondent, dans les hôpitaux, les docteurs en médecine et puissent s'ils le souhaitaient, grâce à des formations complémentaires, accéder au doctorat en médecine comme l'avait fait, du reste, Bourneville. Ce dernier, issu d'une modeste famille de propriétaires terriens, n'était pas parvenu à obtenir le baccalauréat : il avait d'abord été officier de santé[720] avant de soutenir, le 2 août en 1870, une thèse de doctorat en médecine. L'officiat de santé est cependant aboli et la formation d'un personnel auxiliaire non médical *infirmier* (en utilisant le *vivier* déjà existant des *servants* et des congréganistes de sexe féminin) privilégiée. Les changements liés à un enseignement reçu dans une école, à l'augmentation des compétences techniques et à l'obtention d'un diplôme ne se traduisent que par un très léger changement du statut social du personnel que l'on souhaite essentiellement féminin en substituant, en quelques sortes, aux anciennes *adjointes* et *directrices* congréganistes un nouveau personnel d'*infirmières diplômées* et de *surveillantes* laïques, tout aussi féminin que ne l'étaient ces religieuses. Les *infirmières diplômées* sont, également, en cela tout à la fois héritières des *servants* et *servantes* dont certains ont pu obtenir un diplôme à l'issue de leurs études dans une *école d'infirmières* et héritières des *infirmières congréganistes adjointes*. Le statut social des *surveillantes* puis *cadres infirmiers* semble peu différent, à l'intérieur de la structure hospitalière, de celui des *directrices* congréganistes dont elles ont hérité tout en ayant semble-t-il perdu une partie de leur prestige.

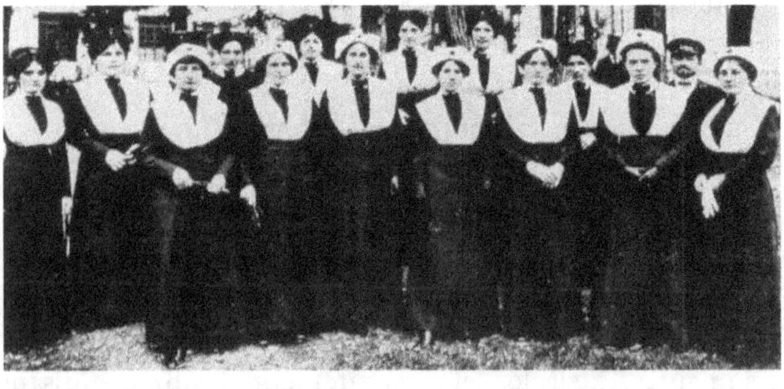

Un petit groupe d'infirmières en tenue de service (1910)

En bonnet noir, les directrices ; en bonnet blanc, les infirmières diplômées (on distingue, au second rang, à droite, un probable infirmier diplômé).

Cliché Michel, publié par *les Alpes pittoresques* en 1910. *©Collection du Musée Dauphinois, A96_658*

---

[719] On peut également se demander si le choix de la supérieure générale de Saint-Thomas de Villeneuve de retirer ses sœurs d'un hôpital important, et si l'absence de demande de la part d'une autre congrégation religieuse de les remplacer en 1913, ne sont pas des signes avant-coureurs d'un infléchissement dans leur recrutement.

[720] Selon Évelyne Diébolt et Nicole Fouché, *Devenir infirmière en France, (1854-1938)*, Publibook, Paris, 2011 ; p.100, note 261.

Conclusion

L'institution hospitalière reste, au XIXe siècle, un univers clos, avec des modes de fonctionnement qui lui sont propres, mais qui n'en est pas moins en interaction avec la société qui l'entoure. Cette institution constitue un microcosme qui reproduit le fonctionnement de la société dans son ensemble. Elle palie également certains de ses manques en étant la tutrice d'enfants abandonnés et en hébergeant des vieillards improductifs et sans salaire. Ces derniers, s'ils ne sont pas malades, peuvent être contraints au travail au sein de la structure hospitalière dans laquelle ils ont fait le choix d'être hébergés jusqu'à la fin de leur vie.

L'institution hospitalière est aussi un lieu d'exercice de la médecine. Au XVIIIe siècle, la médecine et la chirurgie étaient exercées, à l'intérieur ou à l'extérieur de l'hôpital par des hommes qui pouvaient être des hommes d'Église ou des laïques. Les femmes congréganistes ou non, n'étaient pas habilitées à exercer la chirurgie ou la médecine, la microsociété hospitalière ne se différenciant pas de la société dans son ensemble pour une division du travail qui apparaît ici davantage liée au sexe qu'au statut de religieux ou de laïque. À l'hôpital-hospice de Grenoble la laïcisation du personnel médical précède d'un siècle la laïcisation du personnel employé dans les salles d'hospitalisation et contribue, dès la fin du XVIIIe siècle, à renforcer la sécularisation de l'institution hospitalière dans la continuité de l'héritage des *Lumières*. Les malades hospitalisés qui appartiennent encore, dans leur très grande majorité, aux catégories les plus pauvres de la population et qui décèdent en grand nombre à l'hôpital donnent à la médecine, plus facilement qu'au domicile des malades, les moyens d'accroître son savoir ainsi que sa foi dans le progrès, et d'assurer la formation du personnel médical.

La révolution pastorienne, dans laquelle s'intègre à la fin du XIXe siècle l'évolution de la pratique de la médecine et de la chirurgie, contribue à la mise en place d'un nouveau système de valeurs qui se juxtapose à l'ancien avant de le remplacer et trouve un grand écho dans la société. Progressivement, et malgré leur grand développement, les soins à domicile représenteront de moins en moins une alternative crédible à l'hospitalisation. La pratique de la médecine, au quotidien, dans un hôpital de province reste cependant un art difficile aux résultats souvent aléatoires.

Même si l'hôpital et l'hospice restent également ouverts et s'ouvrent de plus en plus aux plus riches qui bénéficient, au XIXe siècle, de conditions d'hospitalisation privilégiées, l'ensemble des hospitalisés se trouve au bas d'une imposante hiérarchie. L'hospitalisation n'est en aucun cas pour les malades un temps privilégié de réflexion sur l'incidence de leur maladie dans le déroulement de leur existence, une *« échappée qui permet de voir plus loin que les quelques jours qui vont s'achever »*[721]. L'intégration de ces *patients* dans un univers hiérarchisé et les propos, dont ils ne perçoivent pas complètement le sens, tenus par les médecins au sujet de leur maladie[722], leur enlèvent au contraire toute initiative propre. Cette passivité attendue d'eux permet de ne pas contrarier ou gêner l'action du corps médical en ce qui concerne, notamment, l'enseignement, la recherche et l'observation des effets des traitements prescrits.

La fonction médicale, toute entière centrée sur l'identification et le traitement des maladies est facilement repérable au travers des archives et des nombreuses études qui lui ont été consacrée dans le domaine de l'histoire de la médecine. Le personnel soignant non médical employé dans les salles d'hospitalisation n'a par contre laissé, au XIXe siècle, que très peu de traces écrites le concernant et sa parole a été encore plus rarement consignée par les médecins et les administrateurs que celle des personnes hospitalisées. Ses fonctions sont indirectement perceptibles au travers des discours, nombreux et contradictoires, qui accompagnent le départ des congréganistes d'un établissement hospitalier ou ceux qui président à la création ou au fonctionnement d'une école d'infirmières. À défaut de leur travail réel on peut ainsi percevoir ce qu'attendent de ces personnes les médecins, la Commission administrative, la collectivité urbaine et le pouvoir politique : des femmes faisant preuve d'une abnégation et d'un dévouement faisant d'elles des *saintes laïques*[723], et ayant acquis des compétences techniques leur permettant, qu'elles soient ou non formées dans une *école d'infirmière*, d'apporter aux médecins une aide de plus en plus efficace dans des tâches de surveillance et d'exécution des prescriptions médicales. Il est également attendu d'elles qu'elles continuent, en toute modestie (comme le faisaient les religieuses et les servants et servantes qu'elles encadraient avec une connotation religieuse qui n'est désormais plus de mise), à s'occuper d'un grand nombre d'aspects de la vie des personnes hospitalisées qui, à cause de leur maladie ou d'une perte d'autonomie parfois induite ou aggravée par leur hospitalisation, ont besoin de soins d'aide, de confort et de réconfort, non directement liés au traitement d'une maladie identifiée par le corps médical.

---

[721] Nous empruntons cette formule à un journaliste de *la Croix de l'Isère* qui donnait sans doute un sens différent à ces mots écrits lors de l'inauguration de l'hôpital civil en septembre 1913. *La Croix de l'Isère*, 12 septembre 1913 ; (texte cité page 71).

[722] Affiché, en novembre 1997, à Paris, sur la porte de la *salle de garde* de l'hôpital Broussais, un règlement humoristique indiquait parmi d'autres recommandations à l'interne qui vient y déjeuner pour la première fois : *« en aucune manière mots médicaux tu ne prononceras, à moins que la cuisinière appelée ce discours comprendra »*. Le critère qui permet de reconnaître qu'un discours est vraiment médical est qu'il soit inaccessible à ceux qui ne sont pas médecins.

[723] Selon l'expression de Véronique Leroux-Hugon. Cf. Leroux-Hugon, Véronique, *Des saintes laïques. Les infirmières à l'aube de la Troisième République*, Science en situation, Paris, 1992.

La place réservée à la chapelle dans l'architecture hospitalière témoigne dans ce dernier cas du développement de la notion de laïcité dans la décennie qui suit la loi de 1905 de séparation des Églises et de l'État. Si cette place architecturale allait de soi au milieu du XIXe siècle lorsque la chapelle trônait au centre des établissements nouvellement construits, comme par exemple à Lariboisière, ou à l'hôpital Tenon. Cet hôpital, qui ouvre ces portes au moment de l'instauration de la Troisième République possède une chapelle dotée d'un grand clocher, de travées sur les bas cotés séparées de la nef centrale par des colonnes... mais ses murs ne sont pas décorés contrairement à la chapelle de Lariboisière, architecturalement plus simple. Le temps semble avoir manqué pour réaliser les décorations intérieures : la sécularisation de la société vient de franchir un tournant décisif dans le sens de la sécularisation de la société. Le débat sur le départ des congréganistes est du même ordre et s'inscrit, nous l'avons vu, dans la logique d'un conflit de pouvoir. L'accusation ou la suspicion d'un non-respect par les congréganiste de la liberté de conscience, jamais vraiment démontrée par leurs détracteurs, semble un écran de fumée, la question centrale étant celle de la primauté du pouvoir de nomination d'une partie du personnel par la supérieure de la congrégation – qui tient elle-même son pouvoir d'une fonction reconnue par l'Église - qui concurrence le pouvoir de nomination du personnel infirmier par l'administration hospitalière – qui tient elle-même ce pouvoir de l'État devenu laïque –. Les manifestants qui, sur le parvis de Notre-Dame de Paris, devant l'hôtel-Dieu qui, plus que tout autre hôpital, a valeur de symbole, lors du départ de ces congréganistes, criaient « *À bas la République* » n'étaient pas dupes de cela – et n'admettait pas la suprématie de la République sur leur religion qu'ils plaçaient, (et qui du même coup les plaçait eux-aussi, au-dessus de toute autre considération). Ces manifestant qui criaient également « *Elles reviendront !* »[724] pensaient peut-être se trouver devant un aléa conjoncturel lié à un changement de majorité politique et n'imaginaient peut-être pas l'importance du processus de sécularisation de la société qui allait se poursuivre tout au long du XXe siècle. Mais les sœurs ne reviendront pas, ou du moins pas d'une manière aussi visible et collective, mais par parce qu'on leur interdira de le faire, parce que la *crise* des *vocations* les conduira peu à peu à se retirer d'elles-mêmes d'un grand nombre d'établissements où elles avaient été autorisées à rester.

La place architecturale de la chapelle fut beaucoup moins évidente au XXe siècle, comme en témoignent par exemple les pérégrinations de chapelle d'un autre hôpital parisien qui abritait, de plus, le tombeau de son fondateur, Jean-Denys Cochin et de plusieurs membres de sa famille. Cette chapelle, détruite en 1970 pour construire un nouveau pavillon, fut transférée, avec le logement de

---

[724] Cf. *infra*, page 308.

l'aumônier, au sous-sol d'un autre pavillon alors que le tombeau était transporté dans l'un des côtés d'une ancienne porte d'accès à l'hôpital, la *porte Ricord*, classée *monument historique* par arrêté du 4 février 1942. Cette chapelle fut à nouveau transférée en 1989 pour rejoindre l'autre moitié de la *porte Ricord*[725]. La chambre de l'aumônier fut installée au-dessus de la chapelle. Contrairement à la chapelle de l'hôpital civil de Grenoble, son entrée ne donne pas sur la voie urbaine extérieure et reste accessible de l'intérieur de l'hôpital.

Au-delà de la place de la chapelle dans l'architecture hospitalière, l'une des questions posées par le respect de la laïcité, et donc de la neutralité de l'État à l'égard des cultes religieux, est celle de l'existence dans les hôpitaux publics, comme c'est par exemple le cas au début du XXIe siècle à l'hôpital Avicenne (département de Seine-Saint-Denis), de salles de salles polyvalentes mises à la disposition des usagers de l'hôpital en alternative aux chapelles historiquement dévolues au culte catholique. Tout comme les images ci-après, l'aperçu, donné dans les chapitres qui précèdent, de l'hospitalisation dans deux villes de province au XIXe siècle ne rend que très partiellement compte d'une réalité complexe.

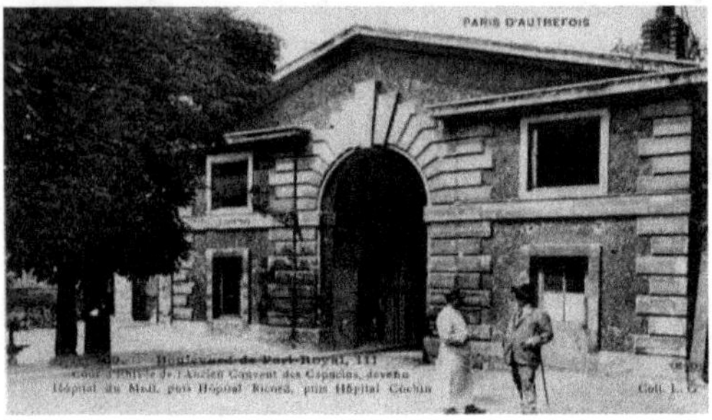

La porte Ricord

de l'hôpital Cochin.

transformée au XXe siècle en chapelle, logement pour l'aumônier et tombeau du fondateur

Carte postale non datée

Collection particulière

En 1913, lorsque s'achève cette étude, la révolution pastorienne a profondément transformé l'hygiène hospitalière, la recherche médicale s'intéresse de plus en plus au microscopique, l'hôpital s'ouvre de plus en plus aux catégories les plus riches de la population tout en continuant à rester un lieu d'accueil privilégié des plus pauvres, les querelles au sujet des laïcisations se sont apaisées et, à Grenoble, c'est également achevé le processus de reconstruction de l'hôpital qui correspond alors exactement à ce que l'on attend de ce type d'établissement. On n'entend pas encore l'orage qui gronde au loin du fait de la perte par la France de l'Alsace et de la Loraine et de la montée des nationalismes en Europe qui annoncent une période marquée par des guerres, des crises, mais aussi des découvertes scientifiques et médicales qui auront des répercussions sur la société dans son ensemble et sur le microcosme hospitalier.

---

[725] Cf. Graftiaux, Philippe, *Contribution à l'histoire de l'hôpital Cochin de sa fondation à nos jours*, thèse pour le doctorat en médecine, Université René Descartes, Faculté de Médecine de Cochin Port Royal, soutenue le 16 mai 1990 (227 pages) ; p.188.

Chapelle de l'hôpital Lariboisière (1854)

vue du centre de la cour d'honneur

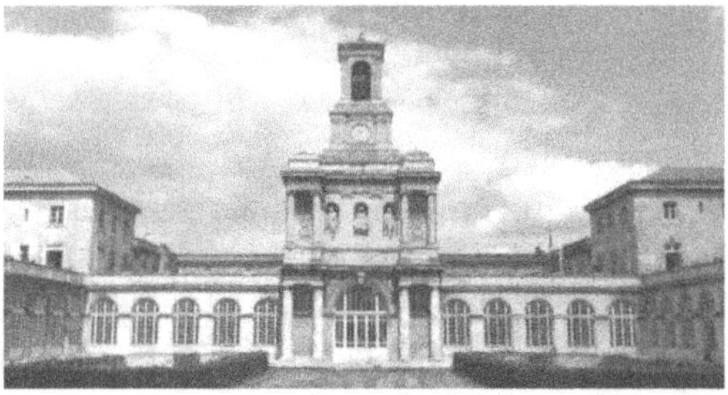

dans une position centrale, au fond de la cour d'honneur

Clichés F. Joffres 21-05-2015

vue intérieure

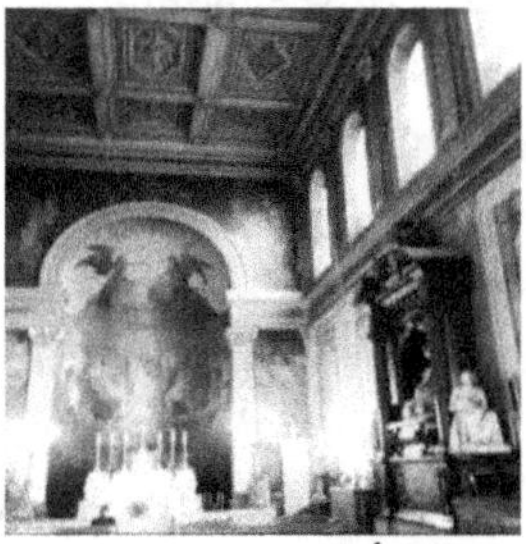

à droite, le tombeau d'Élisa Roy épouse de Jean Ambroise Baston, comte de La Riboisière

Chapelle de l'hôpital Tenon (1878)

vue de l'entrée de l'hôpital

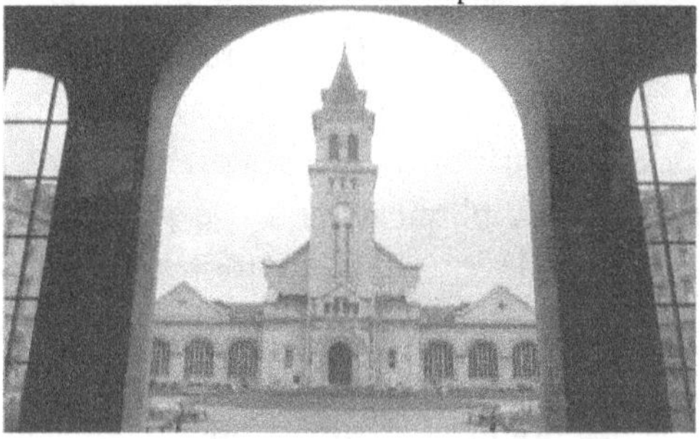

Également dans une situation centrale

On distingue dans les vitres de la galerie les bâtiments situés de part et d'autre de la cour. Un bâtiment en forme de 'U' entourant l'arrière de la chapelle était destiné à recevoir la communauté des religieuses.

Clichés F. Joffres 16-02-2016

vue intérieure

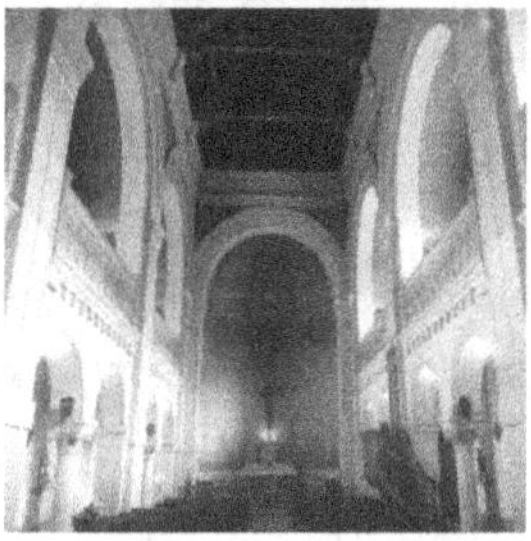

L'architecture somptueuse (galeries hautes et basses...) contraste avec la charpente apparente et le dénuement de la décoration comme si le temps avait manqué pour la réaliser.

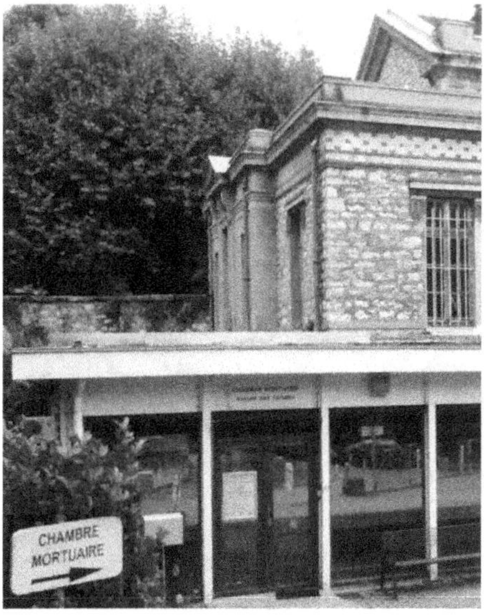

La chambre mortuaire sur le site de l'hôpital civil de Grenoble

L'entrée de la chapelle se trouve à l'extérieur de l'hôpital alors que sa partie arrière, devenue chambre mortuaire, s'ouvre sur l'hôpital. Dans une curieuse revanche du temps, elle constitue ainsi un espace poly-cultuel ouvert sur l'hôpital laïque.

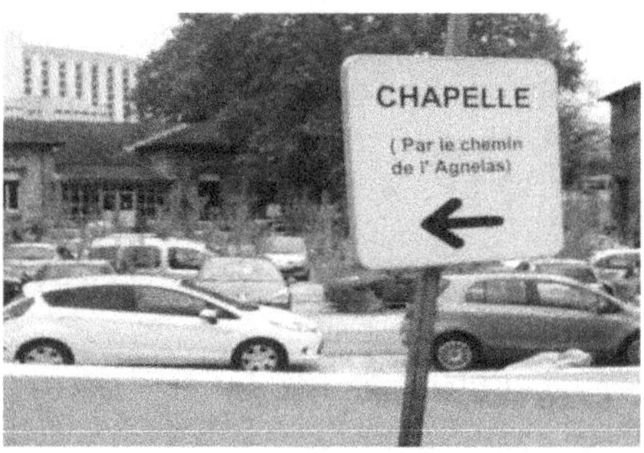

Clichés F. Joffres 7-10-2015

Il serait utile d'étendre dans le temps cette recherche car une étude sur la longue durée aiderait à mieux discerner les enjeux actuels en ce qui concerne les réponses faites aux besoins en soins et en hébergement des plus pauvres, la notion de progrès qui, nous l'avons vu, semble parfois se substituer à une foi religieuse, le questionnement sur la place des religions et des rites (qui c'est complexifiée), sur la géographie et l'architecture hospitalières, au sujet des professions dites *paramédicales* (qu'elles soient issues ou non de la profession infirmière), d'aide-soignant(e) ou d'agent de service hospitalier (dans diverses fonctions : soins en service d'hospitalisation, accueil, secrétariat, brancardage...) au sein d'une microsociété hospitalière très hiérarchisée.

D'autres études pourraient également aider à mieux comprendre les enjeux du présent en ce qui concerne l'exercice de la profession infirmière et le lecteur de cet ouvrage pardonnera sans doute au *« cadre infirmier »* qui en est l'auteur de conclure par quelques réflexions sur la perspective d'autres recherches au sujet d'un exercice professionnel, pourtant a priori bien défini, comprenant trois grands types d'actes : exécution des prescriptions médicales, participation à des évaluations et à des actions pluridisciplinaires et *« rôle propre »* qui lui confère une autonomie dans la réalisation de soins néanmoins listés[726].

Sans préjuger de l'influence anglo-américaine de l'exercice infirmier sur l'apparition dans la législation française de la notion de *« rôle propre »* en 1978, on peut remarquer qu'on en trouve des prémices dans des pratiques soignantes antérieures et dans l'enseignement de l'*hygiène* fait dans les écoles d'infirmières, notamment à l'Assistance Publique de Paris, au début du XXe siècle. Le *Manuel de l'infirmière et de l'infirmier* de Cornet et Mesureur qualifie, nous l'avons vu[727], en 1914, l'*hygiène* de *« domaine immense »*, distinct de la médecine. L'hygiène était déjà présente un siècle plus tôt dans le *Manuel du garde-malade* (1815) du docteur Foderé, dans plusieurs chapitres de *Notes on nursing* (1859) de Florence Nightingale et dans de très nombreux ouvrages rédigés au XIXe siècle avant et après la révolution pastorienne. Cornet et Mesureur la définissent comme *« l'ensemble des mesures à prendre, des précautions à observer, des règles à suivre, non seulement pour conserver la santé en la préservant contre la maladie, mais pour la perfectionner en portant son épanouissement au maximum »*. Elle est aussi, pour ces auteurs, *hygiène des sens, de la fonction locomotrice, de la fonction digestive « car tout être humain a besoin de se nourrir », du vêtement, etc.* Elle est également *« appliquée aux malades en général » (chambre, toilette, hygiène alimentaire des malades)*[728].

---

[726] Cf. *décret du 29 juillet 2004, articles R 4311-3, 4, 5 et 6.*

[727] Cf. *infra*, page 136.

[728] On retrouve certains de ces aspects dans des *théories de soins infirmiers* plus tardives, et notamment celle de Virginia Henderson (1897-1996) : nécessité pour tout être humain de satisfaire des besoins fondamentaux avec, si besoin, l'aide du personnel chargé du *« nursing »*.

Au moment où fut abolie, en 1892, la profession des *officiers de santé* souvent issus d'un milieu social moins *« favorisé »* que celui des docteurs en médecine, les *directrices* et les *servant(e)s* jusqu'alors chargés des soins de confort (et de réconfort) suivirent les cours des *écoles d'infirmières*[729]. Ils furent formés à l'exécution de prescriptions médicales (pansements, lavements, saignées...) que les membres du corps médical ne souhaitaient plus réaliser et reçurent aussi une formation à l'*hygiène*, vaste domaine spécifique, distinct à la fois de la médecine et des tâches *« de la servante employée au gros ouvrage »*, leur permettant potentiellement d'acquérir une plus grande autonomie. Ils n'ont pas saisi cette opportunité mais laissèrent au contraire l'*hygiène sociale* quitter ce champ de compétences car les *infirmières visiteuses* participèrent en 1938 à la création du métier d'*assistant de service social*. Ils ne la saisiront pas davantage lors de l'inscription dans la loi de leur *rôle propre*, en 1978, valorisés plutôt par des prescriptions médicales nécessitant une grande technicité. Les *leaders* de la profession infirmière peinent à faire reconnaître une spécificité pouvant positionner cette profession, pour une partie au moins de ses fonctions, dans une situation de complémentarité de la profession médicale. Les infirmiers *de pratique avancée « praticiens »* qui acquièrent des compétences médicales limitées ou *« cliniciens »* pourtant plus orientés vers le *rôle propre*, conservent un statut d'*auxiliaires médicaux*. Le cursus licence-master-doctorat permettant d'obtenir un diplôme d'un niveau universitaire équivalent à celui des docteurs en médecine va-t-il changer la donne ? Les infirmiers docteurs dans leur discipline resteront-ils les exécutants de prescriptions médicales ? Leur profession sera-t-elle scindée entre infirmiers ayant un *« grade de licence »* ou un *master*, exerçant grosso-modo les mêmes fonctions qu'aujourd'hui et *docteurs* chercheurs ou enseignants ? Selon Philippe Swandra, *« le risque d'une scission au sein* de cette profession *entre une 'élite' disposant d'une reconnaissance académique et des 'exécutants' assurant le quotidien des soins n'est pas à sous-estimer »*. L'utilisation pour la *recherche paramédicale* de méthodologies utilisées par la recherche clinique médicale permettra-t-elle au groupe professionnel infirmier d'établir une relation de partenariat avec les médecins ? Ce type de recherche constituera-t-il à lui seul pour lui, a défaut de *recherches* plus *fondamentales*, *« un grand souffle spirituel vivifiant qui l'arrache à la condition servile qui a trop longtemps été la sienne et lui permette de retrouver à l'exercice de son métier, un sens »* comme l'espérait déjà en 1977 l'infirmière Geneviève Charles dans la conclusion de sa *thèse de doctorat en psychologie - sciences de l'éducation*[730] ?

---

[729] Dans les hôpitaux public car un recrutement des élèves *dans la même classe que le médecin* est préconisé dans les *écoles d'infirmières* s'inspirant du modèle anglais de Florence Nightingale.

[730] Charles, Geneviève, *« L'infirmière... demain : contribution à une réflexion sur les finalités de la profession »*, thèse de 3ème cycle, psychologie, Lyon 2, 1977 sous la dir. de Guy Avanzini.

Cette *recherche paramédicale* standardisée aura-t-elle pour objectif et pour résultat de participer à la constitution d'un corpus de savoirs spécifiques[731] permettant d'améliorer la qualité de l'expertise en *« soins infirmiers »* ? On peut du moins souhaiter qu'elle ne soit pas une *fuite en avant* d'une minorité dans une soif insatiable de *« reconnaissance »* médicale et d'une hypothétique modification d'un statut social, accentuant le décalage avec les autres infirmier(e)s. (Décalage qui existe déjà, notamment entre l'enseignement portant sur les *« démarches »*, *« raisonnements »* et *« diagnostics »* infirmiers[732] et leur faible utilisation par une majorité d'infirmiers et d'infirmières qui ont répondu à une petite enquête faite en avril 2016 : *« Pas le temps, pas besoin... »*, *« je ne sais pas ce que c'est, j'observe (avec tous mes sens), je fais les liens, j'anticipe, j'agis en fonction »* ou même *« bourrage de crâne qui n'est pas utile sur le terrain »*, reliés à leur métier seulement par un petit nombre d'entre eux : *« le raisonnement clinique est mobilisé en permanence, il s'agit d'un aspect fondamental de la profession infirmière »*, *« faire notre métier, c'est être capable d'observer, de raisonner, mais toute la théorie du monde ne remplacera jamais l'expérience »*...)[733].

Retournera-t-on à la situation d'avant la création des écoles d'infirmières où le corps médical dans ses différentes composantes exécutait lui-même tous les soins médicaux, quitte à créer pour cela un grade médical de type licence ou master permettant un exercice médical limité, comme au temps des officiers de santé ou pour les sages-femmes, transitoirement accessible aux actuels infirmiers diplômés d'État ou cadres infirmiers qui opteraient pour ce choix ? La constitution de nouveaux métiers à partir de l'actuelle profession infirmière, autour de la notion de *clinique infirmière*, apparaît à certains[734] être une solution permettant de *« développer une réflexion en soins »* et d'augmenter la qualité des prestations. Les positionnements sociaux et socioprofessionnels ne se modifiant que très lentement, il semble peu probable que de grands bouleversements se produisent rapidement. Mais la recherche rendue possible dans la discipline infirmière elle-même[735] par l'instauration des nouveaux cursus licence-master-doctorat n'est-elle pas une nouvelle chance à utiliser pour mieux en saisir le sens et pour construire l'avenir ?

---

[731] Sur la nécessaire constitution de savoirs spécifiques, cf. Joffres, F. *Contribution à l'histoire de l'identité infirmière*, Objectif Soins oct. 2003 n°119, pp. 18-19.

[732] Et provenant en partie de concepts anglo-américains de la profession infirmière.

[733] Extraits de réponses à une question sur l'utilisation du raisonnement et de la démarche clinique que j'ai posé sur la *« page » facebook « ni bonnes ni connes ni pigeonnes »* le 23 avril 2016.

[734] Cf. Svandra, Philippe (contribution à un ouvrage collectif), *La clinique en soins infirmiers, vers une reconnaissance universitaire*, in *Être infirmière à l'ère universitaire*, éd. Seli Arslan, Paris, 2013 ; p.91.

[735] Tout en continuant, dans une approche globale ou *holistique* qui la caractérisera sans doute, à tisser des liens avec d'autres disciplines telles l'histoire, la psychologie, la sociologie, la philosophie et l'épistémologie, les sciences médicales, les sciences de l'éducation...

Sources documentaires

Présentation

Les **rapports des inspecteurs généraux** du Ministère de l'Intérieur dont dépendent alors les hôpitaux n'ont pas été versés aux Archives Nationales et ne semblent pas avoir été conservés par le Ministère de l'Intérieur, mais certains d'entre eux ont été localement versés aux archives municipales ou départementales. Dans ces rapports, les Inspecteurs Généraux notent les anomalies qu'ils constatent dans le fonctionnement de l'institution hospitalière. Ils le font en référence à aux normes définies par les circulaires ministérielles et la législation en vigueur. Les critiques qu'ils formulent à l'égard de certains aspects du fonctionnement des services administratifs montrent que leur action tend à uniformiser la gestion des établissements qu'ils inspectent. Les rapports d'inspection critiquent par exemple régulièrement à Meaux entre 1827 et 1850 le montant du salaire accordé aux médecins. L'inspecteur général fait également parfois référence non pas à ce qui se passe ailleurs mais au travail réellement réalisé sur place pour demander telle ou telle modification et note par exemple en 1857 que le traitement de l'employé de l'économat *« n'est pas en rapport avec le travail et l'intelligence du titulaire »*[736].

Les réponses des administrateurs à chacune des questions posées dans les rapports d'inspection sont parfois conservées avec les textes des rapports. Ces derniers justifient leur façon d'agir, où mettent en évidence le caractère exceptionnel d'une situation critiquée par l'inspecteur. Ils expliquent par exemple en 1837 que si l'inspecteur a jugé que *« l'hôtel-Dieu n'est pas tenu avec l'ordre et la propreté convenables »*, c'est parce qu'il *« est arrivé la veille d'un changement dans la garniture des lits, ce qui offre toujours une apparence de désordre »*[737].

Les rapports des inspecteurs généraux ne critiquent jamais directement l'activité des administrateurs, dont ils louent, au contraire, le dévouement. Ils ne désapprouvent le plus souvent que le travail des employés qui sont pourtant soumis au contrôle effectif de la Commission administrative, l'état des bâtiments (dont ils rendent parfois responsable la négligence des employés chargés de leur entretien), et d'une façon générale l'héritage du passé que les administrateurs doivent s'efforcer de modifier.

Ces critiques sont parfois appuyées par le Préfet qui demande à la Commission administrative de modifier tel ou tel aspect du fonctionnement de

---

[736] *Rapport de l'Inspecteur Général du Ministère de l'Intérieur, inspection de 1857*, A.D. Seine et Marne, 1X310.

[737] *Rapport de l'Inspecteur Général du Ministère de l'Intérieur* et *Réponse des Administrateurs des Hospices de Meaux, inspection de 1837*, A.D. Seine et Marne, 1X310.

l'hôpital. Les administrateurs n'obtempèrent que pour modifier quelques points de détail, ils décident par exemple à Meaux, en 1850, d' « *astreindre le secrétaire à travailler pendant un certain nombre d'heures à l'hospice et à y laisser constamment ses registres* » ; pour les questions plus importantes, les administrateurs répondent le plus souvent soit, comme à Grenoble avant 1880, en dénonçant le bien-fondé des critiques formulées par l'inspecteur, soit en expliquant qu'ils n'ont à leur disposition aucun moyen pour changer la situation qui est l'objet d'une critique. Même si les administrateurs déclarent dans la réponse qu'ils transmettent au Préfet ou au sous-préfet comme à Meaux en 1850, que les critiques de l'inspecteur général ont « *pour garantie de leur justesse la longue expérience de ces fonctionnaires* », ils ne se privent pas de relever en même temps quelques erreurs d'appréciations contenues dans le rapport d'inspection : « *la Commission, tout en prenant en grande considération les avis (de l'inspecteur général) croit devoir,* M. *le Préfet, vous soumettre les réflexions suivantes : Le nombre des administrés que* M. *l'Inspecteur porte à 348 est bien plus considérable, quelquefois, avec des lits supplémentaires il atteint le chiffre de 360 à 380* ». Les critiques de l'inspecteur n'en restent pas moins, pour eux, que des « *avis* », des « *observations suggérées par la visite de l'hôpital* », dont on peut (ou non) « *être disposé à profiter* »[738].

Les rapports d'inspection, rédigés dans une visée normative, ne sont que le reflet de la réalité hospitalière le jour de la visite de l'inspecteur, un jour somme toute très particulier où la présence d'un tel observateur doit très certainement modifier certains aspects du fonctionnement de l'institution hospitalière. Ils ne sont pas exempts d'erreurs d'appréciation et les informations qu'ils contiennent peuvent donner lieu à des erreurs d'interprétation si elles ne sont pas confrontées à celles données, sur un même sujet, par d'autres sources : ils signalent, par exemple, à Meaux, un traitement de 1200 F pour l'aumônier et de 200 F pour le sous-aumônier, alors que la Commission administrative de l'établissement hospitalier indique que le montant de ces traitements est de 800 F et 600 F. Autre exemple, les chiffres donnés par les administrateurs dans les comptes moraux montrent une légère baisse de la population hospitalisée à Grenoble entre 1883 et 1886, alors que les rapports des inspecteurs généraux signalent au contraire une augmentation des demandes d'admissions et de la population hospitalisée au cours de la même période.

Ces rapports, confrontés aux réponses faites par les administrateurs, constituent cependant une source d'un grand intérêt pour l'étude des conditions d'existence des personnes hospitalisées. Ils sont en effet riches d'observations sur l'état des locaux d'hospitalisation, sur le respect ou le non-respect des règles de l'hygiène hospitalière, ou sur le travail réalisé par le

---

[738] *Réponse des administrateurs des hospices de Meaux au rapport de l'Inspecteur Général du Ministère de l'Intérieur, inspection de 1850*, A.D. Seine et Marne, 1X310.

personnel de l'établissement, et donnent un aperçu de la façon dont les directives du pouvoir central sont prises en compte et adaptées au niveau local.

Les **règlements intérieurs** peuvent également montrer comment des directives nationales sont appliquées dans un hôpital de province. Les administrateurs indiquent par exemple en 1827[739] comment ils ont utilisé et modifié les instructions ministérielles du 8 février 1823 pour rédiger le règlement intérieur de l'hôpital et de l'hospice. Ils notent que la Commission, usant de la faculté laissée par les instructions du 8 février 1823 s'est légèrement écartée de la marche qu'elles indiquent ; elle a pensé qu'elle *« donnerait ainsi une idée plus prompte, plus exacte, plus complète de son administration intérieure et du personnel des employés en réunissant dans un seul chapitre les articles 1er et 6 de l'instruction. Les articles 10 et 11 de l'instruction sont fondus dans les chapitres 5 et 6 du présent règlement ».*

Le règlement élaboré à Meaux en 1827 fournit une description assez détaillée du fonctionnement de l'établissement, commentée par les administrateurs. Le règlement élaboré en 1847 n'expose par contre que quelques éléments propres à la réalité de l'établissement hospitalier de Meaux, énumérant le nombre de places disponibles ou définissant pour la supérieure des congréganistes un rôle moins important que celui prévu par le règlement type, mais la plupart de ses articles sont rédigés selon la norme ministérielle à laquelle il convient de se conformer. Il indique, par exemple, que *« les dissections et démonstrations anatomiques auront lieu dans l'Amphithéâtre à ce destiné et toujours dans un bâtiment isolé »* : Ce futur indéfini ne traduit pas la réalité meldoise puisque les rapports d'inspections dénoncent à la même époque l'absence d'une salle particulièrement réservée aux dissections et aux autopsies. Un réel contrôle est exercé le contenu des règlements par le Ministère de l'Intérieur comme le montre une missive ministérielle adressée en 1848 au Préfet du département de Seine et Marne :

« Monsieur le Préfet, vous m'avez adressé le 17 novembre dernier un projet de règlement rédigé par la Commission administrative de l'hospice général de Meaux pour le service intérieur de cet établissement.

Ce règlement étant conforme au modèle joint à la circulaire du 31 janvier 1840, sauf quelques additions qui ne m'ont paru contraire ni aux lois et règlements en vigueur, ni au bien du service, je l'ai revêtu de mon approbation... ».

Les règlements intérieurs sont des textes qui apportent des informations sur les demandes ministérielles, sur les particularités locales et sur l'organisation de la vie quotidienne des personnes hospitalisées, à condition bien entendu d'être examinés avec une grande attention et d'être, si possible, comparés au modèle

---

[739] Le *règlement de 1827* est élaboré par la Commission administrative en application de l'*Ordonnance Royale du 31/10/1821* et de *l'Instruction du Ministre de l'Intérieur du 8 février 1823.*

dont ils s'inspirent et aux règlements élaborés dans d'autres établissements hospitaliers.

Les **lois, décrets**, et **circulaires** ministérielles.

Les **comptes rendus des séances du Conseil municipal** donnent le détail des débats concernant le déplacement ou la laïcisation de l'établissement hospitalier. Faisant état d'opinions contradictoires, ces sources peuvent apparaître comme les plus objectives bien qu'elles ne portent sur ces quelques aspects de la réalité hospitalière qu'un regard extérieur.

Les **comptes rendus des séances de la Commission administrative** témoignent au contraire, en continu sur une longue période, du quotidien de la vie des administrateurs au sein de l'établissement hospitalier mais aussi de leur point de vue sur les grands débats qui concernent l'établissement. Des comptes rendus jugés particulièrement importants pour témoigner du travail ou de l'opinion des administrateurs ont été publiés sous forme des brochures parmi lesquelles on peut citer la réponse très polémique faite à un inspecteur municipal (séance du 4 février 1879), un exposé sur la gestion des hospices de 1890 à fin 1900 (séance du 18 octobre 1901) et une réponse de la Commission administrative à des pétitionnaires réclamant le retour des congréganistes (séance du 11 juin 1913).

Les **comptes moraux et administratifs** publiés chaque année par la Commission administrative n'ont pas tous été conservés. Ils contiennent certaines années des rapports rédigés par les médecins sur le fonctionnement de leurs services ainsi que des récapitulatifs du mouvement des hospitalisés et du personnel. Mais ils sont aussi parfois extrêmement succincts et peu exploitables.

La **presse** générale ou confessionnelle ne parle de l'établissement hospitalier qu'à l'occasion d'événements exceptionnels qui apparaissent de nature à intéresser la vie de la cité dans son ensemble : (inauguration de nouveaux bâtiments, départ des congréganistes...). Il s'agit là de sources discontinues et souvent polémiques, mais révélatrices de propos tenus en ville au sujet de l'établissement hospitalier. À l'exception de quelques articles qui se démarquent par l'orientation politique, religieuse ou philosophique spécifique de certains de ces journaux, cette presse quotidienne qui s'intéresse à l'*événementiel* et au *sensationnel* fait souvent preuve d'un manque de recul propre à ce type de source.

Le mécontentement suscité par des décisions prises par le Conseil municipal ou par la Commission administrative s'exprime parfois dans des **brochures anonymes** (brochures grenobloises hostiles au déplacement de services hospitaliers ou meldoises hostile à la laïcisation), et au moyen de **pétitions** (pétitions grenobloise et tronchoise hostiles au déplacement et pétition grenobloise demandant la réintégration des congréganistes au sein de l'établissement hospitalier) qui ont également un caractère polémique mais rendent directement compte des arguments leurs auteurs.

Les **photographies** anciennes conservées à Grenoble étaient souvent mal légendées lorsqu'elles concernaient les anciens bâtiments de l'hôpital-hospice, comme s'il s'agissait d'une mémoire incertaine et partiellement oubliée. Leur *objectivité* a permis de relativiser l'un des arguments utilisés localement pour expliquer le transfert de l'hôpital-hospice à la périphérie de la ville : le manque d'espace disponible pour l'agrandir sur place.

L'**historiographie**, enfin, qui a permis de confronter les sources Grenobloises et Meldoises à des écrits traitant d'autres de villes de province et de Paris, ville où je suis pourtant venu résider, mais où mon activité salariée dans un hôpital de l'Assistance Publique ne m'a pas laissé, paradoxalement, le temps de consulter l'important fonds des archives de l'AP-HP dont les horaires d'ouverture n'étaient malheureusement pas compatibles avec les horaires de présence à mon poste de travail.

Localisation

Archives municipales de Grenoble :

Conseil municipal, séance du 15 mai 1892 ; A.M.G., Registres de délibérations du Conseil municipal.

Rapport de l'inspection de l'hôpital-hospice de Grenoble réalisée en août 1883 par l'inspecteur général Foville, transmis par le Ministère de l'Intérieur au préfet du département de l'Isère le 14 février 1884 ; A.M.G., Q3,1.

Délibération du 14 mars 1884 de la Commission administrative des hospices du rapport au sujet du rapport du l'inspection de 1883, transmis par le préfet à la Commission administrative le 1er mars 1884. A.M.G., Q3,1.

Rapport au Ministère de l'Intérieur et des cultes de l'inspection de l'Hôpital-hospice de Grenoble réalisée en juillet 1886 par l'inspecteur général Pellat ; A.M.G., Q3,1.

Hôpital-hospice de Grenoble, Inspection de 1866 ; A.M.G., Q3.1

Réponse de la Commission administrative de l'Hôpital-hospice de Grenoble à une demande de renseignements de la municipalité de Brest en vue de la construction d'un nouvel hôpital, Grenoble 1867 ; A.M.G., Q3,1.

Réponses au questionnaire du Ministère de l'Intérieur du 31 juillet 1888 au sujet de l'éventuelle réunion des Commissions administratives des Hospices et des Bureaux de bienfaisance, A.M.G., Q3,1.

Bibliothèque municipale de Grenoble :

Exposé de la gestion des Hospices de fin 1890 à fin 1900 ; B.M.G. V 6427.

Brochure hostile au transfert de l'Hôpital-hospice, non datée, publiée en 1892 ; B.M.G. V 5356 (2).

Brochure *La question hospitalière* ; B.M.G. V 5356 (16).

Commission d'enquête au sujet du déplacement de l'hospice, séance du 20 mai 1991 ; B.M.G. V 5356 (17).

Pétition grenobloise du 30 avril 1891 à l'occasion de l'« *Enquête prescrite par l'arrêté préfectoral en date du 28 avril 1891 sur la translation de l'Hôpital-hospice sur le domaine Couturier, à La Tronche* » ; B.M.G. V 5356 (18).

Pétition tronchoise du 8 mai 1891 à l'occasion de l' « *Enquête prescrite par l'arrêté préfectoral en date du 28 avril 1891 sur le projet de translation à La Tronche de l'Hôpital-hospice de Grenoble* » ; B.M.G. V 5356 (19).

Société de Médecine et de Pharmacie de l'Isère, 23 novembre 1888, Rapport de la Commission sur le projet de transfert de l'Hôpital-hospice ; B.M.G., V 5356 (6).

Commission administrative de l'Hôpital-hospice, séance du 25 novembre 1890 ; B.M.G. V 5356 (13).

Commission administrative de l'Hôpital-hospice, séance du 16 janvier 1891 ; B.M.G. V 5356 (22).

Commissions administrative, Rapport sur le projet de transformation de l'Hôpital-hospice, séance du 24 janvier 1888 ; B.M.G., V 5356 (7).

Conseil municipal, Rapport sur le projet de transformation de l'Hôpital-hospice, séance du 28 mars 1888 ; B.M.G., V 5356 (7).

Règlement relatif aux portiers aux visites et aux sorties ; B.M.G., V 5354.

Délibération de la Commission administrative du 4 avril 1879 au sujet du rapport fait par M. l'adjoint Martin le 13 décembre 1878 ; B.M.G., V 5355.

Rapport sur le compte moral et administratif de l'exercice 1880, Commission administrative des Hospices, délibération du 14 décembre 1881 ; B.M.G., V 5356 (2).

Tableau comparatif de la mortalité dans divers hôpitaux et hospices en 1879 ; B.M.G., V 5351 (1881) Ce tableau donne un relevé du taux de mortalité dans les différents services des hôpitaux de Grenoble, Lyon, Marseille, Le Havre, Rouen, Amiens et Caen.

Centre hospitalier de Grenoble :

Registres des délibérations de la Commission administrative de l'hôpital-hospice de Grenoble.

(registres retrouvés dans une cave de l'hôpital et devant être transférés aux Archives départementales de l'Isère).

Archives départementales de l'Isère :

La série qui X concerne l'assistance et la prévoyance sociale à partir de 1800.

Plus particulièrement : 1X1, 1X2, 1X3, 1X4, 1X13, 1X75, 2X20, 2X32, 2X33, 2X43.

1 J 3, règlements divers.

Série 1 L : Registres des délibérations de la Commission administrative de l'hôpital-hospice.

Archives départementales de la Seine et Marne :

Règlement de 1827 de l'établissement hospitalier de Meaux, A.D. Seine et Marne, 1x305.

Rapport de l'Inspecteur Général du Ministère de l'Intérieur et Réponses des Administrateurs des Hospices de Meaux, inspection de 1837, A.D. Seine et Marne, 1X310.

Règlement de 1847 de l'établissement hospitalier de Meaux, A.D. Seine et Marne, 1x305.

Réponses des administrateurs des hospices de Meaux au rapport de l'Inspecteur Général du Ministère de l'Intérieur, inspection de 1850, A.D. Seine et Marne, 1X310.

Rapport de l'Inspecteur Général du Ministère de l'Intérieur, inspection de 1857, A.D. Seine et Marne, 1X310.

Règlement de 1867 de l'établissement hospitalier de Meaux, A.D. Seine et Marne, AZ 1345.

Brochure anonyme publiée à Meaux entre le mois d'avril et le mois de septembre 1882, 16 pages ; A.D. de Seine et Marne, AZ 5654.

Archives nationales :

Bulletins des Lois de République Française.

Série F^{15}, notamment les liasses F^{15} 1961 et F^{15} 1962.

Orientations bibliographiques

Ouvrages publiés à partir de la seconde moitié du XXe siècle

Études locales :

Autret (Joël),
L'hôpital aux prises avec l'histoire. Soins et soignants dans les hôpitaux de l'Ouest, Paris, l'Harmattan, 2004.

Barral (Pierre),
Le département de l'Isère sous la Troisième République, 1870 - 1940, Presses de la fondation nationales des sciences politiques, Paris 1962.

Chomel (Vital) (sous la direction de)
Histoire de Grenoble, Toulouse, Privat, 1976

Cugnetti (Patrice)
L'hôpital de Grenoble des origines à la fin du Second Empire (XIème siècle - 1870), thèse de doctorat d'État en Droit, Grenoble 1978.

Daudignon (H.) et Laborde (J.-L.) , Giroud (R.)
Revue Hôpitaux de Grenoble : Des hôpitaux de Grenoble au Centre Hospitalier Régional et Universitaire, La Tronche, C.H.R. de Grenoble, 31 mars 1972.

Diébolt (Évelyne)
La maison de santé protestante de Bordeaux : 1863 - 1934 ; vers une conception novatrice des soins et de l'hôpital, Paris, Érès 1990.

Faure (Olivier)
La médicalisation de la Société Lyonnaise au XIXe Siècle, (1800-1914), thèse de Doctorat d'État, Lyon 1989.

Guillaume (Pierre)
Les hospices de Bordeaux au XIXe siècle,
(1796 – 1855), éd. Les Études Hospitalières, Bordeaux, 2000.

Leroux-Hugon (Véronique)
Des saintes laïques. Les infirmières à l'aube de la Troisième République, Science en situation, Paris, 1992.

Marec, Yannick (dir.)
Les hôpitaux de Rouen du Moyen âge à nos jours, dix siècles de protection sociale ; éditions PTC, 2005, 178 pages.

Martin-Fugier (Anne)
La place des bonnes, La domesticité féminine à Paris en 1900 ;
Perrin, coll. Tempus, Paris, 2004.

Martin (François)
L'Hôtel-Dieu et l'hôpital Général de Meaux aux XVIIe et XVIIIe siècles : étude des institutions et des populations reçues,
thèse de troisième cycle, sous la direction de Monsieur Daniel Roche, professeur à l'Université Paris I, année scolaire 1983-1984.

Martineaud (Jean-Paul)
Une histoire de l'hôpital Lariboisière, le Versailles de la misère,
éditions de l'Harmattan, Paris, 1998, 366 pages.

Monin, M. *Vents locaux et vents généraux dans la région de Grenoble. Contribution à l'étude des vents dans une région de montagne,* Revue de Géographie alpine, année 1962, volume 50, n°1.

Petrequin (Jacqueline)
1903 – 2003 La formation des infirmières à l'hôpital de Grenoble
éditions Alzieu, Grenoble, 2003.

Études générales:

Ackerknecht (Erwin. H.)
La médecine hospitalière à Paris (1794 - 1848), Paris, Payot 1986.

Borsa (S.), Michel (C.-R.)
La vie quotidienne des hôpitaux en France au XIXe siècle,
Paris, Hachette, 1985.

Bourdelais (Patrice)
Les épidémies terrassées, une histoire de pays riches,
Paris, Editions de la Martinière, 2003.

Candille (M.)
Les soins en France au XIXe siècle,
in Bulletin de la société française d'histoire des hôpitaux, n° 28, 1973.

Charle (Christophe)
Histoire sociale de la France au XIXe siècle,
Paris, Point Histoire, Ed. du Seuil, 1991.

Charles (Geneviève), *l'infirmière... demain. Contribution à une réflexion sur les finalités de la profession,* Thèse de doctorat de IIIe cycle en psychologie - sciences de l'éducation, Université Lyon II, 1977.

Charles (Geneviève)
L'infirmière en France d'hier à aujourd'hui, Paris, Le Centurion, 1979.

Cholvy (Gérard), Hilaire (Yves-Marie) *Histoire religieuse de la France contemporaine,* tome 1 (1800-1880) et tome 2 (1880-1830), Toulouse, Privat, 1989.

Collière (Marie-Françoise)
Promouvoir la vie, de la pratique des femmes soignantes aux soins infirmiers, Paris, Inter Éditions, 1982.

Collière (Marie-Françoise)
Les débuts de la période moderne de la profession d'infirmière en France, 1870-1914, Soins. T 22 n° 1, 2, 3, 4 Janvier/février 1977.

Collière (Marie-Françoise)
La profession infirmière en quête de son histoire 1870-1980,
Revue de l'Infirmière, Décembre 1980.

Collière (Marie-Françoise)
Une histoire usurpée... l'histoire des femmes soignantes, AMIEC, cahier n° 10, 1988.

Colin (H)
L'enseignement professionnel des infirmiers des asiles,
Annales médico-psychologiques, Tome II, 1927, pages 393 à 397.

De Forges (J.M.)
L'hospitalisé, Paris, 1975.

Diébolt (Évelyne)
La maison de santé protestante de Bordeaux : 1863 - 1934 ; vers une conception novatrice des soins et de l'hôpital, Paris, Éres 1990.

Feroni (Isabelle)
Les infirmières hospitalières, la constitution d'un groupe professionnel, Thèse de Doctorat de Sociologie sous la direction d'Alain
Chenu, Université de Nice - Sophia Antipolis, 1994.

Foucault (Michel)
Naissance de la clinique, Paris, PUF, 1975.

Foucault (Michel)
Histoire de la folie à l'âge classique, Paris, Plon, 1961.

Goubert (Jean-Pierre)
La conquête de l'eau. Analyse historique du rapport à l'eau dans la France contemporaine (1830-1940), Thèse de Doctorat d'État (Histoire) Université de Paris VII, 1984.

Goubert (Jean-Pierre)
Initiation à une nouvelle histoire de la médecine, Paris, ellipses, 1998.

Graftiaux (Philippe)
Contribution à l'histoire de l'hôpital Cochin de sa fondation à nos jours, thèse pour le doctorat en médecine, Université René Descartes, Faculté de Médecine de Cochin Port Royal, soutenue le 16 mai 1990.

Guillermand (Jean),
Histoire des infirmières, T. 1 et 2, Paris, France-Sélection, 1989-1991.

Hecketsweiler (Philippe)
Histoire de la médecine, Paris, Ellipses, 2010.

Herzlich (Claudine) Pierret (Janine),
Malades d'hier, malades d'aujourd'hui, Paris, Payot 1984.

Imbault Huart (Marie-José)
L'école pratique de dissection de Paris de 1750 à 1822 ou l'influence du concept de médecine d'observation dans l'enseignement médico-chirurgical, thèse, Université Paris I, 1973.

Imbert (Jean), (dir.)
Histoire des Hôpitaux en France, Toulouse, Privat, 1982.

Imbert (Jean),
Le droit hospitalier de la Révolution et de l'Empire, Paris, 1954.

Jaeger (M.)
Garder, surveiller, soigner. Essai d'histoire de la profession d'infirmier psychiatrique, VST, CEMEA, 1990.

Jorland, Gérard,
Une société à soigner. Hygiène et salubrité publiques en France au XIXe siècle, Paris, Gallimard, collection « Bibliothèque des Histoires », 2010.

Knibiehler (Yvonne) et Fouquet (Catherine),
La Femme et les médecins, Paris, Hachette 1983.

Knibiehler (Yvonne), (dir.)
Cornettes et Blouses Blanches, les infirmières dans la société française, 1880-1980, Paris, Hachette 1984.

Lafay (Arlette), (dir.)
Le statut du malade, XVIe - XXe siècle, Paris, l'Harmattan, 1991.

Langlois (Claude)
Le catholicisme au féminin, les congrégations à supérieure générale au XIXe siècle, Paris, Cerf, 1984.

Laplantine (François),
Anthropologie de la Maladie, Bibliothèque scientifique Payot,
Paris janvier 1993.

Lequin (Yves) Baubérot (Jean) Gauthier (Guy) Legrand (louis)
Ognier (Pierre)
Histoire de la Laïcité, CRDP de Franche Comté, Besançon, 1994.

Léonard (Jacques)
Archives du Corps, la santé au XIXe siècle,
Ouest France Université, 1986.

Léonard (Jacques)
La France médicale au XIXe siècle, Paris, Gallimard, 1978.

Léonard (Jacques)
La Médecine entre les pouvoirs et les savoirs, Paris, Aubier, 1981.

Lévy (Jean-Paul)
Le pouvoir de guérir, une histoire de l'idée de maladie,
Paris, Odile Jacob, 1991.

Lichtenthaeler (Charles),
Histoire de la médecine, (traduit de l'allemand par Denise Meunier),
Librairie Arthème Fayard, Paris 1978.

Magnon (René)
Léonie Chaptal, la cause des infirmières (1873-1937), Paris, Lamarre, 1991.

Martineaud (Jean-Paul)
Une histoire de l'hôpital Lariboisière, le Versailles de la misère,
éditions de l'Harmattan, Paris, 2001.

Moreau (Danielle)
L'histoire professionnelle comme enseignement pour le présent,
L'infirmière enseignante, 1989 n° 10, pages 26-27.

Morel (Marie-France),
Les soins prodigués aux enfants : influence des innovations médicales et des institutions médicalisées (1750-1914) médecine et déclin de la mortalité infantile, Annales de Démographie Historique, 1989 ; E.H.E.S.S., Paris 1989.

Murard (Léon) et Zylberman (Patrick),
L'hygiène et la République, La Santé publique en France ou l'utopie contrariée, 1870-1914, Paris, Fayard, 1996.

Parrot (A.)
L'image de l'infirmière dans la société, Paris, Le Centurion, 1973.

Pouchelle (Marie-Christine)
L'hôpital corps et âme, essais d'anthropologie hospitalière,
Paris, Seli Arslan S.A., 2003.

Poisson (Michel)
Histoire de la profession infirmière en France : Origines républicaines d'un modèle infirmier (1870-1900), Vincennes, Éditions hospitalières, 1998.

Rachaix (Maurice)
La question hospitalière de la fin de l'Ancien Régime à nos jours,
Paris, Berger-Levrault, 1996.

Saliba (Jacques), Bon-Saliba (Brigitte), Ouvry-Vial (Brigitte)
Les infirmières, ni nonnes ni bonnes,
Collection *des gens*, Syros, Paris 1993.

Salomon-Bayet (Claire), (dir.)
Pasteur et la Révolution Pastorienne, Paris, Payot 1986.

Sournia (Jean-Charles)
Histoire de la Médecine et des Médecins, Paris, Larousse 1991.

Svandra (Philippe) (contribution à un ouvrage collectif)
La clinique en soins infirmiers, vers une reconnaissance universitaire, in Être infirmière à l'ère universitaire, éd. Seli Arslan, Paris, 2013.

Ouvrages antérieur à la seconde moitié du XXe siècle

Bichat (Xavier)
Traité des membranes en général, et de diverses membranes en particulier... ; Paris, 1802.

Borne (L.)
Études et documents sur la construction des hôpitaux, (2 tomes) ;
Paris, Aulanier, 1898.

Chaptal (Léonie)
La profession infirmière, Revue des deux mondes, Tome XIX, 1924.

Chaptal (Léonie)
Morale professionnelle de l'infirmière ; Paris, Poignat, 1935.

Daumezon (G.)
La situation du personnel infirmier des asiles d'aliénés,
thèse de médecine ; Paris, Doin Ed, 1935.

Du Pont de Nemours
Idées sur les secours à donner aux pauvres malades dans une grande ville ; Paris, 1786.

Cabanis
Coup d'œil sur les révolutions et sur la réforme de la médecine ;
Paris 1804.

Eguin (F.)
Topographie médicale de la ville de Meaux ; Meaux, 1833.
Guévarre (André) *La mendicité abolie dans la ville d'Aix, par l'Hospital-général ou maison de charité. Avec réponse aux principales objections* ; Aix, chez G. Le Grand, entre 1693 et 1700.

Hamilton (Anna)
Les gardes malades, éd. Vigot, Paris 1901. (Publié par la revue *Soins*, 1977 tome 22, numéros 15/16, 23, 24 et 1978 tome 23, numéros 5, 8, 15/16 et 20).

Hamilton (Anna)
Considérations sur les infirmières des hôpitaux,
Thèse de médecine, Montpellier 1900.

Lallemand (L.)
Histoire de la charité,
Tome IV, *les temps modernes*, Paris, 1910-1912.

Laurent (Jacques)
Grenoble d'hier et d'aujourd'hui, le prodigieux épanouissement d'une ville en moins de quatre-vingts ans, Grenoble, 1948.

Mesureur (André) et Cornet (Paul)
Memento de l'infirmière et de l'infirmier, administration hospitalière, notions d'anatomie, notions de physiologie, soins de médecine, soins de chirurgie, soins de grossesse, soins d'accouchement, puériculture, notions d'hygiène, médicaments ; éd. Vigot, Paris, 1914.

Morin (Edmond)
Guide pratique de l'infirmière-hospitalière et de l'infirmier-brancardier
Bandages usuels, premiers soins d'urgence, relèvement et transport des blessés ;
Union des Femmes de France, éd. Vigot, Paris, 1911.

Niapas (Henri)
L'assistance Publique dans le département de Sambre et Loire
Nouvelle édition
Paris, éditions L. Bataille et C°, 1893.

Prudhomme (Auguste)
Introduction à l'Inventaire du supplément à la série H; Archives Départementales de l'Isère ; Grenoble, 1892.

Tenon (Jacques)
Mémoire sur les Hôpitaux de Paris ; Paris, 1788.

De Watteville
Rapport sur l'administration des hôpitaux et hospices, Paris, 1851.

De Watteville
Rapport sur l'administration des bureaux de bienfaisance, Paris, 1854.

Table des illustrations

Table des Matières

L'HISTOIRE AUX ÉDITIONS L'HARMATTAN

Dernières parutions

TROUPES (LES) COLONIALES D'ANCIEN RÉGIME
Fidelitate per Mare et Terras
Lesueur Boris - Préface de Michel Vergé-Franceschi
«Le désavantage des colonies qui perdent la liberté de commerce est visiblement compensé par la protection de la Métropole qui les défend par ses armes ou les maintient par ses lois». Cette phrase de Montesquieu résume les liens compliqués entre une métropole et ses colonies sous l'Ancien Régime. La prospérité apportée par les colonies devait être souvent défendue avec acharnement. Des compagnies détachées aux régiments coloniaux, l'aventure des soldats au temps de la Nouvelle-France et des Îles demeure singulière et mal connue.
(SPM, Coll. Kronos, 45.00 euros, 534 p.)
ISBN : 978-2-917232-28-6, ISBN EBOOK : 978-2-336-36549-7

DROIT (LE) DES NOIRS EN FRANCE AU TEMPS DE L'ESCLAVAGE
Textes choisis et commentés
Boulle Pierre H., Peabody Sue
En France entre le XVIe siècle et le XIXe siècle, la vision de l'individu doté d'une liberté formelle fut confrontée à l'existence de l'esclavage aux colonies, en particulier lorsqu'à partir de 1716 une exception au principe du sol libre fut octroyée aux planteurs qui souhaitaient amener en métropole leurs esclaves domestiques. Tout un appareil juridique dut être créé pour accommoder cette exception. Le présent ouvrage cherche à illustrer les différentes étapes que prit cette recherche d'un équilibre entre liberté et esclavage.
(Coll. Autrement Mêmes, 29.00 euros, 291 p.)
ISBN : 978-2-343-04823-9, ISBN EBOOK : 978-2-336-36295-3

ÂGES (LES) DE L'HUMANITÉ
Essai sur l'histoire du monde et la fin des temps
Bolton Robert
Comment, quand et pourquoi le monde a-t-il commencé ? Et quand touchera-t-il à son terme ? Les deux mille dernières années sont analysées en termes de cosmologie traditionnelle, à l'aide de la science des nombres afin de permettre le calcul de la position de notre époque dans l'ère à laquelle elle appartient. L'auteur arrive à la conclusion qu'il y a de fortes probabilités pour que son terme coïncide avec la fin des temps.
(Coll. Théôria, 28.00 euros, 272 p.)
ISBN : 978-2-343-03921-3, ISBN EBOOK : 978-2-336-36288-5

DIVINATION (LA) DANS LA ROME ANTIQUE
Études lexicales
François Guillaumont et Sophie Roesch (éds.)
Les Romains vivaient dans un monde peuplé de signes de la volonté des dieux. Savoir lire ces signes, par le biais de la divination, permettait aux hommes de s'assurer le succès de leurs entreprises. L'objet de ce recueil est de compléter par une approche lexicale les nombreuses publications déjà

consacrées à ce domaine de la religion antique, afin de mieux définir les croyances et les pratiques divinatoires des Romains.
(Coll. Kubaba, 15.50 euros, 150 p.)
ISBN : 978-2-343-04273-2, ISBN EBOOK : 978-2-336-36431-5

DISPARITION (LA) DU DIEU DANS LA BIBLE ET LES MYTHES HITTITES
Essai anthropologique
Nutkowicz Hélène, Mazoyer Michel
Drames et tragédies se succèdent qui voient les destructions de la nature, de l'homme et du cosmos dans les royaumes tant hatti que judéen, témoins de la rupture entre le monde terrestre et le monde divin. Quelles explications les peuples touchés par ces situations de crises apportent-ils ? Quels sont les points partagés et les divergences développées par ces deux peuples ?
(Coll. Kubaba, série Antiquité, 22.00 euros, 214 p.)
ISBN : 978-2-343-04876-5, ISBN EBOOK : 978-2-336-36434-6

ÉCHANGES (LES) MARITIMES ET COMMERCIAUX DE L'ANTIQUITÉ À NOS JOURS (2 volumes)
Sous la direction de Philippe Sturmel
Tous les peuples, ou presque, ont voulu faire de la mer et des océans leur terrain de jeu, de chasse, d'échanges ou d'aventures. A l'aube de l'époque moderne, la navigation commerciale connaît un essor spectaculaire et les terres apparaissent comme un obstacle à son développement. La mer, enfin, comme lieu de toutes les spéculations, intellectuelles, philosophiques ou utopiques. C'est cette grande histoire que les communications rassemblées dans cet ouvrage ont l'ambition de raconter.
(Volume 1, Coll. Méditerranées, 31.00 euros, 300 p.)
ISBN : 978-2-343-03509-3, ISBN EBOOK : 978-2-336-36383-7
(Volume 2, Coll. Méditerranées, 30.00 euros, 294 p.)
ISBN : 978-2-336-30724-4, ISBN EBOOK : 978-2-336-36382-0

MENSONGES DE L'HISTOIRE (Tome 2)
Monteil Pierre
Avec simplicité, esprit critique et objectivité, l'auteur s'attaque, dans ce second tome, à de nouveaux «mensonges de l'Histoire» : ainsi, saviez-vous que l'Enfer est une conception médiévale ? Que les chiffres arabes sont en réalité indiens ? Que Gutenberg n'a pas inventé l'imprimerie ? Qu'Abraham Lincoln était raciste ? Que l'Allemagne nazie fut le premier pays dans l'espace ?
(Coll. Rue des écoles, 30.00 euros, 300 p.)
ISBN : 978-2-343-04362-3, ISBN EBOOK : 978-2-336-36119-2

VOYAGEUSES (LES) D'ALBERT KAHN (1905-1930)
Vingt-sept femmes à la découverte du monde
Arasa Yaelle
Entre 1905 et 1930, Albert Kahn, riche banquier autodidacte, crée en France, une bourse féminine Autour du monde, octroyée aux plus brillantes des jeunes femmes titulaires de l'agrégation. Les lauréates se nourrissent, durant une année, d'un quotidien nomade, se frottant aux traditions les plus anciennes et à la modernité la plus échevelée. Courriers, rapports et carnets de bord narrent les changements de paysage, du monde, de la société, de l'enseignement féminin et de la vie des femmes durant un quart de siècle.
(38.00 euros, 382 p.)
ISBN : 978-2-343-04419-4, ISBN EBOOK : 978-2-336-36174-1

MYTHE (LE) INDO-EUROPÉEN DU GUERRIER IMPIE
Blaive Frédéric, Sterckx Claude
Cet ouvrage s'appuie sur les travaux de comparatisme indo-européen initié par Georges Dumézil et plus particulièrement d'un mythème de «guerrier impie» s'attaquant obstinément à tous les niveaux du sacré, du droit et du juste, repoussant dédaigneusement les avertissements divins et s'obstinant dans sa démesure jusqu'à succomber. Ces enquêtes rendent compte des formes et des

motivations propres à chaque culture du guerrier impie (tels que les Grecs Achille et Bellérophon, les Romains César et Julien l'Apostat, l'Irlandais Cuchulainn, le Scandinave Harald l'impitoyable, voire l'Anglais Richard III).
(Coll. Kubaba, série Antiquité, 22.00 euros, 224 p.)
ISBN : 978-2-336-30260-7, ISBN EBOOK : 978-2-336-35479-8

FIGURES ROYALES DES MONDES ANCIENS
Sous la direction de Michel Mazoyer, Alain Meurant et Barbara Sébastien
Dans les mondes indo-européen et méditerranéen, la royauté apparaît comme la forme naturelle et privilégiée de la souveraineté. Son souvenir est particulièrement bien conservé, nos sociétés modernes en ont largement hérité. Dix variations sur la royauté dans l'Antiquité, du monde celtique au domaine gréco-romain en passant par celui des Scythes et des Hittites sont ici proposées.
(Coll. Kubaba, 23.00 euros, 230 p.)
ISBN : 978-2-343-00291-0, ISBN EBOOK : 978-2-296-53505-3

ESSAIS D'HISTOIRE GLOBALE
Sous la direction de Chloé Maurel – Préface de Christophe Charle
L'histoire globale est une approche novatrice qui transcende les cloisonnements étatiques et les barrières temporelles et promeut un va-et-vient entre le local et le global. Développé depuis plusieurs années aux États-Unis, ce courant connaît un essor récent en France. Voici un tour d'horizon varié des travaux récents en histoire globale (concernant l'abolition de l'esclavage, l'histoire du livre et de l'édition, des revues et celle des organisations internationales).
(23.00 euros, 226 p.)
ISBN : 978-2-336-29213-7, ISBN EBOOK : 978-2-296-53077-5

VERS UN NOUVEL ARCHIVISTE NUMÉRIQUE
Ouvrage collectif coordonné par Valentine Frey et Matteo Treleani
La réinvention permanente apportée par le numérique suscite de nombreux débats. Notre rapport à la mémoire et à l'histoire, longtemps basé sur l'objet matériel et sa conservation physique, est à présent bouleversé. Les techniques ont beaucoup évolué, apportant de nouvelles problématiques, dans le domaine de l'informatique comme celui des sciences humaines. Quelles tensions entre technique et mémoire ? Comment se souvenir du passé à travers ses vestiges ? Que change le numérique ?
(Coll. Les médias en actes, 22.00 euros, 224 p.)
ISBN : 978-2-336-00174-6, ISBN EBOOK : 978-2-296-53103-1

MENSONGES (LES) DE L'HISTOIRE
Monteil Pierre
Chaque génération hérite des *a priori* et des idées reçues de la génération précédente. Ainsi, nombreux sont les mensonges de l'Histoire qui ont survécu jusqu'à nos jours. Nos ancêtres les Gaulois ? Napoléon était petit ? Au Moyen Age, les gens ne se lavaient pas ? Christophe Colomb a découvert l'Amérique ? Ce livre revient sur 80 poncifs considérés par beaucoup comme une réalité...
(Coll. Rue des écoles, 28.00 euros, 282 p.)
ISBN : 978-2-336-29074-4, ISBN EBOOK : 978-2-296-51351-8

FLAVIUS JOSÈPHE
Les ambitions d'un homme
Cohen-Matlofsky Claude
Quelles furent les ambitions cachées de Flavius Josèphe, historien Juif de l'Antiquité ? Il prône, à travers ses écrits, le retour à la monarchie de type hasmonéen, à savoir d'un roi-grand prêtre, comme réponse à tous les maux de la Judée. La question fondamentale est la suivante : comment les élites locales ont-elles géré leurs relations avec la puissance romaine et quel rôle les membres de l'élite ont-ils assigné à leurs traditions et constitution politique dans cet environnement d'acculturation ?
(Coll. Historiques, série Travaux, 15.50 euros, 152 p.)
ISBN : 978-2-336-00528-7, ISBN EBOOK : 978-2-296-51387-7

MER (LA), SES VALEURS

Groupe «Mer et valeurs» Sous la direction de Chantal Reynier – Préface de Francis Vallat

La mer, plus que jamais, est la chance des hommes et la clef de leur avenir. Elle leur apprend la responsabilité, suscite l'esprit d'initiative, mais elle oblige tout autant à rester humble devant ses forces naturelles. Le groupe de réflexion «Mer et Valeurs», réunissant navigants et universitaires, examine l'influence de ces valeurs rapportées à toutes les activités humaines. Des références historiques et géographiques illustrent le développement intellectuel et économique des pays qui se sont tournés vers la mer.

(21.00 euros, 188 p.)

ISBN : 978-2-336-00836-3, ISBN EBOOK : 978-2-296-51412-6

MÉTAMORPHOSES RURALES

Philippe Schar : itinéraire géographique de 1984 à 2010

Sous la direction de Dominique Soulancé et Frédéric Bourdier

Philippe Schar était convaincu que la géographie ne saurait exister sans la dimension du temps et la profondeur de l'histoire, seules capables de mettre pleinement en lumière le présent et de le restituer dans toutes ses dimensions. On retrouve en filigrane dans ses recherches concises et pointues la volonté de replacer les opérations de développement à l'interface des logiques promues par les décideurs d'un côté et par les populations de l'autre. Cet ouvrage présente une sélection de ses écrits.

(33.00 euros, 320 p.)

ISBN : 978-2-296-99748-6, ISBN EBOOK : 978-2-296-51501-7

POUVOIR DU MAL

Les méchants dans l'histoire

Tulard Jean

L'Histoire n'est pas une magnifique suite d'actions héroïques et de gestes admirables. Sans le Mal pas d'Histoire. Et il faut l'avouer, les méchants sont les personnages les plus fascinants de la saga des peuples. En voici treize, présentés à travers des dramatiques interprétées jadis sur les ondes. Treize portraits où l'on retrouve méchants célèbres comme Néron ou Beria et héros insolites comme Olivier Le Daim ou le prince de Palagonia. Ils illustrent le pouvoir du Mal.

(Coédition SPM, 25.00 euros, 270 p.)

ISBN : 978-2-917232-01-9, ISBN EBOOK : 978-2-296-51010-4

VIES (LES) DE 12 FEMMES D'EMPEREUR ROMAIN

Devoirs, intrigues et voluptés

Minaud Gérard

Grâce à un méticuleux travail de recherche se redéploie ce que furent les vies de 12 femmes d'empereur et leur influence, non seulement sur leur mari mais aussi sur le destin de Rome. Les pires informations se mêlent. Un amour maternel allant jusqu'à l'inceste, un amour conjugal virant au meurtre, un amour du pouvoir justifiant tout. D'un autre côté, un sens du devoir exceptionnel, une habileté politique remarquable, un goût du savoir insatiable.

(34.00 euros, 332 p.)

ISBN : 978-2-336-00291-0, ISBN EBOOK : 978-2-296-50711-1

MONDE (LE) DES MORTS

Espaces et paysages de l'Au-delà dans l'imaginaire grec d'Homère à la fin du Ve siècle avant J.-C.

Cousin Catherine

Ce livre propose d'étudier l'évolution des conceptions que les Grecs ont pu se former des espaces et des paysages de l'au-delà, jusqu'à la fin du Ve siècle avant J.-C. Monde invisible, interdit aux vivants, mais sans cesse présent à leur esprit, les Enfers relèvent pleinement de l'imaginaire. Une comparaison entre productions littéraires et iconographiques enrichit cette étude et laisse entrevoir l'image mentale que les Grecs se forgeaient du paysage infernal.

(Coll. Kubaba, série Antiquité, 39.00 euros, 402 p.)

ISBN : 978-2-296-96307-8, ISBN EBOOK : 978-2-296-50624-4

L'HARMATTAN ITALIA
Via Degli Artisti 15; 10124 Torino

L'HARMATTAN HONGRIE
Könyvesbolt ; Kossuth L. u. 14-16
1053 Budapest

L'HARMATTAN KINSHASA
185, avenue Nyangwe
Commune de Lingwala
Kinshasa, R.D. Congo
(00243) 998697603 ou (00243) 999229662

L'HARMATTAN CONGO
67, av. E. P. Lumumba
Bât. – Congo Pharmacie (Bib. Nat.)
BP2874 Brazzaville
harmattan.congo@yahoo.fr

L'HARMATTAN GUINÉE
Almamya Rue KA 028, en face
du restaurant Le Cèdre
OKB agency BP 3470 Conakry
(00224) 657 20 85 08 / 664 28 91 96
harmattanguinee@yahoo.fr

L'HARMATTAN MALI
Rue 73, Porte 536, Niamakoro,
Cité Unicef, Bamako
Tél. 00 (223) 20205724 / +(223) 76378082
poudiougopaul@yahoo.fr
pp.harmattan@gmail.com

L'HARMATTAN CAMEROUN
BP 11486
Face à la SNI, immeuble Don Bosco
Yaoundé
(00237) 99 76 61 66
harmattancam@yahoo.fr

L'HARMATTAN CÔTE D'IVOIRE
Résidence Karl / cité des arts
Abidjan-Cocody 03 BP 1588 Abidjan 03
(00225) 05 77 87 31
etien_nda@yahoo.fr

L'HARMATTAN BURKINA
Penou Achille Some
Ouagadougou
(+226) 70 26 88 27

L'HARMATTAN SÉNÉGAL
10 VDN en face Mermoz, après le pont de Fann
BP 45034 Dakar Fann
33 825 98 58 / 33 860 9858
senharmattan@gmail.com / senlibraire@gmail.com
www.harmattansenegal.com

L'HARMATTAN BÉNIN
ISOR-BENIN
01 BP 359 COTONOU-RP
Quartier Gbèdjromèdé,
Rue Agbélenco, Lot 1247 I
Tél : 00 229 21 32 53 79
christian_dablaka123@yahoo.fr

Achevé d'imprimer par Corlet Numérique - 14110 Condé-sur-Noireau
N° d'Imprimeur : 130429 - Dépôt légal : juillet 2016 - *Imprimé en France*

www.ingramcontent.com/pod-product-compliance
Lightning Source LLC
LaVergne TN
LVHW011157061026
849535LV00003B/762

* 9 7 8 2 3 4 3 0 7 4 4 2 9 *